Springer-Lehrbuch

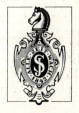

Hans Peter Latscha
Helmut Alfons Klein

Chemie für Mediziner

Begleittext zum Gegenstandskatalog
für die Fächer der Ärztlichen Vorprüfung

Siebte, völlig neubearbeitete und erweiterte Auflage
Mit 136 Abbildungen und 50 Tabellen

Springer-Verlag
Berlin Heidelberg New York
London Paris Tokyo
Hong Kong Barcelona
Budapest

Professor Dr. Hans Peter Latscha
Anorganisch-Chemisches Institut der Universität Heidelberg,
Im Neuenheimer Feld 270, 6900 Heidelberg 1

Dr. Helmut Alfons Klein
Bundesministerium für Arbeit- und Sozialforschung
U.-Abt. Arbeitsschutz/Arbeitsmedizin
Rochusstraße 1, 5300 Bonn

1.–6. Auflage ist unter dem Titel „Chemie für Mediziner"
Heidelberger Taschenbücher, Band 171 erschienen

ISBN 3-540-52188-7 7. Auflage Springer-Verlag Berlin Heidelberg New York

ISBN 3-540-12745-3 6. Auflage Springer-Verlag Berlin Heidelberg New York
ISBN 0-387-12745-3 6nd edition Springer-Verlag New York Berlin Heidelberg

CIP-Titelaufnahme der Deutschen Bibliothek
Latscha, Hans P.: Chemie für Mediziner: Begleittext zum Gegenstandskatalog für die Fächer
der ärztlichen Vorprüfung / H. P. Latscha; H. A. Klein. – 7., überarb. und erw. Aufl. – Berlin;
Heidelberg; New York; London; Paris; Tokyo; Hong Kong; Barcelona; Budapest: Springer, 1991
(Springer-Lehrbuch)
ISBN 3-540-52188-7 (Berlin ...)
NE: Klein, Helmut A.:

Dieses Werk ist urheberrechtlich geschützt. Die dadurch begründeten Rechte, insbesondere die
der Übersetzung, des Nachdrucks, des Vortrags, der Entnahme von Abbildungen und Tabellen,
der Funksendung, der Mikroverfilmung oder der Vervielfältigung auf anderen Wegen und der
Speicherung in Datenverarbeitungsanlagen, bleiben, auch bei nur auszugsweiser Verwertung,
vorbehalten. Eine Vervielfältigung dieses Werkes oder von Teilen dieses Werkes ist auch im Einzelfall nur in den Grenzen der gesetzlichen Bestimmungen des Urheberrechtsgesetzes der Bundesrepublik Deutschland vom 9. September 1965 in der jeweils geltenden Fassung zulässig. Sie
ist grundsätzlich vergütungspflichtig. Zuwiderhandlungen unterliegen den Strafbestimmungen
des Urheberrechtsgesetzes.

© Springer-Verlag Berlin Heidelberg 1974, 1975, 1976, 1977, 1980, 1983, 1991
Printed in Germany

Die Wiedergabe von Gebrauchsnamen, Handelsnamen, Warenbezeichnungen usw. in diesem
Werk berechtigt auch ohne besondere Kennzeichnung nicht zu der Annahme, daß solche Namen
im Sinne der Warenzeichen- und Markenschutz-Gesetzgebung als frei zu betrachten wären und
daher von jedermann benutzt werden dürften.

Produkthaftung: Für die Richtigkeit und Unbedenklichkeit der Angaben über den Umgang mit
Chemikalien in Versuchsbeschreibungen und Synthesevorschriften übernimmt der Verlag keine
Haftung. Derartige Informationen sind den Laboratoriumsvorschriften und den Hinweisen der
Chemikalien- und Laborgerätehersteller und -vertreiber zu entnehmen

Einbandgestaltung: W. Eisenschink, Heddesheim
Druck und Bindearbeiten: Clausen & Bosse, Leck
15/3145-543210 – Gedruckt auf säurefreiem Papier

Vorwort zur siebten Auflage

Die gute Aufnahme, die unser Buch bei den Studenten und Kollegen gefunden hat, machte innerhalb kurzer Zeit mehrere Auflagen notwendig. Die hier vorgelegte siebte Auflage wurde von uns eingehend überarbeitet und erweitert, wobei die Wünsche unserer Leser soweit wie möglich berücksichtigt wurden.

Wie schon die vorangegangenen Auflagen, lehnt sich auch diese eng an den Gegenstandskatalog GK1 an. Sie geht in der Thematik selten über diesen Rahmen hinaus.

Das Buch ist kein allgemeines Lehrbuch der Chemie, sondern als Lernhilfe für Medizinstudenten gedacht. Es unterscheidet sich von Lehrbüchern u. a. dadurch, daß mit Ausnahme spezieller Beispiele weder Vorkommen, Darstellung noch Verwendung chemischer Substanzen berücksichtigt werden.

Wir wollten aber auch kein reines Antwortbuch zum Gegenstandskatalog schreiben. Dies erschien uns nicht sinnvoll, da die logische Abfolge der Lehrinhalte (bzw. Lernziele) eine Änderung der im Katalog angegebenen Reihenfolge in mehreren Fällen notwendig macht.

Um die Koordinierung mit dem Gegenstandskatalog zu erleichtern, wurde eine Zuordnungstabelle *Lernzielnummer – Seitenzahl* erstellt.

Das Buch stellt eine komprimierte Zusammenfassung des geforderten chemischen Grundwissens dar und verlangt daher im besonderen Maße die aktive Mitarbeit des Lesers. Bei der Lektüre empfiehlt es sich, zuerst das jeweilige Kapitel ganz zu lesen und anschließend die Lernziele einzeln zu bearbeiten.

Um interessierten Lesern die Möglichkeit zu geben, sich über den Rahmen des Buches hinaus zu informieren, wurde die verwendete Literatur gesondert zusammengestellt. Dies gilt vor allem für spezielle Abschnitte der *Biochemie*. Hierzu wird im einzelnen auf die Lehrbücher der Biochemie bzw. Physiologischen Chemie verwiesen.

Wir bedanken uns bei unseren Lesern für wertvolle Anregungen, bei zahlreichen Kollegen und insbesondere bei Herrn Dr. H. Schick, Heidelberg, für kritische Vorschläge.

Heidelberg, im März 1991
H. P. LATSCHA
H. A. KLEIN

Inhaltsverzeichnis

Allgemeine Chemie

Chemische Elemente und chemische Grundgesetze 2
Chemische Grundgesetze 4

Aufbau der Atome 7
Atomkern 7
Isotope 9
Maßeinheiten für radioaktive Strahlung 14
Atommasse 14
Elektronenhülle 15
Atommodell von N. Bohr 15
Bohrsches Modell vom Wasserstoff-Atom 15
Atomspektren 18
Verbesserungen des Bohrschen Modells 18
Wellenmechanisches Atommodell
des Wasserstoffatoms 19
Elektronenspin 21
Graphische Darstellung der Atomorbitale 22
Mehrelektronenatome 24
Pauli-Prinzip (Pauli-Verbot) 25
Hundsche Regel 25
Elektronenkonfiguration 25

Periodensystem der Elemente 28
Einteilung der Elemente
aufgrund ähnlicher Elektronenkonfiguration 33

Übergangselemente bzw. Nebengruppenelemente 34
Valenzelektronenzahl und Oxidationsstufen 38
Periodizität einiger Eigenschaften 38
Atom- und Ionenradien 39
Elektronegativität 39
Elektronenaffinität 40

**Moleküle, chemische Verbindungen
und Reaktionsgleichungen** 45
Reaktionsgleichungen 47
Molvolumen 49
Konzentrationsmaße 49
Stöchiometrische Rechnungen 50

Chemische Bindung, Bindungsarten 53
Ionische (polare, heteropolare) Bindung,
Ionenbeziehung 53
Atombindung (kovalente oder homöopolare Bindung) . 59
MO-Theorie der kovalenten Bindung 59
VB-Theorie der kovalenten Bindung 63
Radikale 64
Gesättigte Kohlenwasserstoffe 64
Ungesättigte Kohlenwasserstoffe 68
Mesomerie oder Resonanz 72
Oktettregel 73
Doppelbindungsregel 73
Metallische Bindung 74
Van der Waalssche Bindung 76
Komplexe und Bindung in Komplexen 77
Formelschreibweise von Komplexen 83
Nomenklatur von Komplexen 84

Materie und ihre Eigenschaften 86
Heterogene und homogene Stoffe 86
Zustandsformen der Materie (Aggregatzustände) 87
Gasförmiger Zustand 87
Flüssiger Zustand 93

Fester Zustand	95
Wechselwirkung zwischen Licht und Materie	97

Chemisches Gleichgewicht 102
Formulierung des MWG für einfache Reaktionen 105
Gekoppelte Reaktionen 106
Aktivitäten 107
Beeinflussung von Gleichgewichtslagen 108
Stationärer Zustand 111

Lösungen 112
Eigenschaften von Lösungsmitteln 112
Wasserstoffbrückenbindungen 114
Polare Lösungsmittel 115
Verhalten und Eigenschaften von Lösungen 116
Einteilung der Kolloide 123

Säuren und Basen 126
Elektrolytische Dissoziation 126
Broenstedsäuren und -basen
und der Begriff des pH-Wertes 127
Säuren- und Basenstärke 132
pH-Wert-Berechnung bei starken Säuren und Basen .. 133
pH-Wert-Berechnung bei schwachen Säuren
und Basen 134
Neutralisationsreaktionen 140
Konzentrationsmaße
(Zusammenfassung und Überblick) 141
Titrationskurven 151
pH-Abhängigkeit
von Säuren- und Basen-Gleichgewichten 154
pH-Messung 159

Redoxvorgänge 164
Reduktion und Oxidation 164
Normalpotentiale von Redoxpaaren 170
Normalpotential und Reaktionsrichtung 176
Nernstsche Gleichung 177

Heterogene Gleichgewichte 183
Adsorption 184
Trennverfahren 184
Zerlegung homogener Stoffe 184
Chromatographische Methoden 186
Ionenaustauscher 192

Kinetik und Energetik chemischer Reaktionen ... 195
Reaktionsordnung 196
Molekularität einer Reaktion 199
Konzentration-Zeit-Diagramme 201
Arrhenius-Gleichung 202
Parallelreaktionen 204
Katalysatoren 206
Metastabile Systeme 208
Biokatalyse 208
Enzymkinetik 211

Thermodynamik 217
I. Hauptsatz der Thermodynamik 218
Anwendung des I. Hauptsatzes
auf chemische Reaktionen 221
Hess'scher Satz der konstanten Wärmesummen 222
II. Hauptsatz der Thermodynamik (Teil 1) 223
Gekoppelte Reaktionen 224
Statistische Deutung der Entropie 228
II. Hauptsatz der Thermodynamik (Teil 2) 228
Zusammenhang zwischen ΔG und EMK 230
Anwendung des II. Hauptsatzes auf Lösungsvorgänge . 231

Organische Chemie

Struktur, Stereochemie und Reaktionen von Kohlenwasserstoffen ... 236
Gesättigte Kohlenwasserstoffe ... 236
Offenkettige Alkane (Aliphaten) ... 236
Bau der offenkettigen Alkane ... 242
Cyclische Alkane und ihre Molekülstruktur ... 245
Das Steran-Gerüst ... 250
Eigenschaften und chemische Reaktionen der Alkane . 253
Technisch und biochemisch interessante Alkane und Halogenalkane ... 255
Biochemisch interessante Halogen-Kohlenwasserstoffe . 257
Ungesättigte Kohlenwasserstoffe ... 259
Chemische Reaktionen ... 262
Kunststoffe ... 265
Biochemisch interessante Alkene und Alkine ... 267
Aromatische Kohlenwasserstoffe ... 268
Wichtige organisch-chemische Reaktionsmechanismen . 272

Heterocyclen ... 278

Verbindungen mit einfachen funktionellen Gruppen ... 282
Sauerstoff-Verbindungen ... 282
Alkohole ... 282
Reaktionen mit Alkoholen ... 285
Ether ... 289
Phenole ... 292
Schwefel-Verbindungen ... 296
Thiole und Sulfide ... 297
Stickstoff-Verbindungen ... 300
Amine ... 300
Nitro- und Azo-Verbindungen ... 305
Nitrile (Cyanide) ... 306

**Verbindungen
mit ungesättigten funktionellen Gruppen** 308
Die Carbonylgruppe 308
Aldehyde und Ketone 310
Gemeinsame Reaktionen von Aldehyden und Ketonen 311
Unterschiede von Aldehyden und Ketonen
in den Reaktionsweisen 317
Biologisch und technisch wichtige Verbindungen 318
Chinone 320
Carbonsäuren 324
Wichtige Carbonsäuren 326
Seifen: Carbonsäure-Alkalisalze 329
Derivate der Carbonsäuren und ihre Reaktionen 330
Beispiele für Carbonsäurederivate 331
Chemische Reaktionen 332
Veresterung und Esterhydrolyse 335
Hydroxy- und Ketocarbonsäuren 339
Beispiele für Hydroxy- und Ketocarbonsäuren 339
Reaktionen der Ketosäuren 343

Elementorganische Verbindungen mit P, S und C 344
Phosphororganische Verbindungen 344
Schwefelorganische Verbindungen 348
Schwefelsäureester und Schwefelsäureanhydride 348
Sulfonsäuren 349
Verbindungen der Kohlensäure 351

Stereoisomerie 356
Isomerie und Chiralität 356
Nomenklatur der Molekülchiralität 359
R-S-Nomenklatur 362
D-L-Nomenklatur 366
Beispiele zur Stereochemie 367

Chemie ausgewählter Naturstoffe 370
Chemie und Biochemie 370

Kohlenhydrate 373
Monosaccharide 373
Struktur und Stereochemie 373
Beispiele für Monosaccharide 374
Chemische Reaktionen – Beispiel Glucose 378
Glykoside 380
Beschreibung der Fructose 381
Disaccharide 382
Allgemeine Beschreibung 382
Beispiele für Disaccharide 383
Oligo- und Polysaccharide 386
Makromoleküle aus Glucose 386
Makromoleküle aus Aminozuckern 391
Proteoglykane 392

Eiweißstoffe (Aminosäuren, Peptide, Proteine) .. 394
Aminosäuren 394
Klassifizierung und Struktur 394
Chemische Reaktionen der Aminosäuren 400
Peptide 403
Reaktionen der Peptide 405
Bildung durch Kondensation 407
Beispiele für Peptidstrukturen 407
Proteine (Polypeptide) 412
Aufbau der Proteine 412
Einteilung der Eiweißstoffe 419
Eigenschaften der Proteine 421
Trennung von Proteingemischen 423

Lipid-Gruppe 427
Überblick 427
Wachse 428
Fettsäuren und Fette 429
Komplexe Lipide 432
Reaktionen und Eigenschaften 437
Terpene und Carotinoide 439
Biogenese von Terpenen 439

Steroide 444
Sterine 445
Saponine und Steroid-Alkaloide 445
Gallensäuren 446
Steroid-Hormone 447

**Genetischer Code: Chemische Grundlagen
der Nucleotide und Nucleinsäuren** 448
Nucleoside und Nucleotide 448
Nucleotide in Nucleinsäuren 449
Nucleinsäuren 452
Aufbau der DNA 453
Aufbau der RNA 456
Reaktionen der Nucleotide und Nucleinsäuren 458

**Spezielle Biokatalysatoren
(Vitamine und Coenzyme)** 460
Vitamine 460
Coenzyme 464
Struktur und Bausteine wichtiger Vitamine
und Coenzyme 464
Cholecalciferol, 1,25-Dihydroxycholecalciferol 465
Thiamin, Thiaminpyrophosphat 465
Riboflavin, FMN, FAD 466
Nicotinsäureamid, NAD^+, NADH, $NADP^+$, NADPH ... 467
Folsäure 468
Pyridoxin-Pyridoxalphosphat 469
Ascorbinsäure 470
Biotin 470

Funktionelle Gruppen in Naturstoffen (Beispiele) 471

**Hinweise zur Nomenklatur
organischer Verbindungen** 474
Stammsysteme 474
Substituierte Systeme 475
Substitutive Nomenklatur 475
Gruppennomenklatur 479
Anwendungsbeispiel 480

Literaturauswahl an weiterführenden Werken und Literaturnachweis 481

Sachverzeichnis 483

Falttafel: Zuordnungstabelle Lernziel

Allgemeine Chemie

Chemische Elemente und chemische Grundgesetze

Die Chemie ist eine naturwissenschaftliche Disziplin. Sie befaßt sich mit der Zusammensetzung, Charakterisierung und Umwandlung von Materie. Unter Materie wollen wir dabei alles verstehen, was Raum einnimmt und Masse besitzt.
Die übliche Einteilung der Materie zeigt Abb. 1.

Die chemischen Elemente in Abb. 1 sind Grundstoffe, die mit chemischen Methoden nicht weiter zerlegt werden können.

Die **Elemente** lassen sich unterteilen in *Metalle* (z.B. Eisen, Aluminium), *Nichtmetalle* (z.B. Kohlenstoff, Wasserstoff, Schwefel) und sog. *Halbmetalle* (z.B. Arsen, Antimon), die weder ausgeprägte Metalle noch Nichtmetalle sind.

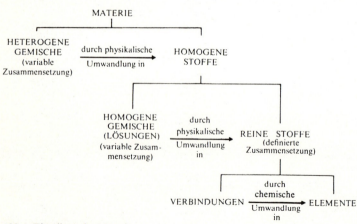

Abb 1. Einteilung der Materie

Zur Zeit sind 109 chemische Elemente bekannt. Davon zählen 20 zu den Nichtmetallen und 7 zu den Halbmetallen, die restlichen sind Metalle. Bei 20°C sind von **92 natürlich** vorkommenden Elementen **11 Elemente gasförmig** (Wasserstoff, Stickstoff, Sauerstoff, Chlor, Fluor und die 6 Edelgase), **2 flüssig** (Quecksilber und Brom) und **79 fest**.
Die Elemente werden durch die Anfangsbuchstaben ihrer latinisierten Namen gekennzeichnet.

Beispiele: Wasserstoff H (hydrogenium), Sauerstoff O (oxygenium), Gold Au (aurum).

Tabelle 1

Elemente	in Luft, Meeren und zugänglichen Teilen der festen Erdrinde (Gewichts%)	im menschlichen Körper (Gewichts%)
Sauerstoff	49,4	65,0
Silicium	25,8	0,002
Summe	75,2	
Aluminium	7,5	0,001
Eisen	4,7	0,010
Calcium	3,4	2,01
Natrium	2,6	0,109
Kalium	2,4	0,265
Magnesium	1,9	0,036
Summe	97,7	
Wasserstoff	0,9	10,0
Titan	0,58	-
Chlor	0,19	0,16
Phosphor	0,12	1,16
Kohlenstoff	0,08	18,0
Stickstoff	0,03	3,0
Summe	99,6	99,753
alle übrigen Elemente	0,4	0,24
Summe	100	100

Chemische Grundgesetze

Schon recht früh versuchte man eine Antwort auf die Frage zu finden, in welchen Volumen- oder Massenverhältnissen sich Elemente bei einer chemischen Umsetzung (Reaktion) vereinigen.

Die quantitative Auswertung von Gasreaktionen und Reaktionen von Metallen mit Sauerstoff ergab, daß bei chemischen Umsetzungen die Masse der Ausgangsstoffe (Edukte) gleich der Masse der Produkte ist, daß also die Gesamtmasse der Reaktionspartner im Rahmen der Meßgenauigkeit erhalten bleibt.

Bei einer chemischen Reaktion ist die Masse der Produkte gleich der Masse der Edukte.

Dieses **Gesetz von der Erhaltung der Masse** wurde 1785 von *Lavoisier* ausgesprochen. Die Einsteinsche Beziehung $E = m \cdot c^2$ zeigt, daß das Gesetz ein Grenzfall des Prinzips von der Erhaltung der Energie ist.

Weitere Versuchsergebnisse sind das Gesetz der multiplen Proportionen (*Dalton*, 1803) und das Gesetz der konstanten Proportionen (*Proust*, 1799).

Gesetz der konstanten Proportionen: *Chemische Elemente vereinigen sich in einem* **konstanten** *Massenverhältnis.*

Gesetz der multiplen Proportionen: *Die Massenverhältnisse von zwei Elementen, die sich zu verschiedenen chemischen Substanzen vereinigen, stehen zueinander im Verhältnis* **einfacher ganzer Zahlen.**

Beispiele: Wasserstoffgas und Sauerstoffgas vereinigen sich bei Zündung stets in einem Massenverhältnis von 1:7,936 zu Wasser, unabhängig von der Ausgangsmenge der beiden Gase.

Die Elemente Stickstoff und Sauerstoff bilden miteinander verschiedene Produkte: NO, NO_2, N_2O, N_2O_3, N_2O_5. Die Massenverhältnisse von Stickstoff und Sauerstoff verhalten sich in diesen Substanzen wie 1:1, 1:2, 2:1, 2:3, 2:5.

Auskunft über Volumenänderungen gasförmiger Reaktionspartner bei chemischen Reaktionen gibt das **chemische Volumengesetz** von Gay-Lussac (1808):

Das Volumenverhältnis gasförmiger, an einer chemischen Umsetzung beteiligter Stoffe, läßt sich bei gegebener Temperatur und gegebenem Druck durch einfache ganze Zahlen wiedergeben.

Ein einfaches Beispiel hierfür liefert die Elektrolyse von Wasser (Wasserzersetzung). Es entstehen **zwei** Volumenteile Wasserstoff auf **ein** Volumenteil Sauerstoff. Entsprechend bildet sich aus **zwei** Volumenteilen Wasserstoff und **einem** Volumenteil Sauerstoff wieder Wasser.

Ein weiteres aus Experimenten abgeleitetes **Gesetz** wurde **von Avogadro** (1811) aufgestellt:

Gleiche Volumina "idealer" Gase enthalten bei gleichem Druck und gleicher Temperatur gleich viele Teilchen.
(Zur Definition eines idealen Gases, s.S. 88)

Wenden wir dieses Gesetz auf die Umsetzung von Wasserstoff mit Chlor zu Chlorwasserstoff an, so folgt daraus, daß die Elemente Wasserstoff und Chlor aus **zwei** Teilchen bestehen müssen, denn aus je einem Volumenteil Wasserstoff und Chlor bilden sich zwei Volumenteile Chlorwasserstoff (Abb. 2).

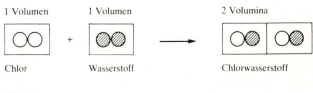

Abb. 2

Auch Elemente wie Fluor, Brom, Iod, Wasserstoff, Sauerstoff, Stickstoff oder z.B. Schwefel bestehen aus mehr als einem Teilchen. Eine einfache und plausible Erklärung dieser Gesetzmäßigkeiten war mit der 1808 von *J.Dalton* veröffentlichten *Atomhypothese* möglich. Danach sind die chemischen Elemente aus kleinsten, chemisch nicht weiter zerlegbaren Teilchen, den **Atomen** aufgebaut.

Aufbau der Atome

Zu Beginn des 20.Jahrhunderts war aus Experimenten bekannt, daß **Atome** aus mindestens zwei Arten von Teilchen bestehen müssen, aus negativ geladenen **Elektronen** und positiv geladenen **Protonen**. Über ihre Anordnung im Atom informierten Versuche von *Lenard* (1903), *Rutherford* (1911) u.a. Danach befindet sich im Zentrum eines Atoms der **Atomkern**. Er enthält den größten Teil der Masse (99,95-99,98%) und die gesamte positive Ladung eines Atoms.Den Kern umgibt die **Atomhülle**. Sie besteht aus Elektronen = **Elektronenhülle** und macht das Gesamtvolumen des Atoms aus.Der Durchmesser eines Atoms beträgt ungefähr 10^{-10}m ($=10^{-8}$ cm $= 0,1$ nm $= 100$ pm $= 1$Å). Der Durchmesser eines Atomkerns liegt bei 10^{-12} cm, d.h. er ist um ein Zehntausendstel kleiner. Die Dichte des Atomkerns hat etwa den Wert 10^{14} g/cm^3.

Atomkern

Nach der Entdeckung der Radioaktivität (*Becquerel*, 1896) fand man, daß aus den Atomen eines Elements (z.B. Radium) Atome anderer Elemente (z.B. Blei und Helium) entstehen können. Daraus schloß man, daß die Atomkerne aus gleichen Teilchen aufgebaut sind. Tatsächlich bestehen die Kerne aller Atome aus den gleichen Kernbausteinen = *Nucleonen*, den **Protonen** und den **Neutronen**. (Diese vereinfachte Darstellung genügt für unsere Zwecke.)

Tabelle 2. Wichtige Elementarteilchen (subatomare Teilchen)

	Ladung	Relat. Masse	Ruhemasse
Elektron	1 (e)	10^{-4}	0,0005 u; $m_e = 9,110 \cdot 10^{-31}$ kg
Proton	+1 (+e)	1	1,0072 u; $m_p = 1,673 \cdot 10^{-27}$ kg
Neutron	0 (n) (elektr. neutral)	1	1,0086 u; $m_n = 1,675 \cdot 10^{-27}$ kg

(Über die Bedeutung von u s.S.48)

An den Massen von Elektron und Proton erkennt man, daß das Elektron nur den 1/1837 Teil der Masse des Protons besitzt.
Die Ladung eines Elektrons wird auch **"elektrische Elementarladung"** (e) genannt. Sie beträgt

$$e_0 = 1,602 \cdot 10^{-19} \, A \cdot s \quad (1 A \cdot s = 1 \, C)$$

C = Coulomb
A = Ampère
s = Sekunde

Jedes chemische Element ist durch die Anzahl der Protonen im Kern seiner Atome charakterisiert.

Die Protonenzahl heißt auch **Kernladungszahl**. Ein chemisches Element besteht also aus Atomen gleicher Kernladung. Da ein Atom elektrisch neutral ist, ist die Anzahl seiner Protonen gleich der Anzahl seiner Elektronen. Diese Zahl ist gleich der **Ordnungszahl**, nach der die Elemente im Periodensystem angeordnet sind. Die Anzahl der Protonen nimmt von Element zu Element jeweils um 1 zu.

Kernladungszahl = Protonenzahl = Ordnungszahl

Es wurde bereits erwähnt, daß der Atomkern praktisch die gesamte Atommasse in sich vereinigt und nur aus Protonen und Neutronen besteht. Die Summe aus der Zahl der Protonen und Neutronen wird

Nucleonenzahl = Massenzahl genannt. Sie ist stets ganzzahlig und entspricht ungefähr der Atommasse:

Nucleonenzahl = Protonenzahl + Neutronenzahl.

Die Atommasse entspricht in den meisten Fällen nur ungefähr der Massenzahl. Chlor z.B. hat die Atommasse 35,45. Genauere Untersuchungen ergaben, daß Chlor in der Natur mit zwei **Atomarten (Nucliden)** vorkommt, die 18 bzw. 20 Neutronen neben jeweils 17 Protonen im Kern enthalten.

Derartige Atome mit unterschiedlicher Nucleonenzahl (Massenzahl), aber gleicher Protonenzahl heißen **Isotope** des betreffenden Elements. Nur 20 der natürlich vorkommenden Elemente sind sog. _Reinelemente_ (keine Isotopengemische).

Beispiele: F, Na, Al, P.

Die übrigen Elemente sind Isotopengemische, sog. _Mischelemente_.

Die einzelnen Nuclide haben dabei für ein Element ein unterschiedliches und praktisch konstantes Verhältnis = Isotopenhäufigkeit.
Beachte: Die Atommasse von 35,45 für das Chloratom ergibt sich aus der natürlichen Isotopenhäufigkeit der Chlorisotope mit der Nucleonenzahl 35 (= 75 %) und 37 (= 25 %).

Die Isotope eines Elements haben chemisch die gleichen Eigenschaften. Wir sehen daraus, daß ein Element nicht durch seine Massenzahl, sondern durch seine Kernladungszahl charakterisiert werden muß. Sie ist bei allen Atomen eines Elements gleich, während die Anzahl der Neutronen variieren kann. Es ist daher notwendig, zur Kennzeichnung der Nuclide und speziell der Isotope eine besondere Schreibweise zu verwenden.

Die vollständige Kennzeichnung eines Elements ist auf folgende Weise möglich:

Nucleonenzahl   Ladungszahl
(Massenzahl)
                Elementsymbol
Ordnungszahl

Beispiel:

Die Abkürzung $^{16}_{8}O^{2-}$ besagt: doppelt negativ geladenes, aus Sauerstoff der Kernladungszahl 8 und der Masse 16 aufgebautes Ion.

Untersucht man das physikalische Verhalten isotoper Nuclide, findet man gewisse Unterschiede. Diese sind i.a. recht klein, können jedoch zur Isotopentrennung genutzt werden.

Unterschiede zwischen isotopen Nucliden aufgrund verschiedener Masse nennt man **Isotopieeffekte**.

Die Isotopieeffekte sind bei den Wasserstoff-Isotopen ^1_1H = oder H, ^2_1H oder D und ^3_1H oder T größer als bei den Isotopen anderer Elemente, weil das Verhältnis der Atommassen 1 : 2 : 3 ist.

Die Tabellen 3 und 4 zeigen einige Beispiele für Unterschiede in den physikalischen Eigenschaften von H_2, HD, D_2 und T_2 sowie von H_2O (Wasser) und D_2O (schweres Wasser).

Tabelle 3. Physikalische Eigenschaften von Wasserstoff

Eigenschaften	H_2	HD	D_2	T_2
Siedepunkt in K	20,39	22,13	23,67	25,04
Gefrierpunkt in K	13,95	16,60	18,65	—
Verdampfungswärme beim Siedepunkt in J·mol^{-1}	904,39	—	1226,79	1394,27

Tabelle 4. Physikalische Eigenschaften von H_2O und D_2O

Eigenschaften	H_2O	D_2O
Siedepunkt [°C]	100	101,42
Gefrierpunkt [°C]	0	3,8
Temperatur d.Dichtemaximums [°C]	3,9	11,6
Verdampfungswärme bei 25°C [kJ mol^{-1}]	44,02	45,40
Schmelzwärme [kJ mol^{-1}]	6,01	6,34
Dichte bei 20°C in g cm^{-3}	0,99823	1,10530

Die Isotope werden aufgrund ihrer Eigenschaften in **stabile** und **instabile Isotope** eingeteilt. Stabile Isotope zerfallen nicht. Der größte stabile Kern ist $^{209}_{83}\text{Bi}$.

Instabile Isotope (Radionuclide) sind **radioaktiv**, d.h. sie zerfallen in andere Nuclide und geben beim Zerfall Helium-Kerne, Elektronen, Photonen usw. ab. Man nennt die Erscheinung **radioaktive Strahlung** oder **Radioaktivität**.

Für uns wichtig sind folgende Strahlungsarten:

α-Strahlung: Es handelt sich um Teilchen, die aus zwei Protonen und zwei Neutronen bestehen. Sie können als Helium-Atomkerne betrachtet werden:

$^{4}_{2}\text{He}^{2+}$ (Ladung +2, Masse 4u). Die kinetische Energie von α−Teilchen liegt je nach Herkunft zwischen 5 und 11 MeV. Unmittelbar nach seiner Emittierung nimmt der $^{4}_{2}\text{He}^{2+}$-Kern zwei Elektronen auf und kann als neutrales Heliumatom nachgewiesen werden.

β-Strahlung: β-Strahlen bestehen aus Elektronen (Ladung -1, Masse 0,0005u). Energie 0,02-4 MeV.

γ-Strahlung: Elektromagnetische Strahlung sehr kleiner Wellenlänge (sehr harte Röntgenstrahlung). Sie besitzt keine Ladung und hat eine verschwindend kleine Masse (Photonenmasse). Kinetische Energie: 0,1-2 MeV.

Beispiele für **natürliche** und **künstliche** Isotope:
Erläuterungen: Die Prozentzahlen geben die natürliche Häufigkeit an. In der Klammer hinter der Strahlenart ist die Energie der Strahlung angegeben. $t_{1/2}$ ist die Halbwertzeit, a = Jahre, d = Tage. Medizinisch wichtige Isotope sind fett gedruckt.

Wasserstoffisotope: ^1_1H oder H (leichter Wasserstoff), 99,985 %.

^2_1H oder D (Deuterium, schwerer Wasserstoff), 0,0148 %.

^3_1H oder T (Tritium), β(0,0186 MeV), $t_{1/2}$ = 12,3 a.

Kohlenstoffisotope: $^{12}_6C$, 98,892 %; $^{13}_6C$, 1,108%; $^{14}_6C$, β(0,156 MeV), $t_{1/2}$ = 5730 a.

Weitere Beispiele für **natürliche** und **künstliche Isotope**

Phosphorisotope: ^{31}P, 100%, **^{32}P**, β(171 MeV), $t_{1/2}$ = 14,3 d.

^{32}P: Verwendung in der Strahlentherapie.

Cobaltisotope: ^{59}Co, 100 %; **^{60}Co**, β(0314MeV), γ (1,173 MeV, 1,332MeV), $t_{1/2}$ = 5,26 a.

Iodisotope: **^{125}I**, u.a., γ (0,035 MeV), $t_{1/2}$ = 60 d; ^{127}I, 100%; ^{129}I, β(0,150 MeV, γ (0,040 MeV), $t_{1/2}$ = 1,7 10^7a; **^{131}I**, β(0,0606 MeV, 0,33 MeV, 0,25 MeV.,...),γ(0,364 MeV, 0,637 MeV, 0,284 MeV...), $t_{1/2}$ = 8,05 d.
^{132}I, $t_{1/2}$ = 2,4 h.

Radiumisotope: Es sind 25 Isotope bekannt. ^{226}Ra ist das längstlebige Isotop mit $t_{1/2}$ = 1600 a; α-, β-Strahler

Technetiumisotope: 30 meist kurzlebige Isotope. ^{99}Tc β, $t_{1/2}$ = $2{,}1 \cdot 10^5$ a.

Mit ^{60}Co werden z.B. Tumore bestrahlt und Lebensmittel sterilisiert.

^{131}I reichert sich in der Schilddrüse an und kann so zur Funktionsprüfung benutzt werden, z.B. Radioiodtest zur Lokalisierung von Geschwülsten mit Na^{131}I.

Messung radioaktiver Strahlung: Die meisten Meßverfahren nutzen die **ionisierende Wirkung** der radioaktiven Strahlung aus. *Photographische Techniken* (Schwärzung eines Films) sind nicht sehr genau, lassen sich aber gut zu Dokumentationszwecken verwenden.

Szintillationszähler enthalten Stoffe (z.B. Zinksulfid, ZnS), welche die Energie der radioaktiven Strahlung absorbieren und in sichtbare Strahlung (Lichtblitze) umwandeln, die photoelektrisch registriert wird. Weitere bekannte Meßgeräte sind die *Wilsonsche Nebelkammer* und das *Geiger-Müller-Zählrohr*.

Die *Zerfallsgeschwindigkeiten* aller radioaktiven Substanzen folgen einem Gesetz erster Ordnung: Die Zerfallsgeschwindigkeit hängt von der Menge des radioaktiven Materials ab (vgl. S. 197).

Maßeinheiten für radioaktive Strahlung

Sievert (Sv)
Einheit für die Äquivalentdosis (bis 1985 : rem)
Wichtig für die Strahlenbelastung des Menschen durch ionisierende Strahlung

1 Sv = 1 J/kg = 100 rem
1 rem = 0,01 Sv.

Becquerel (Bq)
SI-Einheit für die Anzahl der spontanen Zerfälle oder anderer Kernreaktionen von Radionucliden pro Zeiteinheit

1 Bq = 1 s^{-1} ≈ 2,7 · 10^{-11} Ci
1 Ci = 3,7 · 10^{10} Bq

Atommasse

Die Atommasse ist die durchschnittliche Masse eines Atoms eines bestimmten chemischen Elements in der gesetzlichen atomphysikalischen Einheit: **atomare Masseneinheit***, Kurzzeichen: u.*

Eine atomare Masseneinheit u ist 1/12 der Masse des Kohlenstoffisotops der Masse 12(= $^{12}_{6}C$). In Gramm ausgedrückt ist
u = 1,66053 · 10^{-24} g = 1,66053 · 10^{-27} kg.

Beispiele:
Die Atommasse von Wasserstoff ist:
A_H = 1,0079 u bzw. 1,0079 · 1,6605 · 10^{-24} g.

Die Atommasse von Chlor ist:
A_{Cl} = 35,435 u bzw. 35,453 · 1,6605 · 10^{-24} g.

In der Chemie rechnet man ausschließlich mit Atommassen, die in atomaren Einheiten u ausgedrückt sind und läßt die Einheit meist weg. Man rechnet also mit den Zahlenwerten 1,0079 für Wasserstoff (H), 15,999 für Sauerstoff (O), 12,011 für Kohlenstoff (C) usw.

Diese Zahlenwerte sind identisch mit den früher üblichen (dimensionslosen) **relativen** Atommassen. Die früher ebenfalls gebräuchlichen **absoluten** Atommassen sind identisch mit den in Gramm ausgedrückten Atommassen. So ist $1{,}0079 \cdot 1{,}6605 \cdot 10^{-24}$ g die absolute Atommasse von Wasserstoff.

Elektronenhülle

Erhitzt man Gase oder Dämpfe chemischer Substanzen in der Flamme eines Bunsenbrenners oder im elektrischen Lichtbogen, so strahlen sie Licht aus. Wird dieses Licht durch ein Prisma oder Gitter zerlegt, erhält man ein diskontinuierliches Spektrum, d.h. ein Linienspektrum. Trotz einiger Ähnlichkeiten hat jedes Element ein charakteristisches **Linienspektrum** (*Bunsen, Kirchhoff,* 1860).

Die Spektrallinien entstehen dadurch, daß die Atome Licht nur in diskreten Quanten (Photonen) ausstrahlen. Dies hat seinen Grund in der Struktur der Elektronenhülle.

Atommodell von N.Bohr (1913)

Von den klassischen Vorstellungen über den Bau der Atome wollen wir hier nur das Bohrsche Atommodell skizzzieren.

Bohrsches Modell vom Wasserstoff-Atom

Das Wasserstoff-Atom besteht aus einem Proton und einem Elektron. Das Elektron (Masse m, Ladung -e) bewegt sich auf einer Kreisbahn vom Radius r ohne Energieverlust (**strahlungsfrei**) mit der Lineargeschwindigkeit v um den Kern (Masse m_p, Ladung +e).

Die Umlaufbahn ist stabil, weil die Zentrifugalkraft, die auf das Elektron wirkt (mv^2/r), gleich ist der Coulombschen Anziehungskraft zwischen Elektron und Kern ($e^2/4\pi\epsilon_0 r^2$) d.h. es gilt:

$$\frac{mv^2}{r} = \frac{e^2}{4\pi\epsilon_0 r^2} \quad \text{oder} \quad mv^2 = \frac{e^2}{4\pi\epsilon_0 r}$$

Die Energie E des Elektrons auf seiner Umlaufbahn setzt sich zusammmen aus der potentiellen Energie E_{pot} und der kinetischen Energie E_{kin}:

$$E = E_{pot} + E_{kin};$$

$$E_{pot} = \frac{-e^2}{4\pi\epsilon_0 r} = -2\, E_{kin}$$

$$E_{kin} = 1/2\, mv^2 = \frac{e^2}{8\pi\epsilon_0 r};$$

$$E = -\frac{e^2}{8\pi\epsilon_0 r}$$

Nach der Energiegleichung sind für das Elektron (in Abhängigkeit vom Radius r) alle Werte erlaubt von 0 (für r = ∞) bis ∞ (für r = 0). Damit das Modell mit den Atomspektren vereinbar ist, ersann *Bohr* eine **Quantisierungsbedingung**. Er verknüpfte den Bahndrehimpuls (mvr) des Elektrons mit dem Planckschen Wirkungsquantum h (beide haben die Dimension einer Wirkung):

$$\boxed{m\,v\,r = \mathbf{n}\, h/2\pi \qquad h = 6{,}626 \cdot 10^{-34}\, \text{J} \cdot \text{s}}$$

Für **n** (**Hauptquantenzahl**) dürfen nur ganze Zahlen (1, 2, ... bis ∞) eingesetzt werden. Zu jedem Wert von **n** gehört eine Umlaufbahn mit einer bestimmten Energie, welche einem **stationären Zustand** (**diskretes Energieniveau**) des Atoms entspricht.

Kombiniert man die Gleichungen für v und E mit der Quantisierungsvorschrift, erhält man für den Bahnradius und die Energie des Elektrons auf einer Umlaufbahn:

$$r = \frac{\epsilon_0 h^2}{\pi m e^2} n^2 \quad \text{und} \quad E = - \frac{m e^4}{8 \epsilon_0^2 h^2} \frac{1}{n^2}$$

Für

$n = 1$ ist $r_1 = 52{,}92$ pm und $E_1 = -1313$ kJ · mol^{-1}
$n = 2$ ist $r_2 = 212$ pm und $E_2 = -328$ kJ · mol^{-1}

$r_1 = a_0$ heißt auch **Bohrscher Atomradius.**

Durch das negative Vorzeichen wird deutlich gemacht, daß der Wert für E_2 weniger negativ ist als derjenige für E_1. Daraus folgt, daß der Zustand mit E_1 die niedrigere Energie besitzt.

Der stabilste Zustand eines Atoms (Grundzustand) ist der Zustand niedrigster Energie.

Höhere Bahnen (Zustände) heißen **angeregte Zustände.**
Abb. 3 zeigt die Elektronenbahnen und die zugehörigen Energien für das Wasserstoffatom in Abhängigkeit von der Hauptquantenzahl n.

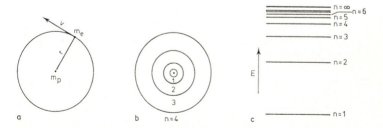

Abb. 3 a-c. Bohrsches Atommodell. a Bohrsche Kreisbahn; b Bohrsche Kreisbahnen für das Wasserstoffatom mit n = 1,2,3 und 4; c Energieniveaus für das Wasserstoffatom mit n = 1,2,3,4...

Atomspektren

Nach *Bohr* sind Übergänge zwischen verschiedenen Bahnen bzw. energetischen Zuständen (Energieniveaus) möglich, wenn die Energiemenge, die der Energiedifferenz zwischen den betreffenden Zuständen entspricht, entweder zugeführt (**absorbiert**) oder in Form von elektromagnetischer Strahlung (Photonen) ausgestrahlt (**emittiert**) wird. Erhöht sich die Energie eines Atoms und entspricht die Energiezufuhr dem Energieunterschied zwischen zwei Zuständen E_m bzw. E_n, dann wird ein Elektron auf die höhere Bahn mit E_n angehoben. Kehrt es in den günstigeren Zustand E_m zurück, wird die Energiedifferenz $\Delta E = E_n - E_m$ als Licht (Photonen) ausgestrahlt.

Für den Zusammenhang der Energie eines Photons mit seiner Frequenz gilt eine von *Einstein* (1905) angegebene Beziehung:

$$E = h \cdot \nu$$

Die Frequenz einer Spektrallinie in einem Atomspektrum ist demnach gegeben durch

$$\nu = \frac{\Delta E}{h}$$

Die Linien in einem Spektrum entsprechen allen möglichen Elektronenübergängen.

Verbesserungen des Bohrschen Modells

Sommerfeld und *Wilson* erweiterten das Bohrsche Atommodell, indem sie es auf **Ellipsenbahnen** ausdehnten. Ellipsenbahnen haben im Gegensatz zum Kreis **zwei** Freiheitsgrade, denn sie sind durch die beiden Halbachsen bestimmt. Will man daher die Atomspektren durch Übergänge zwischen Ellipsenbahnen beschreiben, braucht man demzufolge **zwei** Quantenbedingungen. Man erhält zu der Hauptquantenzahl n die sog. azimutale Quantenzahl k. Um Spektren von Atomen mit mehreren Elektronen erklären zu können, wurde k durch die **Nebenquantenzahl l** ersetzt (k = l - 1).

Die Nebenquantenzahl l bestimmt den Bahndrehimpuls des Elektrons.

Als dritte Quantenzahl wurde die **magnetische Quantenzahl m** eingeführt.

m bestimmt die Neigung der Ebene einer Ellipsenbahn gegen ein äußeres magnetisches Feld.

Trotz dieser und anderer Verbesserungen versagt das Bohrsche Modell in mehreren Fällen. Vor allem aber entbehren die stationären Zustände jeder theoretischen Grundlage.

Wellenmechanisches Atommodell des Wasserstoffatoms

Das wellenmechanische Modell berücksichtigt die Beobachtung, daß sich Elektronen je nach Versuchsanordnung wie Teilchen mit Masse, Energie und Impuls oder aber wie Wellen verhalten. Ferner beachtet es die *Heisenbergsche Unschärfebeziehung*, wonach es im atomaren Bereich unmöglich ist, von einem Teilchen gleichzeitig Ort und Impuls mit beliebiger Genauigkeit zu bestimmen.

Das Elektron des Wasserstoffatoms wird als eine kugelförmige, stehende (in sich selbst zurücklaufende) Welle im Raum um den Atomkern aufgefaßt.

Die maximale Amplitude einer solchen Welle ist eine Funktion der Ortskoordinaten x, y und z: $\psi(x, y, z)$. Das Elektron kann durch eine solche *Wellenfunktion* beschrieben werden. ψ selbst hat keine anschauliche Bedeutung. Nach *M. Born* kann man jedoch das Produkt $\psi^2 \, dxdydz$ als die Wahrscheinlichkeit interpretieren, das Elektron in dem Volumenelement $dV = dxdydz$ anzutreffen (**Aufenthaltswahrscheinlichkeit**). Nach *E. Schrödinger* läßt sich das Elektron auch als Ladungswolke mit der Dichte ψ^2 auffassen (**Elektronendichteverteilung**).

1926 verknüpfte *Schrödinger* Energie und Welleneigenschaften eines Systems wie des Elektrons im Wasserstoffatom durch eine Differentialgleichung.

Vereinfacht hat die "**Schrödingergleichung**" die Form:

$$H \psi = E \psi$$

H heißt Hamilton-Operator und bedeutet die Anwendung einer Rechenoperation auf ψ.

H stellt die allgemeine Form der Gesamtenergie des Systems dar. E ist der Zahlenwert der Energie für ein bestimmtes System.

Wellenfunktionen ψ, die Lösungen der Schrödinger-Gleichung sind, heißen Eigenfunktionen.

Die Energiewerte E, welche zu diesen Funktionen gehören, nennt man Eigenwerte.

Die Eigenfunktionen entsprechen den stationären Zuständen des Atoms im Bohrschen Modell.

Ersetzt man die *kartesischen Koordinaten* durch *Polarkoordinaten*, haben die Lösungen der Schrödinger-Gleichung die allgemeine Form:

$$\psi_{n,l,m} = R_{n,l}(r) \cdot Y_{l,m}(\Phi, \Theta).$$

Diese Eigenfunktionen (Einteilchen-Wellenfunktionen) nennt man **Atom-Orbitale** (AO) *(Mulliken, 1931)*.

Das Wort Orbital ist ein Kunstwort und deutet die Beziehung zum Bohrschen Kreis an (englisch: orbit = Planetenbahn, Bereich).

Die Indizes n, l, m entsprechen der Hauptquantenzahl n, der Nebenquantenzahl l und der magnetischen Quantenzahl m.

Die Quantenzahlen ergeben sich in diesem Modell gleichsam von selbst. $\psi_{n,l,m}$ kann nur dann eine Lösung der Schrödinger-Gleichung sein, wenn die Quantenzahlen folgende Werte annehmen:

n = 1, 2, 3, ... (ganze Zahlen)
l = 0, 1, 2, ... bis n - 1,
m = +l, +(l - 1), ...0, ... -(l - 1), -l

m kann maximal $2l + 1$ Werte annehmen.

Atomorbitale werden durch ihre Nebenquantenzahl l gekennzeichnet, wobei man den Zahlenwerten für l aus historischen Gründen Buchstaben in folgender Weise zuordnet:

```
l = 0, 1, 2, 3, ....
    |  |  |  |
    s, p, d, f, ....
```

Man sagt, ein Elektron besetzt ein Atom-Orbital und meint damit, daß es durch eine Wellenfunktion beschrieben werden kann, die eine Lösung der Schrödinger-Gleichung ist. Speziell spricht man von einem **s-Orbital** bzw. **p-Orbital** und versteht darunter ein Atom-Orbital, für das die Nebenquantenzahl l den Wert 0 bzw. 1 hat.

Zustände gleicher Hauptquantenzahl bilden eine sog. <u>Schale</u>. Innerhalb einer Schale bilden die Zustände gleicher Nebenquantenzahl ein sog. <u>Niveau</u> (Unterschale): z.B. s-Niveau, p-Niveau, d-Niveau.

Den Schalen mit den Hauptquantenzahlen **n = 1, 2, 3** . . . werden die Buchstaben K, L, M usw. zugeordnet.

Elektronenzustände, welche die gleiche Energie haben, nennt man entartet.

Im freien Atom besteht das p-Niveau aus drei und das d-Niveau aus fünf entarteten AO.

Elektronenspin

Die Quantenzahlen n, l und m genügen nicht zur vollständigen Erklärung der Atomspektren, denn sie beschreiben gerade die Hälfte der erforderlichen Elektronenzustände. Dies veranlaßte 1925 *Uhlenbeck* und *Goudsmit* zu der Annahme, daß jedes Elektron neben seinem räumlich gequantelten Bahndrehimpuls einen *Eigendrehimpuls* hat. Dieser kommt durch eine Drehung des Elektrons um seine eigene Achse zustande und wird **Elektronenspin** genannt. Der Spin ist ebenfalls gequantelt.

Je nachdem, ob die Spinstellung parallel oder antiparallel zum Bahndrehimpuls ist, nimmt die *Spinquantenzahl* s die Werte + ½ oder - ½ an.

Die Spinrichtung wird durch einen Pfeil angedeutet: ↑ bzw. ↓ . (Die Werte der Spinquantenzahl wurden spektroskopisch bestätigt.)

*Durch die **vier** Quantenzahlen **n, l, m** und **s** ist der Zustand eines Elektrons im Atom charakterisiert.*

- **n** gibt die "Schale" an (K, L, M usw.)
- **l** gibt Auskunft über die Form eines Orbitals (s, p,d usw.)
- **m** gibt Auskunft über die Orientierung eines Orbitals im Raum
- **s** gibt Auskunft über die Spinrichtung (Drehsinn) eines Elektrons

Graphische Darstellung der Atomorbitale

Der Übersichtlichkeit wegen zerlegt man oft die Wellenfunktion $\psi_{n,l,m}$ in ihren sog. **Radialteil** $R_{n,l}(r)$, der nur vom Radius r abhängt und in die sog. **Winkelfunktion** $Y_{l,m}(\Phi, \Theta)$. Beide Komponenten von ψ werden meist getrennt betrachtet.

Zur bildlichen Darstellung der Winkelfunktion benutzt man häufig sog. *Polardiagramme*.
Abb. 4 zeigt die Polardiagramme der Winkelfunktion Y für s- und p-Orbitale (vom Elektron des Wasserstoffatoms). Die Diagramme entstehen, wenn man den Betrag von $Y_{l,m}$ für jede Richtung als Vektor vom Koordinatenursprung ausgehend aufträgt. Die Richtung des Vektors ist durch die Winkel Φ und Θ gegeben. Sein Endpunkt bildet einen Punkt auf der Oberfläche der räumlichen Gebilde in Abb. 4.

Die Polardiagramme haben für unterschiedliche Kombinationen von l und m verschiedene Formen oder Orientierungen.

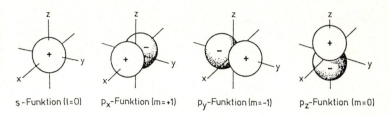

Abb. 4. Graphische Darstellung der Winkelfunktion $Y_{0;\,0}$ und $Y_{1;\,1,0\,+\,1}$

Für **s-Orbitale** ist $l = 0$. Daraus folgt: m kann $2 \cdot 0 + 1 = 1$ Wert annehmen, d.h. m kann nur 0 sein. Das Polardiagramm für s-Orbitale ist daher **kugelsymmetrisch.**

Für **p-Orbitale** ist $l = 1$. m kann demnach die Werte -1, 0, +1 annehmen. Diesen Werten entsprechen **drei** verschiedene Orientierungen der p-Orbitale im Raum. Die Richtungen sind identisch mit den Achsen des kartesischen Koordinatenkreuzes.
Deshalb unterscheidet man zwischen p_x-, p_y- und p_z-Orbitalen. Die Polardiagramme dieser Orbitale ergeben **hantelförmige** Gebilde. Beide Hälften einer solchen Hantel sind durch eine sog. **Knotenebene** getrennt. In dieser Ebene ist die Aufenthaltswahrscheinlichkeit eines Elektrons praktisch Null.

Beachte: Die Winkelfunktionen $Y_{l,m}$ sind von der Hauptquantenzahl *n* unabhängig. Sie sehen daher für alle Hauptquantenzahlen gleich aus. Das Atomorbital ist jedoch das Produkt aus der Radialfunktion und der Winkelfunktion. Sein Quadrat gibt die Aufenthaltswahrscheinlichkeit des Elektrons an.

Abb. 5b zeigt ein 2 p-Atomorbital. Man sieht deutlich den Unterschied zum Polardiagramm des p-Orbitals des Wasserstoffatoms in Abb. 4 und 5a.

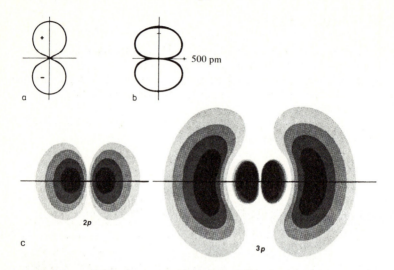

Abb. 5 a-c. a Darstellung der Winkelfunktion von ψ^2 für $2p_z$: $Y_{1;1}$.
b Darstellung eines **2p-Orbitals** durch Begrenzungslinien. Durch Rotation um die senkrechte Achse entsteht das dreidimensionale Orbital, wobei ein Elektron in diesem Orbital mit 99 %iger Wahrscheinlichkeit innerhalb des Rotationskörpers anzutreffen ist.
c Konturliniendiagramm für 2p- und 3p-Orbitale. Die verschieden schraffierten Zonen entsprechen einer Aufenthaltswahrscheinlichkeit von 20 %, 40 %, 60 % und 80 %. (Aus: Allgemeine Chemie, Bd., I von R.S. Becker u. W.E. Wentworth, Stuttgart: Thieme 1976)

Mehrelektronenatome

Die Schrödinger-Gleichung läßt sich für Atome mit mehr als einem Elektron nicht exakt lösen. Man kann aber die Elektronenzustände in einem Mehrelektronenatom durch Wasserstoff-Atomorbitale wiedergeben, wenn man die Abhängigkeit der Orbitale von der Hauptquantenzahl berücksichtigt. Die Anzahl der Orbitale und ihre Winkelfunktionen sind die gleichen wie im Wasserstoffatom.

Jedes Elektron eines Mehrelektronenatoms wird wie das Elektron des Wasserstoffatoms durch die vier Quantenzahlen n, l, m und s beschrieben.

Pauli-Prinzip (Pauli-Verbot)

Nach einem von *Pauli* ausgesprochenen Prinzip stimmen keine zwei Elektronen in allen vier Quantenzahlen überein.
Haben zwei Elektronen z.B. gleiche Quantenzahlen n, l, m, müssen sie sich in der Spinquantenzahl s unterscheiden. Hieraus folgt:

Ein Atomorbital kann höchstens mit zwei Elektronen, und zwar mit antiparallelem Spin besetzt werden.

Hundsche Regel

Besitzt ein Atom energetisch gleichwertige (entartete) Elektronenzustände, z.B. für l = 1 entartete p-Orbitale und werden mehrere Elektronen eingebaut, so erfolgt der Einbau derart, daß die Elektronen die Orbitale zuerst mit **parallelem** *Spin besetzen. Anschließend erfolgt paarweise Besetzung mit antiparallelem Spin, falls genügend Elektronen vorhanden sind.*

Beachte:
Niveaus unterschiedlicher Energie werden in der Reihenfolge zunehmender Energie mit Elektronen besetzt (Abb. 6).

Die Elektronenzahl in einem Niveau wird als Index rechts oben an das Orbitalsymbol geschrieben. Die Kennzeichnung der Schale, zu welcher das Niveau gehört, erfolgt, indem man die zugehörige Hauptquantenzahl vor das Orbitalsymbol schreibt.

> Beispiel: $1s^2$ (sprich: ein s zwei) bedeutet: In der K-Schale ist das s-Niveau mit zwei Elektronen besetzt.

Die Elektronenanordnung in einem Atom nennt man auch seine **Elektronenkonfiguration**. Jedes Element hat seine charakteristische Elektronenkonfiguration.

Beispiel: Es sollen drei und vier Elektronen in ein p-Niveau eingebaut werden:

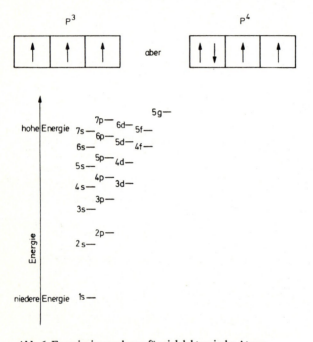

Abb. 6. Energieniveauschema für vielelektronische Atome

Abb. 6 zeigt die Reihenfolge der Orbitalbesetzung in (neutralen) Mehrelektronenatomen, wie sie experimentell gefunden wird.

Ist die Hauptquantenzahl n = 1, so existiert nur das 1 s-AO.

Besitzt ein Atom ein Elektron und befindet sich dieses im 1 s-AO, besetzt das Elektron den stabilsten Zustand (Grundzustand).

Abb. 7 zeigt die Besetzung der Elektronenschalen.

<u>Die maximale Elektronenzahl einer Schale ist **2n²**.</u>

Für die Reihenfolge der Besetzung beachte Abb. 6!

Schale	Hauptquantenzahl n	Nebenquantenzahl l	Elektronentypus	Magnetische Quantenzahl m	Spinquantenzahl $s = \pm^1/_2$	Elektronen je Teilschale maximal	Maximale Elektronenzahl für die ganze Schale
K	1	0	s	0	$\pm^1/_2$	2	2
L	2	0	s	0	$\pm^1/_2$	2	8
		1	p	−1,0,+1	$\pm^1/_2$	3×2 = 6	
M	3	0	s	0	$\pm^1/_2$	2	18
		1	p	−1,0,+1	$\pm^1/_2$	3×2 = 6	
		2	d	−2,−1,0,+1,+2	$\pm^1/_2$	5×2 = 10	
N	4	0	s	0	$\pm^1/_2$	2	32
		1	p	−1,0,+1	$\pm^1/_2$	3×2 = 6	
		2	d	−2,−1,0,+1,+2	$\pm^1/_2$	5×2 = 10	
		3	f	−3,−2,−1,0,+1,+2,+3	$\pm^1/_2$	7×2 = 14	

Abb. 7

Periodensystem der Elemente

Das beste Ergebnis vieler Versuche, die Elemente aufgrund ihrer chemischen und physikalischen Eigenschaften zu ordnen, ist das 1869 von *D. Mendelejew* und *L. Meyer* unabhängig voneinander aufgestellte *Periodensystem der Elemente*. Beide Forscher benutzten die Atommasse als ordnendes Prinzip. Da die Atommasse von der Häufigkeit der Isotope eines Elements abhängt, wurden einige Änderungen nötig, als man zur Ordnung der Elemente ihre Kernladungszahl heranzog. Aus den Röntgenspektren der Elemente konnte 1913 *Moseley* experimentell ihre lückenlose Reihenfolge bestätigen.

Ordnet man die Elemente nach zunehmender **Kernladungszahl (Ordnungszahl)** und faßt chemisch ähnliche ("verwandte") Elemente in *Gruppen* zusammen, erhält man das **"Periodensystem der Elemente"** (PSE), wie es Abb. 11 zeigt (s.S. 32).

Eine logische Ableitung des Periodensystems aus den Elektronenzuständen der Elemente erlaubt das sog. **"Aufbauprinzip"**. Ausgehend vom Wasserstoffatom werden die Energieniveaus entsprechend ihrer energetischen Reihenfolge besetzt. Abb. 8 zeigt die Reihenfolge der Besetzung. Tabelle 5 und Abb. 9 enthalten das Ergebnis in Auszügen.

Abb. 10 zeigt eine vereinfachte Darstellung des Atomaufbaus nach dem Bohrschen Atommodell für die Elemente Lithium bis Chlor.

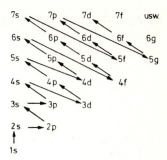

Abb. 8. Reihenfolge der Besetzung von Atomorbitalen

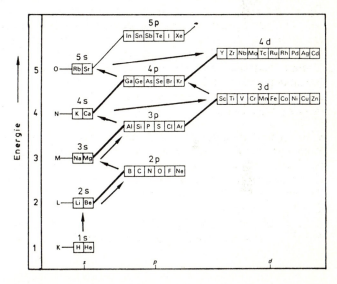

Abb. 9. Energieniveauschemata der wichtigsten Elemente. Die Niveaus einer Schale sind jeweils miteinander verbunden. Durch Pfeile wird die Reihenfolge der Besetzung angezeigt

Erläuterungen zu Abb. 8 und 9:
Bei der Besetzung der Energieniveaus ist auf folgende Besonderheit zu achten:

Nach der Auffüllung der **3p**-Orbitale mit sechs Elektronen bei den Elementen Al, Si, P, S, Cl, Ar wird das **4s**-Orbital bei den Elementen **K** (s^1) und **Ca** (s^2) besetzt.

Jetzt wird bei **Sc** das erste Elektron in das **3d**-Niveau eingebaut. Sc ist somit das erste Übergangselement (s.S. 34).

Es folgen: Ti, V, Cr, Mn, Fe, Co, Ni, Cu, Zn. Zn hat die Elektronenkonfiguration $4s^2 3d^{10}$.

Anschließend wird erst das **4p**-Niveau besetzt bei den Elementen Ga, Ge, As, Se, Br, Kr usw.

Aus Tabelle 5 geht hervor, daß es Ausnahmen von der in Abb. 8 angegebenen Reihenfolge gibt. **Halb-** und **voll**besetzte Niveaus sind nämlich besonders stabil; außerdem ändern sich die Energien der Niveaus mit der Kernladungszahl. Bei höheren Schalen werden zudem die Energieunterschiede zwischen einzelnen Niveaus immer geringer, vgl. Abb.6, S. 28).

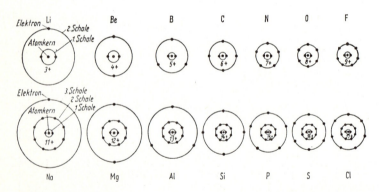

Abb. 10. Elektronenschalen und relative Atomradien der Elemente Lithium bis Chlor

Tabelle 5

Z	K 1s	L 2s2p	M 3s3p 3d	N 4s4p 4d 4f	O 5s5p 5d 5f	P 6s6p6d	Q 7s
1 H	1						
2 He	2						
3 Li	2	1					
4 Be	2	2					
5 B	2	2 1					
6 C	2	2 2					
7 N	2	2 3					
8 O	2	2 4					
9 F	2	2 5					
10 Ne	2	2 6					
11 Na	2	2 6	1				
12 Mg	2	2 6	2				
13 Al	2	2 6	2 1				
14 Si	2	2 6	2 2				
15 P	2	2 6	2 3				
16 S	2	2 6	2 4				
17 Cl	2	2 6	2 5				
18 Ar	2	2 6	2 6				
19 K	2	2 6	2 6	1			
20 Ca	2	2 6	2 6	2			
21 Sc	2	2 6	2 6 1	2			
22 Ti	2	2 6	2 6 2	2			
23 V	2	2 6	2 6 3	2			
24 Cr	2	2 6	2 6 5	1			
25 Mn	2	2 6	2 6 5	2			
26 Fe	2	2 6	2 6 6	2			
27 Co	2	2 6	2 6 7	2			
28 Ni	2	2 6	2 6 8	2			
29 Cu	2	2 6	2 6 10	1			
30 Zn	2	2 6	2 6 10	2			
⋮							
87 Fr	2	2 6	2 6 10	2 6 10 14	2 6 10	2 6	1
88 Ra	2	2 6	2 6 10	2 6 10 14	2 6 10	2 6	2
89 Ac	2	2 6	2 6 10	2 6 10 14	2 6 10	2 6 1	2 ?
90 Th	2	2 6	2 6 10	2 6 10 14	2 6 10	2 6 2	2 ?
91 Pa	2	2 6	2 6 10	2 6 10 14	2 6 10 2	2 6 1	2 ?
92 U	2	2 6	2 6 10	2 6 10 14	2 6 10 3	2 6 1	2

Ordnungszahl — 25 54,94 Mn Mangan — Atommasse[1], Symbol, Name

[1] Eingeklammerte Werte sind die Massenzahlen des stabilsten oder am besten untersuchten Isotops.

Gruppe Ia	IIa	III b	IV b	V b	VI b	VII b	VIII b	VIII b	VIII b	I b	II b	IIIa	IVa	Va	VIa	VIIa	VIIIa
1 1,008 H Wasserstoff																	2 4,003 He Helium
3 6,939 Li Lithium	4 9,012 Be Beryllium											5 10,811 B Bor	6 12,011 C Kohlenstoff	7 14,007 N Stickstoff	8 15,999 O Sauerstoff	9 18,998 F Fluor	10 20,183 Ne Neon
11 22,990 Na Natrium	12 24,312 Mg Magnesium											13 26,982 Al Aluminium	14 28,086 Si Silicium	15 30,974 P Phosphor	16 32,064 S Schwefel	17 35,453 Cl Chlor	18 39,948 Ar Argon
19 39,10 K Kalium	20 40,08 Ca Calcium	21 44,96 Sc Scandium	22 47,90 Ti Titan	23 50,94 V Vanadium	24 52,00 Cr Chrom	25 54,94 Mn Mangan	26 55,84 Fe Eisen	27 58,93 Co Kobalt	28 58,71 Ni Nickel	29 63,54 Cu Kupfer	30 65,38 Zn Zink	31 69,72 Ga Gallium	32 72,59 Ge Germanium	33 74,92 As Arsen	34 78,96 Se Selen	35 79,91 Br Brom	36 83,80 Kr Krypton
37 85,47 Rb Rubidium	38 87,62 Sr Strontium	39 88,91 Y Yttrium	40 91,22 Zr Zirkon	41 92,91 Nb Niob	42 95,94 Mo Molybdän	43 (98) Tc Technetium	44 101,07 Ru Ruthenium	45 102,91 Rh Rhodium	46 106,4 Pd Palladium	47 107,87 Ag Silber	48 112,40 Cd Cadmium	49 114,82 In Indium	50 118,69 Sn Zinn	51 121,75 Sb Antimon	52 127,60 Te Tellur	53 126,90 I Iod	54 131,30 Xe Xenon
55 132,91 Cs Cäsium	56 137,34 Ba Barium	57 138,91 La Lanthan	72 178,49 Hf Hafnium	73 180,95 Ta Tantal	74 183,85 W Wolfram	75 186,2 Re Rhenium	76 190,2 Os Osmium	77 192,2 Ir Iridium	78 195,1 Pt Platin	79 196,97 Au Gold	80 200,59 Hg Quecksilber	81 204,37 Tl Thallium	82 207,2 Pb Blei	83 208,98 Bi Bismut	84 (210) Po Polonium	85 (210) At Astat	86 (222) Rn Radon
87 (223) Fr Francium	88 (226) Ra Radium	89 (227) Ac Actinium	104 (261) Ku / Rf *	105 (262) Ha / Ns **	106	107	108	109									
1	2	3	4	5	6	7	8	9	10	11	12	13	14	15	16	17	18
				58 140,12 Ce Cer	59 140,91 Pr Praseodym	60 144,24 Nd Neodym	61 (147) Pm Promethium	62 150,35 Sm Samarium	63 151,96 Eu Europium	64 157,25 Gd Gadolinium	65 158,93 Tb Terbium	66 162,50 Dy Dysprosium	67 164,93 Ho Holmium	68 167,26 Er Erbium	69 168,93 Tm Thulium	70 173,04 Yb Ytterbium	71 174,97 Lu Lutetium
				90 232 04 Th Thorium	91 (231) Pa Protactinium	92 238 03 U Uran	93 (237) Np Neptunium	94 (239) Pu Plutonium	95 (243) Am Americium	96 (247) Cm Curium	97 (249) Bk Berkelium	98 (252) Cf Californium	99 (254) Es Einsteinium	100 (257) Fm Fermium	101 (258) Md Mendelevium	102 (255) No Nobelium	103 (257) Lr Lawrencium

* Kurtschatovium oder Rutherfordium

** Hahnium oder Nielsborium

Abb. 11. Periodensystem der Elemente. Anmerkung: Nach einer neuen IUPAC-Empfehlung sollen die Haupt- und Nebengruppen von 1 bis 18 durchnumeriert werden. Die dreispaltige Nebengruppe (Fe, Ru, Os), (Co, Rh, Ir), (Ni, Pd, Pt) hat danach die Zahlen 8, 9 und 10. Die Edelgase erhalten die Zahl 18.

Das Periodensystem läßt sich unterteilen in **Perioden** und **Gruppen**.

Es gibt 7 Perioden und 16 Gruppen (8 Haupt- und 8 Nebengruppen, ohne Lanthanoide und Actinoide).

Die **Perioden** sind die (horizontalen) Zeilen.

Innerhalb einer Periode sind die Elemente von links nach rechts nach steigender Ordnungszahl bzw. Elektronenzahl angeordnet.

So hat Calcium (Ca) ein Elektron mehr als Kalium (K) oder Schwefel (S) ein Elektron mehr als Phosphor (P).

Elemente, die in einer (vertikalen) Spalte untereinander stehen, bilden eine **Gruppe**. Wegen *periodischer* Wiederholung analoger Elektronenkonfigurationen besitzen die Elemente einer Gruppe die gleiche Anzahl **Valenzelektronen** (das sind die Elektronen in den äußeren Schalen) und sind deshalb einander chemisch ähnlich ("Elementfamilie").

Einteilung der Elemente aufgrund ähnlicher Elektronenkonfiguration

Hauptgruppenelemente ("repräsentative"Elemente): Bei den Haupt-Hauptgruppenelementen werden beim Durchlaufen einer Periode von links nach rechts die äußersten Schalen (s- und p-Niveaus) besetzt. Die übrigen Schalen sind entweder vollständig besetzt oder leer.

Edelgase: Bei den Edelgasen sind die Elektronenschalen **voll** besetzt. Die Elektronenkonfiguration s^2 (Helium) und s^2p^6 in der äusseren Schale bei den anderen Edelgasen ist energetisch besonders günstig = **"Edelgaskonfiguration"**. Edelgase sind demzufolge extrem reaktionsträge und haben hohe Ionisierungsenergie (s.S. 41).
Lediglich mit Fluor und Sauerstoff ist bei den schweren Edelgasen Verbindungsbildung möglich.

Beispiele für Hauptgruppenelemente sind - nach Gruppen eingeteilt - (biochemisch wichtige Elemente sind unterstrichen):

1. Gruppe: Wasserstoff (H̲), Lithium (Li), Natrium (N̲a), Kalium (K̲)
2. Gruppe: Magnesium (M̲g), Calcium (C̲a), Barium (Ba)
3. Gruppe: Bor (B), Aluminium (Al)
4. Gruppe: Kohlenstoff (C̲), Silicium (Si), Blei (Pb)
5. Gruppe: Stickstoff (N̲), Phosphor (P̲), Arsen (As)
6. Gruppe: Sauerstoff (O̲), Schwefel (S̲)
7. Gruppe: Fluor (F̲), Chlor (C̲l), Brom (Br), Iod (I̲)
8. Gruppe: Helium (He), Neon (Ne)

Die Metalle der 1. Gruppe werden auch **Alkalimetalle** genannt und die der 2. Gruppe **Erdkalimetalle**. Die Elemente der 6. Gruppe sind die sog. **Chalkogene** und die der 7. Gruppe die sog. **Halogene**. In der 8. Gruppe stehen die **Edelgase**.

Übergangselemente bzw. Nebengruppenelemente

Bei den sog. Übergangselementen werden beim Durchlaufen einer Periode von links nach rechts Elektronen in **innere Schalen** eingebaut. Es werden die 3d-, 4d-, 5d- und 6d-Zustände besetzt.

Übergangselemente nennt man üblicherweise die Elemente mit den Ordnungszahlen 21-30, 39-48 und 72-80. Sie haben mit Ausnahme der letzten und z.T. vorletzten Elemente jeder Übergangselementreihe **unvollständig besetzte d-Orbitale** in der **zweit**äußersten Schale.

Anomalien bei der Besetzung treten auf, weil **halb- und vollbesetzte Zustände besonders stabil** (energiearm) sind. So hat Chrom (Cr) ein 4s-Elektron aber fünf 3d-Elektronen, und Kupfer (Cu) hat ein 4s-Elektron und zehn 3d-Elektronen.

Bei den sog. "inneren" Übergangselementen werden die **4f- und 5f-** Zustände der **dritt**äußersten Schale besetzt. Es sind die **Lanthanoide** oder Seltenen Erden (Ce bis Lu) und **Actinoide** (Th bis Lr).

Alle Übergangselemente sind Metalle; die meisten von ihnen bilden Komplexverbindungen (vgl. S. 77). Sie kommen in ihren Verbindungen meist in mehreren Oxidationsstufen vor.

Biochemisch wichtige Übergangselemente, die teilweise nur als sog. **Spurenelemente** im Organismus vorkommen, sind: Eisen (Fe), Cobalt (Co), Kupfer (Cu), Zink (Zn), Chrom (Cr), Molybdän (Mo) und Mangan (Mn).

Einige Metalle sind für den Ablauf *biologischer Prozesse* von zentraler Bedeutung. Chemisch betrachtet bilden sie Komplexe mit verschiedenen organischen Verbindungen, insbesondere mit Proteinen.

Eisen ist der anorganische Bestandteil des **Hämoglobins**, dem Farbstoff der roten Blutkörperchen (Erythrocyten). Im Zentrum des Porphinringsystems, dem Protoporphyrin, bestehend aus 4 miteinander verknüpften Pyrrolringen, befindet sich ein Fe^{2+}-Ion, das mit den Stickstoffatomen der Pyrrolringe vier Bindungen eingeht, von denen zwei "koordinative" Bindungen sind. In dieser Form bezeichnet man den Fe^{2+}-Porphyrin-Grundkörper als **Häm**; er ist die farbgebende Komponente des Hämoglobins (vgl. Chlorophyll s. S. 471.

Das *zwei*wertige Eisen kann leicht zur *drei*wertigen Stufe oxidiert werden, es entsteht *Methämoglobin*. Die freie Koordinationsstelle wird durch ein Anion, meist OH^- besetzt. Dadurch ist keine Sauerstoffanlagerung bzw. -transport mehr möglich. Das Fe^{3+}-Porphyrinringsystem heißt hier **Hämatin** (bei Cl^- als Anion: Hämin).

Cobalt: das **Vitamin B_{12}**, Cyanocobalamin, ähnelt im Aufbau dem Häm. Das makrocyclische Grundgerüst heißt **Corrin**. Vier Koordinationsstellen am Cobalt sind durch die Stickstoffatome des Corrins besetzt, als weitere Liganden treten die CN^--Gruppe und 5,6- Dimethylbenzimidazol auf, das über eine Seitenkette mit einem Ring des Corrins verknüpft ist.
Die Vitamin B_{12}-Wirkung bleibt auch erhalten, wenn CN^- durch andere Anionen ersetzt wird, z.B. OH^-, Cl^-, NO_2^-, OCN^-, SCN^- u.a.

Kupfer ist als Spurenelement bei der Hämoglobinbildung (Erythropoese) beteiligt, ferner wurde Kupfer als Bestandteil der prosthetischen Gruppe des Warburgschen Atmungsferments (auch Cytochrom-Oxydase genannt) gefunden. Dieses Enzym enthält 1 Atom Cu pro Cytohäm-Molekül.

Zink ist Bestandteil des Enzyms Carboanhydrase und des Insulins.

Mangan findet man als Spurenelement im Blutserum des menschlichen Körpers, außerdem als Bestandteil der Enzyme Arginase und Phosphatase.

Viele anorganische Substanzen, insbesondere Salze wie Halogenide und Sulfate, werden häufig in der Therapie verwendet.

Verbindung	Eigenschaften, pharmazeutische Anwendung
Natriumsulfat, $Na_2SO_4 \cdot 10\,H_2O$	Abführmittel ("Glaubersalz")
Magnesiumsulfat, $MgSO_4 \cdot 7\,H_2O$	("Bittersalz")
Kupfersulfat, $CuSO_4 \cdot 5\,H_2O$	Reagens (Fehling, Trommer, Haines), Emeticum bei Vergiftungen, Adstringens, Ätzmittel
Silbernitrat, $AgNO_3$	Reagens, Antisepticum, Adstringens, Ätzmittel (Höllensteinstift)
Zinkchlorid, $ZnCl_2$	Adstringens, Antiseptikum, Ätzmittel
Zinksulfat, $ZnSO_4 \cdot 7\,H_2O$	Adstringens, Desinfiziens vor allem in der Augenheilkunde
Quecksilber(I)-chlorid, Hg_2Cl_2	Laxans, als Pulver bei Ekzemen
Quecksilber(II)-chlorid, $HgCl_2$	Reagens, Antiseptikum, Desinfektionsmittel
Mangan(II)-sulfat, $MnSO_4 \cdot 4\,H_2O$	Reagens, Mn dient als Spurenelement zur Aktivierung von Enzymen und zur Steigerung von Oxidationsprozessen
Eisen-(II)-sulfat, $FeSO_4 \cdot 7\,H_2O$	Reagens, zur Eisentherapie bei Anämien
Eisen(III)-chloridlösung, $FeCl_3$	Reagens, Ätzmittel, zur Blutstillung
Cobalt(II)-chlorid,, $CoCl_2 \cdot 6\,H_2O$	Reagens, Anämien, Co ist Spurenelement und Bestandteil des Vitamins B_{12}
Nickel(II)-sulfat, $NiSO_4 \cdot 7\,H_2O$	Adstringens
Cd, V, Cr, Mo, Ce, Pt	Beachte: alle Schwermetallverbindungen sind giftig

Valenzelektronenzahl und Oxidationsstufen

Die Elektronen in den äußeren Schalen der Elemente sind für ihre chemischen und z.T. auch physikalischen Eigenschaften verantwortlich. Weil die Elemente nur mit Hilfe dieser Elektronen miteinander verknüpft werden können, d.h. Bindungen (Valenzen) ausbilden können, nennt man diese Außenelektronen auch **Valenzelektronen**.

Die Valenzelektronen bestimmen das chemische Verhalten der Elemente.

Die Gruppennummer des PSE entspricht der Anzahl der Valenzelektronen und somit der maximalen Oxidationszahl eines Elements der betreffenden Gruppe.

Wird einem neutralen chemischen Element durch irgendeinen Vorgang **ein** Valenzelektron entrissen, wird es **ein**fach positiv geladen. Es entsteht ein **ein**wertiges *Kation*. Das Element wird oxidiert, seine **Oxidationsstufe** (Oxidationszahl) ist +1.
Die Oxidationszahl -1 erhält man, wenn einem neutralen Element ein Valenzelektron zusätzlich hinzugefügt wird. Es entsteht ein **Anion**. Höhere bzw. tiefere Oxidationsstufen werden entsprechend durch Subtraktion bzw. Addition mehrerer Valenzektronen erhalten.

Beachte: Als **Ionen** bezeichnet man geladene Teilchen (Atome, Moleküle): *positiv* geladene werden **Kationen**, *negativ* geladene **Anionen** genannt. Die jeweilige Ladung wird mit dem entsprechenden Vorzeichen oben rechts an dem Element, Molekül etc. angegeben, z.B. Cl^-, SO_4^{2-}, Cr^{3+}. Um das + und - Zeichen wird bisweilen auch ein Kreis geschrieben.

Periodizität einiger Eigenschaften

Es gibt viele Eigenschaften der Elemente, die sich periodisch mit zunehmender Ordnungszahl ändern.

1. Atom- und Ionenradien.

Aus Abb. 12 kann man entnehmen, daß die Atomradien *innerhalb einer Gruppe* von oben nach unten zunehmen (Vermehrung der Elektronenschalen).

Innerhalb einer Periode nehmen die Atomradien von links nach rechts ab, wegen stärkerer Kontraktion infolge zunehmender Kernladung bei konstanter Schalenzahl.
Diese Aussagen gelten analog für die Radien der Kationen bzw. Anionen.

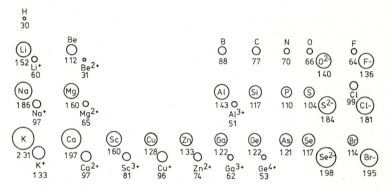

Abb. 12. Atom- und Ionenradien (in pm)

2. Elektronegativität.

Die Elektronegativität (EN) ist nach L. Pauling ein Maß für das Bestreben eines Atoms, in einer kovalenten Einfachbindung Elektronen an sich zu ziehen.

Abb. 13 zeigt die von *Pauling* angegebenen Werte für eine Reihe wichtiger Elemente. Wie man deutlich sehen kann, nimmt die Elektronegativität *innerhalb einer Periode* von links nach rechts zu und *innerhalb einer Gruppe* von oben nach unten meist ab. **Fluor wird als negativstem Element willkürlich die Zahl 4 zugeordnet.**

Demzufolge handelt es sich bei den Zahlenwerten in Abb. 13 um *relative* Zahlenwerte.

H 2,1						
Li 1,0	Be 1,5	B 2,0	C 2,5	N 3,0	O 3,5	F 4,0
Na 0,9	Mg 1,2	Al 1,5	Si 1,8	P 2,1	S 2,5	Cl 3,0
K 0,8	Ca 1,0				Se 2,4	Br 2,8
Rb 0,8	Sr 1,0				Te 2,1	I 2,4
Cs 0,7	Ba 0,9					

Abb. 13. Elektronegativitäten nach Pauling

3. Elektronenaffinität. Die Elektronenaffinität (EA) ist definiert als diejenige **Energie**, die mit der Elektronenaufnahme durch ein gasförmiges Atom oder Ion verbunden ist:

$$X + e^- \longrightarrow X^-; \quad Cl + e^- \longrightarrow Cl^-; \quad EA = -364 \text{ kJ} \cdot \text{mol}^{-1}.$$

Beispiel: Das Chlor-Atom nimmt ein Elektron auf und geht in das Cl⁻-Ion über. Hierbei wird eine Energie von 364 kJ mol^{-1} frei (negatives Vorzeichen). Nimmt ein Atom mehrere Elektronen auf, so muß Arbeit gegen die abstoßende Wirkung des ersten "überschüssigen" Elektrons geleistet werden. Die Elektronenaffinität hat dann einen positiven Wert.

Innerhalb einer Periode nimmt der Absolutwert der Elektronenaffintät i.a. von links nach rechts zu und innerhalb einer Gruppe von oben nach unten ab.

Tabelle 6 enthält einige Elektronenaffinitäten.

Tabelle 6. Elektronenaffinitäten von Nichtmetallatomen (kJ·mol^{-1})

H	-72	O^-	+	e^-	⟶	O^{2-}	+	791 kJ
F	-333	S^-	+	e^-	⟶	S^{2-}	+	648 kJ
Cl	-364							
Br	-342			Auch Edelgase haben positive				
I	-295			Elektronenaffinitäten.				

4. Ionisierungspotential. Unter dem Ionisierungspotential (IP) (Ionisierungsenergie) versteht man die Energie, die aufgebracht werden muß, um von einem gasförmigen Atom oder Ion ein Elektron vollständig abzutrennen.

$$Na^o \longrightarrow Na^+ + e^-; \qquad IP = 5{,}1 \text{ eV} = 8{,}1 \cdot 10^{-19} \text{ J}$$
$$= 500 \text{ kJ} \cdot \text{mol}^{-1} \text{ pro Atom}$$

Wird das erste Elektron abgetrennt, spricht man vom 1. Ionisierungspotential usw. Das Ionisierungspotential ist direkt meßbar und ein Maß für den Energiezustand des betreffenden Elektrons (Abb. 14).

Die Ionisierungsenergie nimmt i.a. innerhalb einer Periode von links nach rechts zu (wachsende Kernladung) und innerhalb einer Gruppe von oben nach unten ab (wachsender Atomradius).

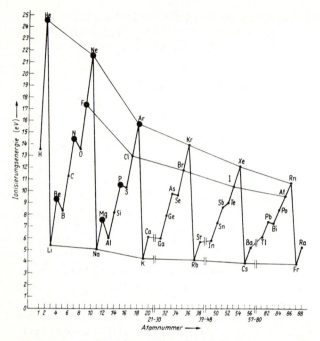

Abb. 14. "Erste Ionisierungspotentiale" (in eV) der Hauptgruppenelemente. Elemente mit halb- und vollbesetzten Energieniveaus in der K-, L- und M-Schale sind durch einen ausgefüllten Kreis gekennzeichnet

5. Metallischer und nichtmetallischer Charakter der Elemente (Abb. 15).

Innerhalb einer Periode nimmt der metallische Charakter von links nach rechts ab und innerhalb einer Gruppe von oben nach unten zu. Für den nichtmetallischen Charakter gelten die entgegengesetzten Richtungen.

Im Periodensystem stehen die typischen Metalle links und unten und die typischen Nichtmetalle recht und oben.

Eine "Trennungslinie" bilden die sog. **Halbmetalle** B, Si, Ge, As, Te, die auch in ihrem Verhalten zwischen beiden Gruppen stehen. Die Trennung ist nicht scharf; es gibt eine breite Übergangszone.

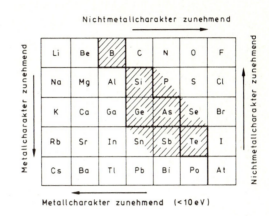

Abb. 15

Charakterisierung der Metalle. 3/4 aller Elemente sind Metalle, und 9/16 aller binären Systeme sind Metallsysteme.

Metalle haben hohe elektrische und thermische Leitfähigkeit, metallischen Glanz, kleine Elektronegativitäten, Ionisierungspotentiale und Elektronenaffinitäten. Sie können Oxide bilden und sind in Verbindungen (besonders in Salzen) fast immer der positiv geladene Partner. Metalle sind dehnbar, formbar usw. Sie kristallisieren in sog. Metallgittern, s.S. 74.
Über die Bindung in Metallen, s.S. 74.

Charakterisierung der Nichtmetalle. Die Nichtmetalle stehen mit Ausnahme des Wasserstoffs im Periodensystem *eine bis vier* Positionen vor einem Edelgas. Ihre Eigenschaften ergeben sich aus den allgemeinen Gesetzmäßigkeiten im Periodensystem.

Nichtmetalle haben relativ hohe Ionisierungspotentiale, große negative Elektronenaffinitäten (für die einwertigen Anionen) und grössere Elektronegativitätswerte als Metalle (Ausnahme: Edelgase). Hervorzuheben ist, daß sie meist Isolatoren sind und untereinander *typisch kovalente* Verbindungen bilden, wie H_2, N_2, S_8, Cl_2, Kohlendioxid (CO_2), Schwefeldioxid (SO_2) und Stickstoffdioxid (NO_2).

Moleküle, chemische Verbindungen und Reaktionsgleichungen

Chemische Verbindung heißt jede Kombination von Elementen. Sie kann bestehen aus Atomen, Ionen oder Molekülen.

Molekül nennt man die kleinste Kombination von Atomen eines Elements oder verschiedener Elemente, die unabhängig existenzfähig ist.

Alle Verbindungen lassen sich in die Elemente zerlegen. Die Zerlegung einer Verbindung in die Elemente zur Bestimmung von Zusammensetzung und Aufbau nennt man **Analyse**, den Aufbau einer Verbindung aus den Elementen bzw. Elementkombinationen **Synthese**.

Ein Molekül wird dadurch hinsichtlich seiner Zusammensetzung charakterisiert, daß man die Elementsymbole seiner elementaren Komponenten nebeneinander stellt. Kommt ein Element in einem Molekül mehrfach vor, wird die Anzahl durch eine tiefgestellte Zahl rechts unten am Elementsymbol angegeben.

Beispiele: Das Wasserstoffmolekül H_2 enthält zweimal das Element Wasserstoff H.
Das Wassermolekül enthält zweimal das Element Wasserstoff H und einmal das Element Sauerstoff O. Sein Symbol ist H_2O.
Weitere Beispiele: N_2, O_2, Br_2, F_2, I_2.
$2H \longrightarrow H_2$; $2Br \longrightarrow Br_2$; ein Schwefelmolekül S_8 ist aus 8 S-Atomen aufgebaut.

Beispiele für einfache Verbindungen sind auch die **Alkali-** und **Erdalkalihalogenide.** Es handelt sich um Kombinationen aus dem Alkalimetall wie Natrium(Na), Kalium(K) oder einem Erdalkalimetall wie Calcium(Ca), Strontium(Sr) oder Barium(Ba) mit den Halogenen Fluor(F), Chlor(Cl), Brom(Br) oder Iod(I).

Die Formeln sind den Namen in Klammern zugeordnet: Natriumfluorid(NaF), Natriumchlorid(NaCl), Natriumbromid(NaBr), Calciumchlorid($CaCl_2$), Strontiumchlorid($SrCl_2$), Bariumchlorid($BaCl_2$).

Solche Formeln sind **Summenformeln** (Bruttoformeln, empirische Formeln), die nur die **Elementzusammensetzung** der betreffenden Substanzen angeben. Sie sagen nichts aus über die räumliche Anordnung der Bestandteile.

Auskunft über die räumliche Anordnung der einzelnen Elemente in einem Molekül und die Molekülgröße gibt die **Strukturformel (Konstitutionsformel)** bzw. das **Raumgitter** bei Salzen und anderen festen Stoffen.

Einige Beispiele sollen die Unterschiede erläutern:

Beispiele für Summen-, Strukturformel bzw. Raumgitter		
	Summenformel	Strukturformel/ Raumgitter
Methan	CH_4	Abb. 31, S. 67
Ammoniak	NH_3	Abb. 32, S. 67
Phosphor(III)-oxid	P_4O_6	Abb. 18, S. 48
Natriumchlorid	$(NaCl)_n$	Abb. 19, S. 58
Siliciumdioxid(Christobalit)	$(SiO_2)_n$	Abb. 16, S. 47
Diphosphorsäure	$H_4P_2O_7$	Abb. 17, S. 46
Arsen(III)-oxid (kubisch) "Arsenik"	As_4O_6	Abb. 18, S. 48

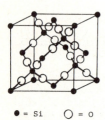

● = Si   ○ = O

Abb. 16. Christobalit $(SiO_2)_n$

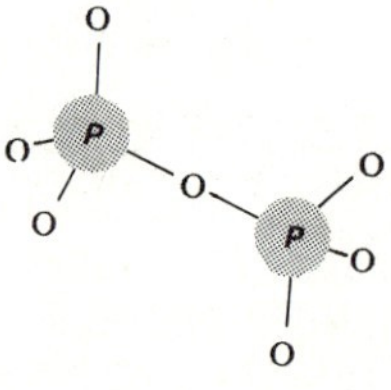

Abb. 17. $P_2O_7^{4-}$

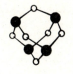

Abb.18. P_4O_6 bzw. $As_4O_6 \equiv (As_2O_3)_2$ 	○ = O ● = P oder As

Reaktionsgleichungen

Die auf S. 2 angegebenen Grundgesetze der Chemie bilden die Grundlage für die **quantitative** Beschreibung chemischer Reaktionen in Form chemischer **Reaktionsgleichungen**. Hierbei schreibt man die Ausgangsstoffe (Edukte) auf die linke Seite und die Produkte auf die rechte Seite des Gleichheitszeichens.
Das Wort Gleichung besagt:

Die Anzahl der Atome eines Elements muß auf beiden Seiten der Gleichung insgesamt gleich sein.

Die Reaktion von Chlor Cl_2 mit Wasserstoff H_2 zu Chlorwasserstoff HCl kann folgendermaßen wiedergegeben werden:

$$H_2 + Cl_2 = 2\,HCl + \text{Energie}$$

Verläuft eine Reaktion weitgehend vollständig von links nach rechts, ersetzt man das Gleichheitszeichen durch einen nach rechts gerichteten Pfeil:

$$H_2 + Cl_2 \longrightarrow 2\,HCl$$

Existiert bei einer bestimmten Reaktion auch eine merkliche Zersetzung der Produkte in die Ausgangsstoffe (= **Rückreaktion**), verwendet man Doppelpfeile:

$$A + B \rightleftharpoons C$$

Um chemische Gleichungen quantitativ auswerten zu können, benötigt man außer der Atommasse auch die **Molekülmasse** (früher Molekulargewicht genannt).

Die Molekülmasse oder Molekularmasse ist die Summe der Atommassen aller Atome eines Moleküls. Sie wird in der Einheit <u>atomare Masseneinheit u</u> angegeben.

Beispiele: Die Molekülmasse von HCl ist 1 + 35,5 = 36,5. Die Molekülmasse von Methan (CH_4) ist 12 + 4•1 = 16.
(Auch hier läßt man, weil Verwechslung ausgeschlossen, die Einheit u weg.)

Die Einheit der Stoffmenge ist das **Mol** (Kurzzeichen: mol).

1 Mol ist die Stoffmenge eines Systems bestimmter Zusammensetzung, das aus ebensovielen Teilchen besteht, wie Atome in 12/000 Kilogramm des Nuclids $^{12}_{6}C$ enthalten sind.

Ein Mol ist also eine bestimmte Anzahl Teilchen (Atome, Moleküle Ionen usw.). Diese Anzahl ist die Avogadrosche Konstante N_A; oft heißt sie auch **Avogadrosche Zahl N_A**.
Der Wert von N_A ist:

$N_A = 6,0220943 \cdot 10^{23}$ mol^{-1} (± 1,05 ppm); (ppm = parts per million = 1 Teil auf 10^6 Teile).

Die Größe dieser Zahl wird klar, wenn man bedenkt, daß 602 209 430 000 000 000 000 000 Wasserstoffatome zusammengenommen 1,0079 g wiegen.

Die Stoffmengeneinheit Mol verknüpft die beiden gesetzlichen Einheiten für Massen, das Kilogramm und die atomare Masseneinheit u

$$1 \text{ u} = 1 \frac{g}{mol} = 1,6605 \cdot 10^{-24} \text{ g}$$

> **Beispiel**: Unter 1 mol Eisen (Fe) versteht man N_A-Atome Eisen mit der in Gramm ausgedrückten Substanzmenge der Atommasse: 1 mol Fe = $55{,}84 \cdot 1{,}6 \cdot 10^{-24}$ g $\cdot$ $6 \cdot 10^{23}$ = 55,84 g.
> Unter 1 mol Methan (CH_4) versteht man N_A-Moleküle Methan mit der in Gramm ausgedrückten Substanzmenge 1 mol: 1 mol CH_4 = $(1 \cdot 12{,}01 + 4 \cdot 1{,}00)$g = 16 g
> Unter 1 mol Natriumchlorid ($Na^+ + Cl^-$) versteht man $N_A \cdot Na^+$-Ionen + $N_A \cdot Cl^-$Ionen mit der zahlenmäßig in Gramm ausgedrückten Substanzmenge 1 mol = 58,5 g.

Molvolumen

Für Umsetzungen, an denen gasförmige Stoffe beteiligt sind, braucht man das **Molvolumen** V_m. Dies ist das Volumen, das N_A-Teilchen einnehmen.
Man erhält es durch einen Rückschluß aus dem Volumengesetz von *Avogadro*, s.S. 5.

Das Molvolumen V_m bei 0^oC (= 273,14 K) und 1,013 bar (genau: 1013,25 mbar) ist das molare <u>Normvolumen</u> V_{mn} eines idealen Gases.

$$V_{mn} = 22{,}41383 \quad l \cdot mol^{-1}$$
$$\approx 22{,}414 \quad l \cdot mol^{-1}$$

Mit Hilfe des Normvolumens V_{mn} von Gasen sind Umrechnungen zwischen Masse und Volumen möglich.

Konzentrationsmaße

Für die *Konzentrationen von Lösungen* sind verschiedene Angaben gebräuchlich, s.S. 142.

Die Konzentration eines Stoffes wurde früher meist durch eckige Klammern symbolisiert: [X]. Heute verwendet man statt dessen: c_X oder $c(X)$.

Stöchiometrische Rechnungen

Betrachten wir nun wieder die Umsetzung von Wasserstoff und Chlor zu Chlorwasserstoff nach der Gleichung:

$H_2 + Cl_2 \longrightarrow 2\,HCl +$ Energie,

so beschreibt die Gleichung die Reaktion nicht nur *qualitativ*, daß nämlich aus einem Molekül Wasserstoff und einem Molekül Chlor zwei Moleküle Chlorwasserstoff entstehen, sondern sie sagt auch **quantitativ**:

---
1 mol = 2,016 g Wasserstoff = 22,414 l Wasserstoff (0^oC, 1 bar) und
1 mol = 70,906 g = 22,414 l Chlor geben unter Wärmeentwicklung von 185 kJ
bei 0^oC 2 mol = 72,922 g = 44,828 l Chlorwasserstoff.

Dies ist ein Beispiel für eine stöchiometrische Rechnung.

Stöchiometrie heißt das Teilgebiet der Chemie, das sich mit den Massenverhältnissen zwischen den Elementen und Verbindungen beschäftigt, wie es die Formeln und Gleichungen wiedergeben.

Bei Kenntnis der Atommassen der Reaktionspartner und der Reaktionsgleichung kann man z.B. den theoretisch möglichen Stoffumsatz (= theoretische **Ausbeute**) berechnen.

Beispiel einer Ausbeuteberechnung:

Wasserstoff (H_2) und Sauerstoff (O_2) setzen sich zu Wasser (H_2O) um nach der Gleichung:
$2\,H_2 + O_2 \longrightarrow 2\,H_2O +$ Energie.
Frage: Wie groß ist die theoretische Ausbeute an Wasser, wenn man 3 g Wasserstoff bei einem beliebig großen Sauerstoffangebot zu Wasser umsetzt?
Lösung: Wir setzen anstelle der Elementsymbole die Atom- bzw. Molekülmassen in die Gleichung ein:

$2 \cdot 2 + 2 \cdot 16 = 2 \cdot 18$ oder
$4\,g\ \ +\ 32\,g\ \ =\ 36\,g,$

> d.h. 4 g Wasserstoff setzen sich mit 32 g Sauerstoff zu 36 g Wasser um. Die Wassermenge x, die sich bei der Reaktion von 3 g Wasserstoff bildet, ergibt sich zu
>
> $$x = \frac{36 \cdot 3}{4} = 27 \text{ g Wasser.}$$
>
> Die Ausbeute an Wasser beträgt also 27 g.

Stöchiometrische Rechnungen versucht man so einfach wie möglich zu machen. Als Beispiel sei die Zersetzung von Quecksilberoxid betrachtet.

Das Experiment zeigt:

2 HgO —> 2 Hg + O$_2$.

Man kann diese Gleichung auch schreiben: HgO —> Hg + 1/2 O$_2$. Setzen wir die Atommassen ein, so folgt: aus 200,59 + 16 = 216,59 g HgO entstehen beim Erhitzen 200,59 g Hg und 16 g Sauerstoff.

Man rechnet also meist mit der *einfachsten Formel*. Obwohl man weiß, daß elementarer Schwefel als S$_8$-Molekül vorliegt, schreibt man für die Verbrennung von Schwefel mit Sauerstoff zu Schwefeldioxid anstelle von S$_8$ + 8 O$_2$ —> 8 SO$_2$ vereinfacht: S + O$_2$ —> SO$_2$.

Bei der **Analyse** einer Substanz ist es üblich, die Zusammensetzung nicht in g, sondern den Massenanteil der Elemente in Prozent anzugeben.

> **Beispiel:** Wasser H$_2$O besteht zu 2 • 100/18 = 11,1 % aus Wasserstoff und zu 16 • 100/18 = 88,9 % aus Sauerstoff.

Berechnung von empirischen Formeln

Etwas schwieriger ist die Berechnung der Summenformel aus den Prozentwerten.

Beispiel: Gesucht ist die einfachste Formel einer Verbindung, die aus 50,05% Schwefel und 49,95 % Sauerstoff besteht.

Dividiert man die **Massenanteile** (in %) durch die Atommassen der betreffenden Elemente, erhält man das Verhältnis der Atomzahlen der unbekannten Verbindung. Dieses wird nach dem Gesetz der multiplen Proportionen in ganze Zahlen umgewandelt:

$$\frac{50,05}{32,06} : \frac{49,95}{15,99} = 1,56 : 3,12 = 1:2.$$

Schwefel und Sauerstoff liegen demnach im Verhältnis 1 : 2 vor, d.h. die einfachste Formel ist SO_2.

Chemische Bindung
Bindungsarten

Untersucht man Substanzen auf die Kräfte, die ihre Bestandteile zusammenhalten (chemische Bindung), so findet man verschiedene Typen der chemischen Bindung. Sie werden in reiner Form nur in wenigen Grenzfällen beobachtet. In der Regel überwiegen die Übergänge zwischen den Bindungsarten.

Nachfolgend skizziert werden die *ionische,* die *kovalente,* die *metallische,* die *koordinative Bindung* (Bindung in Komplexen) sowie die *van der Waals-Bindung* einschließlich der *hydrophoben Wechselwirkung.* Die polare Atombindung und die daraus resultierende *Wasserstoffbrückenbindung* findet man auf S. 114.

Ionische (polare, heteropolare) Bindung, Ionenbeziehung

Voraussetzung für die Bildung einer ionisch gebauten Substanz ist, daß ein Bestandteil ein relativ niedriges Ionisierungspotential hat und der andere eine hohe Elektronegativität besitzt.

Die Mehrzahl der ionisch gebauten Stoffe bildet sich demnach durch Kombination von Elementen mit stark unterschiedlicher Elektronegativität. Sie stehen am linken und rechten Rand des Periodensystems (Metalle und Nichtmetalle).

Beispiele für ionische Verbindungen:

Halogenide

NaCl, Natriumchlorid ("Kochsalz", "Steinsalz")
$CaCl_2$, Calciumchlorid
CaF_2, Calciumfluorid ("Flußspat")
$BaCl_2$, Bariumchlorid
$FeCl_3$, Eisen(III)-chlorid
$CoCl_2$, Cobalt(II)-chlorid

Oxide

CaO, Caciumoxid ("gebrannter Kalk", "Ätzkalk")

Sulfate

$MgSO_4$, Magnesiumsulfat ($MgSO_4 \cdot 7\,H_2O$ = "Bittersalz")
$CaSO_4$, Calciumsulfat ($CaSO_4 \cdot 2\,H_2O$ = "Gips")
$BaSO_4$, Bariumsulfat ("Schwerspat")
Cu_2SO_4, Kupfer(I)-sulfat; $CuSO_4$, Kupfer(II)-sulfat
$FeSO_4$, Eisen(II)-sulfat; $Fe_2(SO_4)_3$, Eisen(III)-sulfat
$ZnSO_4$, Zinksulfat

Sulfide

Na_2S, Natriumsulfid; PbS, Bleisulfid ("Bleiglanz")

Hydroxide

NaOH, Natriumhydroxid; KOH, Kaliumhydroxid;
$Ca(OH)_2$, Calciumhydroxid ("gelöschter Kalk")

Carbonate

Na_2CO_3, Natriumcarbonat ("Soda")
$NaHCO_3$, Natriumhydrogencarbonat
K_2CO_3, Kaliumcarbonat ("Pottasche")

Bei der Bildung ionisch gebauter Substanzen geht mindestens ein Elektron von einem Bestandteil mehr oder weniger vollständig auf einen anderen Bestandteil über. In der Regel besitzen die entstehenden Ionen "**Edelgaskonfiguration**".

Die **Theorie der ionischen (polaren) Bindung** ist sehr einfach, da es sich hauptsächlich um elektrostatische Anziehungskräfte handelt.

Stellt man sich die Ionen in erster Näherung als positiv und negativ geladene, nichtkompressible Kugeln vor, dann gilt für die Kraft, mit der sie sich anziehen, das **Coulombsche Gesetz**:

$$K = \frac{e_1 e_2}{4\pi\epsilon\epsilon_0 r^2} \qquad (\epsilon_0 = \text{Dielektrizitätskonstante des Vakuums})$$

mit den Ladungen e_1 bzw. e_2 und r als Abstand zwischen den als Punktladungen gedachten Ionenkugeln. ϵ ist die Dielektrizitätskonstante des Mediums, s.S. 114.

Die Ionenkugeln können sich einander nicht beliebig nähern, da sich die gleichsinnig geladenen Kerne der Ionen abstoßen. Zwischen Anziehung und Abstoßung stellt sich ein **Gleichgewichtszustand** ein, der dem **Gleichgewichtsabstand** der Ionen im Gitter entspricht. Im Natriumchlorid ist er 280 pm (Abb. 19).

Die *Coulombsche Anziehungskraft* bevorzugt keine Raumrichtung, d.h. sie ist **ungerichtet**.

Dies führt dazu, daß sich eine möglichst große Zahl von entgegengesetzt geladenen Ionen um ein als Zentralion herausgegriffenes Ion gruppieren (**große Koordinationszahl**). Abb. 19 zeigt dies deutlich.

Das Raumgitter, das sich mit ionischen Bausteinen aufbaut, heißt **Ionengitter**.

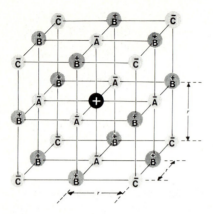

Abb. 19. Ausschnitt aus dem Natriumchlorid (NaCl)-Gitter. A,B,C sind verschieden weit entfernte Na$^+$- und Cl$^-$Ionen

Die Energie, die bei der Vereinigung äquivalenter Mengen gasförmiger (g) Kationen und Anionen zu einem Einkristall (fest, (f)) von 1 mol frei wird, heißt die **Gitterenergie** U_G der betreffenden Substanz.

$X^+(g) + Y^-(g) \longrightarrow XY(f) + U_G.$ (U_G gilt für den Kristall am absoluten Nullpunkt)

Für NaCl ist die Gitterenergie -770 kJ·mol^{-1}. Um diesen Energiebetrag ist das Ionengitter **stabiler** als die isolierten Ionen.

Die Gitterenergie ist den Ionenladungen direkt und dem Kernabstand (Summe der Ionenradien) umgekehrt proportional.

In einem Ionengitter sind Ionen entgegengesetzter Ladung und meist unterschiedlicher Größe in einem stöchiometrischen Verhältnis so untergebracht, daß das **Prinzip der elektrischen Neutralität** gewahrt ist, und daß die elektrostatischen Anziehungskräfte die Abstoßungskräfte überwiegen. Da in den meisten Ionengittern die Anionen größer sind als die Kationen, stellt sich dem Betrachter das Gitter als ein **Anionengitter** dar (dichteste Packung aus Anionen),

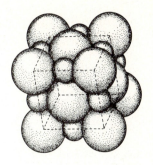

Abb. 20. Natriumchloridgitter (NaCl)

bei dem die **Kationen in den Gitterzwischenräumen** (Lücken) sitzen und für den Ladungsausgleich sowie den Gitterzusammenhalt sorgen. Es leuchtet unmittelbar ein, daß somit für den Bau eines Koordinationsgitters das **Verhältnis der Radien der Bausteine** eine entscheidende Rolle spielt (Abb. 20).

Die Abb. 21-25 zeigen typische Ionengitter. Die schwarzen Kugeln stellen die Kationen dar.

Abb. 21. Cäsiumchlorid (CsCl)

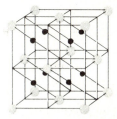

Abb. 22. Antifluorit (Li_2O)

Abb. 23. Zinkblende (ZnS)

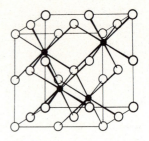
Abb. 24. Calciumfluorid (CaF$_2$)

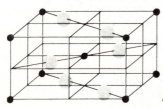
Abb. 25. Rutil (TiO$_2$)

Eigenschaften ionisch gebauter Substanzen. Sie besitzen einen relativ hohen Schmelz- und Siedepunkt und sind hart und spröde. Ihre Lösungen und Schmelzen leiten den elektrischen Strom infolge Ionenwanderung.

Ein Beispiel für die technische Anwendung der Leitfähigkeit von Schmelzen ist die elektrolytische Gewinnung unedler Metalle wie Aluminium, Magnesium, der Alkalimetalle usw. (Darstellung durch Elektrolyse).

Zur Aluminium-Herstellung verwendet man eine Lösung von Aluminiumoxid Al$_2$O$_3$ in geschmolzenem Kryolith Na$_3$AlF$_6$. Das Al$_2$O$_3$ wird aus Bauxit hergestellt. Dieser enthält verschiedene Aluminiumhydroxide, darunter Al(OH)$_3$.

Tabelle 7 enthält Beispiele für ionisch gebaute Verbindungen.

Tabelle 7. Kristallstrukturen einiger ionischer Verbindungen

Struktur	Beispiele
Cäsiumchlorid	CsCl, CsBr, CsI, TlCl, TlBr, TlI, NH_4Cl, NH_4Br
Natriumchlorid	Halogenide des Li^+, Na^+, K^+, Rb^+
	Oxide und Sulfide des Mg^{2+}, Ca^{2+}, Sr^{2+}, Ba^{2+},
	Mn^{2+}, Ni^{2+}, AgF, AgCl, AgBr, NH_4I
Zinkblende	Sulfide des Be^{2-}, Zn^{2+}, Cd^{2+}, Hg^{2+}
	CuCl, CuBr, CuI, AgI, ZnO
Fluorit	Fluoride des Ca^{2+}, Sr^{2+}, Ba^{2+}, Cd^{2+}, Pb^{2+}
	$BaCl_2$, $SrCl_2$, ZrO_2, ThO_2, UO_2
Antifluorit	Oxide und Sulfide des Li^+, Na^+, K^+, Rb^+
Rutil	Fluoride des Mg^{2+}, Ni^{2+}, Mn^{2+}, Zn^{2+}, Fe^{2+}
	Oxide des Ti^{4+}, Mn^{4+}, Sn^{4+}, Te^{4+}

Atombindung
(kovalente oder homöopolare Bindung)

Die kovalente Bindung (Atom-, Elektronenpaarbindung) bildet sich zwischen Elementen ähnlicher Elektronegativität aus.
Im Gegensatz zur elektrostatischen Bindung ist sie **gerichtet**, d.h. sie verbindet ganz bestimmte Atome miteinander.

Zur Beschreibung dieser Bindungsart benutzt der Chemiker im wesentlichen zwei Theorien. Diese sind als **Molekülorbitaltheorie** *(MO-Theorie)* und **Valenzbindungstheorie** *(VB-Theorie)* bekannt. Beide Theorien sind Näherungsverfahren zur Lösung der *Schrödinger-Gleichung* für Moleküle.

MO-Theorie der kovalenten Bindung

In der MO-Theorie beschreibt man die Zustände von Elektronen in einem Molekül ähnlich wie die Elektronenzustände in einem Atom durch Wellenfunktionen ψ_{MO}. Die Wellenfunktion, welche eine Lösung der Schrödinger-Gleichung ist, heißt **Molekülorbital** (MO).

Jedes ψ_{MO} ist durch Quantenzahlen definiert, die seine Form und Energie bestimmen. Zu jedem ψ_{MO} gehört ein bestimmter Energiewert. $\psi^2 dxdydz$ kann als die Wahrscheinlichkeit interpretiert werden, mit der das Elektron in dem Volumenelement dxdydz antroffen wird.

Im Gegensatz zu den Atomorbitalen sind die MO **mehrzentrig**, z.B. zweizentrig für ein Molekül A-A (z.B. H_2). Eine exakte Formulierung der Wellenfunktion ist in fast allen Fällen unmöglich. Man kann sie aber näherungsweise formulieren, wenn man die Gesamtwellenfunktion z.B. durch **Addition oder Subtraktion** (= Linearkombination) von Anteilen einzelner isolierter Atomorbitale zusammensetzt (LCAO-Methode = linear combination of atomic orbitals):

$$\psi_{MO} = c_1 \psi_{AO} \pm c_2 \psi_{AO}.$$

Die Koeffizienten c_1 und c_2 werden so gewählt, daß die Energie, die man erhält, wenn man ψ_{MO} in die Schrödinger-Gleichung einsetzt, einen **minimalen** Wert annimmt.

Minimale potentielle Energie entspricht einem stabilen Zustand.

Durch die Linearkombination **zweier** AO erhält man **zwei** Molekülorbitale, nämlich MO(I) durch Addition der AO und MO(II) durch Subtraktion der AO.
MO(I) hat eine kleinere potentielle Energie als die isolierten AO. Die Energie von MO(II) ist um den gleichen Betrag höher als die der isolierten AO.

MO(I) nennt man ein bindendes Molekülorbital und MO(II) ein antibindendes oder lockerndes. (Das antibindende MO wird oft mit * markiert.)

Abb. 26 zeigt das Energieniveauschema des H_2- Moleküls.

Der Einbau der Elektronen in die MO erfolgt unter Beachtung von Hundscher Regel und Pauli-Prinzip in der Reihenfolge zunehmender potentieller Energie.
Ein MO kann von maximal zwei Elektronen mit antiparallelem Spin besetzt werden.

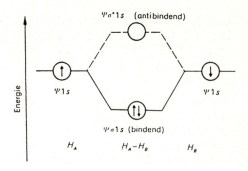

Abb. 26 a. Bildung der MO beim H_2-Molekül

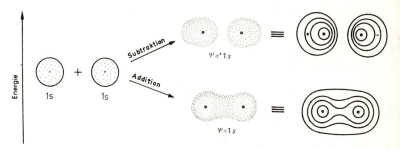

Abb. 26 b. Graphische Darstellung der Bildung von ψ 1s-MO

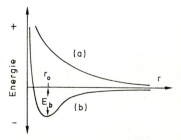

Abb. 26 c. Energieänderung bei der Annäherung zweier H-Atome. (a) entspricht der Energie des antibindenden MO. (b) entspricht der Energie des bindenden MO. E_b = Bindungsenergie im H_2-Molekül. r_o = Kernabstand der H-Atome (= Gleichgewichtsabstand)

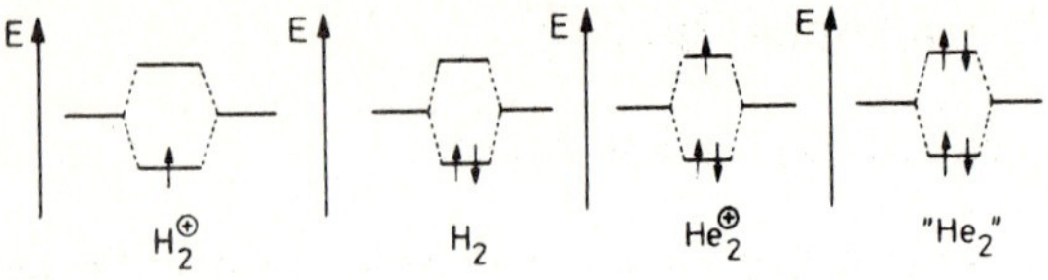

Abb. 27 zeigt die Verhältnisse für H_2^+, H_2, He_2^+ und "He_2".

Die Bindungseigenschaften der betreffenden Moleküle sind in Tabelle 8 angegeben.

Tabelle 8. Bindungseigenschaften einiger zweiatomiger Moleküle

Molekül	Anzahl Valenzelektronen	Bindungsenergie kJ/mol	Kernabstand pm
H_2^+	1	269	106
H_2	2	435	74
He_2^+	3	≈300	108
"He_2"	4	0	–

Aus Tabelle 8 kann man entnehmen, daß H_2 die stärkste Bindung hat. In diesem Molekül sitzen beide Elektronen in dem bindenden MO. Ein "He_2" existiert nicht, weil seine vier Elektronen sowohl das bindende als auch das antibindende MO besetzen würden.

Beachte: In der MO-Theorie befinden sich die Valenzelektronen der Atome nicht in Atomorbitalen, d.h. bevorzugt in der Nähe bestimmter Kerne, sondern in Molekülorbitalen, die sich über das Molekül erstrecken.

VB-Theorie der kovalenten Bindung

Erläuterung der Theorie anhand von Beispielen

Beispiel 1: Das Wasserstoff-Molekül H_2. Es besteht aus zwei Protonen und zwei Elektronen. Isolierte H-Atome besitzen je ein Elektron in einem 1s-Orbital. Eine Bindung zwischen den H-Atomen kommt nun dadurch zustande, daß sich ihre Ladungswolken durchdringen, d.h. daß sich ihre 1s-Orbitale **überlappen** (s. Abb. 28). **Der Grad der Überlappung ist ein Maß für die Stärke der Bindung.** In der Überlappungszone ist eine endliche Aufenthaltswahrscheinlichkeit für beide Elektronen vorhanden.

Die reine kovalente Bindung ist meist eine **Elektronenpaarbindung**. Die beiden Elektronen der Bindung stammen von beiden Bindungspartnern. Es ist üblich, **ein Elektronenpaar**, das die Bindung zwischen zwei Atomen herstellt, durch einen Strich (**Valenzstrich**) darzustellen. Eine mit Valenzstrichen aufgebaute Molekülstruktur nennt man **Valenzstruktur** *(Lewis-Formel)*.

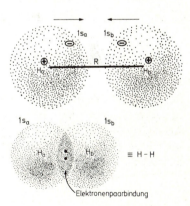

Abb. 28

Für manche Moleküle lassen sich mehrere Valenzstrukturen angeben. Über die Erscheinung der Resonanz oder Mesomerie s.S. 72.

Elektronenpaare eines Atoms, die sich nicht an einer Bindung beteiligen, heißen **einsame** oder **freie** Elektronenpaare. Sie werden am Atom durch einen Strich symbolisiert.

Beispiele: $H_2\bar{\underline{O}}$, $\bar{N}H_3$, $H_2\bar{\underline{S}}$, $R\text{-}\bar{\underline{O}}H$, $R\text{-}\bar{\underline{O}}\text{-}R$, $H\text{-}\bar{\underline{F}}|$, $R\text{-}\bar{N}H_2$

Radikale

Es gibt auch Substanzen mit **ungepaarten Elektronen,** sog. **Radikale.** Beispiele sind das Diradikal O_2, NO_2 oder organische Radikale wie das Triphenylmethylradikal. Auch bei chemischen Umsetzungen treten Radikale auf. So bilden sich durch Photolyse von Chlormolekülen Chloratome mit je einem ungepaarten Elektron, die mit H_2-Molekülen zu Chlorwasserstoff reagieren können (= Chlorknallgasreaktion).

Substanzen mit ungepaarten Elektronen verhalten sich paramagnetisch. Sie werden von einem magnetischen Feld angezogen.

Gesättigte Kohlenwasserstoffe

Beispiel 2: Das **Methan-Molekül CH_4.** Strukturbestimmungen am CH_4-Molekül haben gezeigt, daß das Kohlenstoffatom von vier Wasserstoffatomen in Form eines Tetraeders umgeben ist. Die Bindungswinkel H-C-H sind $109° \, 28'$ (= Tetraederwinkel). Die Abstände vom C-Atom zu den H-Atomen sind gleich lang (gleiche Bindungslänge) (vgl. Abb. 30). Eine mögliche Beschreibung der Bindung im CH_4 ist folgende:

2p ↑↑_	2p ↑↑↑	sp^3 ↑↑↑↑
2s ↑↓	2s ↑	
1s ↑↓	1s ↑↓	1s ↑↓
C (Grundzustand)	C* (angeregter Zustand)	C (hybridisierter Zustand)

Abb. 29

Im **Grundzustand** hat das Kohlenstoffatom die Elektronenkonfiguration $(1s^2)$ $2s^2$ $2p^2$. Es könnte demnach nur zwei Bindungen ausbilden mit einem Bindungswinkel von $90°$ (denn zwei p-Orbitale stehen senkrecht aufeinander). Damit das Kohlenstoffatom vier Bindungen eingehen kann, muß ein Elektron aus dem 2s-Orbital in das leere 2p-Orbital **angehoben** werden (Abb. 29). Die hierzu nötige Energie (**Promotions-** oder **Promovierungsenergie**) wird durch den Energiegewinn, der bei der Molekülbildung realisiert wird, aufgebracht. Das Kohlenstoffatom befindet sich nun in einem "angeregten" Zustand.

Gleichwertige Bindungen aus s- und p-Orbitalen mit Bindungswinkeln von $109° 28'$ erhält man nach Pauling durch mathematisches Mischen (= Hybridisieren) der Atomorbitale.

Aus **einem** s- und **drei** p-Orbitalen entstehen **vier** gleichwertige sp^3-Hybrid-Orbitale, die vom C-Atom ausgehend in die Ecken eines Tetraeders gerichtet sind (Abb. 31).

Die Bindung zwischen dem C-Atom und den vier Wasserstoffatomen im CH_4 kommt nun dadurch zustande, daß jedes der vier Hybrid-Orbitale des C-Atoms mit je einem 1s-Orbital eines Wasserstoffatoms überlappt (Abb. 31).
Einfachbindungen, wie sie im Methan ausgebildet werden, sind **rotationssymmetrisch** um die Verbindungslinie der Atome, die durch eine Bindung verknüpft sind. Sie heißen **σ-Bindungen.**

Substanzen, die wie Methan die größtmögliche Anzahl von σ-Bindungen ausbilden, nennt man **gesättigte** Verbindungen. CH_4 ist also ein gesättigter Kohlenwasserstoff.

Als Bindigkeit oder Bindungszahl bezeichnet man allgemein die Anzahl der Atombindungen, die von einem Atom betätigt werden.

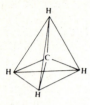

Abb. 30

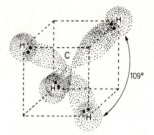

Abb. 31. VB-Struktur von CH_4. In dieser und allen weiteren Darstellungen sind die Orbitale vereinfacht gezeichnet

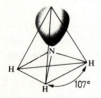

Abb. 32. Ammoniak (NH_3)

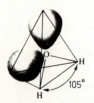

Abb. 33. Wassser (H_2O)

"Kalottenmodell"von H_2O.
Es gibt die maßstabgerechten Kernabstände = Wirkungsradien der Atome sowie die Bindungswinkel (Valenzwinkel) wieder. (Kalotte = Kugelkappe)

Im CH_4 ist Kohlenstoff vierbindig. Im Ammoniak-Molekül NH_3 ist die Bindigkeit des Stickstoffatoms 3 und diejenige des Wasserstoffatoms 1. Im Ammonium-Ion NH_4^+ ist das N-Atom vierbindig. Das Sauerstoffatom ist im H_2O-Molekül zwei und im H_3O^+-Molekül dreibindig. Das Schwefelatom bildet im Schwefelwasserstoff H_2S zwei Atombindungen aus. Schwefel ist daher in diesem Molekül zweibindig. Im Chlorwasserstoff HCl ist das Chloratom einbindig. Das Wasserstoffatom ist stets einbindig.

Auch Moleküle wie H_2O und NH_3, die nicht wie CH_4 von vier H-Atomen umgeben sind, zeigen die Tendenz zur Ausbildung eines Tetraederwinkels. Der Grund hierfür liegt darin, daß bei ihnen das Zentralatom (O bzw. N) auch sp^3-hybridisiert ist (Abb. 32,33).

Die Valenzelektronenkonfiguration des N-Atoms ist $2s^2\ p^3$ und diejenige des O-Atoms $2s^2\ 2p^4$. Durch Mischen des einen s-AO mit den drei p-AO entstehen vier gleichwertige sp^3-Hybridorbitale.

Im NH_3-Molekül können drei Hybridorbitale mit je einem 1s-AO eines H-Atoms überlappen. Das vierte Hybridorbital wird durch das freie Elektronenpaar am N-Atom besetzt. Im H_2O-Molekül sind zwei Hybridorbitale von je zwei freien Elektronenpaaren des O-Atoms besetzt! Da freie Elektronenpaare einen größeren Raum einnehmen als bindende Paare, führt dies zu einer Verringerung des H-Y-H Bindungswinkels auf $107°$ (NH_3) bzw. $105°$ (H_2O) (Y = N bzw. O).

Weitere Beispiele für gewinkelte Moleküle sind: Alkohole, Ether, Amine

Beispiel 3: Ethan C_2H_6. Aus Abb. 34 geht hervor, daß beide C-Atome in diesem gesättigten Kohlenwasserstoff mit jeweils vier sp^3-hybridisierten Orbitalen je vier σ-Bindungen ausbilden. Drei Bindungen entstehen durch Überlappung je eines sp^3-Hybridorbitals mit je einem 1s-Orbital eines Wasserstoffatoms, während die vierte Bindung durch Überlappung von zwei sp^3-Hybridorbitalen beider C-Atome zustandekommt.

Bei dem Ethanmolekül sind somit zwei Tetraeder über eine Ecke miteinander verknüpft.

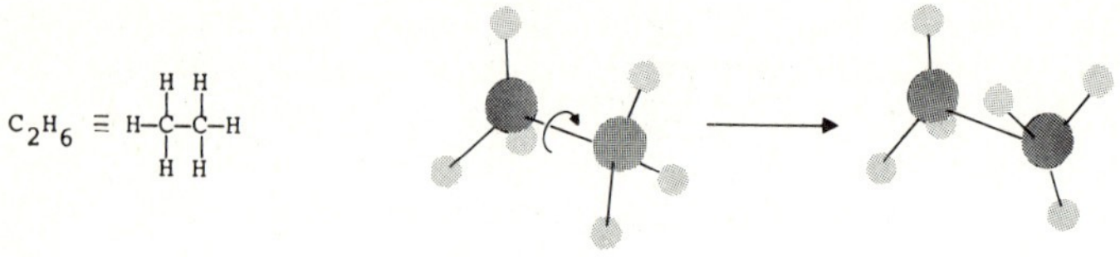

$C_2H_6 \equiv$ H–C(H)(H)–C(H)(H)–H

Abb. 34. Rotation um die C-C-Bindung im Ethan

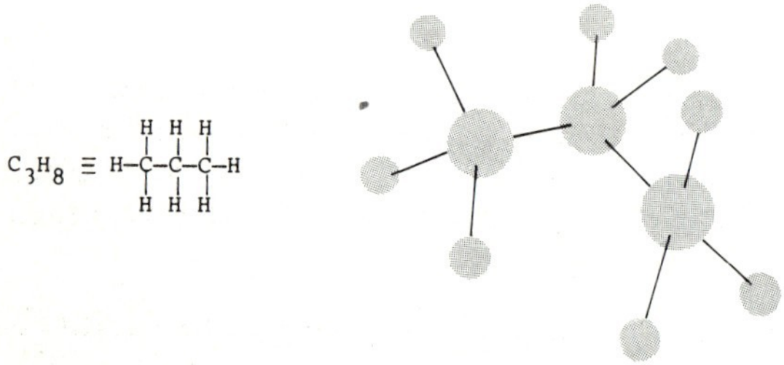

$C_3H_8 \equiv$ H–C(H)(H)–C(H)(H)–C(H)(H)–H

Abb. 35

Am Beispiel der C–C-Bindung ist angedeutet, daß um jede σ-Bindung prinzipiell **freie Drehbarkeit** (Rotation) möglich ist. (Sterische Hinderungen können sie einschränken oder aufheben.)

In Abb. 35 ist als weiteres Beispiel für ein Molekül mit sp^3-hybridisierten Bindungen das **Propan**molekül angegeben.

Ungesättigte Kohlenwasserstoffe

Als Beispiel für eine ungesättigte Verbindung betrachten wir das **Ethen** (Ethylen) C_2H_4 (Abb. 36).

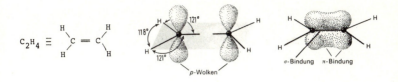

Abb. 36. Bildung einer π-Bindung durch Überlagerung zweier p-AO

Ungesättigte Verbindungen sind dadurch von den gesättigten unterschieden, daß ihre Atome <u>weniger</u> als die maximale Anzahl von σ-Bindungen ausbilden.

Im Ethen betätigt jedes C-Atom drei σ-Bindungen mit seinen drei Nachbarn (zwei H-Atome, ein C-Atom). Der Winkel zwischen den Bindungen ist etwa 120°. Jedes C-Atom liegt in der Mitte eines Dreiecks. Dadurch kommen alle Atome in einer Ebene zu liegen (Molekülebene).

Das σ-Bindungsgerüst läßt sich durch **sp^2-Hybridorbitale** an den C-Atomen aufbauen. Hierbei wird ein Bindungswinkel von 120° erreicht. Wählt man als Verbindungslinie zwischen den C-Atomen die x-Achse des Koordinatenkreuzes, besetzt das übrig gebliebene p-Elektron das p_z-Orbital.
Im Ethen können sich die p_z-Orbitale beider C-Atome wirksam überlappen. Dadurch bilden sich Bereiche hoher Ladungsdichte **oberhalb** und **unterhalb** der Molekülebene aus.

In der Molekülebene selbst ist die Ladungsdichte (Aufenthaltswahrscheinlichkeit der Elektronen) praktisch Null. Eine solche Ebene nennt man **Knotenebene**. Die Bindung heißt **π-Bindung**.

Bindungen aus einer σ- und einer oder zwei π-Bindungen nennt man **Mehrfachbindungen**.

Im Ethen haben wir eine sog. **Doppelbindung** >C = C< vorliegen.
σ- und π-Bindungen beeinflussen sich in einer Mehrfachbindung gegenseitig. Man kann experimentell zwar zwischen einer Einfachbindung (σ-Bindung) und einer Mehrfachbindung (σ- + π-Bindungen) unterscheiden, aber nicht zwischen einzelnen σ- und π-Bindungen einer Mehrfachbindung.

Durch Ausbildung von Mehrfachbindungen wird die Rotation um die Bindungsachsen aufgehoben. Sie ist nur dann wieder möglich, wenn die Mehrfachbindungen gelöst werden, indem man z.B. das ungesättigte Molekül durch Addition in ein gesättigtes überführt.

Übungsbeispiel

$$H_3C - \overset{\overset{H}{|}}{\underset{\underset{H}{|}}{C}} - \overset{\overset{H}{|}}{\underset{\underset{CH=CH_2}{|}}{C}} - \!\!\!\left\langle\ \ \right\rangle\!\!\! - C\overset{H}{\underset{O}{\diagdown\!\!\!\diagup}}$$

Die C-Atome 1 und 2 sind sp^3-hybridisiert, alle anderen 9 C-Atome besitzen sp^2-hybridisierte Orbitale.
Eine Substanz mit **einer σ-Bindung und zwei π-Bindungen** ist das **Ethin** (Acetylen) **C$_2$H$_2$** (Abb. 37).

Im Ethin ist das Bindungsgerüst linear. Die C-Atome sind **sp-hybridisiert** (∡ 180°). Die übriggebliebenen zwei p-Orbitale an jedem C-Atom ergeben durch Überlappung zwei π-Bindungen.

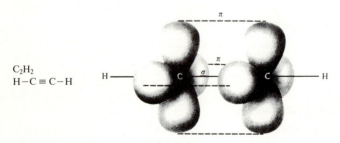

Abb. 37. Bildung der π-Bindungen beim Ethin

Tabelle 9a

Bindung	Bindungslänge (pm)	Bindungsenergie (kJ·mol^{-1})	
Cl-Cl	199	242	1 nm = 1000 pm
F-H	92	567	= 10^{-9} m
Cl-H	127	431	
O-H	96	464	
N-H	101	389	
C=O	122	736	
H-H	74	436	
N≡N	110	945	
C-C	154	346	
C=C	135	611	
C≡C	121	835	
C⁓C (Benzol)	139	—	

Tabelle 9b

Objekt	Größe (nm)
Atome, Ionen	0,1-0,3 (= 100-399 pm)
Glucose (Durchmesser)	0,5 (= 500 pm)
Myoglobin (Durchmesser)	4,4
Zellmembran	5-10
Mitochondrien (Durchmesser)	500-800
Zellkern (Durchmesser)	2000
Zelle	500 - > 25 000
Viren	10-300
Phage T_2 (Kopf bis Spikes)	200
Bakterien	500-50 000
Hefe- und Schimmelpilze	5000 - >10 000
Protozoen (z.B. Amöbe)	2000-20 000
Algen	1000-10^{12}

Tabelle 9a zeigt eine Zusammenstellung der Bindungslängen (Atomabstände) von Kovalenz- und Ionenbindungen. Tabelle 9b enthält zum Vergleich eine Auswahl verschieden großer Objekte.

Mesomerie oder Resonanz

Betrachtet man die Struktur des SO_4^{2-}-Ions, stellt man fest: Das S-Atom sitzt in der Mitte eines regulären Tetraeders; die S-O-Abstände sind gleich und kleiner, als es einem S-O-Einfachbindungsabstand entspricht.
Will man nun den kurzen Bindungsabstand erklären, muß man für die S-O-Bindung teilweisen (partiellen) **Doppelbindungscharakter** annehmen:

$$\begin{array}{c}|\overline{\underline{O}}|^{\ominus}\\|\\\overline{\underline{O}}=S-\overline{\underline{O}}|^{\ominus}\\||\\|\underline{O}|\end{array}\longleftrightarrow\begin{array}{c}|\overline{\underline{O}}|^{\ominus}\\|\\{}^{\ominus}|\overline{\underline{O}}-S=\overline{\underline{O}}\\||\\|\underline{O}|\end{array}\longleftrightarrow\begin{array}{c}|\overline{\underline{O}}|^{\ominus}\\|\\\overline{\underline{O}}=S=\overline{\underline{O}}\\|\\|\underline{O}|_{\ominus}\end{array}\longleftrightarrow\begin{array}{c}|\underline{O}|\\||\\{}^{\ominus}|\overline{\underline{O}}-\overset{\oplus}{S}-\overline{\underline{O}}|^{\ominus}\\|\\|\underline{O}|_{\ominus}\end{array}\longleftrightarrow\begin{array}{c}|\overline{\underline{O}}|^{\ominus}\\|\\{}^{\ominus}|\overline{\underline{O}}-\overset{2\oplus}{S}-\overline{\underline{O}}|^{\ominus}\\|\\|\underline{O}|_{\ominus}\end{array}\text{usw.}$$

Die **tatsächliche** Elektronenverteilung (= realer Zustand) kann also durch keine Valenzstruktur allein wiedergegeben werden.
Jede einzelne Valenzstruktur ist nur eine **Grenzstruktur** (mesomere Grenzstruktur, Resonanzstruktur).

Die tatsächliche Elektronenverteilung ist eine Überlagerung (Resonanzhybrid) aller denkbaren Grenzstrukturen. Diese Erscheinung heißt <u>Mesomerie</u> oder <u>Resonanz</u>.

Der Energieinhalt des Moleküls oder Ions ist kleiner als von jeder Grenzstruktur.

Beachte: Das Mesomeriezeichen ⟷ darf nicht mit einem Gleichgewichtszeichen verwechselt werden!
Je mehr Grenzstrukturen konstruiert werden können, um so besser ist die Elektronenverteilung (= Delokalisation der Elektronen) im Molekül, um so stabiler ist auch das Molekül.

Die Stabilisierungsenergie, bezogen auf die energieärmste Grenzstruktur, heißt Resonanzenergie.

Beispiele für Mesomerie sind u.a. folgende Moleküle und Ionen:
CO, CO_2, CO_3^{2-}, NO_3^-, HNO_3, HN_3, N_3^-. Ein bekanntes Beispiel aus der organischen Chemie ist Benzol, C_6H_6.

Oktettregel

Die Ausbildung einer Bindung hat zum Ziel, einen energetisch günstigeren Zustand (geringere potentielle Energie) zu erreichen, als ihn das ungebundene Element besitzt.

Ein besonders günstiger Elektronenzustand ist die Elektronenkonfiguration der Edelgase. Mit Ausnahme von Helium ($1\,s^2$) haben alle Edelgase in ihrer äußersten Schale (Valenzschale) die Konfiguration $n\,s^2\,n\,p^6$ (n = Hauptquantenzahl). Diese 8 Elektronenzustände sind die mit den Quantenzahlen l, m und s maximal erreichbare Zahl (= Oktett).

Die Elemente der 2. Periode haben nur s- und p-Valenzorbitale. Bei der Bindungsbildung streben sie die Edelgaskonfiguration an.
Sie können das Oktett nicht überschreiten.

Dieses Verhalten ist auch als <u>Oktettregel</u> bekannt.

Beispiele:

$$\underset{H \qquad H}{\overset{\cdot\cdot}{\underset{\cdot\cdot}{O}}} \quad ; \quad H : \overset{\cdot\cdot}{\underset{\cdot\cdot}{Cl}} : \quad ; \quad \underset{\underset{H}{|}}{\overset{\overset{H}{|}}{H-\overset{\oplus}{N}-H}}$$

Bei Elementen höherer Perioden können u.U. auch d-Valenzorbitale mit Elektronen besetzt werden, weshalb hier vielfach eine **Oktettaufweitung** beobachtet wird. Beispiele sind die Moleküle PCl_5 (10 Elektronen um das Phosphoratom) und SF_6 (12 Elektronen um das Schwefelatom).

Doppelbindungsregel
Die "klassische Doppelbindungsregel" besagt:

Elemente der höheren Perioden (Hauptquantenzahl n > 2) können keine p_π-p_π-Bindungen ausbilden.

Metallische Bindung

Von den theoretischen Betrachtungsweisen der metallischen Bindung ist folgende besonders anschaulich:

Im **Metallgitter** stellt jedes Metallatom je nach seiner Wertigkeit ein oder mehrere Valenzelektronen dem Gesamtgitter zur Verfügung und wird ein **Kation** (Metallatomrumpf = Kern plus innere Elektronen). Die Elektronen gehören allen Metallkationen gemeinsam; sie sind praktisch über das ganze Gitter verteilt und bewirken seinen Zusammenhalt. Diese quasi frei beweglichen Elektronen, das sog. **"Elektronengas"**, sind der Grund für das besondere Leitvermögen der Metalle. Es nimmt mit zunehmender Temperatur ab, weil die Wechselwirkung der Elektronen mit den Metallkationen zunimmt.

Es gibt auch eine Modellvorstellung der metallischen Bindung auf der Grundlage der **MO-Theorie** (s.S. 59). Hierbei betrachtet man das Metallgitter als ein Riesenmolekül und baut es schrittweise aus einzelnen Atomen auf. Besitzt z.B. ein Metallatom in der äußersten Schale (Valenzschale) ein s-Atomorbital und nähert sich ihm ein zweites Atom, werden aus den beiden Atomorbitalen zwei Molekülorbitale gebildet. Kommt ein drittes Atom hinzu, werden drei Molekülorbitale erhalten. Im letzten Fall sind die MO dreizentrig, denn sie erstrecken sich über drei Kerne bzw. Atomrümpfe. Baut man das Metallgitter in der angegebenen Weise weiter auf, kommt mit jedem neuen Atom ein neues MO hinzu. Jedes MO besitzt eine bestimmte potentielle Energie (Energieniveau). Betrachtet man eine relativ große Anzahl von Atomen, so wird die Aufspaltung der Orbitale, d.h. der Abstand zwischen den einzelnen Energieniveaus, durch neu hinzukommende Atome kaum weiter vergrößert, sondern die Energieniveaus rücken näher zusammen. Sie unterscheiden sich nunmehr wenig voneinander, und man spricht von einem **Energieband** (Abb. 38).

Der Einbau der Elektronen in ein solches Energieband erfolgt unter Beachtung der **Hundschen Regel und des Pauliprinzips in der Reihenfolge zunehmender Energie.** Jedes Energieniveau (MO) kann maximal mit zwei Elektronen mit antiparallelem Spin besetzt werden.

In einem Metallgitter wird jedes Valenzorbital eines isolierten Atoms (z.B. 2s-, 2p-Atomorbital) zu einem Energieband auseinandergezogen. (Die inneren Orbitale werden kaum beeinflußt, weil sie zu stark abgeschirmt sind.) Die Bandbreite ist eine Funktion des Atomabstandes im Gitter und der Energie der Ausgangsorbitale. Die Bänder sind um so breiter, je größer ihre Energie ist. Die höheren Bänder erstrecken sich ohne Unterbrechung über den ganzen Kristall. Die Elektronen können daher in diesen Bändern nicht bestimmten Atomen zugeordnet werden. In ihrer Gesamtheit gehören sie dem ganzen Kristall, d.h. die Atome tauschen ihre Elektronen im raschen Wechsel aus.

Das oberste elektronenführende Band heißt **Valenzband**. Es kann teilweise oder voll besetzt sein. Ein vollbesetztes Band leistet keinen Beitrag zur elektrischen Leitfähigkeit.
Ein leeres oder unvollständig besetztes Band heißt Leitfähigkeitsband oder **Leitungsband** (Abb. 39).

In einem Metall grenzen Valenzband und Leitungsband unmittelbar an einander oder überlappen sich.

Das Valenz- bzw. Leitungsband ist nicht vollständig besetzt und kann Elektronen für den Stromtransport zur Verfügung stellen. Legt man an einen Metallkristall ein elektrisches Feld an, bewegen sich die Elektronen im Leitungsband bevorzugt in eine Richtung. Verläßt ein Elektron seinen Platz, wird es durch ein benachbartes Elektron ersetzt usw. Die elektrische Leitfähigkeit der Metalle hängt von der Anzahl derjenigen Elektronen ab, für die unbesetzte Elektronenzuzustände zur Verfügung stehen (effektive Elektronenzahl).

Mit dem Elektronenwechsel direkt verbunden ist auch die *Wärmeleitfähigkeit*. Der *metallische Glanz* kommt dadurch zustande, daß die Elektronen in einem Energieband praktisch jede Wellenlänge des sichtbaren Lichts absorbieren und wieder abgeben können (hoher Extinktionskoeffizient).

Bei einem **Nichtleiter (Isolator)** ist das Valenzband **voll** besetzt und von dem Leitungsband durch eine Energieschwelle (= **verbotene Zone**) getrennt. Bei einem idealen Isolator hat die verbotene Zone eine unendliche Breite.

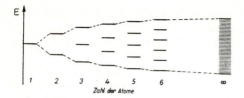

Abb. 38. Aufbau von einem Energieband durch wiederholte Anlagerung von Atomen mit einem s-AO

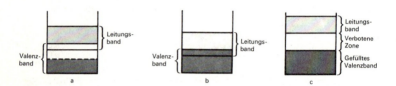

Abb. 39 a-c. Schematische Energiebänderdiagramme
a Überlappung eines teilweise besetzten Valenzbandes mit einem Leitungsband
b Überlappung eines gefüllten Valenzbandes mit einem Leitungsband
c Valenz- und Leitungsband sind durch eine "verbotene Zone" getrennt: Isolator

Van der Waalssche Bindung

Van der Waalssche Bindung nennt man **zwischenmolekulare Anziehungskräfte,** die ebenso wie die ionische und kovalente Bindung auf der Anziehung zwischen ungleichnamigen elektrischen Ladungen beruhen. Da die Ladungsunterschiede relativ klein sind, ergeben sich nur **schwache Bindungen** mit einer Bindungsenergie von 0,08-42 kJ · mol^{-1}.

Van der Waalskräfte wirken grundsätzlich zwischen allen Atomen, Ionen und Molekülen, auch wenn diese ungeladen und unpolar sind. In den Kohlenwasserstoffen beispielsweise ist zwar die Ladungsverteilung symmetrisch, die Elektronen bewegen sich jedoch ständig. Dadurch kommt es zu Abweichungen von der Durchschnittsverteilung und zur Ausbildung eines kurzlebigen Dipols (s.S. 113). Dieser induziert im Nachbarmolekül einen weiteren Dipol, so daß sich

schließlich die Moleküle gegenseitig anziehen, auch wenn die induzierten Dipole ständig wechseln.
Die Reichweite dieser Anziehungskräfte ist sehr gering; ihre Stärke hängt von der Oberfläche der Moleküle ab.
Folgen dieser Wechselwirkung sind u.a. die Zunahme der Schmelz- und Siedepunkte der Alkane (s.S. 236) die Bindung von Phospholipiden (s.S. 432) an Proteine (Lipoproteine in Membranen) und die hydrophoben Wechselwirkungen im Innern von Proteinmolekülen (s. S. 394). Die Kohlenwasserstoffketten kommen dabei einander so nahe, daß Wassermoleküle aus dem Zwischenbereich herausgedrängt werden. Diese **hydrophobe Wechselwirkung** ist sehr schwach. Größenordnung ca. 4 kJ·mol^{-1}. Zusätzlich spielen Entropieeffekte (s.S.227) eine wichtige Rolle:
Hydrophobe Gruppen stören infolge ihrer "Unverträglichkeit" mit hydrophilen Gruppen die durch Wasserstoffbrückenbindungen festgelegte Struktur des Wassers. Die dadurch entstehenden Entropieänderungen beeinflussen in hohem Maße den Lösungsvorgang (vgl. S. 233).

Komplexe und Bindung in Komplexen

Komplexverbindungen, Koordinationsverbindungen oder kurz **Komplexe** heißen Verbindungen, die ein **Zentralteilchen** (Atom, Ion) enthalten, das von sog. **Liganden** (Ionen, neutrale Moleküle) umgeben ist.

Die Zahl der Liganden ist dabei größer als die Zahl der Bindungspartner, die man für das Zentralteilchen entsprechend seiner Ladung und Stellung im PSE erwartet.

Durch die Komplexbildung verlieren die Komplexbausteine ihre spezifischen Eigenschaften. So kann man z.B. in der Komplexverbindung $K_3[Fe(CN)_6]$ weder die Fe^{3+}-Ionen noch die CN^--Ionen qualitativ nachweisen. Erst nach der Zerstörung des Komplexes z.B. durch Kochen mit konz. Schwefelsäure ist dies möglich.

Die Zahl der Liganden, die das Zentralteilchen umgeben, ist seine **Koordinationszahl** (KoZ oder KZ).

Die Position, die ein Ligand in einem Komplex einnehmen kann, heißt **Koordinationsstelle**.
Zentralteilchen sind meist Metalle und Metallionen. Liganden können eine Vielzahl von Ionen und Molekülen sein.

Besetzt ein Ligand **eine** Koordinationsstelle, so heißt er **einzähnig**, besetzt er mehrere Koordinationsstellen (am gleichen Zentralteilchen), so spricht man von einem **mehrzähnigen** Liganden oder **Chelat-Liganden** (Chelator). Die zugehörigen Komplexe nennt man **Chelatkomplexe**.
Da Chelatliganden besonders stabile Komplexe bilden, können sie in Komplexen die einzähnigen Liganden verdrängen. Komplexbildungsreaktionen sind nämlich **Gleichgewichtsreaktionen**.

Beachte: Besonders stabil sind Komplexe, in denen **fünf-** und **sechsgliedrige Ringsysteme** mit Chelatliganden gebildet werden (= Chelateffekt).

Wenn zwei Zentralteilchen über Liganden verbrückt sind, spricht man von **mehrkernigen Komplexen**. Abb. 40 zeigt einen zweikernigen Komplex. Als Brückenliganden sind mehrzähnige Liganden geeignet, aber auch einzähnige, sofern sie mehrere geeignete Elektronenpaare besitzen.
Tabelle 10 enthält eine Auswahl ein- und mehr- zähniger Liganden.
Die Abb. 40 b und 41 zeigen einige Beispiele für Komplexverbindungen, und zwar außer ihrer Summenformel auch die räumliche Anordnung der Liganden um das Zentralteilchen (= räumliche Konfiguration).
Je nach der Summe der Ladungen von Zentralteilchen und Liganden sind die Komplexe neutral oder elektrisch geladen.

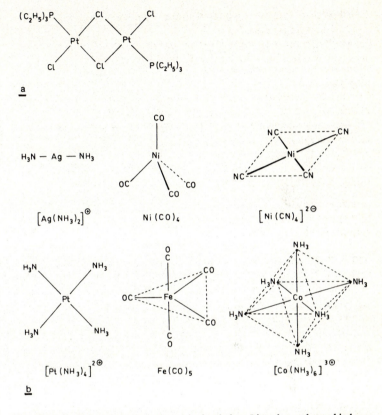

Abb. 40 a u. b. Beispiele für Komplexe mit einzähnigen Liganden und verschiedener Koordinationszahl

Tabelle 10

Einzähnige Liganden
CO, $CN^\ominus$, $|NH_3$, $SCN^\ominus$, $H_2\underline{O}$, $F^\ominus$, $OH^\ominus$, $Cl^\ominus$, $Br^\ominus$, $I^\ominus$

Mehrzähnige Liganden (Chelat-Liganden)

Zweizähnige Liganden

Oxalat-Ion	Ethylen-diamin(en)	Diacetyl-dioxim	Acetylacetonat-Ion ($acac^-$)	2,2'-Dipyridyl (dipy)

Dreizähniger Ligand   **Vier**zähniger Ligand

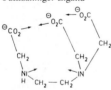

Diethylentriamin(dien)

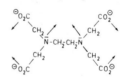

Anion der Nitrilotriessigsäure

Fünfzähniger Ligand   **Sechs**zähniger Ligand

Anion der Ethylendiamin-triessigsäure

Anion der Ethylendiamin-tetra-essigsäure (EDTE)

Die Pfeile deuten die freien Elektronenpaare an, die üblicherweise Koordinationsstellen besetzen.

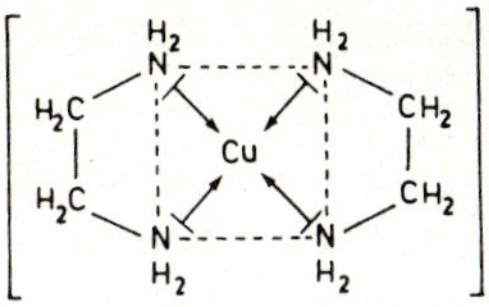

$[Cu(en)_2]^{\oplus}$

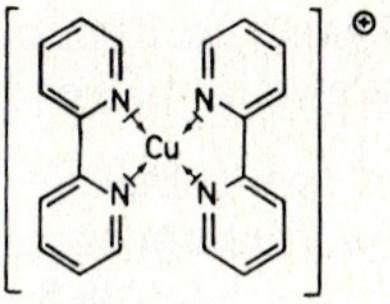

$[Cu(dipy)_2]^{\oplus}$ = Cu(I)-Bis-(2,2'-Dipyridyl)-Komplexion

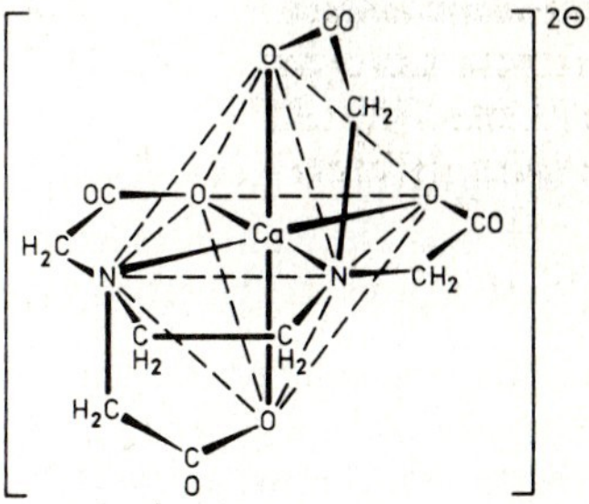

Struktur des $[Ca(EDTA)]^{2-}$-Komplexes

Beachte: Dieser Komplex eignet sich zur quantitativen Entfernung und zur Titration von Ca^{2+}-Ionen.

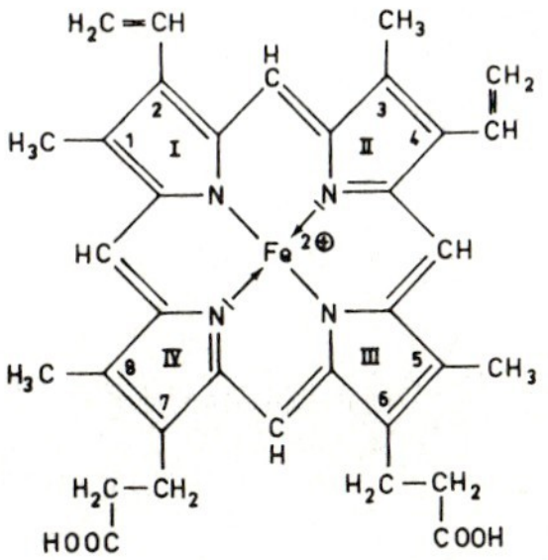

Häm s.S. 471

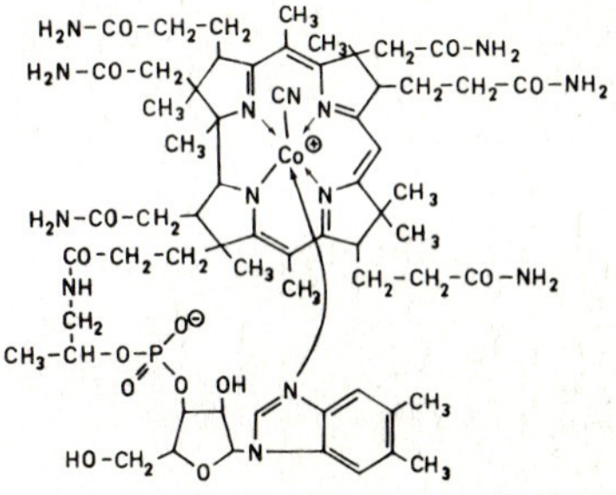

Vitamin B_{12}

Abb. 41. Beispiele für Chelatkomplexe

Beispiele für Zentralteilchen in biochemisch wichtigen Komplexverbindungen sind Fe^{2+}, Fe^{3+}, Mg^{2+}, Co^{3+}, Zn^{2+}, Cu.

Wie aus Tabelle 9 hervorgeht, besitzen Liganden *mindestens* **ein freies Elektronenpaar**. Über dieses Elektronenpaar werden sie an das Zentralteilchen gebunden (= koordinative Bindung).

Die Komplexbildung ist eine Reaktion zwischen einem Elektronenpaar-Donator (D) (= Lewis-Base) und einem Elektronenpaar-Acceptor (A) (= Lewis-Säure):

$$A + D \rightleftharpoons A\text{-}D$$

Beachte: Durch den Elektronenübergang bei der Komplexbildung versuchen die Zentralteilchen die Elektronenzahl des nächsthöheren Edelgases zu erreichen (= **Edelgasregel**).

Es gibt weitgehend ionisch bis weitgehend kovalent gebaute Komplexverbindungen.
Komplexbildungsreaktionen sind Gleichgewichtsreaktionen.

Fügt man z.B. zu festem AgCl wäßrige Ammoniaklösung (NH_3-Lösung), so geht das AgCl in Lösung, weil ein wasserlöslicher Diammin-Komplex entsteht:

$$AgCl + 2\,NH_3 \rightleftharpoons [Ag(NH_3)_2]^+ + Cl^- \text{ bzw.}$$
$$Ag^+ + 2\,NH_3 \rightleftharpoons [Ag(NH_3)_2]^+$$

Die Massenwirkungsgleichung für diese Reaktion ist:

$$\frac{c([Ag(NH_3)_2]^+)}{c(Ag^+)\cdot c^2(NH_3)} = K = 10^8; \ (pk = -lg\,K = -8) \text{ vgl. S. 104}$$

K heißt hier **Komplexbildungskonstante** oder **Stabilitätskonstante**. Ein großer Wert für K bedeutet, daß das Gleichgewicht auf der rechten Seite der Reaktionsgleichung liegt, und daß der Komplex stabil ist. Der reziproke Wert heißt **Komplexzerfallskonstante**: $K \approx 10^{-8}$ für den Silberdiammin-Komplex.

Gibt man zu einem Komplex ein Molekül oder Ion hinzu, das imstande ist, mit dem Zentralteilchen einen stabileren Komplex zu bilden, so werden die ursprünglichen Liganden aus dem Komplex herausgedrängt.

$[Cu(OH_2)_4]^{2+}$ + 4 NH_3 ⇌ $[Cu(NH_3)_4]^{2+}$ + 4 H_2O.
hellblau   tiefblau

Das Gleichgewicht liegt bei dieser Reaktion auf der rechten Seite.

lg $K_{[Cu(NH_3)_4]^{2+}}$ ≈13, (pK = -13)

Weitere **Beispiele** für Komplexbildungsreaktionen sind:

AgI + 2 KCN ⇌ $[Ag(CN)_2]^-$ + 2 K^+ + I^-.

Ebenso wie Kaliumcyanid KCN reagiert Natriumcyanid NaCN.

AgBr + 2 $Na_2S_2O_3$ ⇌ $[Ag(S_2O_3)_2]^{3-}$ + 4 Na^+ + Br^-.
　　　Natriumthiosulfat

Beachte: Komplexe sind dann **thermodynamisch stabil**, wenn für ihre Bildung die Änderung der Freien Enthalpie den Ausschlag gibt. (ΔG besitzt einen negativen Wert). Da ΔG^o von der Gleichgewichtskonstanten K_c abhängt ($\Delta G^o = -RT \cdot \ln K_c$), ist somit der Zahlenwert der Stabilitätskonstanten ein Maß für die Stabilität, s. S.105. Komplexe sind **kinetisch stabil**, wenn die Abspaltung oder der Austausch der Liganden nicht oder nur sehr langsam erfolgen. (Gegensatz = labil).

Formelschreibweise von Komplexen

In den Formeln für neutrale Komplexe wird das Symbol für das Zentralatom an den Anfang gesetzt. Anschließend folgen die anionischen, neutralen und kationischen Liganden. Die Reihenfolge der Liganden soll in der alphabetischen Reihenfolge der Symbole für die Liganden erfolgen.

Bei den geladenen Komplexen gilt folgende Reihenfolge:
kationischer Komplex: [   ] Anion;
anionischer Komplex: Kation [   ]
neutrale Komplexe werden ohne eckige Klammer geschrieben.

Nomenklatur von Komplexen

Für die Benennung von einfachen Komplexen gelten folgende Regeln:

a) Ist der Komplex **ionisch** gebaut, wird das Kation zuerst genannt.

b) Die Zahl der Liganden wird durch griechische Zahlwörter gekennzeichnet: di-(2), tri-(3), tetra-(4), penta-(5), hexa-(6) usw. Die Zahl der Liganden steht vor ihrem Namen.

c) Die Namen **neutraler** Liganden bleiben meist unverändert; einige haben spezielle Namen.
   Beispiele: H_2O: aqua; NH_3: ammin; CO: carbonyl; NO: nitrosyl usw.

d) Die Namen **anionischer** Liganden leiten sich vom Namen des betreffenden Atoms oder der Gruppe ab. Sie enden alle auf -o.
   Beispiele: F^-: fluoro; Cl^-: chloro; Br^-: bromo; O^{2-}: oxo; S^{2-}: thio; OH^-: hydroxo; CN^-: cyano; SCN^-: thiocyanato (rhodano); SO_4^{2-}: sulfato; NO_2^-: nitro bzw. nitrito ; $S_2O_3^{2-}$: thiosulfato; I^-: iodo.

   Kohlenwasserstoffreste werden als Radikale ohne besondere Endung bezeichnet.
   Liganden, die sich von org. Verbindungen durch Abspaltung eines Protons ableiten, erhalten die Endung -ato (phenolato-).

e) Abkürzungen für längere Ligandennamen, insbesondere bei organischen Liganden, sind erlaubt.

   Beispiele:
   <u>Anionische Gruppen</u> (es sind die Säuren angegeben)

Hacac:	Acetylaceton, 2,4-pentandion
Hbg:	Biguanid $H_2NC(NH)NHC(NH)NH_2$
H_2dmg:	Dimethylglyoxim, Diacetyldioxim, 2,3-Butandion-dioxim
H_4edta:	Ethylendiamintetraessigsäure
H_2ox:	Oxalsäure

Neutrale Gruppen:

dien	Diethylentriamin, $H_2NCH_2CH_2NHCH_2CH_2NH_2$
en	Ethylendiamin, $H_2NCH_2CH_2NH_2$
py	Pyridin
ur	Harnstoff

f) In der Benennung des Komplexes folgt der Name des Zentralteilchens den Namen der Liganden. Ausnahmen bilden die Carbonyle: **Beispiel:** $Ni(CO)_4$ = Nickeltetracarbonyl.
Enthält ein Komplex gleichzeitig anionische, neutrale und kationische Liganden, werden die anionischen Liganden zuerst genannt, dann die neutralen und anschließend die kationischen.

g) Komplexanionen erhalten die Endung -at an den Namen bzw. den Wortstamm des lateinischen Namens des Zentralteichens angehängt.

h) Die Oxidationszahl des Zentralteilchens folgt häufig als römische Zahl in Klammern seinem Namen.

i) Bei Liganden komplizierter Struktur wird ihre Anzahl anstatt durch di-, tri-, tetra- usw. durch bis-(2), tris-(3), tetrakis-(4) gekennzeichnet.

j) Ein Brückenligand wird durch das Präfix μ gekennzeichnet.

k) Geladene Komplexe werden in eckige Klammern geschrieben. Die Angabe der Ladung erfolgt rechts oben an der Schlußklammer.

l) In manchen Komplex-Anionen wird der Name des Zentralatoms von seinem latinisierten Namen abgeleitet.

Beispiele:

Au-Komplex: aurat; Ag-Komplex: argentat; Fe-Komplex: ferrat

Beispiele zur Nomenklatur

$K_4[Fe(CN)_6]$	Kaliumhexacyanoferrat (II)
$[Cr(H_2O)_6]Cl_3$	Hexaquachrom(III)-chlorid; (Hexaaqua...)
$[Co(H_2O)_4Cl_2]Cl$	Dichlorotetraquacobalt(III)-chlorid
$[Ag(NH_3)_2]^+$	Diamminsilber(I)-Kation
$[Ag(S_2O_3)_2]^{3-}$	Bis(thiosulfato)argentat(I)
$[Cr(NH_3)_6]Cl_3$	Hexamminchrom(III)-chlorid; (Hexaammin...)

Materie und ihre Eigenschaften

Heterogene und homogene Stoffe (vgl. Abb. 1)

Heterogene (uneinheitliche) **Gemische** besitzen eine variable Zusammensetzung aus homogenen (einheitlichen) Stoffen. Sie können durch physikalische Methoden in die homogenen Bestandteile zerlegt werden.
Homogene Stoffe liegen dann vor, wenn man keine Uneinheitlichkeit erkennen kann. Homogene Stoffe werden auch als *Phasen* bezeichnet; heterogene Stoffe sind demnach mehrphasige Systeme, z.B. schmelzendes Eis. (Zu dem Begriff System vgl. S. 217).
Zwei- und Mehrphasensysteme werden nach dem Aggregatzustand der homogenen Bestandteile unterschieden. *Beispiele:* Suspensionen, Emulsionen, Aerosole, fest-feste Gemische wie Granit etc.

Homogene Stoffe können *Lösungen* (homogene Gemische) aus Reinsubstanzen oder bereits *Reinsubstanzen* selbst sein (z.B. Wasser, Kohlenstoff). Der Begriff Lösung ist hier sehr weit gefaßt. Es gibt flüssige Lösungen (z.B. Natriumchlorid in Wasser gelöst), feste Lösungen (z.B. Metallegierungen), gasförmige Lösungen (z.B. Luft). Der in einer Lösung überwiegend vorhandene Bestandteil heißt Lösungsmittel oder *Lösemittel*.
Homogene Gemische lassen sich durch physikalische Methoden in die reinen Stoffe zerlegen. *Beispiel:* Eine klare Lösung von Natriumchlorid in Wasser kann man in die Komponenten Wasser und festes Natriumchlorid trennen, wenn man das Wasser verdampft und den Wasserdampf wieder verdichtet (kondensiert).

Ein **reiner Stoff** (Reinsubstanz) ist dadurch charakterisiert, daß jeder Teil der Substanz die gleichen unveränderlichen Eigenschaften und die gleiche Zusammensetzung hat (z.B. Wasser).

Die Entscheidung darüber, ob Reinsubstanzen, reine Verbindungen oder reine Elemente vorliegen, kann man aufgrund von **Reinheitskriterien** treffen.
Reine Substanzen, Verbindungen und Elemente haben ganz bestimmte, nur für sie charakteristische Eigenschaften, z.B.:

- Emissions- und Absorptionsspektren (s.S. 20,98)
- Siedepunkt (s.S. 95)
- Schmelzpunkt (s.S. 95)
- Chromatographische Daten (s.S. 186)
- Brechungsindex. Dieser gibt die Änderung der Fortpflanzungsrichtung von Lichtwellen an.

Zustandsformen der Materie (Aggregatzustände)

Gasförmiger Zustand

Von den 109 chemischen Elementen sind unter *Normalbedingungen* nur die Nichtmetalle H_2, O_2, N_2, Cl_2, F_2 und die Edelgase gasförmig.
Gewisse kovalent gebaute Moleküle (meist mit kleiner Molekülmasse) sind ebenfalls gasförmig wie NH_3, CO und HCl. Manche Stoffe können durch Temperaturerhöhung und/oder Druckverminderung in den gasförmigen Zustand überführt werden.

Gase bestehen aus einzelnen Teilchen (Atomen, Ionen, Molekülen) und befinden sich in relativ großem Abstand voneinander in schneller Bewegung. Sie diffundieren in jeden Teil des ihnen zur Verfügung stehenden Raumes und verteilen sich darin statistisch. Gase sind in jedem beliebigen Verhältnis miteinander mischbar, wobei homogene Gemische entstehen. Sie haben ein geringes spezifisches Gewicht und sind kompressibel, d.h. durch Druckerhöhung verringert sich der Abstand zwischen den einzelnen Gasteilchen. Einige Gase lassen sich durch Druckerhöhung und/oder Abkühlen verflüssigen oder kristallisieren.
Stoßen Gasteilchen bei ihrer statistischen Bewegung auf die Wand des sie umschließenden Gefäßes, üben sie auf diese Gefäßwand *Druck* aus:

Druck = Kraft/Fläche ($N \cdot m^{-2}$).

Der gasförmige Zustand läßt sich durch allgemeine Gesetze beschreiben. Besonders einfache Gesetzmäßigkeiten ergeben sich, wenn man "ideale Gase" betrachtet.

Ideales Gas
Die Teilchen eines idealen Gases bestehen aus Massenpunkten und besitzen somit *keine räumliche Ausdehnung* (kein Volumen). Ein solches Gas ist praktisch unendlich verdünnt, und es gibt keine Wechselwirkung zwischen den einzelnen Teilchen.

Reales Gas
Die Teilchen eines realen Gases besitzen ein *Eigenvolumen*. Es existieren Wechselwirkungskräfte zwischen ihnen, und der Zustand eines idealen Gases wird nur bei großer Verdünnung näherungsweise erreicht.
Die folgenden Gasgesetze gelten streng nur für ideale Gase.

Gesetz von Boyle und Mariotte

p • V = konstant (für T = konstant)

Bei konstanter Temperatur T ist für eine gleichbleibende Gasmenge das Produkt aus Druck p und Volumen V konstant. *Das bedeutet:*

Steigender Druck führt zu kleinerem Volumen und umgekehrt.

Die Druck-Volumen-Kurve ist der positive Ast einer Hyperbel (Abb. 42). Trägt man V gegen 1/p auf, resultiert eine Gerade durch den Koordinatenursprung. Die Steigung der Geraden entspricht der Konstanten.

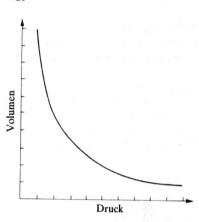

Abb. 42. Druck-Volumen-Kurve eines idealen Gases (Gesetz von Boyle-Mariotte)

Gesetz von Gay Lussac

Dieses Gesetz beschreibt:
a) bei *konstantem Druck* die Volumenänderung einer bestimmten Gasmenge in Abhängigkeit von der Temperatur oder
b) bei *konstantem Volumen* die Druckänderung des Gases in Abhängigkeit von der Temperatur:

a) $V_t = V_o \left(1 + \dfrac{1}{273,15} \cdot t\right)$ (für p = konstant)

b) $p_t = p_o \left(1 + \dfrac{1}{273,15} \cdot t\right)$ (für V = konstant)

(V_o bzw. p_o ist der Druck bzw. das Volumen bei 0 °C)

Daraus folgt:

a) Bei einer Temperaturerhöhung um 1 °C dehnt sich das Gas bei *konstantem Druck* um 1/273,15 seines Volumens bei 0 °C aus.
b) Bei einer Temperaturerhöhung um 1 °C steigt der Druck bei *konstantem Volumen* um 1/273,15 seines Druckes bei 0 °C.

Die graphische Darstellung von a) ergibt eine Gerade. Diese schneidet die Abzisse bei -273,15 °C. Das heißt:

Alle idealen Gase haben bei 273,15 °C das Volumen Null. Diese Temperatur bezeichnet man als den <u>absoluten Nullpunkt.</u>

Hierauf baut sich die Temperaturskala von *Kelvin* (1848) auf.

Die absolute Temperatur T(K) = 273,15 + t (°C).

Setzt man T(K) anstelle von t (°C) in die Formeln a) und b) ein, erhält man:

$$v_T = v_o \frac{T}{T_o} \qquad \text{bzw.} \qquad p_T = p_o \frac{T}{T_o}$$

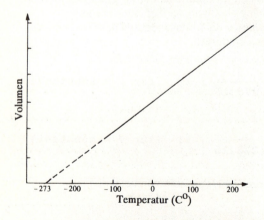

Abb. 43. Temperatur-Volumen-Kurve eines idealen Gases

Allgemeine Gasgleichung

Durch Kombination der Gesetze von *Boyle/Mariotte* und *Gay-Lussac* erhält man:

$$p \cdot V = p_0 \frac{T}{T_0} V_0 \quad \text{oder} \quad p \cdot V = \frac{p_0 V_0}{T_0} T.$$

V_0 ist das Molvolumen eines idealen Gases bei 0 °C und 1 bar. Nach der Molekularhypothese von *Avogadro* (s.S.5) ist V_0 = 22,414 l.

Bezieht man die vorstehende Gleichung auf ein Mol Gas und setzt für V_0 = 22,414 l, p_0 = 1,013 bar und T_0 = 273,15 K, ergibt sich

$$p \cdot V = \frac{22,414 \cdot 1,013}{273,15} \cdot T \quad \text{oder mit}$$

$$\begin{aligned} R &= \frac{22,414 \cdot 1,013}{273,15} \\ &= 0,083143 \quad \text{l} \cdot \text{bar} \cdot \text{K}^{-1} \cdot \text{mol}^{-1} \\ &= 8,31 \quad \text{J} \cdot \text{K}^{-1} \cdot \text{mol}^{-1} \end{aligned}$$

$p \cdot V = R \cdot T$ (mit R = allgemeine Gaskonstante)

Betrachtet man **n** Mole eines Gases, wobei n der Quotient aus der Masse des Gases und seiner Atom- bzw. Molekülmasse ist, erhält man mit V = v/n die allgemeine Beziehung:

$p \cdot v = n \cdot R \cdot T$ **(Allgemeine Gasgleichung)**.

Beispiel: Welches Volumen nehmen 10 g Kohlenmonoxid CO unter Normalbedingungen ein, wenn man CO als ideales Gas betrachtet?
p = 1 bar. T = 0 °C = 273 K. Molekülmasse von CO = 28,0.
Lösung: 10 g CO entsprechen 10,0/28 = 0,357 mol
Einsetzen in $p \cdot v = n \cdot R \cdot T$ ergibt:
(1 bar)·v = (0,357 mol)·(0,082 l·bar·K^{-1}·mol^{-1}·273 K) oder v = 8,00 Liter

Beispiel: Wieviel g H_2SO_4 können höchstens aus 60 l SO_2 und 30 l O_2 erhalten werden, wenn die beiden Gase bei 45 °C und 1,5 bar vorliegen?
Reaktionsgleichungen:

$$2\ SO_2 + O_2 \longrightarrow 2\ SO_3$$
$$2\ SO_3 + 2\ H_2O \longrightarrow 2\ H_2SO_4$$

2 mol SO_2 reagieren mit 1 mol O_2 und ergeben mit H_2O 2 mol H_2SO_4, d.h. aus 1 mol SO_2 erhält man 1 mol H_2SO_4. Die angegebenen Werte müssen mittels der Gasgesetze auf Normalbedingungen umgerechnet werden:

$$\frac{p_1 \cdot v_1}{T_1} = \frac{p_2 \cdot v_2}{T_2}$$

eingesetzt: $\dfrac{1 \cdot x}{273} = \dfrac{1,5 \cdot 60}{318}$; x = 76,2 l SO_2

Da sich in 22,4 l 1 mol SO_2 befindet, enthalten 76,2 l SO_2 insgesamt 76,2/22,4 = 3,4 mol SO_2. Dies entspricht 3,4 mol H_2SO_4 oder 3,4·98 = 333,7 g H_2SO_4, wobei 98 die Molmasse von H_2SO_4 ist.

Gasmischungen

Gesamtvolumen v. Werden verschiedene Gase mit den Volumina $v_1, v_2, v_3 \ldots$ von gleichem Druck p und gleicher Temperatur T vermischt, ist das Gesamtvolumen v (bei gleichbleibendem p und T) gleich der Summe der Einzelvolumina:

$$v = v_1 + v_2 + v_3 + \ldots = \Sigma v_i$$

(v_i = Partialvolumina).

Gesamtdruck p. Dieser ergibt sich aus der Addition der Partialdrücke (Einzeldrücke) der Gase im Gasgemisch:

$$p = p_1 + p_2 + p_3 + \ldots = \Sigma p_i.$$

Setzen wir das in die allgemeine Gasgleichung ein, erhalten wir das **Daltonsche Gesetz:**

$$p = \Sigma p_i = \Sigma n_i \frac{R \cdot T}{v}$$

Flüssiger Zustand

Der flüssige Zustand bildet den Übergang zwischen dem gasförmigen und dem festen Zustand. Eine **Flüssigkeit** besteht aus Teilchen (Atome, Moleküle), die noch relativ frei beweglich sind. Anziehungskräfte, welche stärker sind als in Gasen führen bereits zu einem gewissen *Ordnungszustand*. Flüssigkeiten besitzen meist eine **Phasengrenzfläche** (Oberfläche). Da Teilchen, die sich in der Oberflächenschicht befinden, einseitig nach innen gezogen werden, wird eine *möglichst kleine Oberfläche* angestrebt. Ein Maß für die Kräfte, die eine Oberflächenverkleinerung bewirken, ist die Oberflächenspannung. Flüssigkeiten sind kaum kompressibel. Sie sind viscos, d.h. sie setzen dem Fließen Widerstand entgegen.

Dampfdruck einer Flüssigkeit

Die Teilchen einer Flüssigkeit besitzen bei einer gegebenen Temperatur unterschiedliche Geschwindigkeiten, d.h. verschiedene *kinetische Energie*. Durch Zusammenstöße mit anderen Teilchen ändert sich ihre kinetische Energie ständig. Die meisten besitzen jedoch eine *mittlere* kinetische Energie. Die Energieverteilung ist temperaturabhängig. Teilchen in der Nähe der Oberfläche können die Flüssigkeit verlassen, wenn ihre kinetische Energie ausreicht, die Anziehungskräfte zu überwinden. Sie wechseln in den Gasraum (Gasphase) über der Flüssigkeit über. Bei diesem Prozeß wird der Flüssigkeit Energie in Form von Wärme entzogen (Verdunstungskälte). Den Vorgang nennt man *Verdampfen*.

Diejenige Energie, die nötig ist, um ein Mol einer Flüssigkeit bei einer bestimmten Temperatur zu verdampfen, heißt molare Verdampfungswärme bzw. Verdampfungsenthalpie (für p = konstant).

Je höher die Konzentration der Teilchen in der Gasphase wird, um so häufiger stoßen sie miteinander zusammen, kommen mit der Oberfläche der flüssigen Phase in Berührung und werden von ihr eingefangen.

Im Gleichgewichtszustand verlassen pro Zeiteinheit so viele Teilchen die Flüssigkeit, wie wieder kondensieren. Die Konzentration der Teilchen in der Gasphase (Dampfraum) ist konstant. Der Gasdruck, den die verdampfte Flüssigkeit dann besitzt, heißt **Dampfdruck.**

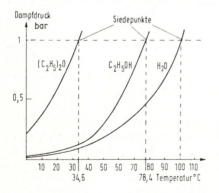

Abb. 44. Dampfdruck von Wasser, Ethanol und Ether als Funktion der Temperatur

Jede Flüssigkeit hat bei einer bestimmten Temperatur einen ganz bestimmten Dampfdruck. Er nimmt mit steigender Temperatur zu.

Die Änderung des Druckes in Abhängigkeit von der Temperatur zeigen die Dampfdruckkurven (Abb. 44).

Siedepunkt
Der normale Siedepunkt einer Flüssigkeit entspricht der Temperatur, bei der der Dampfdruck gleich 1 bar ist (= Atmosphärendruck, Abb. 44). Die Temperatur einer siedenden Flüssigkeit bleibt - die nötige Energiezufuhr vorausgesetzt - konstant, bis die gesamte Flüssigkeit verdampft ist.

Ist der Dampfdruck einer Flüssigkeit gleich dem Außendruck, so siedet die Flüssigkeit. Die zugehörige Temperatur heißt der <u>Siedepunkt</u> (Sdp.) oder <u>Kochpunkt</u> (Kp.) der Flüssigkeit.

Gefrierpunkt
Kühlt man eine Flüssigkeit ab, so verlieren ihre Teilchen kinetische Energie. Wird ihre Geschwindigkeit so klein, daß sie durch Anziehungskräfte in einem Kristallgitter fixiert werden können, beginnt die Flüssigkeit zu gefrieren.

Die Temperatur eines Zweiphasensystems (flüssig/fest) bleibt solange konstant, bis die gesamte Flüssigkeit fest oder flüssig geworden ist.

Der normale <u>Gefrierpunkt</u> (auch <u>Schmelzpunkt</u> Schmp. oder Festpunkt Fp.) einer Flüssigkeit entspricht der Temperatur, bei der sich flüssige und feste Phase bei einem Gesamtdruck von 1 bar im Gleichgewicht befinden.

Fester Zustand
Feste Stoffe sind entweder *amorph* oder *kristallin*. Der amorphe Zustand ist energiereicher als der kristalline. **Amorphe Stoffe sind isotrop,** d.h. ihre physikalischen Eigenschaften sind unabhängig von der Raumrichtung. *Beispiel:* Glas.

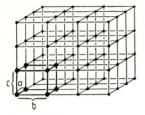

Abb. 45. Ausschnitt aus einem Raumgitter, das aus Elementarzellen aufgebaut ist

In **kristallinen** Stoffen sind die Bestandteile (Atome, Ionen oder Moleküle) in Form eines regelmäßigen räumlichen Gitters (Raumgitter) angeordnet. Das Gitter bestimmt die äußere Gestalt und die physikalischen Eigenschaften des Stoffes. Durch den Gitteraufbau sind einige physikalische Eigenschaften wie Lichtbrechung richtungsabhängig, d.h. **kristalline Stoffe sind anisotrop.** Sie sind im allgemeinen schwer deformierbar und spröde.

Lassen sich Kristalle ohne Zersetzung genügend hoch erhitzen, so bricht das Kristallgitter zusammen, d.h. die Substanz schmilzt (z.B. Schmelzen von Eis). Das gleiche geschieht beim Lösen eines Kristalls in einem Lösungsmittel. Beim Eindampfen, Eindünsten oder Abkühlen von Lösungen bzw. Schmelzen kristallisierbarer Substanzen kristallisieren diese meist wieder aus. Hierbei wird das Kristallgitter wieder aufgebaut. Über die Löslichkeit eines Stoffes s.S. 233.

Zerlegt man ein Raumgitter, erhält man als kleinste sinnvolle Einheit, die sog. *Elementarzelle*. Abb. 45 zeigt eine Elementarzelle. Durch Aneinanderfügen von Elementarzellen in allen drei Raumrichtungen kann man das Raumgitter aufbauen.

Unterteilt man die Raumgitter nach der Art ihrer Bausteine, erhält man folgende Gittertypen:

a) Atomgitter: *1.Bausteine:* Atome; *Bindungsart:* kovalent, s.S.59 *Eigenschaften:* hart, hoher Schmelzpunkt: *Beispiel:* Diamant.
2. Bausteine: Edelgasatome; *Bindungsart:* Van der Waalssche-Bindung, s.S.76. *Eigenschaften:* tiefer Schmelz- und Siedepunkt.

b) **Molekülgitter:** *1. Bausteine:* Moleküle; *Bindungsart:* Van der Waalssche Bindung s.S.76; *Eigenschaften:* tiefer Schmelz- und Siedepunkt: *Beispiele:* Benzol, Kohlendioxid.
2. Bausteine: Moleküle; *Bindungsart:* Dipol-Dipol-Wechselwirkungen (S. 112), Wasserstoffbrückenbindung (s.S. 114); *Beispiele:* H_2O, HF

c) **Metallgitter:** *Bausteine:* Metallionen und Elektronen; *Bindungsart:* metallische Bindung s.S. 74; *Eigenschaften:* thermische und elektrische Leitfähigkeit, metallischer Glanz, ductil usw. *Beispiel:* Natrium, Calcium, Kupfer, Silber, Gold.

d) **Ionengitter:** *Bausteine:* Ionen; *Bindungsart:* elektrostatisch s.S.55; *Eigenschaften:* elektrische Leitfähigkeit (Ionenleitfähigkeit) in Lösung und Schmelze; hart, hoher Schmelzpunkt. *Beispiel:* Natriumchlorid (Kochsalz).

Wechselwirkung zwischen Licht und Materie

Moleküle haben unter bestimmten Bedingungen eine bestimmte Energie. Diese setzt sich aus verschiedenen Energieformen zusammen, z.B. der Schwingungsenergie (hervorgerufen durch Schwingungen der Kerne) und der Elektronenenergie (Energie der Elektronen im Molekül).
Mit Licht, das man sich als elektromagnetische Wellen vorstellen kann, können Moleküle in Wechselwirkung treten, indem z.B. Schwingungsvorgänge angeregt oder verstärkt werden, Elektronen aus energetisch tieferliegenden Zuständen in höhere angehoben werden usw. Als Folge dieser Wechselwirkung erhöhen sich z.B. die Schwingungsenergie und/oder die Elektronenenergie oder andere Energieparameter. Gleichzeitig wird die Intensität der elektromagnetischen Welle, die die Energieerhöhung bewirkt hat, geschwächt: Die betreffende Welle wird absorbiert.
Bestrahlt man eine Substanzprobe mit Licht unterschiedlicher Wellenlänge, indem man die Wellenlänge kontinuierlich ändert und mißt die Intensität des Lichts nach der Wechselwirkung mit den Molekülen der Substanz, so beobachtet man Absorption für solche

Wellenlängen, bei denen irgendein Energieübergang stattgefunden hat. Auf diese Weise erhält man ein für die betrachtete Substanz - im untersuchten Spektralbereich - charakteristisches **Absorptionsspektrum.**

In Abb. 46 ist die Größenordnung der Wellenlängen- und Frequenzbereiche der elektromagnetischen Wellen (Strahlung) angegeben.

Die Absorption elektromagnetischer Energie im infraroten Spektralbereich, d.h. von IR-Strahlung, wird durch Anregung von Kernschwingungen im Molekül (= Molekülschwingungen) hervorgerufen, falls sich durch die Schwingung das Dipolmoment (s.S.112) des Moleküls ändert.

Je nach der Größe der miteinander verbundenen Kerne und der Stärke der Bindung zwischen ihnen wird Strahlung unterschiedlicher Wellenlänge absorbiert.

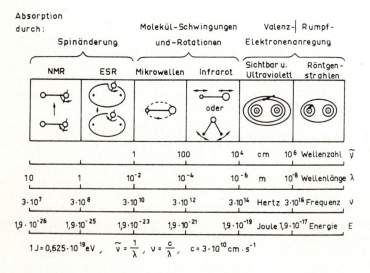

Abb. 46. Gebiete des elektromagnetischen Spektrums

Aus Abb. 46 geht hervor, daß **sichtbares Licht** aus elektromagnetischen Wellen der Länge **400-800 nm** besteht. **Weißes Licht** enthält alle Wellenlängen des sichtbaren Bereichs. **Monochromatisches** (monofrequentes) Licht enthält dagegen nur eine einzige, bestimmte Wellenlänge. Diese entspricht einer bestimmten Farbe (Beispiel: das gelbe Licht der Natriumdampflampe).An das für das menschliche Auge sichtbare Licht schließt sich von etwa **800 - 100 000 nm** der **infrarote** Bereich (= IR-Strahlung) an, den wir als Wärmestrahlung in gewissem Umfang noch registrieren können. Der Bereich von etwa **10 - 400 nm** wird als **Ultraviolett-Strahlung** (= UV-Strahlung) bezeichnet; sie ist für einige Tiere, wie z.B. Bienen, teilweise sichtbar.

Von einer bestimmten Substanz gibt es ein ganz bestimmtes IR-Spektrum.

Anwendung der IR-Spektroskopie. Strukturuntersuchungen, Charakterisierung von Substanzen, Reinheitskontrollen usw.

Absorption von Strahlung im sichtbaren und ultravioletten Spektralbereich wird durch Elektronenübergänge zwischen diskreten Energiezuständen im Molekül hervorgerufen (= Elektronenanregungsspektren).

Substanzen, die im sichtbaren (VIS-) oder ultravioletten (UV-)Bereich absorbieren, sind z.B. Verbindungen mit π-Elektronensystemen (s.S. 69), anorganische Komplexionen (s.S. 77) etc.

Absorptionsspektren werden meist in Lösung aufgenommen.
Für die Intensität einer Absorption in den genannten Spektralbereichen gilt das **Lambert-Beersche Absorptionsgesetz:**

$$E = \lg \frac{I_o}{I} = \epsilon \cdot c \cdot d.$$

$E = \lg \dfrac{I_o}{I}$ heißt **Extinktion** (optische Dichte) der Probenlösung.

I_0 und I sind die Intensitäten eines (monochromatischen) Lichtstrahls vor und hinter der absorbierenden Probenlösung. c ist die Konzentration der absorbierenden Substanz in $mol \cdot l^{-1}$, d.h. die Zahl der absorbierenden Teilchen. d ist die Weglänge des Lichtstrahls in der Lösung, d.h. der Durchmesser des Gefäßes (Küvette), das die Probenlösung enthält. d wird in cm gemessen.

ϵ ist der molare Extinktionskoeffizient und damit eine bei der Wellenlänge λ charakteristische Stoffkonstante.
Für eine Substanz ist $\epsilon = 1$, wenn sie in der Konzentration $1\ mol \cdot l^{-1}$ und der Schichtdicke 1 cm die Intensität von Licht der Wellenlänge λ auf 1/10 schwächt.

Die Extinktion E ist die Absorptionsintensität einer Substanz bei einer bestimmten Wellenlänge, d.h. sie ist von der Wellenlänge des eingestrahlten Lichts abhängig.

Die wesentlichsten Bauelemente eines **Spektralphotometers** (Gerät zur Aufnahme von Absorptionsspektren) zeigt folgendes Schema:

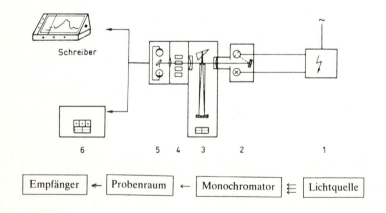

Schema eines Spektralphotometers 1. Netzanschluß für Lampen; 2. Leuchte mit Glüh (VIS)- und Deuteriumlampe (UV); 3. Monochromator; 4. Probenwechsler mit vier Küvetten; 5. Empfängergehäuse; 6. Anzeigegerät (digital und Schreiber)

Die **Lichtquelle** liefert ein über den interessierenden Spektralbereich kontinuierliches Licht. Für Spektren im IR- und sichtbaren Bereich benutzt man thermische Strahler, für den UV-Bereich Gasentladungslampen. Der **Monochromator** (Gitter, Prisma) zerlegt das polychromatische Licht der Lichtquelle in schmale Spektralbereiche, d.h. er trennt die Wellen nach ihrer Wellenlänge. Im Probenraum befinden sich eine **Küvette** mit der Probenlösung und eine Vergleichsküvette. Letztere kann leer sein, das reine Lösungsmittel oder eine Bezugssubstanz enthalten. Im **Empfänger** wird das Verhältnis I_0/I in Abhängigkeit von der jeweiligen Wellenlänge registriert.

Chemisches Gleichgewicht

Chemische Reaktionen in geschlossenen Systemen verlaufen selten einsinnig, sondern sind meist umkehrbar:

$$A + B \rightleftharpoons C + D$$

Für die Geschwindigkeit der Hinreaktion $A + B \longrightarrow C + D$ ist die Reaktionsgeschwindigkeit v_H gegeben durch die Gleichung $v_H = k_H \cdot c(A) \cdot c(B)$.

Für die Rückreaktion $C + D \longrightarrow A + B$ gilt entsprechend $v_R = k_R \cdot c(C) \cdot c(D)$ (Zu dem Begriff der Reaktionsgeschwindigkeit s. S. 195).

Der in jedem Zeitmoment nach außen hin sichtbare und damit meßbare Stoffumsatz der Gesamtreaktion (aus Hin- und Rückreaktion) ist gleich der Umsatzdifferenz beider Teilreaktionen. Entsprechend ist die Reaktionsgeschwindigkeit der Gesamtreaktion gleich der Differenz aus den Geschwindigkeiten der Teilreaktionen:

$$v = v_H - v_R = k_H \cdot c(A) \cdot c(B) - k_R \cdot c(C) \cdot c(D)$$

Bei einer umkehrbaren Reaktion tritt bei gegebenen Konzentrationen und einer bestimmten Temperatur ein Zustand ein, bei dem sich der Umsatz von Hin- und Rückreaktion aufhebt. **Das Reaktionssystem befindet sich dann im chemischen Gleichgewicht.** Die Lage des Gleichgewichts wird durch die relative Größe von v_H und v_R bestimmt.

Das chemische Gleichgewicht ist ein <u>dynamisches Gleichgewicht</u>, das sich zu jedem Zeitpunkt neu einstellt.

In der Zeiteinheit werden gleichviel Produkte gebildet wie wieder in die Edukte zerfallen.

Im chemischen Gleichgewicht ist die Geschwindigkeit der Hinreaktion v_H gleich der Geschwindigkeit der Rückreaktion v_R. (Die Reaktion ist nach außen hin zum Stillstand gekommen.) <u>Die Geschwindigkeit der Gesamtreaktion ist gleich Null.</u>

In Formeln läßt sich dies wie folgt angeben:

$$k_H \cdot c(A) \cdot c(B) = k_R \cdot c(C) \cdot c(D) \quad \text{oder}$$

$$\frac{k_H}{k_R} = \frac{c(C) \cdot c(D)}{c(A) \cdot c(B)} = K_c$$

Das sind Aussagen des von *Guldberg* und *Waage* 1867 formulierten **Massenwirkungsgesetzes (MWG):**

Eine chemische Reaktion befindet sich bei gegebener Temperatur im chemischen Gleichgewicht, wenn der Quotient aus dem Produkt der Konzentrationen der Reaktionsprodukte und dem Produkt aus den Konzentrationen der Edukte einen bestimmten, für die Reaktion charakteristischen Zahlenwert K_c erreicht hat.

K_c **ist die (temperaturabhängige) Gleichgewichtskonstante.** Der Index c deutet an, daß die Konzentrationen verwendet wurden. Da Konzentration und Druck eines gasförmigen Stoffes bei gegebener Temperatur einander proportional sind:

$$p = R \cdot T \cdot n/v = R \cdot T \cdot c = \text{konst.} \cdot c,$$

kann man anstelle der Konzentrationen die Partialdrücke gasförmiger Reaktionsteilnehmer einsetzen. Die Gleichgewichtskonstante bekommt dann den Index p:

$$\frac{p_C \cdot p_D}{p_A \cdot p_B} = K_p$$

Beachte: Das MWG gilt für *homogene* Systeme.

Wichtige Regeln:
Für jede Gleichgewichtsreaktion wird das MWG so geschrieben, daß das Produkt der Konzentrationen der Produkte im Zähler und das Produkt der Konzentrationen der Edukte im Nenner des Quotienten steht.

Besitzen in einer Reaktionsgleichung die Komponenten von dem Wert 1 verschiedene Koeffizienten, so werden diese im MWG als **Exponent** der Konzentration der betreffenden Komponente eingesetzt:

$$a\,A + b\,B \rightleftharpoons c\,C + c\,D:$$

$$\frac{c^c(C) \cdot c^d(D)}{c^a(A) \cdot c^b(B)} = K_C \quad \text{bzw.} \quad \frac{p^c_C \cdot p^d_D}{p^a_A \cdot p^b_B} = K_p$$

Der negative Logarithmus von K wird als pK-Wert bezeichnet (vgl. S. 130):

$$pK = -\lg K$$

Wir unterscheiden folgende Grenzfälle:

$K \gg 1$ Die Reaktion verläuft nahezu vollständig in Richtung
($pK \ll 1$)   der **Produkte**.

$K \sim 1$ **Alle** Reaktionsteilnehmer liegen in vergleichbaren Kon-
($pK \sim 0$)   zentrationen vor.

$K \ll 1$ Es liegen praktisch nur die **Ausgangsstoffe** vor.
($pK \gg 1$)

Formulierung des MWG für einfache Reaktionen

Beispiele:

1) $4\,HCl + O_2 \rightleftharpoons 2\,H_2O + 2\,Cl_2$

$$\frac{c^2(H_2O) \cdot c^2(Cl_2)}{c^4(HCl) \cdot c(O_2)} = K_c$$

2) $2\,HCl + 1/2\,O_2 \rightleftharpoons H_2O + Cl_2$

$$\frac{c(H_2O) \cdot c(Cl_2)}{c^2(HCl) \cdot c^{1/2}(O_2)} = K_c$$

3) $BaSO_4 \rightleftharpoons Ba^{2+} + SO_4^{2-}$

$$\frac{c(Ba^{2+}) \cdot c(SO_4^{2-})}{c(BaSO_4)} = K_c$$

4) $N_2 + 3\,H_2 \rightleftharpoons 2\,NH_3$

$$\frac{p^2_{NH_3}}{p_{N_2} \cdot p^3_{H_2}} = K_p$$

Gekoppelte Reaktionen

Sind Reaktionen miteinander gekoppelt, so kann man für jede Reaktion die Reaktionsgleichung aufstellen und das MWG formulieren. Für jede Teilreaktion erhält man eine Gleichgewichtskonstante. Multipliziert man die Gleichgewichtskonstanten der Teilreaktionen miteinander, so ergibt sich die Gleichgewichtskonstante der Gesamtreaktion. Diese ist auch zu erhalten, wenn man auf die Gesamtgleichung das MWG anwendet.

Gekoppelte Reaktionen (auch induzierte Reaktionen) heißen solche Stufenreaktionen, die durch eine gleichzeitig ablaufende zweite Reaktion ausgelöst und beschleunigt werden.

Beispiel:
Zur Herstellung von Schwefelsäure (H_2SO_4) wird Schwefeltrioxid (SO_3) benötigt. Es kann durch Oxidation von SO_2 dargestellt werden: $SO_2 + 1/2\ O_2 \rightleftharpoons SO_3$. Ein älteres, nicht mehr übliches Verfahren (Bleikammerprozeß) verwendet hierzu Stickstoffdioxid NO_2. Schematisierte Darstellung der gekoppelten Reaktionen (ohne Nebenreaktionen):

1) $2\ NO + O_2 \longrightarrow 2\ NO_2$
2) $2\ SO_2 + 2\ NO_2 \longrightarrow 2\ SO_3 + 2\ NO$
3) $2\ SO_3 + 2\ H_2O \longrightarrow 2\ H_2SO_4$

Gesamtreaktion:
$2\ SO_2 + 2\ H_2O + O_2 \longrightarrow 2\ H_2SO_4$

Die Gleichgewichtskonstanten für die einzelnen Reaktionsschritte und die Gesamtreaktion sind:

$$K_1 = \frac{c^2(NO_2)}{c^2(NO) \cdot c(O_2)}\ ; \qquad K_2 = \frac{c^2(SO_3) \cdot c^2(NO)}{c^2(SO_2) \cdot c^2(NO_2)}\ ;$$

$$K_3 = \frac{c^2(H_2SO_4)}{c^2(SO_3) \cdot (c^2(H_2O)}$$

$$K_{gesamt} = \frac{c^2(H_2SO_4)}{c^2(SO_2) \cdot c^2(H_2O) \cdot c(O_2)} = K_1 \cdot K_2 \cdot K_3.$$

Anmerkung: Heute wird H_2SO_4 technisch mit dem "Kontaktverfahren" mit V_2O_5 als "Katalysator" hergestellt.

Aktivitäten

Das Massenwirkungsgesetz gilt streng nur für **ideale** Verhältnisse wie verdünnte Lösungen (Konzentration <0,1M).
Die formale Schreibweise des Massenwirkungsgesetzes kann aber auch für reale Verhältnisse, speziell für konzentrierte Lösungen beibehalten werden, wenn man anstelle der Konzentrationen die **wirksamen Konzentrationen**, die sog. **Aktivitäten** der Komponenten einsetzt.
Dies ist notwendig für Lösungen mit Konzentrationen größer als etwa 0,1 mol·l^{-1}. In diesen Lösungen beeinflussen sich die Teilchen einer Komponente gegenseitig und verlieren dadurch an Reaktionsvermögen. Auch andere in Lösung vorhandene Substanzen oder Substanzteilchen vermindern das Reaktionsvermögen, falls sie mit der betrachteten Substanz in Wechselwirkung treten können. Die dann noch vorhandene wirksame Konzentration heißt **Aktivität a**. Sie unterscheidet sich von der Konzentration durch den **Aktivitätskoeffizienten f**, der die Wechselwirkungen in der Lösung berücksichtigt.

Aktivität (a) = Aktivitätskoeffizient (f) · Konzentration (c)

a = f • c   Für c ——> 0 wird f ——> 1.

Der Aktivitätskoeffizient f ist stets < 1. f korrigiert die Konzentration c einer Substanz um einen experimentell zu ermittelnden Wert (z.B. durch Anwendung des *Raoultschen Gesetzes*, s.S. 116).

Formuliert man für die Reaktion A B $\rightleftharpoons$ A + B das MWG, so muß man beim Vorliegen großer Konzentrationen die Aktivitäten einsetzen:

$$\frac{c(A) \cdot c(B)}{c(AB)} = K_c \text{ geht über in } \frac{a_A \cdot a_B}{a_{AB}} = \frac{f_A \cdot c(A) \cdot f_B \cdot c(B)}{f_{AB} \cdot c(AB)} = K_a.$$

Beeinflussung von Gleichgewichtslagen

1. Änderung von Konzentration bzw. Partialdruck bei konstanter Temperatur

Schreibt man für die Gleichgewichtsreaktion A + B $\rightleftharpoons$ C die Massenwirkungsgleichung:

$$\frac{c(C)}{c(A) \cdot c(B)} = K_c \text{ bzw. } \frac{p_C}{p_A \cdot p_B} = K_p.$$

So muß der Quotient immer den Wert K besitzen. Erhöht man c(A), muß zwangsläufig c(C) und c(B) kleiner werden, wenn sich der Gleichgewichtszustand wieder einstellt. Da nun c(C) nur größer bzw. c(B) nur kleiner wird, wenn A mit B zu C reagiert, verschiebt sich das Gleichgewicht nach rechts. Das bedeutet:
Die Reaktion verläuft durch Erhöhung der Konzentration von A bzw. B soweit nach rechts, bis sich das Gleichgewicht mit dem gleichen Zahlenwert für K erneut eingestellt hat.

Eine Verschiebung der Gleichgewichtslage im gleichen Sinne erhält man, wenn man c(C) verringert. Auf diese Weise läßt sich der Ablauf von Reaktionen beeinflussen.

Beispiel: Silberbromid AgBr läßt sich durch Reaktion von Silbernitrat $AgNO_3$ mit Bromwasserstoff HBr darstellen. Es dissoziiert nach $AgBr \rightleftharpoons Ag^+ + Br^-$.

AgBr ist ein schwerlösliches Salz, d.h. das *"homogene"* Gleichgewicht liegt auf der linken Seite.
Schreibt man die Massenwirkungsgleichung:

$$\frac{c(Ag^+) \cdot c(Br^-)}{c(AgBr)} = K \qquad \text{oder}$$

$$c(Ag^+) \cdot c(Br^-) = c(AgBr) \cdot K$$

so ist die Konzentration von gelöstem AgBr, d.h. c(AgBr) in einer *gesättigten Lösung* konstant, weil zwischen dem Silberbromid in Lösung und dem festen AgBr, das als *Bodenkörper* vorhanden ist, ein dynamisches *"heterogenes"* Gleichgewicht besteht, welches dafür sorgt, daß c(AgBr) konstant ist. Man kann daher c(AgBr) in die Konstante K einbeziehen.
Die neue Konstante heißt das **Löslichkeitsprodukt** von AgBr:

$$c(Ag^+) \cdot c(Br^-) = Lp_{AgBr} = 10^{-12,3} \text{ mol}^2 \cdot l^{-2}.$$

Für eine gesättigte Lösung (mit Bodenkörper) ist:

$$c(Ag^+) = c(Br^-) = \sqrt{10^{-12,3}} = 10^{-6,15} \text{ mol} \cdot l^{-1}.$$

Wird das Löslichkeitsprodukt überschritten, d.h. $c(Ag^+) \cdot c(Br^-) > 10^{-12,3} \text{ mol}^2 \cdot l^{-2}$, fällt solange AgBr aus, bis die Gleichung wieder stimmt.

Erhöht man nur eine Ionenkonzentration, so kann man bei genügend großem Überschuß das Gegenion **quantitativ** aus der Lösung abscheiden.
Das Löslichkeitsprodukt gilt für alle schwerlöslichen Verbindungen.

2. Änderung der Temperatur

Bei Temperaturänderungen ändert sich der Wert der Gleichgewichtskonstanten K wie folgt:

Temperaturerhöhung (-erniedrigung) verschiebt das chem. Gleichgewicht nach der Seite, auf der Produkte unter Wärmeverbrauch (Wärmeentwicklung) entstehen.

Anders formuliert: *Temperaturerhöhung* begünstigt *endotherme* Reaktionen, *Temperaturerniedrigung* begünstigt exotherme Reaktionen, s.S. 221.

Beispiel: Ammoniaksynthese nach **Haber-Bosch**:

$N_2 + 3 H_2 \rightleftharpoons 2 NH_3$; $\Delta H = -92$ kJ

$$K_p = \frac{p^2_{NH_3}}{p_{N_2} \cdot p^3_{H_2}}$$

Temperaturerhöhung verschiebt das Gleichgewicht auf die linke Seite (Edukte). K_p wird kleiner. Das System weicht der Temperaturerhöhung aus, indem es die Edukte zurückbildet, wobei Energie verbraucht wird (Prinzip von *Le Chatelier-Braun* = "**Prinzip des kleinsten Zwanges**").

Van't Hoffsche-Gleichung

Die Abhängigkeit der Gleichgewichtskonstanten von der Temperatur wird formelmäßig durch die Gleichung von *van't Hoff* beschrieben:

$$\frac{d \ln K_p}{dT} = \frac{\Delta H^o}{R \cdot T^2}$$

K_p = Gleichgewichtskonstante, ΔH^o = Reaktionsenthalpie bei 298 K und 1 bar, R = allgemeine Gaskonstante, T = absolute Temperatur.

Die *van't Hoffsche Gleichung* (van't Hoffsche Reaktionsisobare) erhält man durch Kombination der Gleichungen

$\Delta G^O = - R \cdot T \cdot \ln K_p$, s.S. 226, und
$\Delta G^O = \Delta H^O - T \cdot \Delta S^O$, s.S. 227.

Stationärer Zustand

Im Gegensatz zum chemischen Gleichgewicht ist ein sog. **stationärer Zustand** oder ein **Fließgleichgewicht** ("steady state") dadurch gekennzeichnet, daß sämtliche Zustandsgrößen (Zustandsvariable), die den betreffenden Zustand charakterisieren, einen zeitlich konstanten Wert besitzen.

Bildet sich z.B. in einem Reaktionssystem ein <u>stationärer Zustand</u> aus, so besitzt das System eine <u>konstante</u>, aber <u>endliche Gesamtreaktionsgeschwindigkeit</u>, und <u>die Konzentrationen</u> der Reaktionsteilnehmer <u>sind konstant</u> (dynamisches Gleichgewicht im offenen System).

Ein stationärer Zustand kann sich nur in einem **offenen System** ausbilden, s.S. 217). Der lebende Organismus ist ein Beispiel für ein offenes System: Nahrung und Sauerstoff werden aufgenommen, CO_2 und andere Produkte abgegeben. Es stellt sich eine von der Aktivität der Enzyme (Biokatalysatoren) abhängige stationäre Konzentration der Produkte ein. Dieses Fließgleichgewicht ist charakteristisch für den betreffenden Stoffwechsel.

Homogenes Gleichgewicht

Ein "homogenes Gleichgewicht" stellt sich in einem homogenen System wie z.B. einer "echten" Lösung ein.
Das MWG gilt streng nur für homogene Systeme.

Heterogenes Gleichgewicht

Ein "heterogenes Gleichgewicht" stellt sich zwischen Komponenten ein, die in verschiedenen Phasen vorliegen, z.B. zwischen AgBr (gelöst) und AgBr (fest) (= Bodenkörper), s. Löslichkeitsprodukt.

Lösungen

Sehr viele Stoffe lösen sich in Flüssigkeiten *ohne* chemische Reaktion: Es entstehen **Lösungen**. Ist in einer Lösung der aufgelöste Stoff so weitgehend verteilt, daß von ihm nur noch Einzelteilchen (Atome, Ionen, Moleküle) in der als Lösungsmittel dienenden Flüssigkeit vorliegen, handelt es sich um "**echte**" **Lösungen**. Die Größenordnung der Teilchen liegt zwischen 0,1 und 3 nm. Sie sind daher unsichtbar und befinden sich in lebhafter *Brownscher Bewegung*. Die Teilchen des gelösten Stoffes erteilen der Lösung einen osmotischen Druck, verursachen eine Dampfdruckerniedrigung und als Folge davon eine Schmelzpunktserniedrigung und Siedepunktserhöhung gegenüber dem reinen Lösungsmittel. Daneben gibt es die **kolloiden Lösungen**. Dort ist die Größenordnung der Teilchen 10 - 100 nm.

Eigenschaften von Lösungsmitteln

Lösungsmittel bzw. Lösemittel heißt die in einer Lösung überwiegend vorhandene Komponente. Man unterscheidet *polare* und *unpolare* Lösungsmittel. Das wichtigste *polare* Lösungsmittel ist das Wasser.
Wasser ist ein bekanntes Beispiel für ein mehratomiges Molekül mit einem Dipolmoment.
Ein Molekül ist ein **Dipol** und besitzt ein Dipolmoment, wenn es aus Atomen verschieden großer Elektronegativität aufgebaut ist, **und** wenn die Ladungsschwerpunkte der positiven und der negativen Ladungen nicht zusammenfallen (= **Ladungsasymmetrie**). Der Grad der Unsymmetrie der Ladungsverteilung äußert sich im *Dipolmoment μ*. μ ist das Produkt aus Ladung e und Abstand r der Ladungsschwerpunkte: $\mu = e \cdot r$, Einheit: Debye D; $1 \text{ D} = 0,33 \cdot 10^{-27}$ A·s·cm.

Je **polarer** eine Bindung ist, umso größer ist ihr Dipolmoment! Eine Bindung ist aber um so polarer, je größer die Unterschiede in der Elektronegativität der Bindungspartner sind.
Im Wassermolekül sind die O-H-Bindungen polarisiert (= polare Atombindung). Das Sauerstoffatom besitzt eine negative und die Wasserstoffatome eine positive Teilladung (Partialladung).

Das Wassermolekül hat beim Sauerstoff einen **negativen Pol** und auf der Seite der Wasserstoffatome einen **positiven Pol**.
Ein zweiatomiges Dipolmolekül ist das Fluorwasserstoff-Molekül HF:

```
 +   -           δ+  δ-          +——>
H - F    oder   H - F    oder   H - F    (die Pfeilspitze ist
                                          auf den negativen Pol gerich-
                                          tet.
```

```
                         +——>    +——>    +——>
Andere Beispiele sind:   H - Cl;  H - Br,  H - I.
```
Bindungen mit Dipolmoment sind z.B. O - H, N - H, C - O, C - Cl, C - N.
Enthält ein Molekül mehrere polare Atombindungen, setzt sich das *Gesamtdipolmoment* des Moleküls - in erster Näherung - *als Vektorsumme* aus den Einzeldipolmomenten jeder Bindung zusammen. Am Beispiel von H_2O (Abb. 47) wird deutlich, welchen Einfluß die räumliche Anordnung der Bindungen auf die Größe des Dipolmoments besitzt. Ein linear gebautes H_2O-Molekül hätte ein Dipolmoment von Null, denn die Ladungsschwerpunkte würden zusammenfallen.

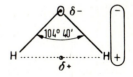

Abb. 47. Wasser als Beispiel eines elektrischen Dipols. δ^+ und δ^- geben die Ladungsschwerpunkte an

Flüssigkeiten aus Dipolmolekülen besitzen eine große **Dielektrizitätskonstante** ϵ.

ϵ ist ein Maß dafür, wie sehr die Stärke eines elektrischen Feldes zwischen zwei entgegengesetzt geladenen Teilchen durch die betreffende Substanz verringert wird; d.h. die Coulombsche Anziehungskraft K ist für zwei entgegengesetzt geladene Ionen um den ϵ-ten vermindert:

$$K = \frac{e_1 \cdot e_2}{4\pi \cdot \epsilon_o \cdot \epsilon \cdot r^2}$$

Dipolmoleküle können sich zusammenlagern (assoziieren) und dadurch größere Molekülverbände bilden. Kommen hierbei positiv polarisierte Wasserstoffatome zwischen zwei negativ polarisierte F-, O- oder N-Atome zu liegen, bilden sich sog. **Wasserstoffbrückenbindungen** aus. Formal betrachtet werden die Wasserstoffatome zwischen die freien Elektronenpaare (s.S. 64) der genannten Atome eingebettet.

Beispiel: HF

$\delta-\quad \delta+\quad\quad \delta-\quad \delta+$
F——H ········ F——H ;   **Wasserstoffbrückenbindung**

Bei Zimmertemperatur liegt vorwiegend $(HF)_3$ vor. Ab 90^oC existieren einzelne HF-Moleküle:

$$(HF)_n \underset{\text{Assoziation}}{\overset{\text{Dissoziation}}{\rightleftharpoons}} n\,HF \quad (n = 2 \text{ bis } 8 \text{ u. höher})$$

Wasser und **Ammoniak** sind weitere Beispiele für Moleküle mit starken Wasserstoffbrückenbindungen zwischen Molekülen (= **intermolekulare Wasserstoffbrückenbindungen**). Die N- und O-Atome sind dabei die Wasserstoffacceptoren. N - H bzw. O - H sind die Wasserstoffdonatoren.

Wasserstoffbrückenbindungen sind in der Biochemie von großer Bedeutung (s.S. 412) Wasserstoffbrückenbindungen können sich, falls die Voraussetzungen gegeben sind, auch **innerhalb** eines Moleküls ausbilden (= **intramolekulare Wasserstoffbrückenbindungen**).

Beispiel:

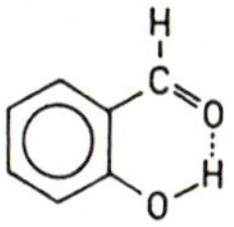

Ein Wassermolekül kann bis zu vier Wasserstoffbrückenbindungen ausbilden: im flüssigen Wasser sind es *eine* bis *drei*, im Eis *drei* bis *vier*. Auch das viel größere CH_3COOH-Molekül (Essigsäure) liegt z.B. noch im Dampfzustand dimer vor.
Wasserstoffbrückenbindungen sind im wesentlichen elektrostatischer Natur. Sie besitzen ungefähr 5 bis 10 % der Stärke ionischer Bindungen, d.h. die Bindungsenergie liegt zwischen 8 und 40 kJ·mol^{-1}.
Wasserstoffbrückenbindungen bedingen in Flüssigkeiten (z.B. Wasser) und Festkörpern (z.B. Eis) eine gewisse Fernordnung (Struktur).

Verbindungen mit Wasserstoffbrückenbindungen haben einige ungewöhnliche Eigenschaften: sie haben hohe Siedepunkte (Kp. von Wasser = 100 °C, Kp. von CH_4 = -161,4 °C), hohe Schmelzpunkte, Verdampfungswärmen, Schmelzwärmen, Viscositäten, und sie zeigen eine besonders ausgeprägte gegenseitige Löslichkeit.

Polare Lösungsmittel

Beispiele für **polare** Lösungsmittel sind H_2O, NH_3, CH_3OH, H_2S, CH_3COOH.

Die *polaren Lösungsmittel* lösen hauptsächlich Stoffe mit **hydrophilen** (wasserfreundlichen) Gruppen wie -OH, -COOH und -OR.

Unpolare Moleküle, z.B. Kohlenwasserstoff-Moleküle wie CH_3-$(CH_2)_{10}$-CH_3 sind in polaren Lösungsmitteln unlöslich und werden **hydrophob** (wasserabweisend) genannt. Diese Substanzen lösen sich jedoch in **unpolaren Lösungsmitteln** wie Tetrachlorkohlenstoff (CCl_4) oder Benzol (C_6H_6). Bisweilen nennt man Kohlenwasserstoffe auch **lipophil** (fettliebend), weil sie sich in Fetten lösen.

Die Erscheinung, daß sich Verbindungen in Substanzen von ähnlicher Struktur lösen, war bereits den Alchimisten bekannt: Similia similibus solvuntur (Ähnliches löst sich in Ähnlichem).

Verhalten und Eigenschaften von Lösungen

1. Dampfdruckerniedrigung über einer Lösung, wobei der gelöste Stoff selbst keinen merklichen Dampfdruck hat, also nicht flüchtig ist.
Der Dampfdruck über einer Lösung ist bei gegebener Temperatur kleiner als der Dampfdruck über dem reinen Lösungsmittel.
Je konzentrierter die Lösung, desto größer ist die Dampfdruckerniedrigung (-depression) Δp (Abb. 48).

Es gilt das **Raoultsche Gesetz**:

$$\Delta p = E \cdot n \qquad \text{(für sehr verdünnte Lösungen)}$$

n ist die Anzahl der in einer gegebenen Menge Flüssigkeit gelösten Mole des Stoffes (Konzentration). $n \cdot N_A$ ist die Zahl der gelösten Teilchen (*Beachte:* Elektrolyte ergeben mehr als N_A-Teilchen; so gibt 1 Mol NaCl insgesamt $N_A \cdot Na^+$-Ionen + $N_A \cdot Cl^-$-Ionen.) n wird immer auf 1000 g Lösungsmittel bezogen. **E** ist ein Proportionalitätsfaktor und heißt *molale Dampfdruckerniedrigung* Diese ist gleich Δp, wenn in 1000 g Lösungsmittel 1 Mol Stoff gelöst wird.
Bei Verwendung des Stoffmengenanteils (s.S.150) gilt: Die Dampfdruckerniedrigung Δp ist gleich dem Produkt aus dem Dampfdruck p_0 des reinen Lösungsmittels und dem Stoffmengenanteil x_2 des gelösten Stoffes:

$$\Delta p = x_2 \cdot p_0 \qquad \text{(für verdünnte Lösungen)}$$

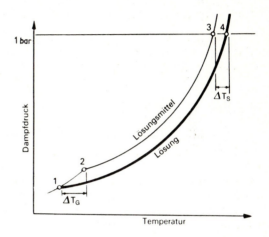

Abb. 48. Dampfdruckkurve einer Lösung und des reinen Lösungsmittels (H_2O).
1. Schmelzpunkt der Lösung; 2. Schmelzpunkt des reinen Lösungsmittels;
3. Siedepunkt des reinen Lösungsmittels; 4. Siedepunkt der Lösung

Der Dampfdruckerniedrigung entspricht eine Siedepunktserhöhung und eine Gefrierpunktserniedrigung.

2. Siedepunktserhöhung

Lösungen haben einen höheren Siedepunkt als das reine Lösungsmittel. Für die Siedepunktserhöhung Δt_S gilt:

$$\Delta T_S = E_S \cdot n \qquad (E_S = \text{molale Siedepunktserhöhung})$$

3. Gefrierpunktserniedrigung

Lösungen haben einen tieferen Gefrierpunkt als das reine Lösungsmittel. Für die Gefrierpunktserniedrigung Δt_G gilt:

$$\Delta T_G = E_G \cdot n \qquad (E_G = \text{molale Gefrierpunktserniedrigung}$$

4. Osmose

Trennt man z.B. in einer Versuchsanordnung, wie in Abb. 49 angegeben (*Pfeffersche Zelle*), eine Lösung und reines Lösungsmittel durch eine Membran, die nur für die Lösungsmittelteilchen durchlässig ist (halbdurchlässige = semipermeable Wand), so diffundieren Lösungsmittelteilchen in die Lösung und verdünnen diese. Diesen Vorgang nennt man **Osmose**.

Durch Osmose vergrößert sich die Lösungsmenge, und die Lösung steigt solange in dem Steigrohr hoch, bis der *hydrostatische Druck* der Flüssigkeitssäule dem "Überdruck" in der Lösung gleich ist.

Der durch Osmose in einer Lösung entstehende Druck heißt **osmotischer Druck (π)**. Er ist ein Maß für das Bestreben einer Lösung, sich in möglichst viel Lösungsmittel zu verteilen.

Formelmäßige Wiedergabe (*van't Hoff*, 1886):

$$\pi \cdot V = n \cdot R \cdot T \quad \text{oder mit} \quad c = n/V: \quad \pi = c \cdot R \cdot T. \quad (V = \text{Volumen})$$

Der osmotische Druck ist direkt proportional der Teilchenzahl, d.h. der molaren Konzentration c des gelösten Stoffes (c = n/V) und der Temperatur T.

Der osmotische Druck ist unabhängig von der Natur des gelösten Stoffes: Eine 1-molare Lösung irgendeines Nichtelektrolyten hat bei 0 °C in 22,414 Liter Wasser einen osmotischen Druck von 1 bar.

Elektrolyte, die in *zwei Teilchen* zerfallen wie NaCl, haben den *zweifachen* osmotischen Druck einer gleichkonzentrierten undissoziierten Substanz.

Äquimolare Lösungen verschiedener Nichtelektrolyte zeigen, unabhängig von der Natur des gelösten Stoffes, den gleichen osmotischen

Druck, die gleiche Dampfdruckerniedrigung und somit die gleiche Gefrierpunktserniedrigung und Siedepunktserhöhung.

Beispiel: 1 Liter Wasser enthält ein Mol irgendeines Nichtelektrolyten gelöst. Diese Lösung hat bei 0 °C den osmotischen Druck 22,69 bar. Sie gefriert um 1,86 °C tiefer und siedet um 0,52 °C höher als reines Wasser.

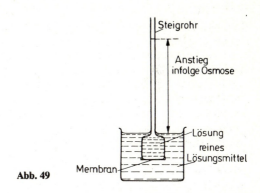

Abb. 49

5. Donnan-Gleichgewicht

Mit einer Versuchsanordnung, die der in Abb. 49 sehr ähnlich ist, kann man den Donnanschen osmotischen Druck demonstrieren. Die semipermeable Membran muß für das Lösungsmittel und niedermolekulare Stoffe durchlässig, für makromolekulare (auch kolloidale) Stoffe jedoch undurchlässig sein.

Füllt man in die Zelle die Lösung eines Salzes $R^- Na^+$, wobei R^- von kolloidaler Größenordnung ist, und gibt in den Außenraum eine Lösung von $Na^+ Cl^-$, so stellt sich zwischen den Lösungen ein Gleichgewicht ein.

Für dieses Gleichgewicht folgt aus dem II. Hauptsatz der Thermodynamik: $\Delta G = 0$ (s.S. 224). Werden jeweils Δn Mole durch die Membran vom Raum i (innen) in den Raum a (außen) transportiert, erhalten wir die Gleichung:

$$\Delta n \cdot R \cdot T \cdot \ln \frac{c(Na^+)_i}{c(Na^+)_a} + \Delta n \cdot R \cdot T \cdot \ln \frac{c(Cl^-)_i}{c(Cl^-)_a} = \Delta G = 0$$

vereinfacht:

$$\frac{c(Na^+)_i}{c(Na^+)_a} = \frac{c(Cl^-)_a}{c(Cl^-)_i} \quad \text{oder}$$

$$c(Na^+)_a \cdot c(Cl^-)_a = c(Na^+)_i \cdot c(Cl^-)_i$$

Donnansche Gleichgewichtsbedingung
(Donnan-Beziehung)

Da die Elektroneutralität auf jeder Seite der Membran gegeben sein muß, gilt für die Ionenkonzentration innerhalb und außerhalb der Zelle: $c(Na^+)_i = c(R^-)_i + c(Cl^-)_i$ und $c(Na^+)_a = c(Cl^-)_a$. Daraus folgt: $c(Cl^-)_i < c(Na^+)_i$ und wegen des Donnan-Gleichgewichts $c(Cl^-)_i < c(Cl^-)_a$, weil $c(Na^+)_i \cdot c(Cl^-)_i = c(Na^+)_a \cdot c(Cl^-)_a$.
Das bedeutet aber $c(NaCl)_i < c(NaCl)_a$.

Daraus ergibt sich:

1. Die kolloidalen Ionen R⁻ verhindern einen vollständigen Konzentrationsausgleich des Elektrolyten und führen zur Ausbildung eines ionenspezifischen Konzentrationsgradienten. Die Summe der diffusionsfähigen Ionen ist infolge der ungleichen Verteilung innerhalb der zelle größer als außerhalb. Hierdurch entsteht in der Zelle zusätzlich zu dem normalen osmotischen Druck der **Donnansche osmotische Druck**. Diese Drucksteigerung muß von den Zellwänden aufgefangen werden.

2. Die vorhandenen Protein-Ionen R⁻ drängen gleichsinnig geladedene Ionen wie Cl⁻-Ionen nach außen. Dies gilt analog auch für H⁺-Ionen, welche durch Na⁺-Ionen verdrängt werden. Hierdurch kommt es zu einer Verschiebung des pH-Wertes zwischen Innenraum und Außenraum.

3. Beide Räume sind für sich elektrisch neutral, sie enthalten jedoch verschiedene Konzentrationen an diffusionsfähigen Elektrolytteilchen, z.B. Na⁺. Dies führt zur Ausbildung einer Potentialdifferenz an der Membran, die über die Nernstsche Gleichung berechnet werden kann:

$$E_{Na^+} = \frac{R \cdot T}{n \cdot F} \cdot \ln \frac{c(Na^+)_i}{c(Na^+)_a}$$

E heißt hier auch Donnan-Potential oder Gleichgewichtspotential.
Das tatsächlich gemessene Membranpotential ist die Summe aller beteiligten Gleichgewichtspotentiale.

Beispiel: Die Analyse einer Ödemflüssigkeit und des Blutserums, aus dem sie entstand, ergab für das Serum $c(Na^+) = 166{,}8$ mmol $\cdot$ l^{-1}, $c(Cl^-) = 116{,}8$ mmol $\cdot$ l^{-1} und für die Ödemflüssigkeit $c(Na^+) = 156{,}2$ mmol $\cdot$ l^{-1}, $c(Cl^-) = x$ mmol $\cdot$ l^{-1}. Die Anwendung der Donnan-Beziehung liefert:

$$\frac{156{,}2}{166{,}8} = \frac{116{,}8}{x} \quad ; \quad x = 124{,}7.$$

(Gemessen wurde: $c(Cl^-) = 120$ mmol $\cdot$ l^{-1})

Für die gemessenen Werte beträgt das Donnan-Potential E_{Na^+} bzw. E_{Cl^-} bei T = 25 °C:

$$E_{Na^+} = 59 \cdot \lg \frac{156{,}2}{166{,}8} = -1{,}68 \text{ mV},$$

$$E_{Cl^-} = 59 \cdot \lg \frac{116{,}8}{120} = -0{,}69 \text{ mV}$$

---

6. Dialyse

Die **Dialyse** ist ein physikalisches Verfahren zur Trennung gelöster niedermolekularer von makromolekularen oder kolloiden Stoffen. Sie beruht darauf, daß makromolekulare oder kolloiddisperse Substanzen nicht oder nur schwach durch halbdurchlässige Membranen ("Ultrafilter", tierische, pflanzliche oder künstliche Membranen) diffundieren.

Die **Dialysegeschwindigkeit** v, d.h. die Abnahme der Konzentration des durch die Membran diffundierenden molekulardispers (0,1-3 nm) gelösten Stoffes pro Zeiteinheit ($v = -dc/dt$) ist in jedem Augenblick der Dialyse der gerade vorhandenen Konzentration c proportional.

$$v = \lambda \cdot c \quad (\lambda = \text{Dialysekoeffizient})$$

λ hat bei gegebenen Bedingungen (Temperatur, Flächengröße der Membran, Schichthöhe der Lösung, Konzentrationsunterschied auf beiden Seiten der Membran) für jeden gelösten Stoff einen charakteristischen Wert.
Für zwei Stoffe A und B mit der Molekülmasse M_A bzw. M_B gilt die Beziehung:

$$\frac{\lambda_A}{\lambda_B} = \sqrt{\frac{M_B}{M_A}}$$

Abb. 50 zeigt einen einfachen Dialyseapparat (Dialysator).

Die echt gelösten (molekulardispersen) Teilchen diffundieren unter dem Einfluß der Brownschen Molekularbewegung durch die Membran und werden von dem strömenden Außenwasser abgeführt.

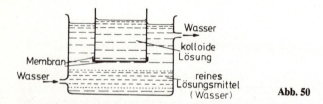

Abb. 50

7. Kolloiddisperse Systeme

In einem kolloiddispersen System (Kolloid) sind Materieteilchen der Größenordnung 10 bis 100 nm in einem Medium, dem Dispersionsmittel, verteilt (dispergiert). Dispersionsmittel und dispergierter Stoff können in beliebigem Aggregatzustand vorliegen.

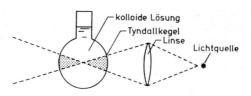

Abb. 51. Experiment zum Nachweis des Tyndalleffektes

Echte Lösungen (molekulardisperse Lösungen) und kolloiddisperse Systeme zeigen daher trotz gelegentlich ähnlichen Verhaltens ganz deutliche Unterschiede. Dies wird besonders augenfällig beim **Faraday-Tyndall-Effekt**. Während eine echte Lösung "optisch leer" ist, streuen kolloide Lösungen eingestrahltes Licht nach allen Richtungen, und man kann seitlich zum eingestrahlten Licht eine leuchtende Trübung erkennen.

Der Tyndall-Effekt kann auch im Alltag häufig beobachtet werden. Ein Beispiel liefern Sonnenstrahlen, die durch Staubwolken oder Nebel fallen. Ihren Verlauf kann man infolge der seitlichen Lichtstreuung beobachten.

Einteilung der Kolloide

Kolloide Systeme können Dispersionsmittel und dispergierten Stoff in verschiedenem Aggregatzustand enthalten. Entsprechend unterscheidet man:

Aerosol:
Dispersionsmittel: Gas; dispergierter Stoff: fest;
Beispiel: Rauch.
Dispersionsmittel: Gas; dispergierter Stoff: flüssig;
Beispiel: Nebel, alle Sprays.

Suspension *(Sol)*:
Dispersionsmittel: flüssig; dispergierter Stoff: fest;
Beispiel: Dispersionsanstrichfarben.

Emulsion:
Dispersionsmittel: flüssig; dispergierter Stoff: flüssig;
Beispiel: Milch (Fetttröpfchen in Wasser)
Schaum:
Dispersionsmittel: fest oder flüssig, dispergierter Stoff: Gas;
Beispiel: Seifenschaum, Schlagsahne, verschäumte Polyurethane.

Häufig unterteilt man Kolloide nach ihrer Gestalt in *isotrope Kolloide* oder *Sphärokolloide* und *anisotrope* (nicht kugelförmige) *Kolloide* oder *Linearkolloide*.
Besitzen die Kolloidteilchen etwa die gleiche Größe, spricht man von einem *monodispersen* System. *Polydispers* heißt ein System, wenn die Teilchen verschieden groß sind.

Weitverbreitet ist die Einteilung von Kolloiden aufgrund ihrer Wechselwirkungen mit dem Dispersionsmittel.
Kolloide mit starken Wechselwirkungen mit dem Lösungsmittel heissen **lyophil** (Lösungsmittel liebend). Auf Wasser bezogen nennt man sie **hydrophil**. Lyophile Kolloide enthalten entweder große Moleküle oder Aggregate (Micellen) kleinerer Moleküle, die eine Affinität zum Lösungsmittel haben. Sie sind oft sehr stabil. **Beispiele:** Natürlich vorkommende Polymere oder polymerähnliche Substanzen wie Proteine, Nucleinsäuren, Seifen, Detergentien oder Emulgatoren.

Lyophob oder speziell **hydrophob** heißen Kolloide, die mit dem Lösungsmittel keine oder nur geringe Wechselwirkungen zeigen. Sie sind im neutralen Zustand i.a. instabil. Durch Wechselwirkung mit dem Lösungsmittel können sie bisweilen positiv oder negativ aufgeladen werden, z.B. durch Anlagerung von Ionen wie H^+, OH^- usw. Dies führt zu einer Stabilisierung des kolloiden Zustandes, weil sich gleichsinnig geladene Teilchen abstoßen und ein Zusammenballen verhindert wird.

Ballen sich die einzelnen Teilchen eines Kolloidsystems zusammen, flocken sie aus. Der Vorgang hießt Koagulieren bzw. **Koagulation**. Da hierbei die Oberfläche verkleinert wird, ist die Koagulation ein exergonischer Vorgang ($\Delta G < O$). Der zur Koagulation entgegengesetzte Vorgang heißt **Peptisation**.

Durch das Ausflocken von Kolloidteilchen entsteht aus einem **Sol** ein **Gel**, ein oft puddingartiger Zwischenzustand:

$$\text{Sol} \underset{\text{Peptisation}}{\overset{\text{Koagulation}}{\rightleftharpoons}} \text{Gel.}$$

Durch Zugabe sog. **Schutzkolloide** wie z.B. Gelatine, Eiweißstoffe, lösliche Harze kann das Ausflücken manchmal verhindert werden. Die Kolloidteilchen sind dann nämlich von einer Schutzhülle umgeben, welche die Wechselwirkungen zwischen den Teilchen vermindert oder unterdrückt.

Säuren und Basen

Elektrolytische Dissoziation

Zerfällt ein Stoff in wäßriger Lösung oder in der Schmelze mehr oder weniger vollständig in Ionen, sagt man, er dissoziiert. Der Vorgang heißt **elektrolytische Dissoziation** und der Stoff *Elektrolyt*. Lösungen und Schmelzen von Elektrolyten leiten den elektrischen Strom durch Ionenwanderung. Dabei wandern die positiv geladenen Ionen zur Kathode (= **Kationen**) und die negativ geladenen zur - Anode (= **Anionen**).
Als **Beispiel** betrachten wir die Dissoziation von Essigsäure, CH_3COOH:

$$CH_3COOH \rightleftharpoons CH_3COO^- + H^+.$$

Wenden wir das MWG an, ergibt sich:

$$\frac{c(CH_3COO^-) \cdot c(H^+)}{c(CH_3COOH)} = K.$$

K heißt **Dissoziationskonstante**. Ihre Größe ist ein Maß für die Stärke des Elektrolyten.
Häufig benutzt wird auch der **Dissoziationsgrad α**:

$$\alpha = \frac{\text{Anzahl Mole, die in Ionen dissoziiert sind}}{\text{Mole gelöste Substanz}}$$

Man gibt α entweder in Bruchteilen von 1 (z.B. 0,5) oder in Prozenten (z.B. statt 0,5 auch 50 %) an.

Je nach der Größe von K bzw. α unterscheidet man starke und schwache Elektrolyte.

Starke Elektrolyte sind zu fast 100 % dissoziiert, d.h. α ist etwa gleich 1.
Beispiele: starke Säuren wie die Mineralsäuren HCl, HNO_3, H_2SO_4 usw.; starke Basen wie Natriumhydroxid (NaOH); Kaliumhydroxid (KOH); typische Salze wie die Alkali- und Erdalkalihalogenide.

Schwache Elektrolyte sind nur wenig dissoziiert (< 10 %). Für sie ist α sehr viel kleiner als 1 ($\alpha \ll 1$). **Beispiele:** die meisten organischen Säuren.

Broenstedsäuren und -basen und der Begriff des pH-Wertes

Säuren sind - nach Broensted (1923) - Protonendonatoren (Protonenspender). Das sind Stoffe oder Teilchen der Form HA, die H^+-Ionen abgeben können, wobei ein Anion A^- (= Base) zurückbleibt.
Beispiele: HCl, HNO_3, Schwefelsäure H_2SO_4, CH_3COOH, H_2S, NH_4^+.
Basen sind **Protonenacceptoren**. Das sind Stoffe oder Teilchen, die H^+-Ionen aufnehmen können.
Beispiele: $NH_3 + H^+ \rightleftharpoons NH_4^+$; $Na^+\ OH^- + HCl \rightleftharpoons H_2O + Na^+ + Cl^-$.
Salze sind Stoffe, die in festem Zustand aus Ionen aufgebaut sind.
Beispiele: NaCl, Ammoniumchlorid (NH_4Cl), Eisensulfat ($FeSO_4$).

Eine Säure kann ihr Proton nur dann abgeben, d.h. als Säure reagieren, wenn das Proton von einer Base aufgenommen wird.
Für eine Base liegen die Verhältnisse umgekehrt.
Die saure oder basische Wirkung einer Substanz ist also eine Funktion des jeweiligen Reaktionspartners, denn Säure-Base-Reaktionen sind **Protonenübertragungsreaktionen (Protolysen).**

Protonenaufnahme bzw. -abgabe sind *reversibel*, d.h. bei einer Säure-Base-Reaktion stellt sich ein Gleichgewicht ein.
Es heißt *Säure-Base-Gleichgewicht* oder *Protolysengleichgewicht*:
$HA + B \rightleftharpoons BH^+ + A^-$, mit den Säuren: HA und BH^+ und den Basen: B und A^-.
Bei der Rückreaktion wirkt A^- als Base und BH^+ als Säure. Man bezeichnet A^- als die zu HA **korrespondierende (konjugierte) Base**.
HA ist die zu A^- **korrespondierende (konjugierte) Säure**.
HA und A^- nennt man ein **korrespondierendes (konjugiertes) Säure-Base-Paar**.

Für ein Säure-Base-Paar gilt: Je leichter eine Säure (Base) ihr Proton abgibt (aufnimmt), d.h. je stärker sie ist, um so schwächer ist ihre korrespondierende Base (Säure).

Die Lage des Protolysengleichgewichts wird durch die Stärke der beiden Basen (Säuren) bestimmt. Ist B stärker als A^-, so liegt das Gleichgewicht auf der rechten Seite der Gleichung.

Beispiel:

$HCl \rightleftharpoons H^+ + Cl^-$

$NH_3 + H^+ \rightleftharpoons NH_4^+$

$HCl + NH_3 \rightleftharpoons NH_4^+ + Cl^-$

<u>Allgemein:</u>

Säure 1 + Base 2 $\rightleftharpoons$ Säure 2 + Base 1.
Die Säure-Base-Paare sind:
HCl/Cl^- bzw. Säure 1/Base 1,
NH_3/NH_4^+ bzw. Base 2/Säure 2.

Substanzen oder Teilchen, die sich einer starken Base gegenüber als Säure verhalten und von einer starken Säure H^+-Ionen übernehmen und binden können, heißen **Ampholyte**. Welche Funktion ein Ampholyt ausübt, hängt vom Reaktionspartner ab.

Beispiel: H_2O, HCO_3^-, H_2NCOOH

Wasser, H_2O, ist als sehr schwacher amphoterer Elektrolyt in ganz geringem Maße dissoziiert:

$$H_2O \rightleftharpoons H^+ + OH^-.$$

H^+-Ionen (Protonen) sind wegen ihrer hohen Ladung im Verhältnis zur Größe nicht existenzfähig. Sie liegen solvatisiert vor:

H_3O^+, $H_5O_2^+$, $H_7O_3^+$, $H_9O_4^+ = H_3O^+ \cdot 3H_2O$ etc.
Zur Vereinfachung verwendet man nur das erste Ion H_3O^+ (= Hydronium-Ion).
Die H_3O^+-Ionen (Hydronium-Ionen) sind in wäßriger Lösung nur 10^{-13} s stabil.
Der Dissoziationsgrad α von Wasser ist: $\alpha = 1{,}4 \cdot 10^{-9}$ bei 22 °C.

Autoprotolyse des Wassers: $H_2O + H_2O \rightleftharpoons H_3O^+ + OH^-$

Das Massenwirkungsgesetz lautet für die Autoprotolyse des Wassers:

$$\frac{c(H_3O^+) \cdot c(OH^-)}{c^2(H_2O)} = K \quad \text{oder}$$

$$c(H_3O^+) \cdot c(OH^-) = K \cdot c^2(H_2O) = K_w$$

mit $K_{(293\ K)} = 3{,}26 \cdot 10^{-18}$

Da die Eigendissoziation des Wassers sehr gering ist, kann die Konzentration des undissoziierten Wassers als nahezu konstant angenommen und gleich der Ausgangskonzentration $c(H_2O) = 1000/18 = 55{,}4$ mol·l^{-1} gesetzt werden.

Mit diesem Zahlenwert ergibt sich:

$$c(H_3O^+) \cdot c(OH^-) = 3{,}26 \cdot 10^{-18} \cdot 55{,}4^2 = 10^{-14} \, mol^2 \cdot l^{-2}$$

Die Konstante K_W heißt das **Ionenprodukt des Wassers**. Für reines Wasser und 22 °C ergibt sich als Wert für K_W:

$$K_W = 10^{-14} \, mol^2 \cdot l^{-2}$$

und damit für $c(H_3O^+)$ und $c(OH^-)$:

$$c(H_3O^+) = c(OH^-) = \sqrt{10^{-14} \, mol^2 \cdot l^{-2}} = 10^{-7} \, mol \cdot l^{-1}$$

Der Zahlenwert von K_W ist temperaturabhängig. Für genaue Rechnungen muß man statt der Konzentrationen die Aktivitäten verwenden.

Reines Wasser reagiert also bei 22 °C **neutral**, d.h. weder sauer noch basisch.

Man kann auch allgemein sagen: Eine wäßrige Lösung reagiert dann **neutral**, wenn in ihr die Wasserstoffionenkonzentration $c(H_3O^+)$ den Wert $10^{-7} \, mol \cdot l^{-1}$ hat.

Die Zahlen 10^{-14} oder 10^{-7} sind vom Typ $a \cdot 10^{-b}$. Bildet man hiervon den negativen dekadischen Logarithmus, erhält man:

$-\lg a \cdot 10^{-b} = b - \lg a$

Für den negativen dekadischen Logarithmus der **Wasserstoffionenkonzentration** (genauer: der Wasserstoffionenaktivität) hat man aus praktischen Gründen das Symbol **pH** (von potentia hydrogenii) eingeführt.

Den zugehörigen Zahlenwert bezeichnet man als den **pH-Wert** einer Lösung:

$$pH = -\lg c(H_3O^+).$$

Eine neutrale Lösung hat den pH-Wert 7 bei T = 22 °C.

In sauren Lösungen überwiegen die H_3O^+-Ionen, und es gilt:
$c(H_3O^+) > 10^{-7}$ mol·l^{-1} oder   pH < 7.

In alkalischen (basischen) Lösungen überwiegt die OH$^-$-Konzentration. Hier ist:
$c(H_3O^+) < 10^{-7}$ mol·l^{-1} oder   pH > 7.

Benutzt man das Symbol p allgemein für den negativen dekadischen Logarithmus einer Größe (z.B. pOH, pK_W) läßt sich das Ionenprodukt von Wasser auch schreiben als:

pH + pOH = pK_W = 14.   (Der Zahlenwert 14 gilt für 22 °C)

Mit dieser Gleichung kann man über die OH$^-$-Ionenkonzentration auch den pH-Wert einer alkalischen Lösung errechnen (Tabelle 11).

Tabelle 11

pH	Beispiele	pOH
0	1 M starke Säure, 1 M HCl, $c(H_3O^+) = 10^0 = 1$, $c(OH^-) = 10^{-14}$	14
1	0,1 M starke Säure, 0,1 M HCl, $c(H_3O^+) = 10^{-1}$, $c(OH^-) = 10^{-13}$	13
2	0,01 M starke Säure, 0,01 M HCl, $c(H_3O^+) = 10^{-2}$, $c(OH^-) = 10^{-12}$	12
.	.	
.	.	
.	.	
7	Neutralpunkt, reines Wasser, $c(H_3O^+) = c(OH^-) = 10^{-7}$	7
.	.	
.	.	
.	.	
12	0,01 M starke Base, 0,01 M NaOH, $c(OH^-) = 10^{-2}$, $c(H_3O^+) = 10^{-12}$	2
13	0,1 M starke Base, 0,1 M NaOH, $c(OH^-) = 10^{-1}$, $c(H_3O^+) = 10^{-13}$	1
14	1 M starke Base, 1 M NaOH, $c(OH^-) = 10^0$, $c(H_3O^+) = 10^{-14}$	0
pH		pOH

Säuren- und Basenstärke

Wir betrachten die Reaktion einer *Säure* HA mit H_2O

$$HA + H_2O \rightleftharpoons H_3O^+ + A^-; \quad K = \frac{c(H_3O^+) \cdot c(A^-)}{c(HA) \cdot c(H_2O)}$$

Solange mit verdünnten Lösungen der Säure gearbeitet wird, kann $c(H_2O)$ als konstant angenommen und die Gleichgewichtskonstante einbezogen werden:

$$K \cdot c(H_2O) = K_s = \frac{c(H_3O^+) \cdot c(A^-)}{c(HA)}$$

Für die Reaktion einer *Base* mit H_2O gelten analoge Beziehungen:

$$B + H_2O \rightleftharpoons BH^+ + OH^-; \quad K' = \frac{c(BH^+) \cdot c(OH^-)}{c(H_2O) \cdot c(B)}$$

$$K' \cdot c(H_2O) = K_b = \frac{c(BH^+) \cdot c(OH^-)}{c(B)}$$

Die Konstanten K_s und K_b nennt man **Säure-** bzw. **Base-Konstante**. Sie sind ein Maß für die Stärke einer Säure bzw. Base. Analog dem pH-Wert formuliert man den pK_s-Wert:

$$\boxed{pK_s = -\lg K_s \quad \text{und} \quad pK_b = -\lg K_b}$$

Zwischen den pK_s- und pK_b-Werten korrespondierender Säure-Base-Paare gilt die Beziehung:

$$\boxed{pK_s + pK_b = 14}$$

Starke Säuren haben pK_s-Werte < 0 und **starke Basen** haben pK_b-Werte < 0, d.h. pK_s-Werte > 14.

pH-Wert-Berechnung bei starken Säuren und Basen

In wäßrigen Lösungen starker Säuren und Basen reagiert die Säure oder Base praktisch vollständig mit dem Wasser, d.h. $c(H_3O^+)$ bzw. $c(OH^-)$ ist gleich der Gesamtkonzentration der Säure bzw. Base.

> **Beispiele:**
> Säure: Gegeben: 0,01 M wäßrige HCl-Lösung; gesucht: pH-Wert.
> $c(H_3O^+) = 0,01 = 10^{-2}$ mol · l^{-1}; pH = 2.
>
> Base: Gegeben: 0,1 M NaOH; gesucht: pH-Wert.
> $c(OH^-) = 0,1 = 10^{-1}$ mol · l^{-1}; $c(OH^-) \cdot c(H_3O^+) = 10^{-14}$;
> $c(H_3O^+) = 10^{-13}$ mol · l^{-1}; pH = 13.

pH-Wert-Berechnung bei schwachen Säuren und Basen

Bei **schwachen** Säuren (Basen) kommt es nur zu unvollständigen Protolysen. Es stellt sich ein Gleichgewicht ein, in dem alle beteiligten Teilchen in meßbaren Konzentrationen vorhanden sind.

Säure: $HA + H_2O \rightleftharpoons H_3O^+ + A^-$.

Aus Säure und H_2O entstehen gleichviele H_3O^+ und A^--Ionen, d.h. $c(A^-) = c(H_3O^+) = x$. Die Konzentration der undissoziierten Säure $c = c(HA)$ ist gleich der Anfangskonzentration der Säure C minus x; denn wenn x H_3O^+-Ionen gebildet werden, werden x Säuremoleküle verbraucht. Bei schwachen Säuren ist x gegenüber C vernachlässigbar, und man darf $C = c(HA) = c$ setzen.

Nach dem Massenwirkungsgesetz ist:

$$K_s = \frac{c(H_3O^+) \cdot c(A^-)}{c(HA)} = \frac{c^2(H_3O^+)}{c(HA)} = \frac{x^2}{C-x} \approx \frac{x^2}{C} \approx \frac{x^2}{c},$$

$K_s \cdot c(HA) = c^2(H_2O)$, mit HA = c(Säure) ergibt sich durch Logarithmieren:

$$pK_s - \lg c(\text{Säure}) = 2 \cdot pH,$$

$$pH = \frac{pK_s - \lg c(\text{Säure})}{2}$$

Base: $B + H_2O \rightleftharpoons BH^+ + OH^-$.

Zur Berechnung des pH-Wertes in der Lösung einer Base verwendet man die Basenkonstante K_b:

$$K_b = \frac{c(BH^+) \cdot c(OH^-)}{c(B)} = \frac{10^{-14}}{K_s} \quad \text{oder} \quad pK_s + pK_b = 14;$$

$$pK_b = -\lg K_b; \quad pOH = \frac{pK_b - \lg c(\text{Base})}{2}$$

Mit $pOH + pH = 14$ ergibt sich

$$pH = 14 - pOH = 14 - \frac{pK_b - \lg c(\text{Base})}{2} \quad \text{oder}$$

$$pH = 7 + \frac{1}{2}(pK_s + \lg c(\text{Base}))$$

Beispiele:

Säure: Gegeben: 0,1 M HCN-Lösung, $pK_{sHCN} = 9{,}4$;
gesucht: pH-Wert.

Lösung:

$$c = 0{,}1 = 10^{-1} \text{ mol} \cdot l^{-1}; \quad pH = \frac{9{,}4 + 1}{2} = 5{,}2.$$

Base: Gegeben: 0,1 M Na_2CO_3-Lösung; gesucht: pH-Wert.
Lösung: Na_2CO_3 enthält das basische CO_3^{2-}-Ion, das mit H_2O reagiert:

$CO_3^{2-} + H_2O \rightleftharpoons HCO_3^- + OH^-$. Das HCO_3^--Ion ist die zu CO_3^{2-} konjugierte Säure mit $pK_s = 10{,}4$.
Aus $pK_s + pK_b = 14$ folgt $pK_b = 3{,}6$. Damit wird

$$pOH = \frac{3{,}6 - \lg 0{,}1}{2} = \frac{3{,}6 - (-1)}{2} = 2{,}3 \quad \text{und}$$

$$pH = 14 - 2{,}3 = 11{,}7.$$

Zum pH-Wert in Lösungen von Ampholyten s. 2. Teil.

Tabelle 12. Starke und schwache Säure-Base-Paare

pK_s		Säure ← korrespondierende → Base			pK_b
−9	sehr starke Säure	$HClO_4$ Perchlorsäure	$ClO_4^\ominus$	Perchloration	sehr schwache Base	23
−3		H_2SO_4 Schwefelsäure	$HSO_4^\ominus$	Hydrogensulfation		17
−1,76		$H_3O^\oplus$ Oxoniumion	H_2O	Wasser [1]		15,76
1,92	Die Stärke der Säure nimmt ab	H_2SO_3 Schweflige Säure	$HSO_3^\ominus$	Hydrogensulfition	Die Stärke der Base nimmt zu	12,08
1,92		$HSO_4^\ominus$ Hydrogensulfation	$SO_4^{2\ominus}$	Sulfation		12,08
1,96		H_3PO_4 Orthophosphorsäure	$H_2PO_4^\ominus$	Dihydrogenphosphation		12,04
4,76		HAc Essigsäure	$Ac^\ominus$	Acetation		9,24
6,52		H_2CO_3 Kohlensäure	$HCO_3^\ominus$	Hydrogencarbonation		7,48
7		$HSO_3^\ominus$ Hydrogensulfition	$SO_3^{2\ominus}$	Sulfition		7
9,24		$NH_4^\oplus$ Ammoniumion	NH_3	Ammoniak		4,75
10,4		$HCO_3^\ominus$ Hydrogencarbonation	$CO_3^{2\ominus}$	Carbonation		3,6
15,76	sehr schwache Säure	H_2O Wasser [1]	$OH^\ominus$	Hydroxidion	sehr starke Base	−1,76
24		$OH^\ominus$ Hydroxidion	$O^{2\ominus}$	Oxidion		−10

[1] $\dfrac{c(H_3O^+) \cdot c(OH^-)}{c(H_2O)} = \dfrac{10^{-14}}{55{,}4} = 1{,}8 \cdot 10^{-16}$,

um H_3O^+, OH^- und H_2O in die Tabelle aufnehmen zu können. Bei der Ableitung von K_w über die Aktivitäten ist $pK_s(H_2O) = 14$ und $pK_s(H_3O^+) = 0$

Mehrbasige Säuren sind Beispiele für **mehrstufig dissoziierende Elektrolyte**.
Hierzu gehören die Orthophosphorsäure (H_3PO_4), Schwefelsäure (H_2SO_4) und Kohlensäure (H_2CO_3).
Sie können als mehrprotonige (mehrbasige) Säuren ihre Protonen *schrittweise* abgeben.

Für jede Dissoziationsstufe gibt es eine eigene Dissoziationskonstante K bzw. Säurekonstante K_S mit einem entsprechenden pK_S-Wert.

Bei einer Lösung von H_3PO_4 spielt die dritte Protolysenreaktion praktisch keine Rolle.
Im Falle einer Lösung von Na_2HPO_4 ist auch pK_{S3} maßgebend.
Beachte: Lösungen von HPO_4^{2-} und $H_2PO_4^-$ sind Ampholyte. Daher sind bei pH-Wert-Berechnungen für diese Lösungen pK_{S2} und pK_{S3} mit zu berücksichtigen.

Bei genügend großem Unterschied der K_S- bzw. pK_S-Werte kann man jede Stufe für sich betrachten. Ausschlaggebend für den pH-Wert ist meist die 1. Stufe. Während nämlich die Abspaltung des ersten Protons leicht und vollständig erfolgt, werden alle weiteren Protonen sehr viel schwerer und unvollständig abgespalten. Dabei gilt: $pK_{S1} < pK_{S2} < pK_{S3}$.

Die einzelnen Dissoziationsstufen können oft in Form ihrer Salze isoliert werden.

Beispiele (mit Angaben über die Reaktion in Wasser):
Natriumdihydrogenphosphat NaH_2PO_4 (primäres Natriumphosphat) (sauer).
Dinatriumhydrogenphoshat Na_2HPO_4 (sekundäres Natriumphosphat) (basisch), Trinatriumphosphat Na_3PO_4 (tertiäres Natriumphosphat) (stark basisch), Natriumhydrogencarbonat $NaHCO_3$ (basisch), Natriumcarbonat Na_2CO_3 (stark basisch) und andere Alkalicarbonate wie Kaliumcarbonat K_2CO_3 und Lithiumcarbonat Li_2CO_3.

H_3PO_4:

Als *Dissoziation* formuliert	Als *Protolyse* formuliert

1. Stufe:

$H_3PO_4 \rightleftharpoons H^+ + H_2PO_4^-$ $H_3PO_4 + H_2O \rightleftharpoons H_3O^+ + H_2PO_4^-$

$$K_{S_1} = \frac{c(H_3O^+) \cdot c(H_2PO_4^-)}{c(H_3PO_4)}$$

$$= 1{,}1 \cdot 10^{-2}; pK_{S1} = 1{,}96$$

2. Stufe:

$H_2PO_4^- \rightleftharpoons H^+ + HPO_4^{2-}$ $H_2PO_4^- + H_2O \rightleftharpoons H_3O^+ + HPO_4^{2-}$

$$K_{S_2} = \frac{c(H_3O^+) \cdot c(HPO_4^{2-})}{c(H_2PO_4^-)}$$

$$= 6{,}1 \cdot 10^{-8}; pK_{S2} = 7{,}21$$

3. Stufe:

$HPO_4^{2-} \rightleftharpoons H^+ + PO_4^{3-}$ $HPO_4^{2-} + H_2O \rightleftharpoons H_3O^+ + PO_4^{3-}$

$$K_{S_3} = \frac{c(H_3O^+) \cdot c(PO_4^{3-})}{c(HPO_4^{2-})}$$

$$= 4{,}7 \cdot 10^{-13};$$
$$pK_{S3} = 12{,}32$$

Citronensäure:

1. Stufe

$$\begin{array}{l}H_2C-COOH\\|\\HOC-COOH\\|\\H_2C-COOH\end{array} + H_2O \rightleftharpoons \begin{array}{l}H_2C-COO^{\ominus}\\|\\HOC-COOH\\|\\H_2C-COOH\end{array} + H_3O^{\oplus}; \quad pK_{s_1} \equiv 3{,}08;$$

2. Stufe

$$\begin{array}{l}H_2C-COO^{\ominus}\\|\\HOC-COOH\\|\\H_2C-COOH\end{array} + H_2O \rightleftharpoons \begin{array}{l}H_2C-COO^{\ominus}\\|\\HOC-COO^{\ominus}\\|\\H_2C-COOH\end{array} + H_3O^{\oplus}; \quad pK_{s_2} = 4{,}74;$$

3. Stufe

$$\begin{array}{l}H_2C-COO^{\ominus}\\|\\HOC-COO^{\ominus}\\|\\H_2C-COOH\end{array} + H_2O \rightleftharpoons \begin{array}{l}H_2C-COO^{\ominus}\\|\\HOC-COO^{\ominus}\\|\\H_2C-COO^{-}\end{array} + H_3O^{\oplus}; \quad pK_{s_3} = 5{,}40.$$

H_2CO_3:

1. Stufe: $\quad CO_2 + H_2O \rightleftharpoons H_2CO_3$
$\qquad\qquad H_2CO_3 + H_2O \rightleftharpoons HCO_3^{\ominus} + H_3O^{\oplus}; \qquad pK_{s1} = 6{,}52.$
2. Stufe: $\quad HCO_3^{\ominus} + H_2O \rightleftharpoons CO_3^{2\ominus} + H_3O^{\oplus}; \qquad pK_{s2} = 10{,}4.$

Bei der ersten Stufe ist zu beachten, daß nur ein kleiner Teil des in Wasser gelösten CO_2 als H_2CO_3 vorliegt. pK_{s1} bezieht sich hierauf.

Neutralisationsreaktionen

Neutralisationsreaktion nennt man allgemein die Umsetzung einer Säure mit einer Base. Hierbei hebt die Säure die Basenwirkung bzw. die Base die Säurenwirkung mehr oder weniger vollständig auf.

Läßt man z.b. äquivalente Mengen wäßriger Lösungen von starken Säuren und Basen miteinander reagieren, ist das Gemisch weder sauer noch basisch, sondern neutral. Es hat den pH-Wert 7. Handelt es sich nicht um starke Säuren und starke Basen, so kann die Mischung einen pH-Wert $\neq$ 7 aufweisen.

Allgemeine Formulierung einer Neutralisationsreaktion:

Säure + Base ⎯⎯→ Salz   (+ Wasser + Wärme)

Beispiel: Salzsäure ($H_3O^+Cl^-$) + Natronlauge (Na^+OH^-);
$H_3O^+ + Cl^- + Na^+ + OH^- \longrightarrow Na^+ + Cl^- + 2\,H_2O$;
$\Delta H^0 = -57{,}3\ kJ \cdot mol^{-1}$.

Die Metall-Kationen und die Säurerest-Anionen bleiben wie in diesem Fall meist gelöst und bilden erst beim Eindampfen der Lösung Salze.

Das Beispiel zeigt deutlich:
Die Neutralisationsreaktion ist eine Protolyse, d.h. eine Übertragung eines Protons von der Säure HA auf die Base B, z.B.:

$H_3O^+ + OH^- \longrightarrow 2\,H_2O$; $\Delta H^0 = -57{,}3\ kJ \cdot mol^{-1}$.

Da starke Säuren praktisch vollständig dissoziiert sind, wird bei allen Neutralisationsreaktionen gleich konzentrierter Hydroxidlösungen mit verschiedenen starken Säuren immer die gleiche Wärmemenge (= **Neutralisationswärme**) von $57{,}3\ kJ \cdot mol^{-1}$ frei.

Ein Beispiel für eine Neutralisationsreaktion ohne Wasserbildung ist die Reaktion von NH_3 mit HCl in der Gasphase:

NH_3 + HCl ⎯→ NH_4Cl.
Base   Säure   Salz

Genau verfolgen lassen sich Neutralisationsreaktionen durch die Aufnahme von pH-Diagrammen (Titrationskurven) bei Titrationen, s.S. 151.

Konzentrationsmaße (Zusammenfassung und Überblick)

Die Konzentration eines Stoffes wurde früher meist durch eckige Klammern symbolisiert: [X]. Heute verwendet man statt dessen c(X).

Für die Konzentration von Lösungen sind verschiedene Angaben gebräuchlich:

1. Die **Stoffmenge n(X)** des Stoffes X ist der Quotient aus der **Masse m** einer Stoffportion und der **molaren Masse von X:**

    $$n(X) = \frac{m}{M(X)} \qquad \text{SI-Einheit: mol}$$

2 a) Die **Stoffmengenkonzentration** (Konzentration) **c(X)** eines Stoffes X in einer Lösung ist der Quotient aus einer **Stoffmenge n(X)** und dem **Volumen V** der Lösung:

    $$c(X) = \frac{n(X)}{V} \qquad \text{SI-Einheit: mol/m}^3$$

    c(X) wird in der Regel in **mol·l^{-1}** angegeben.

    Beachte: Die Stoffmengenkonzentration, bezogen auf **1 Liter Lösung**, wurde früher **Molarität** genannt und mit **M** abgekürzt.

> **Beispiele:** Eine **KCl-Lösung** mit der Stoffmengenkonzentration c(KCl) = 0,5 mol·l⁻¹ enthält 0,5 Mol KCl in 1 Liter Lösung.
>
> c(NaOH) = 0,1 mol·l⁻¹: 1 Liter NaOH-Lösung enthält 0,1 Mol NaOH = 4 g NaOH. (Die molare Masse M (NaOH) = 40 g·mol⁻¹).

2 b) Die **Molalität b(X)** eines gelösten Stoffes X ist der Quotient aus seiner **Stoffmenge n(X)** und der **Masse m(Lm)** des Lösungsmittels:

$$b(X) = \frac{n(X)}{m(Lm)} \qquad \text{SI-Einheit: mol·kg}^{-1} \text{ Lösungsmittel}$$

3. Die **Äquivalentstoffmenge n(eq)** (früher = Molzahl) eines Stoffes X ist der Quotient aus der **Masse einer Stoffportion** und der **molaren Masse des Äquivalents:**

$$n(eq) = \frac{m}{M[(1/z^*)X]} \qquad \text{SI-Einheit: mol}$$

4. Die **Äquivalentkonzentration c(eq)** eines Stoffes X ist der Quotient aus der **Äquivalentstoffmenge n(eq)** und dem **Volumen V** der Lösung:

$$c(eq) = \frac{n(eq)}{V} \qquad \text{SI-Einheit: mol/m}^3$$

c(eq) wird in der Regel in **mol·l⁻¹** angegeben.

Beachte: Die Äquivalentkonzentration c(eq) eines Stoffes X bezogen auf **1 Liter Lösung** wurde früher **Normalität** genannt und mit **N** abgekürzt.

Zusammenhang zwischen der Stoffmengenkonzentration c(X) und der Äquivalentkonzentration c(eq):

c(eq) = c(X) · z*

Zusammenhang zwischen Stoffmenge n(X) und der Äquivalentstoffmenge n(eq):

n(eq) = n(X) · z*

*z bedeutet die Äquivalentzahl. Sie ergibt sich aus einer Äquivalenzbeziehung (z.B. einer definierten chem.Reaktion). Bei Ionen entspricht sie der Ionenladung.

Mit dem Mol als Stoffmengeneinheit ergibt sich:

Die Äquivalentkonzentration $c(eq) = 1 \text{ mol} \cdot l^{-1}$

- einer **Säure** (nach *Broensted*) ist diejenige Säuremenge, die 1 mol Protonen abgeben kann,

- einer **Base** (nach *Broensted*) ist diejenige Basenmenge, die 1 Mol Protonen aufnehmen kann.

- eines **Oxidationsmittels** ist diejenige Substanzmenge, die 1 mol Elektronen aufnehmen kann.

- eines **Reduktionsmittels** ist diejenige Substanzmenge, die 1 mol Elektronen abgeben kann.

Beispiele:

Wieviel Gramm HCl enthält ein Liter einer HCl-Lösung mit $c(eq) = 1 \text{ mol} \cdot l^{-1}$?

Gesucht: m in Gramm

Formel:
$$c(eq) = \frac{m}{M[(1/z)HCl] \cdot V} \quad \text{bzw.}$$

$$m = c(eq) \cdot M[(1/z)HCl] \cdot V$$

Gegeben: $c(eq) = 1 \text{ mol} \cdot l^{-1}$; V = 1; z = 1; M(HCl) = 36,5 g

Ergebnis: m = 1 · 36,5 · 1 = 36,5 g

Ein Liter einer HCl-Lösung mit der Äquivalentkonzentration $1 \text{ mol} \cdot l^{-1}$ enthält 36,5 g HCl.

Wieviel Gramm H_2SO_4 enthält ein Liter einer H_2SO_4-Lösung mit $c(eq) = 1$ mol·l^{-1}?

Gesucht: m in Gramm

Formel:
$$c(eq) = \frac{m}{M[(1/z)H_2SO_4] \cdot V} \quad \text{bzw.}$$

$$m = c(eq) \cdot M[1/z)H_2SO_4] \cdot V$$

Gegeben: $c(eq) = 1$ mol·l^{-1}; $V = 1$; $z = 2$; $M(H_2SO_4) = 98$ g

Ergebnis: $m = 1 \cdot 49 \cdot 1g = 49$ g

Ein Liter einer H_2SO_4-Lösung mit der Äquivalentkonzentration 1 mol·l^{-1} enthält 49 g H_2SO_4.

Wie groß ist die Äquivalentkonzentration einer 0,5 molaren Schwefelsäure in bezug auf eine Neutralisation?

Gleichungen:
$$c(eq) = z \cdot c_i, \quad c_i = 0,5 \text{ mol} \cdot l^{-1}, \quad z = 2; \quad c(eq) = 2 \cdot 0,5 = 1 \text{ mol} \cdot l^{-1}$$

Die Lösung ist ein-normal.

Eine NaOH-Lösung enthält 80 g NaOH pro Liter. Wie groß ist die Äquivalentmenge $n(eq)$? Wie groß ist die Äquivalentkonzentration $c(eq)$? (= wieviel normal ist die Lösung?)

Gleichungen:
$$n(eq) = z \cdot \frac{m}{M}, \quad m = 80 \text{ g}, \quad M = 40 \text{ g} \cdot \text{mol}^{-1}, \quad z = 1$$

$$n(eq) = 1 \cdot \frac{80g}{40g \cdot \text{mol}} = 2 \text{ mol},$$

$$c(eq) = \frac{2 \text{ mol}}{1 \text{ l}} = 2 \text{ mol} \cdot l^{-1}$$

Es liegt eine 2 N NaOH-Lösung vor.

Wie groß ist die Äquivalentmenge von 63,2 g $KMnO_4$ bei Redoxreaktionen im alkalischen bzw. sauren Medium (es werden jeweils 3 bzw. 5 Elektronen aufgenommen)?

$$n(eq) = z \cdot n = z \cdot \frac{m}{M}; \quad M = 158 \text{ g} \cdot \text{mol}^{-1}.$$

Im sauren Medium gilt:

$$n(eq) = 5 \cdot \frac{63,2}{158} = 2 \text{ mol}.$$

Löst man 63,2 g $KMnO_4$ in Wasser zu 1 Liter Lösung, so erhält man eine Lösung mit der Äquivalentkonzentration $c(eq) = 2$ mol·l^{-1} = 2 N für Reaktionen in saurem Medium.

Im alkalischen Medium gilt:

$$n(eq) = 3 \cdot \frac{63,2}{158} = 1,2 \text{ mol}.$$

Die gleiche Lösung hat bei Reaktionen im alkalischen Bereich nur noch die Äquivalentkonzentration $c(eq) = 1,2$ mol·l^{-1} = 1,2 N.

Ein Hersteller verkauft 0,02 molare $KMnO_4$-Lösungen. Welches ist der chemische Wirkungswert bei Titrationen?

<u>Gleichungen:</u>

$$c(eq) = z \cdot c_i, \quad c_i = 0,02 \text{ mol} \cdot l^{-1}.$$

Im sauren Medium mit $z = 5$ gilt: $c(eq) = 5 \cdot 0,02 = 0,1$ mol·l^{-1}

Im alkalischen Medium mit $z = 3$ gilt: $c(eq) = 3 \cdot 0,02 = 0,06$ mol l^{-1}.

In saurer Lösung entspricht eine 0,02 M $KMnO_4$-Lösung also einer 0,1 N $KMnO_4$-Lösung, in alkalischer Lösung einer 0,06 N $KMnO_4$-Lösung.

Wie groß ist die Äquivalentmenge von 63,2 g $KMnO_4$ in bezug auf Kalium (K^+)?

$$n(eq) = 1 \cdot \frac{63,2}{158} = 0,4 \text{ mol}.$$

Beim Auflösen zu 1 Liter Lösung ist diese Lösung 0,4 N ($c(eq) = 0,4$ mol·l^{-1}) in bezug auf Kalium.

Wieviel Gramm $KMnO_4$ werden für 1 Liter einer Lösung mit $c(eq) = 2\ mol \cdot l^{-1}$ (= zwei-normal) benötigt? (Oxidationswirkung im sauren Medium)

(1) $c(eq) = \dfrac{n(eq)}{V}$, $c(eq) = 2\ mol \cdot l^{-1}$, $V = 1\ l$.

(2) $n(eq) = z \cdot \dfrac{m}{M}$, $z = 5$, $m = ?$, $M = 158\ g \cdot mol^{-1}$

Einsetzen von (2) in (1) gibt:

$m = \dfrac{c(eq) \cdot V \cdot M}{z} = \dfrac{2 \cdot 1 \cdot 158}{5} = 63{,}2\ g$.

Man braucht $m = 63{,}2\ g\ KMnO_4$

a) Für die Redoxtitration von Fe^{2+}-Ionen mit $KMnO_4$-Lösung in saurer Lösung ($Fe^{2+} \longrightarrow Fe^{3+} + e^-$) gilt:

n(eq) (Oxidationsmittel) = n(eq) (Reduktionsmittel)

hier: $n(eq)\ (MnO_4^-) = n(eq)\ (Fe^{2+})$ (1).

Es sollen 303,8 g $FeSO_4$ oxidiert werden. Wieviel g $KMnO_4$ werden hierzu benötigt?

<u>Für $FeSO_4$ gilt:</u>

$n(eq)(FeSO_4) = z \cdot \dfrac{m}{M}$, $z = 1$, $M = 151{,}0\ g \cdot mol^{-1}$,

$m = 303{,}8\ g$

$n(eq)(FeSO_4) = 1 \cdot \dfrac{303{,}9}{151{,}9} = 2\ mol$.

<u>Für $KMnO_4$ gilt:</u>

$n(eq)(KMnO_4) = z \cdot \dfrac{m}{M}$, $z = 5$, $M = 158\ g \cdot mol^{-1}$, $m = ?$

$n(eq)(KMnO_4) = 5 \cdot \dfrac{m}{158}$.

Eingesetzt in (1) ergibt sich:

$$2 = 5 \cdot \frac{m}{159} \quad \text{oder} \quad m = \frac{316}{5} = 63.2 \text{ g KMnO}_4.$$

b) Wieviel Liter einer 1 N KMnO$_4$-Lösung werden für die Titration in Aufgabe a) benötigt?

63,2 g KMnO$_4$ entsprechen bei dieser Titration einer Äquivalentmenge

$$n(eq) = 5 \cdot \frac{63,2}{158} = 2 \text{ mol}.$$

Die Äquivalentkonzentration der verwendeten 1 N KMnO$_4$-Lösung beträgt c(eq) = 1 mol $\cdot$ l^{-1}.

<u>Gleichungen:</u>

$$c(eq) = \frac{n(eq)}{V}, \quad c(eq) = 1 \text{ mol} \cdot l^{-1}, \quad n(eq) = 2 \text{ mol}$$

$$V = \frac{2 \text{ mol}}{1 \text{ mol} \cdot l^{-1}} = 2 \text{ l}.$$

<u>Ergebnis:</u> Es werden 2 Liter Titratorlösung gebraucht. Zusammenfassende Gleichung für die Aufgabe b):

$$c(eq) = \frac{z \cdot m}{V \cdot M}, \quad V = \frac{z \cdot m}{c(eq) \cdot M} = \frac{5 \cdot 63,2}{1 \cdot 158} = 2 \text{ l}.$$

Für eine Neutralisationsreaktion gilt die Beziehung:
n(eq) (Säure) = n(eq) (Base).

Für die Neutralisation von H$_2$SO$_4$ mit NaOH gilt demnach:
n(eq) (Schwefelsäure) = n(eq) (Natronlauge).

Aufgabe a): Es sollen 49 g H$_2$SO$_4$ titriert werden. Wieviel Gramm NaOH werden hierzu benötigt?

Für H_2SO_4 gilt:

$n(eq)(H_2SO_4) = z \cdot \dfrac{m}{M}$, $z = 2$, $m = 49$ g, $M = 98$ g·mol^{-1}

$n(eq)(H_2SO_4) = 2 \cdot \dfrac{49}{98} = 1$ mol.

Für NaOH gilt:

$n(eq)(NaOH) = z \cdot \dfrac{m}{M}$, $z=1$, $m=?$, $M = 40$ g·mol^{-1}.

$n(eq)(NaOH) = 1 \cdot \dfrac{m}{40}$

Eingesetzt in die Gleichung (2) ergibt sich:

$1 = 1 \cdot \dfrac{m}{40}$, $m = 40$ g.

<u>Ergebnis:</u> Es werden 40 g NaOH benötigt.

Aufgabe b): Wieviel Liter einer 2 N NaOH-Lösung werden für die Titration von 49 g H_2SO_4 benötigt?

<u>Gleichung:</u>

$c(eq) = \dfrac{n(eq)}{V} = \dfrac{z \cdot m}{V \cdot M}$, $z = 2$, $m = 49$ g, $V = ?$

$M = 98$ g mol^{-1}, $c(eq) = 2$ mol·l^{-1}.

$2 \text{ mol·l}^{-1} = \dfrac{2 \cdot 49 \text{ g}}{V \cdot 98 \text{ l·g·mol}^{-1}}$

$V = \dfrac{2 \cdot 49}{2 \cdot 98} \cdot 1 = 0,5 \text{ l} = 500 \text{ ml}.$

<u>Ergebnis:</u> Es werden 500 ml einer 2 N NaOH-Lösung benötigt.

5. Der **Massenanteil w** eines Stoffes X in einer Mischung ist der Quotient aus seiner **Masse m(X)** und der **Masse der Mischung:**

$$w(X) = \frac{m(X)}{m}$$

Die Angabe des Massenanteils erfolgt durch die Größengleichung; z.B. w(NaOH) = 0,32 oder in Worten: Der Massenanteil an NaOH beträgt 0,32 oder 32 %.

Beispiele: 4,0 g NaCl werden in 40 g Wasser gelöst. Wie groß ist der Massenanteil?

Antwort: Die Masse der Lösung ist 40 + 4 = 44 g.
Der Massenanteil an NaCl beträgt 4 : 44 = 0,09 oder 9 %.

Wieviel g Substanz sind in 15 g einer Lösung mit dem Massenanteil 0,08 enthalten?

Antwort: 8/100 = x/15; x = 1,2 g
15 g einer Lösung mit dem Massenanteil 0,08 enthalten 1,2 g gelöste Substanz.

Beachte: Der Massenanteil wurde früher auch **Massenbruch** genannt. Man sprach aber meist von Massen-Prozent oder **Gewichtsprozent (Gew.-%)**.

6. Der **Volumenanteil x** eines Stoffes X in einer Mischung aus den Stoffen X und Y ist der Quotient aus dem **Volumen V(X)** und der **Summe der Volumina V(X) und V(Y)** vor dem Mischvorgang.

$$x(X) = \frac{V(X)}{V(X)+V(Y)}$$

Bei mehr Komponenten gelten entsprechende Gleichungen.

Die Angabe des Volumenanteils erfolgt meist durch die Grössengleichung, z.B. (H_2) = 0,25 oder **in Worten:** Der Volumenanteil an H_2 beträgt 0,25 bzw. 25 %.

Beachte: Der Volumenanteil wurde früher auch **Volumenbruch** genannt. Man sprach aber meist von einem Gehalt in **Volumen-Prozent (Vol.-%)**.

7. Der **Stoffmengen-Anteil x** eines Stoffes X in einer Mischung aus den Stoffen X und Y ist der Quotient aus seiner **Stoffmenge n(X)** und der **Summe der Stoffmengen n(X) und n(Y)**.

$$x(X) = \frac{n(X)}{n(X) + n(Y)}$$

Bei mehr Komponenten gelten entsprechende Gleichungen.
Die Summe aller Stoffmengenanteile einer Mischung ist 1.

Die Angabe des Stoffmengen-Anteils x erfolgt meist durch die Größengleichung, z.B. x(X) = 0,5 oder in Worten: Der Stoffmengenanteil an X beträgt 0,5.

Beachte: Der Stoffmengenanteil wurde früher **Molenbruch** ge genannt. Man sprach aber meist von **Atom-%** bzw. **Mol-%**.

Beispiele:
Wieviel g NaCl und Wasser werden zur Herstellung von 5 Liter einer 10%igen NaCl-Lösung benötigt?

Antwort: Zur Umrechnung des Volumens in die Masse muß die spez. Masse der NaCl-Lösung bekannt sein. Sie beträgt 1,071 g/cm^3. Demnach wiegen 5 Liter 5•1071 = 5355 g. 100 g Lösung enthalten 10 g, d.h. 5355 g enthalten 535,5 g NaCl. Man benötigt also 535,5 g Kochsalz und 4819,5 g Wasser.

Wieviel Milliliter einer unverdünnten Flüssigkeit sind zur Herstellung von 3 l einer 5 %igen Lösung notwendig? **(Volumenanteil)**

Antwort: Für 100 ml einer 5%igen Lösung werden 5 ml benötigt, d.h. für 3000 ml insgesamt 5•30 = 150 ml.

> Wieviel ml Wasser muß man zu 100 ml 90%igem Alkohol geben, um 70%igen Alkohol zu erhalten? (**Volumenanteil**)
>
> <u>Antwort:</u> 100 ml 90%iger Alkohol enthalten 90 ml Alkohol. Daraus können 100 • 90/70 = 128,6 ml 70%iger Alkohol hergestellt werden, d.h. es müssen 28,6 ml Wasser hinzugegeben werden. (Die Alkoholmenge ist in beiden Lösungen gleich, die Konzentrationsverhältnisse sind verschieden.)

> Wieviel ml 70%igen Alkohol und wieviel ml Wasser muß man mischen, um 1 Liter 45 %igen Alkohol zu bekommen? (**Volumenanteil**).
>
> <u>Antwort:</u> Wir erhalten aus 100 ml 70%igem insgesamt 155,55 ml 45%igen Alkohol. Da wir 1000 ml herstellen wollen, benötigen wir 1000 • 100/155,55 = 643 ml 70%igen Alkohol und 1000 - 643 = 357 ml Wasser (ohne Berücksichtigung der Volumenkontraktion).

Titrationskurven

Titrieren heißt, die unbekannte Menge eines gelösten Stoffes dadurch ermitteln, daß man ihn durch Zugabe einer geeigneten Reagenslösung mit genau bekanntem Gehalt (Wirkungsgrad, Titer) quantitativ von einem chemisch definierten Anfangszustand in einen ebensogut bekannten Endzustand überführt. Man mißt dabei die verbrauchte Menge Reagenslösung z.B. mit einer Bürette (Volumenmessung).

Bestimmt man z.B. den Säuregehalt einer Lösung durch Zugabe einer Base genau bekannten Gehalts, indem man die Basenmenge mißt, die man benötigt, um die Säure zu neutralisieren, und verfolgt man diese Titration durch Messung des jeweiligen pH-Wertes der Lösung, so erhält man Wertepaare. Diese ergeben graphisch die Titrationskurve der Neutralisationsreaktion. Der Wendepunkt der Kurve beim Titrationsgrad 1 = 100 % Neutralisation entspricht dem **Äquivalenzpunkt** (theoretischer Endpunkt).

Anmerkung:
Anstelle des Titrationsgrades kann man als Abszisse auch die ml Titrator (Reagenslösung) auftragen, die bei der Titration zugegeben werden.

Beispiele: Säure/Base-Titration
1. Starke Säure/ starke Base (Abb. 52). Beispiel 0,1 M HCl/0,1 M NaOH. Vorgelegt wird 0,1 M HCl.

Hier fallen Äquivalenzpunkt und Neutralpunkt (pH = 7) zusammen!

2. Titration einer schwachen Base wie Ammoniak mit HCl: Abb. 53.
3. Titration einer schwachen Säure wie Essigsäure mit NaOH; Abb. 54.
4. Titration einer schwachen Säure mit einer schwachen Base oder umgekehrt:
Je schwächer die Säure bzw. Base, desto kleiner ist die pH-Änderung am Äquivalenzpunkt. Der Reagenszusatz ist am Wendepunkt so groß, daß eine einwandfreie Feststellung des Äquivalenzpunktes nicht mehr möglich ist. Der pH-Wert des Äquivalenzpunktes hängt von den Dissoziationskonstanten der beiden Reaktionspartner ab. Er kann im sauren oder alkalischen Gebiet liegen. In Abb. 55 ist ein Sonderfall angegeben.

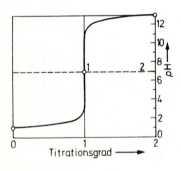

Abb. 52. pH-Diagramm zur Titration von sehr starken Säuren mit sehr starken Basen

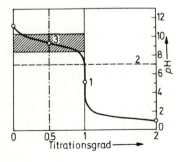

Abb. 53. pH-Diagramm zur Titration einer 0,1 M Lösung von NH_3 mit einer sehr starken Säure

Schraffiert: Pufferbereich (pK ± 1) s.S. 156

Abb. 54. pH-Diagramm zur Titration einer 0,1 M Lösung von HAc mit einer sehr starken Base

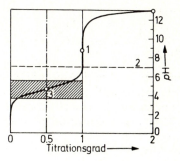

1 = Äquivalenzpunkt;
2 = Neutralpunkt (pH = 7);
3 = Halbneutralisationspunkt:
pH $\hat{=}$ pK_s (Titrationsgrad 0,5 = 50%)

Abb. 55. Titration von 0,1 M CH_3COOH mit 0,1 M NH_3-Lösung

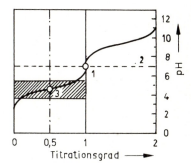

Bemerkungen: Der Wendepunkt einer Titrationskurve, der dem Äquivalenzpunkt entspricht, weicht um so mehr vom Neutralpunkt (pH = 7) ab, je schwächer die Säure oder Lauge ist. Bei der Titration schwacher Säuren liegt er im alkalischen, bei der Titration schwacher Basen im sauren Gebiet. Der Sprung im Äquivalenzpunkt, d.h. die größte Änderung des pH-Wertes bei geringster Zugabe von Reagenslösung ist um so kleiner, je schwächer die Säure bzw. Lauge ist.

pH-Abhängigkeit von Säuren- und Basen-Gleichgewichten

Protonenübertragungen in wäßrigen Lösungen verändern den pH-Wert. Dieser wiederum beeinflußt die Konzentrationen konjugierter Säure/Base-Paare.
Die **Henderson-Hasselbalch-Gleichung** gibt diesen Sachverhalt wieder. Man erhält sie auf folgende Weise:

$$HA + H_2O \rightleftharpoons H_3O^+ + A^-.$$

Schreiben wir für diese Protolysenreaktion der Säure HA das MWG an:

$$K_S = \frac{c(H_3O^+) \cdot c(A^-)}{c(HA)}$$

dividieren durch K_S und $c(H_3O^+)$ und logarithmieren anschließend, ergibt sich:

$$-\lg c(H_3O^+) = -\lg K_S + \lg \frac{c(A^-)}{c(HA)}$$

oder

$$pH = pK_S + \lg \frac{c(A^-)}{c(HA)};$$

$c(A^-)$ ist eine Base, $c(HA)$ ist die dazu korrespondierende Säure

oder

$$pH = pK_S + \lg \frac{c(Salz)}{c(Säure)};$$

Hier ist $c(A^-)$ = c(Salz) der Säure HA gesetzt.

oder

$$\boxed{pH = pK_S + \lg \frac{c(korresp.Base)}{c(korresp.Säure)}}$$

Berechnet man mit dieser Gleichung für bestimmte pH-Werte die prozentualen Verhältnisse an Säure und korrespondierender Base (HA/A^-) und stellt diese graphisch dar, entstehen Kurven, die als

Pufferungskurven bezeichnet werden (Abb. 56-58). Abb. 56 zeigt die Kurve für CH_3COOH/CH_3COO^-. Die Kurve gibt die Grenze des Existenzbereichs von Säure und korrespondierender Base an: bis pH = 3 existiert nur CH_3COOH; bei pH = 5 liegt 63,5%, bei pH = 6 liegt 95% CH_3COO^- vor; ab pH = 8 existiert nur CH_3COO^-.

Abb. 57 gibt die Verhältnisse für das System: NH_3/NH_4^+ wieder. Bei pH = 6 existiert nur NH_4^+, ab pH = 12 nur NH_3. Will man die NH_4^+-Ionen quantitativ in NH_3 überführen, muß man durch Zusatz einer starken Base den pH-Wert auf 12 erhöhen. Da NH_3 unter diesen Umständen flüchtig ist, "treibt die stärkere Base die schwächere aus".

Ein analoges Beispiel für eine Säure ist das System H_2COO_3/HCO_3^- (Abb. 58) oder die erste Teilreaktion der großtechnischen Phosphordarstellung. Dabei werden Calciumphosphate wie Apatit $Ca_5(F,OH,Cl)(PO_4)_3$ (je nach Zusammensetzung als Fluor-, Chlor- oder Hydroxylapatit bezeichnet), mit Siliciumdioxid SiO_2 umgesetzt:

$$2\ Ca_3(PO_4)_2 + 6\ SiO_2 \longrightarrow 6\ CaSiO_3 + P_4O_{10}$$

Calciumphosphat   "Phosphorpentoxid"

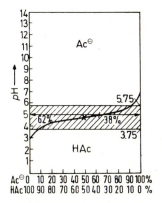

Abb. 56. HAc: pH = pK_S = 4,76

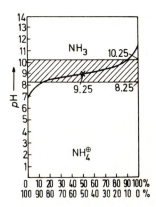

Abb. 57. NH_4^+: pH = pK_S = 9,25

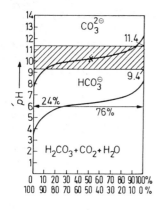

x = pK_S-Wert
▨ = Pufferbereich

Abb. 58. HCO_3^-: $pH = pK_S = 10{,}40$

Bedeutung der Henderson-Hasselbalch-Gleichung:

a) Bei bekanntem pH-Wert kann man das Konzentrationsverhältnis von Säure und konjugierter Base berechnen.
b) Bei $pH = pK_S$ ist $\lg c(A^-)/c(HA) = \lg 1 = 0$, d.h. $c(A^-) = c(HA)$.
c) Ist $c(A^-) = c(HA)$, so ist der pH-Wert gleich dem pK_S-Wert der Säure. Dieser pH-Wert stellt den Wendepunkt der Pufferungskurven in Abb. 56-58 dar! Vgl. Abb. 52-54.
d) Bei kleinen Konzentrationsänderungen ist der pH-Wert von der Verdünnung unabhängig.
e) Die Gleichung gibt auch Auskunft darüber, wie sich der pH-Wert ändert, wenn man zu Lösungen, die eine schwache Säure (geringe Protolyse) und ihr Salz (konjugierte Base) oder eine schwache Base und ihr Salz (konjugierte Säure) enthalten, eine Säure oder Base zugibt.

Enthält die Lösung eine schwache Säure und ihr Salz bzw. eine schwache Base und ihr Salz in etwa gleichen Konzentrationen, so bleibt der pH-Wert bei Zugabe von Säure bzw. Base in einem bestimmten Bereich, dem **Pufferbereich** des Systems, nahezu konstant (Abb. 56-58).

Lösungen mit diesen Eigenschaften heißen **Pufferlösungen, Puffersysteme** oder **Puffer**.

Eine Pufferlösung besteht aus einer schwachen Broensted-Säure (bzw. -Base) und der korrespondierenden Base (bzw. korrespondierenden Säure).

Sie vermag je nach der Stärke der gewählten Säure bzw. Base die Lösung in einem ganz bestimmten Bereich **(Pufferbereich)** gegen Säure- bzw. Basenzusatz zu puffern.

Ein günstiger Pufferbereich erstreckt sich über je eine pH-Einheit auf beiden Seiten des pK_S-Wertes der zugrundeliegenden schwachen Säure.

Eine Pufferlösung hat die **Pufferkapazität 1**, wenn der Zusatz von $c(eq) = 1$ mol Säure oder Base zu einem Liter Pufferlösung den pH-Wert um 1 Einheit ändert.

Maximale Pufferkapazität erhält man für ein molares Verhältnis von Säure zu Salz von 1:1.

Geeignete Puffersysteme können aus Tabellen entnommen werden.

Pufferlösungen besitzen in der physiologischen Chemie besondere Bedeutung, denn viele Körperflüssigkeiten, z.B. Blut (pH = 7,39 ± 0,05), sind gepuffert (physiologische Puffersysteme).

Wichtige Puffersysteme des Blutes sind:

Der *Bicarbonatpuffer* (Kohlensäure-Hydrogencarbonatpuffer) als Beispiel für einen "offenen" Puffer:

$$H_2CO_3 \rightleftharpoons HCO_3^- + H^+.$$

H_2CO_3 ist praktisch vollständig in CO_2 und H_2O zerfallen:

$$H_2CO_3 \rightleftharpoons CO_2 + H_2O.$$

Die Kohlensäure wird je nach Verbrauch aus den Produkten wieder nachgebildet. Bei der Formulierung der Henderson-Hasselbalch-Gleichung für den Bicarbonatpuffer muß man daher die CO_2 Konzentration im Blut mitberücksichtigen:

$$pH = pK'_{s\,H_2CO_3} + \lg \frac{c(HCO_3^-)}{c(H_2CO_3 + CO_2)} \quad \text{mit}$$

$$K'_{s\,H_2CO_3} = \frac{c(H_3O^+) \cdot c(HCO_3^-)}{c(H_2CO_3 + CO_2)}$$

Der *Phosphatpuffer:* Mischung aus $H_2PO_4^-$ (primäres Phosphat) und HPO_4^{2-} (sekundäres Phosphat):

$$H_2PO_4^- \rightleftharpoons HPO_4^{2-} + H^+$$

$$pH = pK_{s\,H_2PO_4^-} + \lg \frac{c(HPO_4^{2-})}{c(H_2PO_4^-)}$$

Rechenbeispiele: $CH_3COOH/CH_3CO_2^-$-Gemisch (Essigsäure/Acetat)

a) Säurezusatz: Gibt man zu dieser Lösung etwas verdünnte HCl, so reagiert das H_3O^+-Ion der vollständig protolysierten HCl mit dem Acetatanion und bildet undissoziierte Essigsäure. Das Acetatanion fängt also die Protonen der zugesetzten Säure ab, wodurch der pH-Wert der Lösung konstant bleibt:

$$H_3O^+ + Ac^- \rightleftharpoons HAc + H_2O.$$

b) Basenzusatz: Gibt man zu der Pufferlösung wenig verdünnte Natriumhydroxid-Lösung NaOH, reagieren die OH^--Ionen mit den H_3O^+-Ionen zu H_2O:

$$CH_3COOH + Na^+ + OH^- \rightleftharpoons CH_3COO^- + Na^+ + H_2O.$$

Da CH_3COOH als schwache Säure wenig protolysiert ist, ändert auch der Verbrauch an Essigsäure durch die Neutralisation den pH-Wert nicht merklich.
Die zugesetzte Base wird von dem Puffersystem "abgepuffert".

Zahlenbeispiel für die Berechnung des pH-Wertes eines Puffers:

Gegeben:
Lösung 1: 1 l Pufferlösung aus 0,1 mol Essigsäure CH_3COOH (pK_s = 4,76) und 0,1 mol Natriumacetat ($CH_3COO^-Na^+$).

Der pH-Wert des Puffers berechnet sich zu:

$$pH = pK_s + \lg \frac{c(CH_3COO^-)}{c(CH_3COOH)} = 4,76 + \lg \frac{0,1}{0,1} = 4,76$$

Gegeben:
Lösung 2: 1 ml 1 M Natriumhydroxid-Lösung NaOH (enthält 0,001 mol NaOH).
Gesucht: pH-Wert der Mischung aus Lösung 1 und Lösung 2.

0,001 mol NaOH neutralisieren die äquivalente Menge $\hat{=}$ 0,001 mol CH_3COOH.
Hierdurch wird $c(CH_3COOH) = 0,099$ und $c(CH_3COO^-) = 0,101$.

Der pH-Wert der Lösung berechnet sich zu:

$$pH = pK_s + \lg \frac{0,101}{0,099} = 4,76 + \lg 1,02 = 4,76 + 0,0086 = 4,7686.$$

pH-Messung

1. Glaselektrode

Der pH-Wert kann für den Verlauf chemischer und biologischer Prozesse von ausschlaggebender Bedeutung sein. Elektrochemisch kann der pH-Wert durch folgendes Meßverfahren bestimmt werden:

Man vergleicht eine Spannung E_i, welche mit einer Elektrodenkombination in einer Lösung von bekanntem pH-Wert gemessen wird, mit der gemessenen Spannung E_a einer Probenlösung.
Als **Meßelektrode** wird meist die sog. **Glaselektrode** benutzt. Sie besteht aus einem dickwandigen Glasrohr, an dessen Ende eine (meist kugelförmige) dünnwandige Membran aus einer besonderen Glassorte angeschmolzen ist. Die Glaskugel ist mit einer Pufferlösung von bekanntem und konstantem pH-Wert gefüllt (Innenlösung). Sie taucht in die Probenlösung ein, deren pH-Wert gemessen werden soll (Außenlösung). An der Phasengrenze Glas/Lösung bildet sich eine Potentialdifferenz ΔE (Potentialsprung), die von der Acidität der Außenlösung abhängt.
Zur Messung der an der inneren (i) und äußeren (a) Membranfläche entstandenen Potentiale werden zwei indifferente **Bezugselektroden** benutzt, wie z.B. zwei gesättigte Kalomelelektroden (Halb-

element Hg/Hg_2Cl_2) oder Silber/Silberchlorid (Ag/AgCl)-Elektroden. Die innere Bezugselektrode ist in die Glaselektrode fest eingebaut. Die äußere Bezugselektrode taucht über eine KCl-Brücke in die Probenlösung. Moderne Glaselektroden enthalten oft beide Elektroden in einem Bauelement kombiniert.

Zusammen mit der Ableitelektrode bilden die Pufferlösung und die Probenlösung eine sog. **Konzentrationszelle (Konzentrationskette)**. Für die EMK der Zelle (ΔE) ergibt sich mit der Nernstschen Gleichung (s.S. 177):

$$\Delta E = E_a - E_i = 0{,}059 \lg \frac{c(H_3O^+)_a}{c(H_3O^+)_i}$$

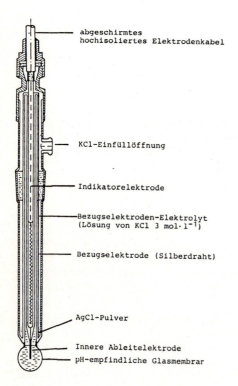

Abb. 59. Versuchsanordnung zur Messung von pH-Werten

Da die H_3O^+-Konzentration der Pufferlösung $c(H_3O^+)_i$ bekannt ist, kann man aus der gemessenen EMK den pH-Wert der Probenlösung berechnen bzw. an einem entsprechend ausgerüsteten Meßinstrument (pH-Meter) direkt ablesen.

2. Redoxelektroden

Außer der Glaselektrode gibt es andere Elektroden zur pH-Messung, die im Prinzip alle auf Redoxvorgängen beruhen. Die wichtigsten sind die **Wasserstoffelektrode** (s.S. 173), die **Chinhydronelektrode** (s. 2. Teil) und **Metall-Metalloxidelektroden**, die teilweise industrielle Verwendung finden. Praktische Bedeutung haben vor allem die Antimon- und die Bismutelektrode.

Das Potential wird durch folgende Gleichung bestimmt:

$$Me + OH^- \rightleftharpoons MeOH + e^-.$$

Über das Ionenprodukt des Wassers ergibt sich dann der gesuchte Zusammenhang zwischen dem Potential und dem pH-Wert.

3. Farbindikatoren

Farbindikatoren sind Substanzen, deren wäßrige Lösungen in Abhängigkeit vom pH der Lösung ihre Farbe ändern können. Es sind Säuren (HIn), die eine andere Farbe (Lichtabsorption) haben als ihre korrespondierenden Basen (In⁻). Zwischen beiden liegt folgendes Gleichgewicht vor:

$$HIn + H_2O \rightleftharpoons H_3O^+ + In^-.$$

Hierfür gilt:

$$K_{sHIn} = \frac{c(H_3O^+) \cdot c(In^-)}{c(HIn)}$$

Säurezusatz verschiebt das Gleichgewicht nach links. Die Farbe von HIn wird sichtbar.
Basenzusatz verschiebt das Gleichgewicht nach rechts. Die Farbe von In⁻ wird sichtbar.

Am *Farbumschlagspunkt* gilt:

$c(HIn) = c(In^-)$

damit wird $c(H_3O^+) = K_{SHIn}$ oder

$pH = pK_{SHIn}$,

---

d.h. der Umschlagspunkt eines Farbindikators liegt bei seinem pK_S-Wert, der dem pH-Wert der Lösung entspricht.

Ein brauchbarer Umschlagsbereich ist durch **zwei** pH-Einheiten begrenzt:

$pH = pK_{SHIn} \pm 1$,

denn das Auge erkennt die Farben erst bei einem 10-fachen Überschuß der einzelnen Komponenten in der Lösung.

Verwendung:
a) Zur pH-Messung. Die Indikatormethode ist allerdings eine grobe Methode. Durch Kombination von Indikatoren kann man die Genauigkeit auf 0,1 bis 0,2 pH-Einheiten bringen.

   Häufig benutzt man **Indikatorpapiere** (mit Indikatoren getränkte und anschließend getrocknete Papierstreifen). Beliebt sind sog. **Universalindikatoren**, die aus Mischungen von Indikatoren mit unterschiedlichen Umschlagsbereichen bestehen. Hier tritt bei jedem pH-Wert eine andere Farbe auf.

b) Zur Bestimmung des stöchiometrischen Endpunktes bei der Titration einer Säure oder einer Base.

Tabelle 13

Indikator	Umschlags-gebiet (pH)	pH des Umschlag-punkts	Übergang sauer nach basisch
Thymolblau	1,2-2,8		rot-gelb
Methylorange	3,0-4,4	4,0	rot-orangegelb
Kongorot	3,0-5,2	4,0	blauviolett-rot
Methylrot	4,4-6,2	5,8	rot-gelb
Bromthymolblau	6,2-7,6	7,0	gelb-blau
Phenolphthalein	8,0-10	8,4	farblos-rot

Redoxvorgänge

Reduktion und Oxidation

Oxidationszahl

Die Oxidationszahl ist ein wichtiger Hilfsbegriff besonders bei der Beschreibung von Redoxvorgängen.

Die Oxidationszahl eines Elements ist die Zahl der formalen Ladungen eines Atoms in einem Molekül, die man erhält, wenn man sich das Molekül aus Ionen aufgebaut denkt.
Sie darf nicht mit der Partialladung verwechselt werden, die bei der Polarisierung einer Bindung oder eines Moleküls entsteht.

Die Oxidationszahl ist eine ganze Zahl. Ihre Angabe geschieht in der Weise, daß sie

a) mit vorangestelltem Vorzeichen als arabische oder römische Zahl über das entsprechende Elementsymbol geschrieben wird:
$\overset{0}{Na}$, $\overset{+1}{Na^+}$, oder $\overset{II}{Fe}$, $\overset{III}{Fe}$,

b) oft auch als römische Zahl in Klammern hinter das Elementsymbol oder den Elementnamen geschrieben wird: Fe(III)chlorid, $FeCl_3$.

Regeln zur Ermittlung der Oxidationszahl

1. Die Oxidationszahl eines Atoms im elementaren Zustand ist Null.
2. Die Oxidationszahl eines einatomigen Ions entspricht seiner Ladung.
3. In Molekülen ist die Oxidationszahl des Elements mit der kleineren Elektronegativität (S. 37) positiv, diejenige des Elements mit der größeren Elektronegativität negativ.

4. Die algebraische Summe der Oxidationszahlen der Atome eines neutralen Moleküls ist Null.
5. Die Summe der Oxidationszahlen der Atome eines Ions entspricht seiner Ladung.
6. Die Oxidationszahl des Wasserstoffs in Verbindungen ist +1 (nur in Hydriden ist sie -1).
7. Die Oxidationszahl des Sauerstoffs in Verbindungen ist -2 (Ausnahmen sind: Peroxide, Sauerstoff-fluoride und das O_2^+-Kation).
8. Bei Bindungspartnern gleicher Elektronegativität wird das bindende Elektronenpaar geteilt.

Beispiele:
Die Oxidationszahlen des Stickstoffs in verschiedenen Stickstoffverbindungen sind z.B.:

$\overset{-3}{N}H_4Cl$, $\overset{-3}{N}H_4^+$, $\overset{-3}{N}H_3$, $\overset{-3}{N}H_2^-$, $\overset{-2}{N_2}H_4$, $H_2\overset{-1}{N}OH$, $\overset{+1}{N_2}O$ (Distickstoffmonoxid), $H\overset{+1}{N}O$, $\overset{+2}{N}O$, $\overset{+4}{N}O_2$, $\overset{+5}{N}O_3^-$

Betrachtet man die Valenzstrichformel (Lewis-Formel) eines Moleküls, so ergibt sich die Oxidationszahl einfach dadurch, daß man dem elektronegativeren Bindungspartner **alle** Elektronen einschließlich der bindenden Elektronen zuordnet und die Differenz gegenüber der Anzahl der Valenzelektronen bildet.

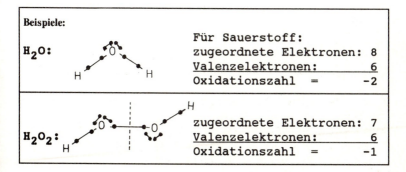

Beispiele:

H_2O:

Für Sauerstoff:
zugeordnete Elektronen: 8
Valenzelektronen: 6
Oxidationszahl = -2

H_2O_2:

zugeordnete Elektronen: 7
Valenzelektronen: 6
Oxidationszahl = -1

Sauerstoff ist elektronegativer als Wasserstoff. Das Sauerstoffatom hat sechs Valenzelektronen. Im H_2O-Molekül hat Sauerstoff demnach die Oxidationszahl -2, im H_2O_2-Molekül aber die Oxidationszahl -1.

Im H_2O_2 wird das Elektronenpaar zwischen den O-Atomen anteilig aufgeteilt, weil beide Sauerstoffatome die gleiche Elektronegativität besitzen.

In vielen Fällen lassen sich die Oxidationszahlen der Elemente aus dem Periodensystem ablesen. Die Gruppennummer gibt meist die höchstmögliche Oxidationszahl eines Elements an.

Anmerkung: Häufig benutzt man auch gleichbedeutend mit dem Begriff **Oxidationszahl**, die Begriffe **Oxidationsstufe** und (elektrochemische) **Wertigkeit**.

Tabelle 14. Die häufigsten Oxidationszahlen wichtiger Elemente

```
+ 1   H  Li Na K  Rb Cs Cu Ag Au Tl Cl Br I
+ 2   Mg Ca Sr Ba Mn Fe Co Ni Cu Zn Cd Hg Sn Pb
+ 3   B  Al Cr Mn Fe Co N  P  As Sb Bi Cl
+ 4   C  Si Sn Pb S  Se Te Xe
+ 5   N  P  As Sb Cl Br I
+ 6   Cr S  Se Te Xe
+ 7   Mn Cl I
+ 8   Os Xe

- 1   F  Cl Br I  H  O
- 2   O  S  Se Te
- 3   N  P  As
- 4   C
```

Die häufigsten Oxidationsstufen biochemisch besonders wichtiger Elemente sind unterstrichen.

Reduktion heißt jeder Vorgang, bei dem ein Teilchen (Atom, Ion, Molekül) Elektronen aufnimmt. Hierbei wird die Oxidationszahl des reduzierten Teilchens kleiner.

Reduktion bedeutet also Elektronenaufnahme.

Beispiel:

$\overset{0}{Cl_2} + 2\,e^- \rightleftharpoons 2\,\overset{-1}{Cl}{}^-$

allgemein:

$Ox_1 + n\,e^- \rightleftharpoons Red_1$

Oxidation heißt jeder Vorgang, bei dem einem Teilchen (Atom, Ion, Molekül) Elektronen entzogen werden. Hierbei wird die Oxidationszahl des oxidierten Teilchens größer.

Beispiel:

$\overset{0}{Na} \rightleftharpoons \overset{+1}{Na}{}^+ + e^-,$

allgemein:

$Red_2 \rightleftharpoons Ox_2 + n\,e^-.$

Oxidation bedeutet Elektronenabgabe.

Ein Teilchen kann nur dann Elektronen aufnehmen (abgeben), wenn diese von anderen Teilchen abgegeben (aufgenommen) werden. **Reduktion und Oxidation sind also stets miteinander gekoppelt:**

$Ox_1 + n\,e^- \rightleftharpoons Red_1$	korrespondierendes **Redoxpaar**: Ox_1/Red_1
$Red_2 \rightleftharpoons Ox_2 + n\,e^-$	korrespondierendes **Redoxpaar**: Red_2/Ox_2

$Ox_1 + Red_2 \rightleftharpoons Ox_2 + Red_1$ **Redoxsystem**

$\overset{0}{Cl} + \overset{0}{Na} \rightleftharpoons Na^+ + Cl^-$ ($Cl_2 + 2\,Na \rightleftharpoons 2\,Na^+ + 2\,Cl^-$)

Zwei miteinander kombinierte Redoxpaare nennt man ein Redoxsystem.

Reaktionen, die unter Reduktion und Oxidation irgendwelcher Teilchen verlaufen, nennt man **Redoxreaktionen** (Redoxvorgänge). Ihre Reaktionsgleichungen heißen **Redoxgleichungen**.
Allgemein kann man formulieren:

Redoxvorgang = Elektronenverschiebung.

Die formelmäßige Wiedergabe von Redoxvorgängen wird erleichtert, wenn man - wie oben - zuerst formale Teilgleichungen für die Teilreaktionen (Halbreaktionen, Redoxpaare) schreibt. Die Gleichung für den gesamten Redoxvorgang erhält man durch Addition der Teilgleichungen. Da Reduktion und Oxidation stets gekoppelt sind, gilt:

Die Summe der Ladungen (auch der Oxidationszahlen) und die Summe der Elemente muß auf beiden Seiten einer Redoxgleichung gleich sein!

Ist dies nicht unmittelbar der Fall, muß durch Wahl geeigneter Koeffizienten (Faktoren) der Ausgleich hergestellt werden.
Vielfach werden Redoxgleichungen ohne die Begleit-Ionen vereinfacht angegeben.

Beispiele für Redoxpaare:
$\overset{0}{Na}/Na^+$; $2\,Cl^-/Cl_2$; Mn^{2+}/Mn^{7+}; Fe^{2+}/Fe^{3+}

Beispiele für Redoxgleichungen:
Verbrennen von Natrium in Chlor

---

1) $\quad \overset{0}{Na} - e^- \longrightarrow \overset{+1}{Na}{}^+ \qquad |\cdot 2$

2) $\quad \overset{0}{Cl_2} + 2e^- \longrightarrow 2\,Cl^-$

---

1)+2) $\quad 2\,\overset{0}{Na} + \overset{0}{Cl_2} \longrightarrow 2\,\overset{+1}{Na}\overset{-1}{Cl}$

Verbrennen von Wasserstoff in Sauerstoff

1) $\overset{0}{H_2} - 2e^- \longrightarrow 2\overset{+1}{H^+}$ | ·2

2) $\overset{0}{O_2} + 4e^- \longrightarrow 2\overset{-2}{O^{2-}}$

---

1)+2) $2\overset{0}{H_2} + \overset{0}{O_2} \longrightarrow 2\overset{+1-2}{H_2O}$

Reaktion von konzentrierter Salpetersäure mit Kupfer

$4\ \overset{+1}{H}\ \overset{+5}{N}\ \overset{-2}{O_3} + \overset{0}{Cu} \longrightarrow \overset{+2}{Cu}(\overset{+5}{N}\ \overset{-2}{O_3})_2 + 2\ \overset{+4}{N}\ \overset{-2}{O_2} + 2H_2O$

Meist gibt man nur die Oxidationszahlen der Elemente an, die oxidiert und reduziert werden:

$4\ \overset{+5}{H}NO_3 + \overset{0}{Cu} \longrightarrow \overset{+2}{Cu}(NO_3)_2 + 2\ \overset{+4}{N}O_2 + 2\ H_2O$

Reaktion von Permanganat MnO_4^- - und Fe^{2+}-Ionen in saurer Lösung

1) $\overset{+7}{Mn}O_4^- + 8\ H_3O^+ + 5\ e^- \longrightarrow \overset{+2}{Mn^{2+}} + 12\ H_2O$

2) $\overset{+2}{Fe^{2+}} - e^- \longrightarrow \overset{+3}{Fe^{3+}}$ | ·5

---

1) + 2):
$\overset{+7}{MnO_4^-} + (8H_3O^+) + 5\overset{+2}{Fe^{2+}} \longrightarrow 5\ \overset{+3}{Fe^{3+}} + \overset{+2}{Mn^{2+}}$
$\qquad\qquad\qquad\qquad\qquad\qquad\qquad + (12\ H_2O)$

Bei der Reduktion von MnO_4^- zu Mn^{2+} werden 4 Sauerstoffatome in Form von Wasser frei, wozu man 8 H_3O^+-Ionen braucht. Deshalb stehen auf der rechten Seite der Gleichung 12 H_2O-Moleküle. Solche Gleichungen geben nur die Edukte und Produkte der Reaktionen sowie die Massenverhältnisse an. Sie sagen nichts über den Reaktionsverlauf (Reaktionsmechanismus) aus.

Reduktionsmittel sind Substanzen (Elemente, Verbindungen), die Elektronen abgeben oder denen Elektronen entzogen werden können. Sie werden hierbei oxidiert. **Beispiele:** Natrium, Kalium, Kohlenstoff, H_2 (Wasserstoff), SO_2 (Schwefeldioxid), H_2S (Schwefelwasserstoff).

Oxidationsmittel sind Substanzen (Elemente, Verbindungen), die Elektronen aufnehmen und dabei andere Substanzen oxidieren. Sie selbst werden dabei reduziert. **Beispiele:** Ozon (O_3, besondere Form (Modifikation) des Sauerstoffs), Cl_2 (Chlor), HNO_3 (Salpetersäure) $KMnO_4$ (Kaliumpermanganat).

Beachte: Ozon wird technisch durch stille elektrische Entladungen aus O_2 hergestellt. Es zerfällt leicht in O_2 und Sauerstoffatome. Es ist ein starkes Oxidationsmittel, zerstört Farbstoffe und Mikroorganismen. In der Erdatmosphäre dient es als Lichtfilter, weil es langwellige UV-Strahlung absorbiert.

Ein Redoxvorgang läßt sich allgemein formulieren:

$$\text{oxidierte Form} + \text{Elektronen} \underset{\text{Oxidation}}{\overset{\text{Reduktion}}{\rightleftharpoons}} \text{reduzierte Form.}$$

(Oxidationsmittel)   **(Reduktionsmittel)**

Normalpotentiale von Redoxpaaren

Läßt man den Elektronenaustausch einer Redoxreaktion so ablaufen, daß man die Redoxpaare (Teil- oder Halbreaktionen) räumlich voneinander trennt, sie jedoch elektrisch und elektrolytisch leitend miteinander verbindet, ändert sich am eigentlichen Reaktionsvorgang nichts.

D = Diaphragma; $CuSO_4$ = Kupfersulfat; $ZnSO_4$ = Zinksulfat
V = Voltmeter
$\vec{e^-}$ = Richtung der Elektronenwanderung

Als **Kathode** wird diejenige Elektrode bezeichnet, an der Elektronen in die Elektrolytsung eintreten. An der Kathode erfolgt die Reduktion.
An der **Anode** verlassen die Elektronen die Elektrolytlösung. An der Anode erfolgt die Oxidation.

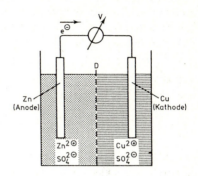

Abb. 60. Daniell-Element

Ein **Redoxpaar** bildet zusammen mit einer Elektrode, z.B. einem Platinblech zur Leitung der Elektronen, eine sog. *Halbzelle* (Halbkette). Die Kombination zweier Halbzellen nennt man eine *Zelle*, Kette, Galvanische Zelle, Galvanisches Element oder Volta-Element. (Galvanische Zellen finden als ortsunabhängige Stromquellen mannigfache Verwendung: z.B. Batterien, Akkumulatoren.)

Bei Redoxpaaren Metall/Metall-Ion kann das betreffende Metall als Elektrode dienen.
Ein Beispiel für eine aus Halbzellen aufgebaute Zelle ist das Daniell-Element (Abb. 60).

Die Reaktionsgleichungen für den Redoxvorgang im Daniell-Element sind:

Anodenvorgang: $\quad$ $Zn \rightleftharpoons Zn^{2+} + 2\,e^-$
Kathodenvorgang: $\quad$ $Cu^{2+} + 2\,e^- \rightleftharpoons Cu$

Redoxvorgang: $\quad$ $Cu^{2+} + Zn \rightleftharpoons Zn^{2+} + Cu$

oder in Kurzschreibweise:

$Cu^{2+}/Cu(f)$
$Zn(f)/Zn^{2+}$

$Zn(f)/Zn^{2+}//Cu^{2+}/Cu(f)$
((f) = fest)

Schrägstriche symbolisieren die Phasengrenzen: doppelte Schrägstriche trennen die Halbzellen.
In der Versuchsanordnung erfolgt der Austausch der Elektronen über die Metallelektroden Zn bzw. Cu, die leitend miteinander verbunden sind. Die elektrolytische Leitung wird durch das Diaphragma D hergestellt. D ist eine semipermeable Wand und verhindert eine Durchmischung der Lösungen von Anoden- und Kathodenraum. Anstelle eines Diaphragmas wird oft eine Salzbrücke ("Stromschlüssel") benutzt. Schaltet man zwischen die Elektroden in Abb. 60 ein Voltmeter, so registriert es eine Spannung (Potentialdifferenz) zwischen den beiden Halbzellen.
Die stromlos gemessene Potentialdifferenz einer galvanischen Zelle wird **elektromotorische Kraft (EMK, Symbol ΔE)** genannt. Sie ist die maximale Spannung der Zelle. Die Existenz einer Potentialdifferenz in Abb. 60 zeigt:
Ein Redoxpaar hat unter genau fixierten Bedingungen ein ganz bestimmtes elektrisches Potential, das Redoxpotential E.
Die Redoxpotentiale von Halbzellen sind die Potentiale, die sich zwischen den Komponenten eines Redoxpaares ausbilden, z.B. zwischen einem Metall und der Lösung seiner Ionen. Sie sind einzeln nicht meßbar, d.h. es können nur Potential*differenzen* bestimmt werden.
Kombiniert man aber eine Halbzelle mit immer der gleichen **standardisierten** Halbzelle, so kann man die Einzelspannung der Halbzelle in bezug auf das Einzelpotential (Redoxpotential) der Bezugs-Halbzelle, d.h. in einem relativen Zahlenmaß bestimmen.

Als standardisierte Bezugselektrode hat man die Normalwasserstoffelektrode gewählt und ihr willkürlich das Potential Null zugeordnet.

Die **Normalwasserstoffelektrode** ist eine Halbzelle. Sie besteht aus einer Elektrode aus Platin (mit elektrolytisch abgeschiedenem, fein verteiltem Platin überzogen), die bei **25 °C** von Wasserstoffgas unter einem konstanten Druck von 1 bar umspült wird. Diese Elektrode taucht in die wäßrige Lösung einer Säure mit $a(H_3O^+) = 1$ ein (Abb. 61). $a(H_3O^+) = 1$ gilt z.B. für eine 2 M HCl-Lösung.

Werden Potentialdifferenz-Messungen unter *Normalbedingungen* durchgeführt, so erhält man die **Normalpotentiale E^0** der betreffenden Redoxpaare.

Diese E^0-Werte sind die EMK-Werte einer Zelle, bestehend aus den in Tabelle 15 angegebenen Halbzellen und der Normalwasserstoffelektrode.

Normalbedingungen sind dann gegeben, wenn bei 25 °C alle Reaktionspartner die Konzentration $1\ mol \cdot l^{-1}$ haben (genau genommen müßten die Aktivitäten 1 sein). Gase haben dann die Konzentration 1, wenn sie unter einem Druck von 1,03 bar stehen. Für reine Feststoffe und reine Flüssigkeiten wird die Konzentration gleich 1 gesetzt.

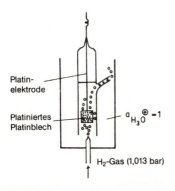

Abb. 61. Normalwasserstoffelektrode

Das Normalpotential eines Metalls ist das Potential dieses Metalls in einer 1 M Lösung seines Salzes bei 25 °C.

Redoxpaare, die Elektronen abgeben, wenn sie mit der Normalwasserstoffelektrode als Nullelektrode kombiniert werden, erhalten ein **negatives** Normalpotential zugeordnet. Sie wirken gegenüber dem Redoxpaaar H_2/H_3O^+ **reduzierend**.

Redoxpaare, deren oxidierte Form (Oxidationsmittel) stärker oxidierend wirkt als das H_3O^+-Ion, bekommen ein **positives** Normalpotential.

Ordnet man die Redoxpaare nach steigendem Normalpotential, erhält man die **elektrochemische Spannungsreihe** (Redoxreihe) (Tabelle 15):

Tabelle 15. Spannungsreihe (Redoxreihe) (Ausschnitt)

Red (reduzierte Form)		Ox (oxidierte Form)	E^0 Normalpotential
Li	$\rightleftharpoons$	$Li^{\oplus} + e^{\ominus}$	$-3{,}03$
K	$\rightleftharpoons$	$K^{\oplus} + e^{\ominus}$	$-2{,}92$
Ca	$\rightleftharpoons$	$Ca^{2\oplus} + 2e^{\ominus}$	$-2{,}76$
Na	$\rightleftharpoons$	$Na^{\oplus} + e^{\ominus}$	$-2{,}71$
Mg	$\rightleftharpoons$	$Mg^{2\oplus} + 2e^{\ominus}$	$-2{,}40$
Zn	$\rightleftharpoons$	$Zn^{2\oplus} + 2e^{\ominus}$	$-0{,}76$
$S^{2\ominus}$	$\rightleftharpoons$	$S + 2e^{\ominus}$	$-0{,}51$
Fe	$\rightleftharpoons$	$Fe^{2\oplus} + 2e^{\ominus}$	$-0{,}44$
$2H_2O + H_2$	$\rightleftharpoons$	$2H_3O^{\oplus} + 2e^{\ominus}$	$0{,}00$
$Cu^{\oplus}$	$\rightleftharpoons$	$Cu^{2\oplus} + e^{\ominus}$	$+0{,}17$
Cu	$\rightleftharpoons$	$Cu^{2\oplus} + 2e^{\ominus}$	$+0{,}35$
$4OH^{\ominus}$	$\rightleftharpoons$	$O_2 + 2H_2O + 4e^{\ominus}$	$+0{,}40$[a]
$2I^{\ominus}$	$\rightleftharpoons$	$I_2 + 2e^{\ominus}$	$+0{,}58$
$Fe^{2\oplus}$	$\rightleftharpoons$	$Fe^{3\oplus} + e^{\ominus}$	$+0{,}75$
$12H_2O + Cr^{3\oplus}$	$\rightleftharpoons$	$CrO_4^{2\ominus} + 8H_3O^{\oplus} + 3e^{\ominus}$	$+1{,}30$
$2Cl^{\ominus}$	$\rightleftharpoons$	$Cl_2 + 2e^{\ominus}$	$+1{,}36$
$12H_2O + Mn^{2\oplus}$	$\rightleftharpoons$	$MnO_4^{\ominus} + 8H_3O^{\oplus} + 5e^{\ominus}$	$+1{,}50$
$3H_2O + O_2$	$\rightleftharpoons$	$O_3 + 2H_3O^{\oplus} + 2e^{\ominus}$	$+1{,}90$

Reduzierende Wirkung nimmt ab ↓   Oxidierende Wirkung nimmt zu ↓

[a] Das Normalpotential bezieht sich auf Lösungen vom pH 14 (c(OH⁻)=1). Bei pH 7 beträgt das Potential + 0,82 V.

K Ca Na Mg Al	Mn Zn Cr Fe Cd Co Ni Sn Pb H$_2$
Leichtmetalle (unedel)	Schwermetalle (unedel)
Cu Ag Hg	Au Pt
Halbedelmetalle	Edelmetalle

Die EMK einer beliebigen Zelle (unter Normalbedingungen) setzt sich aus den Einzelpotentialen der Halbzellen zusammen und wird als Differenz $E^O_2 - E^O_1$ gefunden (Abb. 62). Dabei wird das Normalpotential des schwächeren Oxidationsmittels vom Normalpotential des stärkeren Oxidationsmittels abgezogen. Dies kann man aus der Angabe $Zn/Zn^{2+}//Cu^{2+}/Cu$ eindeutig entnehmen. Das Verfahren ist zweckmäßig, weil die Reaktion nur in eine Richtung spontan abläuft (Elektronenübergang vom Zn zum Cu).

Beispiel:
Für das Daniell-Element ergibt sich die EMK zu 1,1 Volt:

$E^O_{Zn/Zn^{2+}} = -0,76$ Volt; $E^O_{Cu/Cu^{2+}} = 0,35$ Volt;

$\Delta E^O_{Cu/Zn} = E^O_{Cu} - E^O_{Zn} = 0,35 - (-0,76) = 1,1$ Volt.

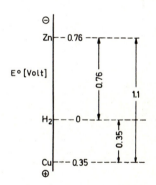

Abb. 62

Normalpotential und Reaktionsrichtung

Das Normalpotential eines Redoxpaares charakterisiert sein Reduktions- bzw. Oxidationsvermögen in wäßriger Lösung.

Je negativer das Potential ist, um so stärker wirkt die reduzierte Form des Redoxpaares reduzierend (Reduktionsmittel), und je positiver das Potential ist, um so stärker wirkt die oxidierte Form des Redoxpaares oxidierend (Oxidationsmittel).

In einem Redoxsystem wie

$Ox_2 + Red_1 \rightleftharpoons Ox_1 + Red_2$

kann das oxidierbare Teilchen Red_1 von dem Oxidationsmittel Ox_2 nur oxidiert werden, wenn das Potential des Redoxpaares Ox_2/Red_2 positiver ist als dasjenige des Redoxpaares Ox_1/Red_1. Analoges gilt für eine Reduktion.

Aus der Kenntnis der Redoxpotentiale kann man voraussagen, ob ein bestimmter Redoxvorgang möglich ist.

Ein Blick auf Tabelle 15 zeigt:

Die *reduzierende* Wirkung der Redoxpaare nimmt von oben nach unten bzw. von links nach rechts ab.
Die *oxidierende* Wirkung nimmt in der gleichen Richtung zu.

Redoxpaare mit negativem Redoxpotential stehen oberhalb bzw. links vom Wasserstoff und Redoxpaare mit positivem Redoxpotential stehen unterhalb bzw. rechts vom Wasserstoff.

Besonderes Interesse beanspruchen die Normalpotentiale von Redoxpaaren, die aus Metallen und den Lösungen ihrer Ionen bestehen (Me/Me^{n+}).

Beispiele:
a) Metalle mit negativem Potential können die Ionen der Metalle mit positivem Potential reduzieren, d.h. die entsprechenden Metalle aus ihren Lösungen abscheiden. Beispiel:

$$\overset{o}{Fe} + Cu^{2+} \longrightarrow Fe^{2+} + \overset{o}{Cu}.$$

b) *Lösen von Metallen in Säuren.* Alle Metalle, die in der elektrochemischen Spannungsreihe oberhalb bzw. links vom Wasserstoff stehen, lösen sich als "**unedle**" Metalle in Säuren und setzen hierbei Wasserstoff frei, z.B.

$$\overset{o}{Zn} + 2\ H^+ \longrightarrow Zn^{2+} + \overset{o}{H_2}.$$

Die "**edlen**" Metalle stehen unterhalb bzw. rechts vom Wasserstoff. Sie lösen sich nicht in Säuren wie HCl, jedoch teilweise in oxidierenden Säuren wie HNO_3.

Hemmungserscheinungen wie Überspannung, Passivierung verzögern bzw. verhindern bei manchen Metallen eine Reaktion mit Säuren. **Beispiele** hierfür sind Aluminium (Al), Chrom (Cr), Nickel (Ni), Zink (Zn) (Bildung von Zinkoxid (ZnO)).

Nernstsche Gleichung

Liegen die Reaktionspartner einer Zelle nicht unter Normalbedingungen vor, kann man mit einer von *W. Nernst* 1889 entwickelten Gleichung sowohl das Potential eines Redoxpaares (Halbzelle) als auch die EMK einer Zelle (Redoxsystem) berechnen.

1. Redoxpaar: Für die Berechnung des Potentials E eines Redoxpaares lautet die **Nernstsche Gleichung:**

$$\text{Ox} + n \cdot e^- \rightleftharpoons \text{Red}:$$

$$E = E^O + \frac{R \cdot T \cdot 2{,}303}{n \cdot F} \lg \frac{c(\text{Ox})}{c(\text{Red})} \quad ; \quad \frac{R \cdot T \cdot 2{,}303}{F} = 0{,}059 \text{ bei } T = 298{,}15 \text{ K} = 25\,^\circ\text{C}$$

(mit $\ln x = 2{,}303 \cdot \lg x$)

E^O = Normalpotential des Redoxpaares aus Tabelle 15;
R = Gaskonstante; T = Temperatur; F = Faraday-Konstante;
n = Anzahl der bei dem Redoxvorgang verschobenen Elektronen.

$c(\text{Ox})$ symbolisiert das Produkt der Konzentrationen **aller** Reaktionsteilnehmer auf der Seite der oxidierten Form (Oxidationsmittel) des Redoxpaares. $c(\text{Red})$ symbolisiert das Produkt der Konzentrationen **aller** Reaktionsteilnehmer auf der Seite der reduzierten Form Reduktionsmittel) des Redoxpaares.

Beispiele:

a) <u>Gesucht</u> wird das Potential E des Redoxpaares Mn^{2+}/MnO_4^-. Aus Tabelle 15 entnimmt man $E^O = +1{,}5$ V. Die vollständige Teilreaktion für den Redoxvorgang in der Halbzelle ist:

$$MnO_4^- + 8\, H_3O^+ + 5e^- \rightleftharpoons Mn^{2+} + 12\, H_2O.$$

Die <u>Nernstsche Gleichung</u> wäre demnach zu schreiben als:

$$E = 1{,}5 + \frac{0{,}059}{5} \lg \frac{c(MnO_4^-) \cdot c^8(H_3O^+)}{c(Mn^{2+}) \cdot c^{12}(H_2O)}$$

$c^{12}(H_2O)$ ist in E^O enthalten, da $c(H_2O)$ in verdünnter wäßriger Lösung konstant ist und E^O für wäßrige Lösungen gilt.

Von einem anderen Standpunkt aus kann man auch sagen: Die Aktivität des Lösungsmittels ist annähernd gleich 1. Mit $c^{12}(H_2O) = 1$ erhält man:

$$E = 1{,}5 + \frac{0{,}059}{5} \lg \frac{c(MnO_4^-) \cdot c^8(H_3O^+)}{c(Mn^{2+})}$$

Man sieht, daß das Redoxpotential in diesem Beispiel stark pH-abhängig ist.

b) pH-abhängig ist auch das Potential des Redoxpaares H_2/H_3O^+. Das Potential ist definitionsmäßig Null nur für Normalbedingungen (Normalwasserstoffelektrode). Über die Änderung des Potentials mit dem pH-Wert gibt die Nernstsche Gleichung Auskunft:

$$E = E^o + \frac{0{,}059}{2} \cdot \lg c^2(H_3O^+)$$

$$E = 0 + 0{,}059 \cdot \lg c(H_3O^+) = -0{,}059 \cdot pH.$$

Für pH = 7, d.h. neutrales Wasser ist das Potential von H_3O^+/H_2 (1 bar) = -0,41 V!

2. Redoxsystem: $Ox_2 + Red_1 \rightleftharpoons Ox_1 + Red_2$.

Für die EMK dieses Redoxsystems ergibt sich aus der Nernstschen Gleichung

$$\Delta E = E^o_2 + \frac{R \cdot T \cdot 2{,}303}{n \cdot F} \lg \frac{c(Ox_2)}{c(Red_2)}$$

$$- E^o_1 - \frac{R \cdot T \cdot 2{,}303}{n \cdot F} \lg \frac{c(Ox_1)}{c(Red_1)}$$

oder

$$\Delta E = E^o_2 - E^o_1 + \frac{R \cdot T \cdot 2{,}303}{n \cdot F} \lg \frac{c(Ox_2) \cdot c(Red_1)}{c(Red_2) \cdot c(Ox_1)}$$

E^o_2 bzw. E^o_1 sind die Normalpotentiale der Redoxpaare Ox_2/Red_2 bzw. Ox_1/Red_1.
E^o_2 soll positiver sein als E^o_1, d.h. Ox_2/Red_2 ist das stärkere Oxidationsmittel.

Eine Reaktion läuft nur dann **spontan** von links nach rechts, wenn die Änderung der Freien Enthalpie $\Delta G < 0$ ist. Da die EMK der Zelle in diesem Fall über die Gleichung $\Delta G = \pm n \cdot F \cdot EMK$ mit der **Freien Enthalpie** (Triebkraft) einer chemischen Reaktion zusammenhängt, folgt, daß die EMK **größer Null** sein muß. (Zu dem Begriff "Freie Enthalpie" s.S. 223.

Beispiele:

1. a) Wie groß ist die EMK der Zelle
$Ni/Ni^{2+}(0,01 M)//Cl^-(0,2 M/Cl_2(1 bar))/Pt$?

b) Wie groß ist ΔG der Redoxreaktion?

<u>Lösung:</u>

a) In die Redoxreaktion geht die Elektrizitätsmenge $2 \cdot F$ ein:

$$Ni + Cl_2 \longrightarrow Ni^{2+} + 2\ Cl^-.$$

n hat deshalb den Wert 2. Die EMK der Zelle unter Normalbedingungen beträgt:

$$\Delta E^o = E^o(Cl^-/Cl_2) - E^o(Ni/Ni^{2+}) = +1,36-(-0,25) = +1,61\ V.$$

Daraus folgt:

$$\Delta E = E^o + \frac{0,059}{2} \lg \frac{c(Cl_2) \cdot c(Ni)}{c(Ni^{2+}) \cdot c^2(Cl^-)}\ ;$$

(Für $c(Cl_2)$ und $c(Ni)$ beachte die Normierungsbedingung S. 171)

$$\Delta E = +1,61 + \frac{0.059}{2} \lg \frac{1 \cdot 1}{0,01 \cdot 0,2^2}$$

$$= 1,61 + 0,1 = 1,71\ V$$

b) $\Delta G = -n \cdot F \cdot EMK;\quad G = -2 \cdot 96522\ A \cdot s \cdot mol^{-1} \cdot 1,71 V$
$= -330,1 \cdot 10^3\ J \cdot mol^{-1}$ (da $1J = 1Nm = 1V \cdot A \cdot s$
$= 1W \cdot s$)

2. Welchen Zahlenwert hat die EMK der Zelle
$Sn/Sn^{2+}(1,0M)//Pb^{2+}(0,001M)/Pb$?

Lösung:

$Sn \rightleftharpoons Sn^{2+} + 2\,e^-$; $E^o_1 = -0{,}136$ V;
$Pb \rightleftharpoons Pb^{2+} + 2\,e^-$; $E^o_2 = -0{,}126$ V.

Die Reaktion der Zelle unter Normalbedingungen lautet:

$Sn + Pb^{2+} \longrightarrow Sn^{2+} + Pb$;

$\Delta E^o = -0{,}126 - (-0{,}136) = +0{,}01$ V.

E berechnet sich zu

$$\Delta E = E^o + \frac{0{,}059}{2} \lg \frac{c(Pb^{2+})}{c(Sn^{2+})} = 0{,}01 + \frac{0{,}059}{2} \cdot$$

$$\lg \frac{0{,}001}{1{,}0} = 0{,}01 - 0{,}089 = -0{,}079 \text{ V}.$$

Aus dem <u>Ergebnis</u> geht hervor, daß die Zelle nicht in der angegebenen Weise arbeiten kann (ΔG wäre positiv!). Sie funktioniert aber in der umgekehrten Richtung, so daß wir schreiben können:

$Pb/Pb^{2+}(0{,}001\text{ M})//Sn^{2+}(1{,}0\text{ M})/Sn$.

Damit ergibt sich die Redoxreaktion zu

$Pb + Sn^{2+} \longrightarrow Pb^{2+} + Sn$; $\Delta E = +0{,}079$ V

Man sieht daraus, daß die Konzentrationen der Reaktionspartner die Richtung einer Redoxreaktion beeinflussen können.
<u>Anmerkung:</u> Organische Beispiele befinden sich auf S. 000).

3. Welchen Zahlenwert hat die Gleichgewichtskonstante K_c für die Reaktion $Sn + Cl_2 \longrightarrow SnCl_2$?

Bei 25 °C (T = 298 K) gilt:

$$\lg K_c = \Delta E \cdot \frac{n}{0{,}059}$$

Lösung:

$Sn \longrightarrow Sn^{2+} + 2\ e^-$, $E^o_1 = -0{,}136$ V
$Cl_2 + 2\ e^- \longrightarrow 2\ Cl^-$, $E^o_2 = +1{,}36$ V

$\lg K_{(25^oC)} = [1{,}36 - (-0{,}136)]\,\dfrac{2}{0{,}059} = 50{,}5$

$K_{(25^oC)} = 10^{50,5}$.

Heterogene Gleichgewichte

Nach dem **Nernstschen Verteilungssatz** ist das Verhältnis der Konzentration eines Stoffes, der sich zwischen *zwei Phasen* verteilt, im Gleichgewichtszustand konstant. Bedingung ist: konstante Temperatur und gleicher Molekularzustand in beiden Phasen.

Beispiel: Verteilt sich ein Stoff physikalisch zwischen den Phasen (a) und (b), so gilt im Gleichgewicht:

$$\frac{c_{Phase\ a}}{c_{Phase\ b}} = k$$

Die Konstante k heißt **Verteilungskoeffizient**. Der Verteilungssatz spielt bei der Trennung von Substanzgemischen eine große Rolle. Weiß man z.B., daß eine Verbindung X den Wert k = 1 für ein Wasser-Ether-Gemisch hat, so ergibt sich daraus, daß bei einmaligem Ausschütteln von 50 ml Lösung mit 50 ml Ether nur noch 50 % der ursprünglichen Menge von X in der wäßrigen Lösung vorhanden sind.

Für die Konzentration eines *gelösten Gases* in einer Flüssigkeit gilt ein ähnliches Gesetz.

Das sog. **Henry-Daltonsche Gesetz** geht aus dem Nernstschen Verteilungssatz hervor. Ersetzt man die Konzentration eines Stoffes in der Gasphase durch den Druck (c = p/RT), dann ergibt sich:

$$\frac{c_{Gas}}{c_{Lösung}} = k_1 \quad \text{oder} \quad \frac{p_{Gas}}{c_{Lösung}} = k_2$$

Die Löslichkeit eines Gases in einer Flüssigkeit hängt also bei gegebener Temperatur vom Partialdruck des Gases in dem über der Lösung befindlichen Gasraum ab. Der Proportionalitätsfaktor k heißt **Löslichkeitskoeffizient.**

Für die *Abhängigkeit der Löslichkeit von der Temperatur* gilt: Die Konzentration eines Gases in einer Flüssigkeit ist der Temperatur umgekehrt proportional.
Beispiel: Flasche mit Selterswasser.

Adsorption

Adsorption nennt man allgemein die Anlagerung eines Stoffes an der Phasengrenzfläche eines anderen Stoffes. Der Adsorptionsvorgang kann chemischer oder physikalischer Natur sein. Bei der sog. *Chemisorption* wird die adsorbierte Substanz durch Bindung an dem Adsorbens festgehalten. Bei der *physikalischen Adsorption* wirken "van der Waalssche Kräfte".

Folgende Faktoren beeinflussen die Adsorption an festen Oberflächen: Temperatur, Art und Konzentration der adsorbierten Substanz, Art und Oberfläche des Adsorbens (Adsorbat) sowie u.U. die Art des Lösungsmittels, das die zu adsorbierende Substanz enthält.

Trennverfahren

Zerlegung homogener Stoffe
Bei der Zerlegung homogener Stoffgemische in die Bestandteile kann man die Unterschiede in den physikalischen Eigenschaften der Reinsubstanzen ausnützen, oder man kann durch chemische Umwandlungen die Eigenschaften der Komponenten in geeigneter Weise verändern und sie dadurch trennen.

Sublimation: Bei der Sublimation verflüchtigt sich ein fester Stoff. Er geht dabei vom festen Zustand in den gasförmigen über, **ohne** zu schmelzen. Anwendung findet dieses Verfahren bei der *Gefriertrocknung*. Hierbei wird eine Lösung in einem vakuumdichten Gefäß soweit abgekühlt, bis sie gefroren ist. Im Vakuum saugt man die Verbindung mit dem höchsten *Dampfdruck* - meist das Lösungsmittel - ab. Die getrocknete Substanz bleibt zurück.

Destillation: Bei der Destillation werden flüssige Stoffgemische erhitzt. Die Komponenten verflüchtigen sich in der Reihenfolge ihrer Siedepunkte und werden anschließend wieder kondensiert.
Besteht das Gemisch z.B. aus zwei Komponenten, ist im Dampf diejenige mit dem höheren *Dampfdruck* (niedrigeren Siedepunkt) angereichert. Unterbricht man die Destillation und destilliert das Kondensat erneut, wird man im allgemeinen eine bessere Auftrennung des Substanzgemisches erreichen. Mehrmaliges Wiederholen des Vorgangs und Verwendung von Fraktionierkolonnen führt dazu, daß man sog. *Fraktionen* erhält, die aus den reinen Komponenten bestehen (= "fraktionierte Destillation").

Beachte: **Azeotrope** Gemische wie eine 95 %-ige wäßrige Lösung von Ethanol lassen sich durch Destillation **nicht** in ihre Komponenten trennen.

Schmelzen: Besitzt eine Komponente einer festen Mischung einen Schmelzpunkt, der genügend weit von dem Schmelzpunkt der anderen Substanz entfernt liegt, kann man auch den Schmelzprozeß zur Trennung verwenden. Elementarer Schwefel wird z.B. aus dem Gestein herausgeschmolzen (Frasch-Verfahren).

Löslichkeitsunterschiede kristallisierbarer reiner Stoffe in Lösungsmitteln nutzt man bei der fraktionierten **Kristallisation** aus. Die weniger lösliche Substanz scheidet sich bei einer bestimmten Lösungsmittelmenge und Temperatur zuerst aus und kann von der übrigen Lösung abgetrennt werden.

Extraktion heißt eine Trennmethode, bei der man sich die unterschiedlichen **Verteilungskoeffizienten** von Substanzen in verschiedenen Lösungsmitteln zur Substanztrennung zu Nutze macht.

Homogene Substanzgemische können bisweilen schnell und sauber mit **chromatographischen Methoden** getrennt werden. Allen Arten der Chromatographie ist gemeinsam, daß das Substanzgemisch zwischen zwei Phasen verteilt wird, von denen eine ruht (*stationäre Phase*) und die andere das Substanzgemisch gelöst enthält und die stationäre Phase durchdringt (*mobile Phase*).
Eine wichtige Voraussetzung für die Anwendbarkeit chromatographischer Methoden ist die Möglichkeit, den Trennerfolg sichtbar zu machen. In der Gaschromatographie zieht man zur Identifizierung der getrennten Komponenten ihre charakteristischen physikalischen Eigenschaften heran, wie z.B. Ionisierbarkeit und Wärmeleitfähigkeit. Besonders günstig ist es für die Anwendung der Säulen-, Dünnschicht- und Papierchromatographie, wenn die zu trennenden Substanzen unterschiedlich gefärbt sind. Andernfalls müssen sie sich anfärben lassen.

Bei der **Gaschromatographie** ist die mobile Phase gasförmig und die stationäre Phase fest. Sie ist eine sehr präzise Trennmethode, die in der Forschung und bei Routinearbeiten für qualitative und quantitative Trennprobleme Anwendung findet. Nachteilig ist der erhebliche apparative Aufwand.
Bei anderen Trennverfahren ist die mobile Phase flüssig und die stationäre Phase fest. Die Trennwirkung beruht hauptsächlich auf unterschiedlichen Adsorptionskräften zwischen der festen Phase und den Komponenten eines zu trennenden Substanzgemisches. Man spricht in diesem Falle auch von Adsorptionschromatographie. Die feste stationäre Phase kann als Pulver wie etwa Aluminiumoxid, Al_2O_3 oder Kieselgel $(SiO_2)_\infty$ in ein Rohr (= Säule) gefüllt werden: **Säulenchromatographie**.

Abb. 63 zeigt, wie die Komponenten des Substanzgemisches unterschiedlich schnell durch die Säule wandern. Sie können durch Wechseln der Vorlage getrennt aufgefangen werden.

Die Säulenchromatographie eignet sich für ähnliche Trennprobleme wie die nachfolgend beschriebene Dünnschichtchromatographie, nur können bei Verwendung der Säule wesentlich größere Substanzmengen eingesetzt werden.

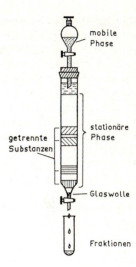

Abb. 63. Säulenchromatographie

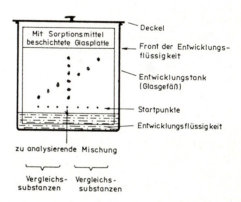

Abb. 64. Trennung durch Dünnschichtchromatographie (Nach E.Merck, Firmenschrift)

Bei der **Dünnschichtchromatographie** (DC) wird ein gelöstes Substanzgemisch auf dünnen Sorptionsmittelschichten (auf Glasplatten oder Folien) aufgetragen. Die Platten stellt man anschließend in eine Trennkammer, welche ein Laufmittel (Elutionsmittel) enthält. Dieses wandert aufgrund der Kapillarkräfte des Sorptionsmittels als Lösungsmittelfront über die Platte nach oben. Infolge unterschiedlicher Adsorbierbarkeit werden die Komponenten eines Substanzgemisches unterschiedlich weit und schnell mitgeführt. Die eluierende Wirkung steigt mit der Polarität des Lösungsmittels.
Die DC eignet sich zur schnellen und einfachen Trennung kleinster Mengen. Die untere Erfassungsgrenze der Substanzen liegt etwa eine Zehnerpotenz unter der der Papierchromatographie. Ihr Vorteil gegenüber letzterer ist, daß man außer Cellulose auch anorganische Sorbentien wie Kieselgel und Aluminiumoxid verwenden kann.

Beispiele: qualitativer Nachweis fettlöslicher Vitamine; Trennung von Lipiden im Serum; Nachweis von Aminosäuren im Harn; Nachweis von Kohlenhydraten in Harn und Stuhl.

Die **papierchromatographische Trennung** beruht auf Wechselwirkungen zwischen Papier, Laufmittel und gelöster Substanzmischung. Je nach Substanz und Laufmittel spielen die Adsorption der Substanzen an das Papier und Austauscheffekte (Cellulose wirkt wie ein schwacher Kationenaustauscher) eine mehr oder weniger große Rolle. Als Ergebnis dieser Prozesse wandern die einzelnen Komponenten des Gemisches unterschiedlich schnell und unterschiedlich weit auf dem Papier (Abb. 65).
Für jede Substanz charakteristisch ist - unter konstanten äußeren Bedingungen - der sog. R_f-Wert:

$$R_f\text{-Wert} = \frac{\text{Laufstrecke der Substanz}}{\text{Laufstrecke des Laufmittels}}$$

Die R_f-Werte liegen zwischen 0 und 1,0.

Verfahrenstechnik: Man schneidet sich entsprechend dem zur Verfügung stehenden Chromatographiegefäß einen Papierstreifen zurecht.

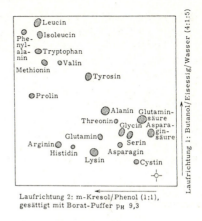

Abb. 65. Zweidimensionale papierchromatographische Trennung von 20 Aminosäuren (Nach A.L. Levy und D. Chung, Analytic.Chem. 25,396 [1953])

An einem Ende des Papiers trägt man das Substanzgemisch auf. Bei dem sog. **absteigenden Verfahren** saugt sich das Laufmittel von oben nach unten durch das frei hängende Papier. Hierbei werden beliebig große Laufstrecken und demzufolge eine gute Trennwirkung erzielt. Bei dem **aufsteigenden Verfahren** taucht das Papier mit seinem unteren Ende in das Laufmittel und saugt dieses gegen die Wirkung der Schwerkraft nach oben. Die Laufstrecken sind dadurch kürzer. Eine zweidimensionale Trennwirkung erzielt man mit der sog. **horizontalen Docht-Zirkular-Methode.**

Die **Gelfiltration** ist ebenfalls eine chromatographische Trennmethode. Sie erlaubt die schonende Trennung von Substanzgemischen nach der Molekülgröße sowohl qualitativ als auch im präparativen Maßstab.

Besonders bewährt hat sich die Gelfiltration bei der Trennung von Proteinen, Enzymen und Hormonen. Als Gel füllt man z.B. ein quervernetztes Dextran (s.S. 386) in eine Chromatographiesäule (stationäre Phase). Durch Quellen mit einem Lösungsmittel bildet sich in der Säule ein dreidimensionales Netzwerk aus. Läßt man nun ein gelöstes Substanzgemisch unterschiedlicher Molekülgröße als

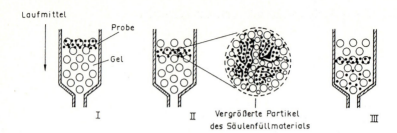

Verlauf einer Gelfiltration an einem granulierten Gel

mobile Phase durch die Säule fließen, wirkt das gequollene Gel als Molekularsieb. Die Moleküle dringen je nach Größe mehr oder weniger stark in die Poren des Gels ein und werden je nach Größe unterschiedlich stark zurückgehalten. Das größte Molekül kommt am Säulenende zuerst an.

Die **Affinitätschromatographie** (biospezifische Adsorption) ist eine Reinigungsmethode speziell für biologische Substanzen. Sie nutzt spezifische Wechselwirkungen zwischen *affinen Reaktionspartnern*, welche miteinander Komplexe bilden können. Ein Beispiel ist die Komplexbildung zwischen einem Enzym und seinem Inhibitor.
Bindet man einen Reaktionspartner, den sog. **Effector**, an einen wasserunlöslichen Träger, erhält man ein "**Affinitätsharz**". Füllt man dieses in eine Chromatographiesäule und läßt die Lösung eines Substanzgemisches, welches den zum Effector affinen Reaktionspartner enthält, durch die Säule fließen, so wird der Reaktionspartner festgehalten, und die Begleitsubstanzen laufen ungehindert durch. Durch Zerstörung des Komplexes (z.B. durch Änderung des pH-Wertes) läßt sich der affine Reaktionspartner anschließend eluieren und so rein isolieren.

Grundprinzip der Affinitätschromatographie:

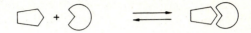

Einzelschritte

a) Fixierung des Effektors am Träger

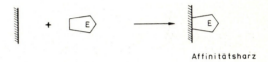

Affinitätsharz

b) Zugabe des Substanzgemisches und Adsorption des affinen Reaktionspartners

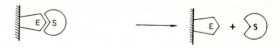

c) Desorption der gewünschten Substanz

Verteilungschromatographie (Flüssigkeitschromatographie)
Ist die *stationäre* Phase *flüssig*, ermöglichen unterschiedliche **Verteilungskoeffizienten** eine Trennung. Diese Variante der Chromatographie nennt man Verteilungschromatographie.

Ionenaustauscher

Der Austausch von Ionen zwischen einem sog. **Ionenaustauscher** und einer Lösung, die Ionen enthält, ist ein *kinetischer Vorgang*. Er beruht auf **Verteilungsgleichgewichten** der auszutauschenden Ionen zwischen dem Austauscher und der Lösung. Ein Beispiel für einen Ionenaustauschprozeß ist: $R-SO_3H + M^+ \rightleftharpoons RSO_3M + H^+$.

Für eine Ionensorte A gilt im Gleichgewicht:

$$k = \frac{c(A_1)}{c(A_2)}$$

$c(A)_1$ = Konzentration des Ions am Austauscher,
$c(A)_2$ = Konzentration des Ions in der Lösung;

k ist der **Austauschverteilungskoeffizient**. Er ist abhängig z.B. von den Eigenschaften des Austauschers, der Temperatur, der Größe und der Ladung des auszutauschenden Ions und dem pH-Wert der Lösung.

Ionenaustauscher sind meist feste Stoffe, welche Ionen enthalten, die sie gegen andere Ionen reversibel austauschen können, wenn sie mit einer Lösung in Berührung kommen, die eine geeignete Ionensorte enthält. Als Grundgerüst für Ionenaustauscher dienen organische Kondensations- oder Polymerisationsprodukte. In diese werden ionenaustauschende Gruppen eingebaut.
Stark saure Austauscher, die Kationen austauschen (**Kationenaustauscher**) enthalten z.B. $-SO_3H$-Gruppen, *schwach saure* COOH-Gruppen.

Stark basische **Anionenaustauscher** besitzen Ammoniumgruppen wie:

$$\left[-CH_2-\overset{\oplus}{N}\begin{smallmatrix} CH_3 \\ -CH_3 \\ C_2H_4OH \end{smallmatrix} \right]^{\oplus}$$

Anwendungsmöglichkeiten: Trennung unterschiedlicher Ionenarten, Wasserentsalzung.

Anmerkung:
Natürliches Wasser enthält meist Calcium- und Magnesiumsalze ("hartes Wasser"): Calciumhydrogencarbonat ($Ca(HCO_3)_2$), Calciumsulfat ($CaSO_4$), Magnesiumcarbonat ($MgCO_3$). Beim Erwärmen wird $Ca(HCO_3)_2$ in Calciumcarbonat $CaCO_3$ umgewandelt (Kesselsteinbildung):

$$Ca^{2+} + 2\,HCO_3^- \longrightarrow CaCO_3 \downarrow + H_2O + CO_2 \uparrow.$$

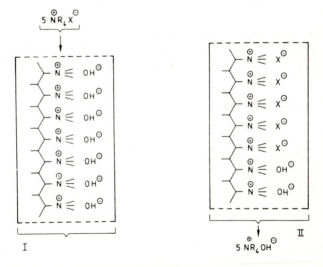

Säule mit Anionenaustauscher. I = vor dem Ionenaustausch, II = nach dem Ionenaustausch

1	2	3	4	5
Start-bedingungen	Adsorption der Komponenten der Probe	Beginn der Desorption	Ende der Desorption	Regenerieren

Ionen-austauscher

○ Gegenionen des Startpuffers
■ Moleküle der zu trennenden Komponenten
▲ Komponenten
● Ionen des Puffer-
⊙ gradienten

Wirkungsweise eines Ionenaustauschers

Kinetik und Energetik chemischer Reaktionen

Unter gegebenen Bedingungen laufen chemische Reaktionen mit einer bestimmten Geschwindigkeit ab, der **Reaktionsgeschwindigkeit v**.
Zur Erläuterung wollen wir eine einfache Reaktion betrachten:
Die gasförmigen oder gelösten Ausgangsstoffe A und B setzen sich in einer einsinnig von links nach rechts ablaufenden Reaktion zu dem Produkt C um: **A + B ⟶ C**. Sind die Konzentrationen der einzelnen Stoffe c(A), c(B) und c(C), so ist die Abnahme der Konzentration des Reaktanden A bzw. B oder auch die Zunahme der Konzentration des Reaktionsproduktes C in der Zeit t gleich der Reaktionsgeschwindigkeit der betreffenden Umsetzung. Da v in jedem Zeitmoment eine andere Größe besitzt, handelt es sich um differentielle Änderungen. Die Reaktionsgeschwindigkeit v wird durch einen **Differentialquotienten** ausgedrückt:

$$v = - \frac{dc(A)}{dt} = - \frac{dc(B)}{dt} = + \frac{dc(C)}{dt}, \quad \text{oder allgemein}$$
$$v = \pm \frac{dc}{dt}$$

Das Vorzeichen des Quotienten ist positiv, wenn die Konzentration zunimmt und negativ, wenn sie abnimmt.
Nach der "*Stoßtheorie*" stellt man sich den Reaktionsablauf folgendermaßen vor: Sind die Reaktanden A und B in einem homogenen Reaktionsraum frei beweglich, so können sie miteinander zusammenstoßen, wobei sich die neue Substanz C bildet. Nicht jeder Zusammenstoß führt zur Bildung von C. Die Anzahl der erfolgreichen Zusammenstöße je Sekunde Z ist proportional der Reaktionsgeschwindigkeit: $v = k_1 \cdot Z$.

Z wächst mit der Konzentration von A und B, d.h. $Z = k_2 \cdot c(A) \cdot c(B)$. Somit wird (mit $k = k_1 \cdot k_2$)

$$v = k \cdot c(A) \cdot c(B) = -\frac{dc(A)}{dt} = -\frac{dc(B)}{dt} = \frac{dc(C)}{dt}.$$

Für die allgemeinere Reaktion x A + y B + z C ──> **Produkte** erhält man die entsprechende Geschwindigkeitsgleichung (Zeitgesetz);

$$v = -\frac{1}{x}\frac{dc(A)}{dt} = -\frac{1}{y}\frac{dc(B)}{dt} = -\frac{1}{z}\frac{dc(C)}{dt}$$
$$= k \cdot c^a(A) \cdot c^b(B) \cdot c^c(C)$$

Die Beträge der stöchiometrischen Faktoren 1/x, 1/y, 1/z werden gewöhnlich in die Konstante k einbezogen, die dann einen anderen Wert erhält. Zu a, b, c siehe unten! Fassen wir das Ergebnis in Worte, so lautet es:

Die Reaktionsgeschwindigkeit einer einsinnig verlaufenden chemischen Reaktion ist der Konzentration der Reaktanden proportional.

Die Proportionalitätskonstante **k** heißt **Geschwindigkeitskonstante** der Reaktion. Sie stellt die Reaktionsgeschwindigkeit der Reaktanden dar für $c(A) = 1$ und $c(B) = 1$.
Dann gilt nämlich: $v = k$.
k hat für jeden chemischen Vorgang bei gegebener Temperatur einen charakteristischen Wert. Er wächst meist mit steigender Temperatur.

Reaktionsordnung

Die **Potenz**, mit der die Konzentration eines Reaktionspartners in der Geschwindigkeitsgleichung der Reaktion auftritt, heißt die

Reaktionsordnung der Reaktion *bezüglich* des betreffenden Reaktionspartners. Hat der Exponent den Wert 0, 1, 2, 3, spricht man von 0., 1., 2. und 3. Ordnung.**Die Reaktionsordnung muß experimentell bestimmt werden.**
In einfachen Zeitgesetzen wie $v = k \cdot c^a(A) \cdot c^b(B)$ ... (in denen die Konzentrationen nur als Produkte auftreten) wird die Summe der Exponenten, mit denen die Konzentrationen im Zeitgesetz erscheinen, als **Reaktionsordnung n der Reaktion** bezeichnet:
$n = a + b + ...$

Beachte: Die Buchstaben a, b, c sind keine stöchiometrischen Koeffizienten.

Beispiele:

a) Reaktion nullter Ordnung
Eine Reaktion nullter Ordnung liegt vor, wenn die Reaktionsgeschwindigkeit *konzentrationsunabhängig* ist. Es gilt

$$v = - \frac{dc(A)}{dt} = k.$$

Hier wird die Geschwindigkeit durch einen zeitlich konstanten nicht chemischen Vorgang bestimmt.
Beispiele sind: Absorption eines Gases in einer Flüssigkeit bei konstanter Gaszufuhr; Reaktion an einer festen Grenzfläche, an der die Konzentration des Reaktanden durch Adsorption konstant gehalten wird.

b) Reaktion erster Ordnung
Ein Beispiel hierfür ist der radioaktive Zerfall oder der thermische Zerfall von Verbindungen.
Das Zeitgesetz für eine Reaktion erster Ordnung wie der Umwandlung der Substanz A in die Substanz B: A ———> B lautet:

$$v = -\frac{dc(A)}{dt} = k \cdot c(A)$$

Durch Umformen erhält man: $\quad -\dfrac{dc(A)}{c(A)} = k \cdot dt.$

Bezeichnet man die Anfangskonzentration von A zum Zeitpunkt t = 0 mit $c(A)_o$ die Konzentration zu einer beliebigen Zeit t mit $c(A)$, so kann man das Zeitgesetz in diesen Grenzen integrieren:

$$-\int_{c(A)_o}^{c(A)} \frac{dc(A)}{c(A)} = k \int_{t=0}^{t} dt; \quad -(\ln c(A) - \ln c(A)_o = k(t-0);$$

$$\ln \frac{c(A)_o}{c(A)} = k \cdot t \quad \text{oder} \quad 2{,}303 \cdot \lg \frac{c(A)_o}{c(A)} = k \cdot t.$$

Durch Entlogarithmieren ergibt sich:

$$\boxed{c(A) = c(A)_o \cdot e^{-k \cdot t},}$$

d.h. die Konzentration von A nimmt exponentiell mit der Zeit ab (**Exponentialfunktion**).

c) Reaktion zweiter Ordnung
Ein Beispiel ist die thermische Zersetzung von Iodwasserstoff:
$2\,HI \rightleftharpoons H_2 + I_2$. Schreibt man hierfür allgemein $2A \longrightarrow C + D$, so lautet das Zeitgesetz für eine Reaktion zweiter Ordnung:

$$\boxed{v = -\frac{1}{2} \frac{dc(A)}{dt} = k \cdot c^2(A)}$$

Chemische Reaktionen verlaufen nur selten in einem Reaktionsschritt. Meist sind die entstehenden Produkte das Ergebnis mehrerer Teilreaktionen, die auch als **Reaktionsschritte** oder **Elementarreaktionen** bezeichnet werden. Sie sind Glieder einer sog. **Reaktionskette**. Besteht nun eine Umsetzung aus mehreren einander folgenden Reaktionsschritten, so bestimmt der *langsamste* Reaktionsschritt die Geschwindigkeit der Gesamtreaktion.

Beispiel:
Die Umsetzung $2A + B \longrightarrow A_2B$ verläuft in zwei Schritten:

1. $\quad A + B \longrightarrow AB$
2. $\quad AB + A \longrightarrow A_2B$

Gesamt: $2A + B \longrightarrow A_2B$

Ist der erste Reaktionsschritt der langsamste, bestimmt er die Reaktionsgeschwindigkeit der Umsetzung.

Der Begriff "**Halbwertszeit**" $t_{1/2}$ definiert die Zeit, in der die Hälfte der am Anfang vorhandenen Menge des Ausgangsstoffes umgesetzt ist, d.h. bei $1/2\, c(A)_0$ in Abb. 66.

Molekularität einer Reaktion

Die Reaktionsordnung darf nicht mit der Molekularität einer Reaktion verwechselt werden.

Die Molekularität ist gleich der Zahl der Teilchen, von denen eine Elementarreaktion (Reaktionsschritt) ausgeht.

Geht die Reaktion von nur **einem** Teilchen aus, ist die Molekularität **eins**, und man nennt die Reaktion **monomolekular**: $A \longrightarrow B$.

Beispiele: $Br_2 \longrightarrow 2\,Br\cdot$; $H_2O \longrightarrow H\cdot + OH\cdot$.
Strukturelle Umlagerung (Isomerisierung):

$$\underset{\text{Cyclopropan}}{\begin{array}{c}CH_2-CH_2\\ \diagdown\;\diagup\\ CH_2\end{array}} \rightarrow \underset{\text{Propen}}{CH_3-CH=CH_2}.$$

Ein weiteres Beispiel ist der Übergang eines angeregten Teilchens in einen niedrigeren Energiezustand.

Bei einer **bimolekularen** Reaktion müssen **zwei** Teilchen miteinander reagieren:

A + X ——> B. Die Molekularität der Reaktion ist **zwei**.

Beispiele:

$Br\cdot + H_2 \longrightarrow HBr + H\cdot$

$H\cdot + Br_2 \longrightarrow HBr + Br\cdot$

$HO^- + CH_3Cl \longrightarrow CH_3OH + Cl^-$

Die meisten chemischen Reaktionen laufen bimolekular ab, denn die Wahrscheinlichkeit für das Auftreten **trimolekularer** Reaktionen ist sehr klein. Reaktionen noch höherer Molekularität werden überhaupt nicht beobachtet.

Ein **Beispiel** für eine **trimolekulare** Reaktion ist:

$H\cdot + H\cdot + Ar \longrightarrow H_2 + Ar^*$

(Ar = Argon, Ar^* = angeregtes Argon)

Beachte: Stimmt in einem Fall die Reaktionsordnung mit der Molekularität überein, so ist dies rein zufällig. Als **Beispiel** betrachten wir die hypothetische Reaktion:

A + X + Y ——> B. Wird hierfür experimentell gefunden:

$$-\frac{dc(A)}{dt} = k \cdot c(A) \cdot c(X) \cdot c(Y),$$

so ist die Reaktionsordnung **drei**.

Untersucht man den **Mechanismus** (genauen Ablauf) der Reaktion, stellt man fest, daß die Gesamtreaktion in mehreren Schritten (Elementarreaktionen) abläuft, die z.B. bimolekular sein können:

A + X ——> AX und AX + Y ——> B.

Auch viele Reaktionen in Lösung, die nach erster Ordnung verlaufen, sind nicht monomolekular. **Beispiele** hierfür sind die Spaltung der Saccharose durch Wasser in Glucose und Fructose (Inversion des Rohrzuckers) (s.S. 381) oder die säurekatalysierte Esterverseifung (s.S. 336). Diese Reaktionen sind nicht monomolekular, da auch Wassermoleküle an der Reaktion teilnehmen. Infolge des grossen Überschusses an Wasser verändern sich jedoch meßbar nur die Konzentrationen der Saccharose bzw. des Esters, so daß die Reaktionen nach erster Ordnung verlaufen. Solche Reaktionen bezeichnet man als **pseudomonomolekular** oder **kryptobimolekular**.

Konzentration - Zeit - Diagramme

Der Verlauf der Exponentialfunktion für eine Reaktion erster Ordnung ist in Abb. 66 als Diagramm "*Konzentration gegen Zeit*" dargestellt.

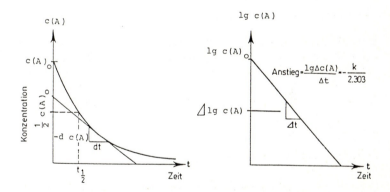

Abb. 66. "Konzentration gegen Zeit"-Diagramm für eine Reaktion erster Ordnung

Abb. 67. Lineare Darstellung des Konzentrationsverlaufs einer Reaktion erster Ordnung

Folgende Daten sind in dem Diagramm kenntlich gemacht:

a) Reaktionsgeschwindigkeit

$v = -\dfrac{dc(A)}{dt}$ zu einer beliebigen Zeit,

b) Halbwertszeit $t_{1/2}$

Das Diagramm in Abb. 66 zeigt, daß die Reaktionsgeschwindigkeit mit der Zeit abnimmt und sich asymptotisch dem Wert Null nähert. Für $c(A) = 0$ kommt die Reaktion zum Stillstand.

c) $k \cdot c(A)$ ist in Abb. 66 die **Steigung der Tangente**.

In Abb. 67 ist lg c(A) über die Zeit t graphisch aufgetragen. Man erhält damit eine Gerade mit der Steigung -k/2,303.

Arrhenius-Gleichung

Es wird häufig beobachtet, daß eine thermodynamisch mögliche Reaktion ($\Delta G < 0$ s.S. 224) nicht oder nur mit kleiner Geschwindigkeit abläuft. Auf dem Weg zur niedrigeren potentiellen Energie existiert also bisweilen ein Widerstand. d.h. eine **Energiebarriere.** Dies ist verständlich, wenn man bedenkt, daß bei der Bildung neuer Substanzen Bindungen in den Ausgangsstoffen gelöst und wieder neu geknüpft werden müssen. Gleichzeitig ändert sich während der Reaktion der "Ordnungszustand" des reagierenden Systems.

Untersucht man andererseits die Temperaturabhängigkeit der Reaktionsgeschwindigkeit, so stellt man fest, daß diese meist mit zunehmender Temperatur wächst.

Diese Zusammenhänge werden in einer von *Arrhenius* 1889 angegebenen Gleichung miteinander verknüpft:

$$k = A \cdot e^{-E_a/RT}$$

(Exponentielle Schreibweise der Arrhenius-Gleichung).

Durch Logarithmieren ergibt sich

$$\ln k = \ln A - \frac{E_a}{RT} \quad \text{oder} \quad \ln k = \text{const} - \frac{E_a}{RT}$$

(Logarithmische Schreibweise)

In dieser Gleichung bedeutet: k = Geschwindigkeitskonstante; E_a = **Aktivierungsenergie**. Das ist die Energie, die aufgebracht werden muß, um die Energiebarriere zu überschreiten. R = allgemeine Gaskonstante; T = absolute Temperatur. Der Proportionalitätsfaktor A wird oft auch Frequenzfaktor genannt. A ist weitgehend temperaturunabhängig.

Nach der Arrhenius-Gleichung bestehen zwischen k, E_a und T folgende Beziehungen:

a) Je größer die Aktivierungsenergie E_a ist, um so kleiner wird k und mit k die Reaktionsgeschwindigkeit v.
b) Steigende Temperatur T führt dazu, daß der Ausdruck E_a/RT kleiner wird, dadurch werden k und v größer.

RGT-Regel (Faustregel): Temperaturerhöhung um 10 °C bewirkt eine *zwei-* bis *vierfach* höhere Reaktionsgeschwindigkeit.

Der energetische Verlauf einer Reaktion ist in Abb. 68 in einem Energiediagramm (**Energieprofil**) graphisch dargestellt. Die Abszisse ist ein Maß für das Fortschreiten der Reaktion. Sie heißt **Reaktionskoordinate**, weil der Reaktionsweg in einer gekrümmten Fläche liegt. Die *potentielle Energie* ist als Ordinate eingezeichnet. Die Aktivierungsenergie E_a bzw. die **Aktivierungsenthalpie** $\Delta H^{\neq}$ (für p = konst.) (s.S. 218) erscheint als "*Energieberg*". Den Gipfel des Energieberges nennt man **Übergangszustand** oder **aktivierten Komplex**.

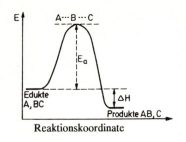

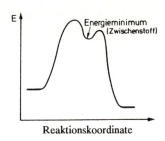

Abb. 68 **Abb. 69**

Der aktivierte Komplex wird häufig durch ǂ gekennzeichnet. Im Übergangszustand haben sich die Reaktanden einander soweit wie möglich genähert. Hier lösen sich die alten Bindungen und bilden sich gleichzeitig neue. Entsteht bei einer Reaktion eine (instabile) **Zwischenstufe** (Zwischenstoff), so zeigt das Energiediagramm ein Energieminimum an (Abb.69).

Beispiel: $A + BC \rightleftharpoons A \cdots B \cdots C \rightleftharpoons AB + C$.

Die **Reaktionsenthalpie** ΔH ist die Enthalpiedifferenz zwischen den Edukten (Ausgangsstoffen) und den Produkten, s.S.221).

Parallelreaktionen

Stehen Reaktionspartnern unter sonst gleichen Bedingungen Reaktionswege mit unterschiedlicher Aktivierungsenergie zur Auswahl **(Parallelreaktionen)**, wird der Reaktionsweg mit der **niedrigsten** Aktivierungsenergie bevorzugt (jedenfalls bei gleichem Frequenzfaktor).

Chemische Reaktionen können unter *thermodynamischen* und unter *kinetischen* Gesichtspunkten betrachtet werden.

Will man die Möglichkeit eines Reaktionsablaufs beurteilen, müssen **beide Gesichtspunkte gleichzeitig** berücksichtigt werden.

Die *thermodynamische* Betrachtungsweise zeigt, ob eine Reaktion thermodynamisch möglich ist oder nicht. Sie macht keine Aussage über die Zeit, die während des Reaktionsablaufs vergeht. Hierüber gibt die *kinetische* Betrachtungsweise Auskunft.

Wird der Reaktionsablauf durch *thermodynamische Faktoren* bestimmt, nennt man die Reaktion **thermodynamisch kontrolliert**. Ist die *Reaktionsgeschwindigkeit* für den Reaktionsablauf maßgebend, heißt die Reaktion **kinetisch kontrolliert**.

Beispiele:
Eine *kinetisch kontrollierte Reaktion* ist die Reaktion von Tetrachlorkohlenstoff CCl_4 mit O_2. Für die Reaktion ist $\Delta G = -333{,}9 \cdot kJ \cdot mol^{-1}$. Die Reaktion sollte daher schon bei Zimmertemperatur *spontan* ablaufen. Die Reaktionsgeschwindigkeit ist jedoch praktisch *Null*. Erst durch Temperaturerhöhung läßt sich die Geschwindigkeit erhöhen.

Den Grund für die **kinetische Hemmung** sieht man in der Molekülstruktur: Ein relativ kleines C-Atom ist tetraederförmig von vier großen Chloratomen umhüllt, so daß es nur schwer von O_2-Molekülen angegriffen werden kann.

Ein anderes Beispiel ist die **Ammoniaksynthese** aus den Elementen nach *Haber/Bosch*. Auch diese Reaktion ist bei Zimmertemperatur thermodynamisch möglich. Die Reaktionsgeschwindigkeit ist jedoch praktisch Null.

Bei Beachtung der vorstehend skizzierten Gesetzmäßigkeiten gelingt es gelegentlich, Reaktionsabläufe zu steuern.

Bei Parallelreaktionen mit unterschiedlicher Reaktionsgeschwindigkeit bestimmt die Reaktionszeit (bzw. Reaktionstemperatur) die Ausbeute an einzelnen möglichen Produkten.

Bei genügend langer Reaktionszeit wird die Zusammensetzung der Produkte - bei vorgegebenen Reaktionsbedingungen - von der thermodynamischen Stabilität der einzelnen Produkte bestimmt. Ein Beispiel ist die *Friedel-Crafts-Alkylierung* von Toluol.

Reaktionsschema: Toluol + Benzylbromid →(GaBr₃ / 25 °C, −HBr) o-Produkt + m-Produkt + p-Produkt (Methylbenzylbenzole)

Zeit [s]	Produktanteil (%)		
	o	m	p
0,01	40	21	39
10,0	23	46	31

(Die Verteilung nach 10 s entspricht auch der thermodynamischen Stabilität der drei Isomere.)

Eine Beeinflussung von Parallelreaktionen ist auch häufig mit Katalysatoren möglich.

Katalysatoren (Kontakte) sind Stoffe, die die Geschwindigkeit von Vorgängen beeinflussen. Die Erscheinung heißt **Katalyse**.

Die Wirkungsweise eines Katalysators beruht meist darauf, daß er mit einer der Ausgangssubstanzen eine reaktionsfähige Zwischenverbindung bildet, die eine *geringere Aktivierungsenergie* besitzt als der aktivierte Komplex aus den Reaktanden. Die Zwischenverbindung reagiert mit dem anderen Reaktionspartner dann so weiter, daß der Katalysator im Lauf der Reaktion wieder freigesetzt wird. **Im Idealfall bildet sich der Katalysator unverbraucht zurück.**

Die Reaktion A + B ——> A B wird mit dem Katalysator K zerlegt in:

A + K ——> A K und A K + B ——> A B + K.

Abb. 70 zeigt den Energieverlauf einer Reaktion mit und ohne Katalysator.

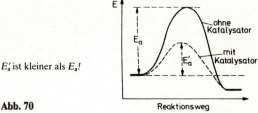

E'_a ist kleiner als E_a!

Abb. 70

Der Katalysator erniedrigt über den Umweg eines Zwischenstoffes die Aktivierungsenergie der Reaktion. Die Geschwindigkeitskonstante k und mit ihr die Reaktionsgeschwindigkeit v werden dadurch erhöht, d.h. die Reaktion wird beschleunigt.

Der Katalysator übt keinen Einfluß auf die Lage des Gleichgewichts einer Reaktion aus, denn er erhöht nur die Geschwindigkeit von Hin- und Rückreaktion. Er beschleunigt die Einstellung des Gleichgewichts (s.S. 102).

Ähnliche Diagramme wie in Abb. 71 erhält man, wenn außer der Energie- oder besser Enthalpieänderung ΔH auch die Entropieänderung ΔS während des Reaktionsablaufs berücksichtigt wird. Mit ΔH und ΔS erhält man nach der *Gibbs/Helmholtzschen Gleichung* die Triebkraft, d.i. die *Änderung der Freien Enthalpie* ΔG beim Übergang von einem Anfangszustand zu einem Endzustand, s. S. 227.

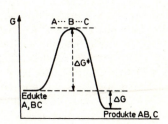

Abb. 71

In Abb. 71 ist als Ordinate $G^{\#}$ aufgetragen. $\Delta G^{\#}$ ist die **Freie Aktivierungsenthalpie**, das ist die Differenz zwischen der Freien Enthalpie des "aktivierten Komplexes". ΔG dagegen ist die Differenz der Freien Enthalpie von Produkten und Edukten, d.h. die Freie **Reaktionsenthalpie** (Abb. 71)

Anmerkung
Die Aktivierungsentropie $\Delta S^{\neq}$ ist meist negativ, weil der "aktivierte Komplex" meist einen größeren Ordnungszustand aufweist als die Edukte.

Metastabile Systeme
Die Gasmischungen H_2/O_2, H_2/Cl_2, $3\ H_2/N_2$ u.a. sind bei Zimmertemperatur beständig, obwohl die thermodynamische Berechnung zeigt, daß die Reaktionen zu den Produkten H_2O, HCl, NH_3 exergonisch sind.

Die Reaktionsgeschwindigkeit ist jedoch zu gering, um in den stabilen Gleichgewichtszustand überzugehen. Solche Systeme sind **kinetisch gehemmt**. Man nennt sie auch **metastabile** Systeme.

Aufheben läßt sich die kinetische Hemmung durch Energiezufuhr oder durch Katalysatoren.

Biokatalyse

Die Katalysatoren für chemische Reaktionen im intra- und extrazellulären Raum eines lebenden Organismus werden Enzyme genannt.

Die Biokatalysatoren zeichnen sich dadurch besonders aus, daß sie **sehr spezifisch** sind in bezug auf die von ihnen katalysierten Reaktionen oder die Substanz (= Substrat), deren chemische Umsetzung sie katalysieren. Für solche Reaktionen gelten grundsätzlich die gleichen physikalisch-chemischen Gesetzmäßigkeiten wie für alle anderen chemischen Reaktionen. Enzyme können jedoch häufig trotz enger, vorgegebener Bedingungen (Lösemittel: Wasser, pH ca. 7, enger Temperaturbereich) hohe Umsatzraten erreichen und auch den Ablauf von Reaktionen ermöglichen, die mit den üblichen chemischen Methoden nicht durchführbar sind.

Enzyme sind i.a. stets Proteine. Meist entfalten sie ihre Wirkung jedoch erst zusammen mit weiteren Komponenten, den sog. **Cofaktoren**. Solche Komplexe aus Proteinen und nicht-proteinhaltigem Bestandteil hießen früher Proteide. Heute nennt man den Cofaktor meist allgemein **Coenzym**, wenn es sich dabei um eine organische Verbindung handelt. Ist sie fest an das Enzym gebunden, spricht man von **prosthetischer Gruppe**, bei lockerer, reversibler Anlagerung meist von **Cosubstrat**. Der Proteinteil des Enzyms allein wird häufig als **Apoenzym** bezeichnet, der Apoenzym-Coenzym-Komplex auch als **Holoenzym**:

Coenzym + Apoenzym = (Holo-)Enzym.

Die Anlagerung des Coenzyms und auch des Substrats, das umgesetzt werden soll, erfolgen am aktiven Zentrum (katalytischen Zentrum) im Bereich des Apoenzyms.

Enzyme sind in der Regel viel größer als die Substrate, die sie umsetzen. Bei hochmolekularen Substanzen, wie z.B. bei Proteinen, wirken die Enzyme nur auf einen kleinen, bestimmten Teil des Makromoleküls (z.B. bei der Hydrolyse von Peptidbindungen). Diese Eigenschaft der Enzyme führt zu der Vorstellung eines **aktiven** ("katalytischen") **Zentrums** als dem Teil der Enzym-Oberfläche, der für die Bindung des Substrats und die anschließende katalytische Umsetzung verantwortlich ist. Auch die Anlagerung des Coenzyms erfolgt i.a. am aktiven Zentrum des Apoenzyms. Aktives Zentrum und Substrat (bzw. Coenzym) müssen zusammenpassen. Die Bindung erfolgt nach dem Prinzip des Schloß- (= aktives Zentrum) und Schlüssel- (= Substrat + Coenzym) Mechanismus. Häufig kommt es bei dieser Wechselwirkung zu einer geringfügigen Konformationsänderung des Proteins, vor allem im Bereich des aktiven Zentrums.

Dort ist dann das Enzym dem Substrat komplementär, wodurch eine optimale Bindung zwischen beiden möglich wird (induced fit-Theorie, Hand/Handschuh-Modell).

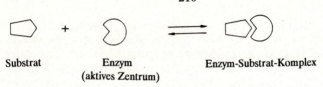

Substrat   Enzym   Enzym-Substrat-Komplex
                (aktives Zentrum)

Abb. 72. Bildung eines Enzym-Substrat-Komplexes. Das Enzym paßt sich mit seinem aktiven Zentrum dem Substrat an ("induced fit" nach Koshland)

Die Fähigkeit eines Enzyms nur bestimmte Substrate umzusetzen, nennt man **Substratspezifität**. Faktisch bedeutet das, daß viele Enzyme nur auf bestimmte chemische Gruppen wirken; so setzen z.B. verschiedene Enzyme des Aminosäure-Stoffwechsels nur bestimmte Aminosäuren um. Häufig beobachtet man auch eine **stereospezifische** Reaktionsweise.

Erläuterung der Begriffe stereoselektiv und stereospezifisch

Bei einer **stereoselektiven** Reaktion findet eine chemische Umsetzung statt, bei der bevorzugt eines von mehreren möglichen Stereoisomeren entsteht.

Beispiel: Die Eliminierung von HCl aus Desylchlorid liefert in einer stereoselektiven Reaktion bevorzugt trans-Stilben.

$H_5C_6-CHCl-CH_2-C_6H_5 \xrightarrow{-HCl}$ trans-Stilben (viel) + cis-Stilben (wenig)

Desylchlorid

Bei einer **stereospezifischen** Reaktion werden Edukte, die sich lediglich in ihrer Stereochemie unterscheiden, in stereochemisch verschiedene Produkte umgewandelt. Ein stereospezifischer Prozeß ist notwendigerweise auch stereoselektiv. Dies gilt jedoch nicht umgekehrt.

Beispiel: Die Addition von Brom an Alkene verläuft stereospezifisch. Die Stereochemie der Produkte hängt davon ab, welches stereoisomere Alken verwendet wird.

$$\underset{\text{cis-2-Buten}}{\overset{H_3C}{\underset{H}{>}}C=C\overset{CH_3}{\underset{H}{<}}} + Br_2 \xrightarrow{\text{nur}} \underset{\text{racemisches-2,3-Dibrombutan}}{H_3C-\overset{Br}{\underset{H}{C}}-\overset{H}{\underset{Br}{C}}-CH_3 + H_3C-\overset{H}{\underset{Br}{C}}-\overset{Br}{\underset{H}{C}}-CH_3}$$

$$\underset{\text{trans-2-Buten}}{\overset{H_3C}{\underset{H}{>}}C=C\overset{H}{\underset{CH_3}{<}}} + Br_2 \xrightarrow{\text{nur}} \underset{\text{meso-2,3-Dibrombutan}}{H_3C-\overset{Br}{\underset{H}{C}}-\overset{Br}{\underset{H}{C}}-CH_3}$$

Unter **Wirkungsspezifität** versteht man die Eigenschaft eines Enzyms, nur eine bestimmte chemische Reaktion eines Substrats zu katalysieren. Das bedeutet, daß von mehreren prinzipiell möglichen Reaktionen wie Hydrolyse, Oxidation, Reduktion etc. nur eine einzige katalysiert wird, z.B. Dehydrierungsreaktionen an der α-Aminogruppe bei der Bildung von α-Ketosäuren.

Enzymkinetik
Enzymkinetik heißt die Fähigkeit eines Enzyms, eine biochemische Reaktion zu beschleunigen. Im internationalen Maßsystem ist die Einheit der Enzymaktivität das **Katal**: 1 katal (= 1 kat) ist diejenige Enzymmenge, die unter definierten Reaktionsbedingungen pro Sekunde 1 mol Substrat umsetzt.

Häufig verwendete praktische Größen sind das Mikrokatal (1 µkat = 10^{-6} kat) und das Nanokatal (1 nkat = 10^{-9} kat). Vielfach in Gebrauch ist daneben noch die **internationale Einheit (unit):**

1 unit (= 1 U) ist definiert als Umsatz von 1 Mikromol pro Minute. Umrechnungen von U und kat:

1 U = 1μmol · min^{-1} = 1/60 μmol · s^{-1} = 1/60 μkat = 16,67 nkat
1 μkat = 60 U; 1 nkat = 0,06 U

Enzymeinheiten werden häufig auch in unreinen Präparaten bestimmt und sind eine wichtige Kenngröße bei der Anreicherung oder Reinigung von Enzymen.

Die **spezifische Aktivität** gibt im Fall der Proteine an, wieviel Einheiten (unit oder katal) pro Masse (mg oder kg) Protein vorliegen.
Typische Angaben sind U·mg^{-1} Protein oder μkat·kg^{-1} Protein. Je höher die spezifische Aktivität, desto reiner ein Enzympräparat. Während im Fall der Proteine die Masse als Bezugsgröße verwendet wird, wird analog die Konzentration der Enzymaktivität in einer Lösung, z.B. im Serum, in Einheiten pro Volumen angegeben, z.B. U·l^{-1}, mU·ml^{-1}, μkat·l^{-1}.
Bezogen auf Enzyme ist Bezugsgröße die Molmenge (meist μmol, bei unbekannter Molmasse auch mg). Die molekulare Aktivität (Wechselzahl, Einheit: min^{-1} oder s^{-1}) für Acetylcholinesterase beträgt beispielsweise 3·10^{-6} μmol Substrat·μmol Enzym·min^{-1} = 3·10^{-6} U·μmol^{-1} = 3·10^{-6}min^{-1}.

Auch für die biochemische Katalyse durch Enzyme gelten die allgemeinen Gesetze der chemischen Reaktionskinetik.
Da enzymatisch katalysierte Reaktionen in mehreren Teilschritten ablaufen, ist der geschwindigkeitsbestimmende Schritt wichtig. Für den Fall einer *Einsubstrat-Reaktion* haben *Michaelis* und *Menten* 1913 eine Theorie aufgestellt, welche die Ableitung einer einfachen mathematischen Beziehung ermöglicht.
Die Darstellung einer enzymkatalysierten Reaktion

$$E + S \underset{k_{-1}}{\overset{k_1}{\rightleftharpoons}} ES \underset{k_{-2}}{\overset{k_2}{\rightleftharpoons}} EP \underset{k_{-3}}{\overset{k_3}{\rightleftharpoons}} E + P \qquad (1)$$

besagt:

Aus Enzym E und Substrat S bildet sich im Fließgleichgewicht ein Enzym-Substrat-Komplex ES mit der Geschwindigkeitskonstante k_1 für die Hin- bzw. k_{-1} für die Rückreaktion. ES wandelt sich in einen Enzym-Produkt-Komplex EP um. Dieser zerfällt nun wieder in das Enzym E und das Produkt P.

Michaelis und *Menten* konnten darlegen, daß bei den meisten Enzymreaktionen in guter Näherung k_{-2}, k_3 und k_{-3} für die Berechnung der Anfangsgeschwindigkeit vernachlässigt werden können. Damit vereinfacht sich Gleichung (1) zu (2):

$$E + S \underset{k_{-1}}{\overset{k_1}{\rightleftharpoons}} ES \overset{k_2}{\longrightarrow} EP \qquad (2)$$

Für die Bildung von ES folgt aus (2)

$$\frac{dc(ES)}{dt} = k_1 \cdot c(E) \cdot c(S) \qquad (3)$$

Für den Zerfall von ES folgt aus (2)

$$-\frac{dc(ES)}{dt} = k_{-1} \cdot c(ES) + k_2 \cdot c(ES) \qquad (4)$$

Im "stationären Zustand" (steady state) erfolgen Bildung und Zerfall mit gleicher Geschwindigkeit, d.h. (3) = (4):

$$k_1 \cdot c(E) \cdot c(S) = (k_{-1} + k_2) \cdot c(ES) \qquad (5)$$

oder

$$\frac{c(E) \cdot c(S)}{c(ES)} = \frac{k_{-1} + k_2}{k_1} = K_M; \quad c(ES) = \frac{c(E) \cdot c(S)}{K_M} \qquad (6)$$

K_M ist die Michaelis-Konstante der Enzymreaktion.

Da die Konzentration c(E) des freien Enzyms schwer, die Gesamtmenge E_0 an Enzym jedoch leicht zu bestimmen und mit c(E) = c(E_0) - c(ES) zu erhalten ist, bringt man Gleichung (6) besser in die Form

$$c(ES) = c(E_0) \cdot \frac{c(S)}{c(S)+K_M} \qquad (7)$$

Nach der Theorie von *Michaelis* und *Menten* ist die Geschwindigkeit v der Gesamtreaktion direkt proportional der Konzentration des Enzym-Substrat-Komplexes c(ES), d.h. es gilt

$$v = k_2 \cdot c(ES) \qquad (8)$$

Setzt man soviel Substrat ein, daß alle Enzymmoleküle (= Gesamtmenge E_0) als Enzym-Substrat-Komplexe vorliegen, gilt für diese volle Substratsättigung des Enzyms: Die Geschwindigkeit des Umsatzes erreicht einen maximalen Grenzwert v_{max}:

$$v_{max} = k_2 \cdot c(E_0) \qquad (9)$$

Einsetzen von Gleichung (7) in Gleichung (8) gibt unter Berücksichtigung von Gleichung (9):

$$v = k_2 \cdot c(E_0) \cdot \frac{c(S)}{c(S)+K_M} = v_{max} \cdot \frac{c(S)}{c(S)+K_M} \qquad (10)$$

Gleichung (10) beschreibt die Abhängigkeit einer enzymkatalysierten Reaktion von der Substratkonzentration bei konstanter Enzymkonzentration. Abb. 73 zeigt die graphische Darstellung.

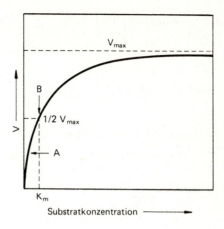

Abb. 73. Abhängigkeit der Geschwindigkeit einer enzymkatalysierten Reaktion von der Substratkonzentration. (A): weniger als halbe Substratsättigung. (B) halbe Substratsättigung, volle Substratsättigung bei unendlicher Substratkonzentration (Aus: Biochemie von Kl. Dose, Springer-Verlag)

Man erkennt, daß die Reaktionsgeschwindigkeit v wie eine Hyperbel verläuft, die sich asymptotisch dem Grenzwert v_{max} nähert. Bei halber Maximalgeschwindigkeit $1/2\, v_{max}$ folgt aus Gleichung (1), daß die zugehörige Substratkonzentration gleich der Michaelis-Konstante ist:

$$\frac{1}{2} v_{max} = v_{max} \cdot \frac{c(S)}{c(S)+K_M}; \quad K_M = c(S)$$

Beachte: Die Michaelis-Konstante K_M ist für jedes Enzym und für jedes von einem Enzym umgesetzte Substrat eine charakteristische Größe mit der Einheit $mol \cdot l^{-1}$.

In der Praxis benutzt man zur graphischen Bestimmung von v nicht die Kurvenform nach Abb. 73 sondern folgende Umformung von Gleichung (10) nach *Lineweaver-Burk*:

$$\frac{1}{v} = \frac{K_M + c(S)}{v_{max} \cdot c(S)} = \frac{K_M}{v_{max}} \cdot \frac{1}{c(S)} + \frac{1}{v_{max}} \qquad (11)$$

Trägt man $\frac{1}{v}$ gegen $\frac{1}{c(S)}$ auf, erhält man eine Gerade (Abb.74).

Hieraus lassen sich leicht $1/v_{max}$ als Ordinatenabschnitt und $-1/K_M$ als Abszissenabschnitt bestimmen.

Über die Möglichkeiten zur Hemmung von Enzymen, Beeinflussung von Enzymaktivitäten, praktischem Vorgehen bei der Bestimmung der Enzymaktivität sowie die Energiegewinnung in der Atmungskette s. Lehr- und Praktikumsbücher der Biochemie.

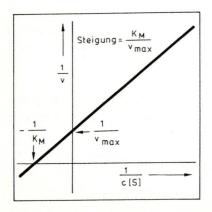

Abb. 74. Lineweaver-Burk-Diagramm. Die reziproke Umsatzgeschwindigkeit (1/v) wird als Funktion der reziproken Substratkonzentration (1/c(S)) dargestellt. Der Schnittpunkt mit der Ordinatenachse ist gleich $1/v_{max}$; der Schnittpunkt mit der Abszissenachse ist gleich $-1/K_M$ (Aus: Biochemie von Kl. Dose, Springer-Verlag)

Thermodynamik

Die Thermodynamik ist ein wesentlicher Teil der allgemeinen Wärmelehre. Sie befaßt sich mit den quantitativen Beziehungen zwischen der Wärmeenergie und anderen Energieformen.

Die Thermodynamik geht von nur wenigen - aus Experimenten abgeleiteten - Axiomen aus, den sog. **Hauptsätzen der Thermodynamik.**
Ein Zentralbegriff in der Thermodynamik ist der Begriff des **Systems.**

Unter einem System versteht man eine beliebige Menge Materie mit den sie einschließenden physikalischen oder gedachten Grenzen, die sie von ihrer Umgebung abschließen.

Man unterscheidet u.a.:
Abgeschlossene oder **isolierte Systeme**, die weder Energie (z.B. Wärme, Arbeit) noch Materie (Masse) mit ihrer Umgebung austauschen.
Beispiel: geschlossene (ideale) Thermosflasche.

Geschlossene Systeme, die durchlässig sind für Energie, aber undurchlässig für Materie (Masse).

Offene Systeme, die mit ihrer Umgebung sowohl Energie als auch Materie austauschen können.

Der Zustand eines Systems hängt von sog. **Zustandsgrößen** oder **Zustandsvariablen** ab wie Temperatur, Volumen, Druck, Konzentration, Innere Energie, Enthalpie, Entropie und Freie Enthalpie. Jede Zustandsgröße kann als Funktion anderer Zustandsgrößen dargestellt werden. Eine solche Darstellung heißt **Zustandsgleichung.**

I. Hauptsatz der Thermodynamik

Ein System besitzt einen bestimmten Energieinhalt, die sog. **Innere Energie U** (gemessen in J). U kann aus den verschiedensten Energieformen zusammengesetzt sein. Die Innere Energie ist eine Zustandsfunktion, d.h. sie hängt ausschließlich vom Zustand des Systems ab. ΔU bezeichnet die Änderung von U.

Für die **Summe aus der Inneren Energie U und dem Produkt aus Druck p und Volumen V** führt man aus praktischen Gründen als neue Zustandsfunktion die **Enthalpie H** (gemessen in J) ein:

$H = U + p \cdot V$.

Die Änderung der Enthalpie ΔH ergibt sich zu:

$\Delta H = \Delta U + p \cdot \Delta V + V \cdot \Delta p$.

Für einen **isobaren** Vorgang (= bei konstantem Druck) wird wegen $\Delta p = 0$:

$\Delta H = \Delta U + p \cdot \Delta V$,

d.h.: die Änderung der Enthalpie ΔH ist gleich der Änderung der Inneren Energie ΔU und der *Volumenarbeit* $p \cdot \Delta V$ bei konstantem Druck.

Für Reaktionen, die **ohne** Volumenänderung ablaufen gilt:
$\Delta H = \Delta U$.

Veranschaulichung der Volumenarbeit $p \cdot \Delta V$

Wir betrachten die isobare Durchführung einer mit Volumenvergrößerung verbundenen Gasreaktion (Abb. 75):

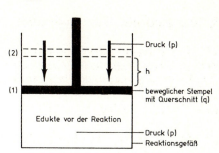

Abb. 75

(1) Anfangsstellung des Stempels; (2) Endstellung des Stempels. In dem Reaktionsgefäß soll unter isobaren Bedingungen eine isotherme Reaktion ablaufen.

Hierbei vergrößert sich das Gasvolumen V um den Betrag ΔV. Durch die Volumenvergrößerung wird der bewegliche Stempel gegen den konstanten Gasdruck (p) um die Höhe (h) nach oben gedrückt. Die hierbei geleistete Arbeit ist die Volumenarbeit $W_{\Delta V}$:

$$W_{\Delta V} = p \cdot q \cdot h = -p \cdot \Delta V \quad \text{mit} \quad q \cdot h = \Delta V.$$

$W_{\Delta V}$ erhält das *negative* Vorzeichen, wenn eine *Expansion* erfolgt. Bei einer Kompression wird $W_{\Delta V}$ positiv.

Auskunft über Änderungen der Inneren Energie von Systemen gibt der *I. Hauptsatz der Thermodynamik.*

I. Hauptsatz der Thermodynamik

Die von irgendeinem System während eines Vorganges insgesamt abgegebene oder aufgenommene Energiemenge ist nur vom Anfangs- und Endzustand des Systems abhängig. Sie ist unabhängig vom Weg.

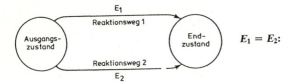

$E_1 = E_2$:

Für **abgeschlossene (isolierte) Systeme** folgt aus dem I. Hauptsatz, daß **die Summe aller Energieformen konstant ist** oder:

In einem abgeschlossenen System ist die Innere Energie U konstant, d.h. die Änderung der Inneren Energie ΔU ist gleich Null:

$$U = \text{const.} \quad \text{oder} \quad \Delta U = 0.$$

Für **geschlossene Systeme** folgt aus dem I. Hauptsatz:

Die Änderung der Inneren Energie ΔU eines geschlossenen Systems ist gleich der Summe der mit der Umgebung ausgetauschten Wärmemenge ΔQ und Arbeit ΔW.

$$\Delta U = \Delta Q + \Delta W.$$

Das bedeutet:
Führt man einem geschlossenen System von außen Energie zu, z.B. in Form von Wärme und Arbeit, so erhöht sich seine Innere Energie um den zugeführten Energiebetrag.

Anwendung des I. Hauptsatzes auf chemische Reaktionen
Chemische Reaktionen sind sowohl mit Materie- als auch mit Energieumsatz verknüpft.
Die thermochemischen Reaktionsgleichungen für die Bildung von Wasser aus den Elementen und die Zersetzung von Wasser in die Elemente sind:

$$H_2(g) + 1/2\, O_2(g) \longrightarrow H_2O(fl) + 285{,}84 \text{ kJ}$$
$$H_2O(fl) + 285{,}84 \text{ kJ} \longrightarrow H_2(g) + 1/2\, O_2(g)$$

(g) = gasförmig; (fl) = flüssig.

Die Wärmemenge, die bei einer Reaktion frei oder verbraucht wird, heißt **Reaktionswärme**.
Die Reaktionswärme ist definiert als Energieumsatz in kJ pro Formelumsatz. Ein *Formelumsatz* ist ein der Reaktionsgleichung entsprechender Molumsatz.

Vorstehend schrieben wir die Energiemenge, die bei einer Reaktion umgesetzt wird, auf die rechte Seite der Reaktionsgleichung und benutzten das Pluszeichen für *"freiwerdende Energie"*. In diesem Falle betrachtet man den Energieumsatz von einem Standpunkt *außerhalb* des Systems. (Die Energiemenge wird wie ein Reaktionspartner behandelt.) Die Reaktionswärme heißt dann auch *positive* bzw. *negative Wärmetönung*.

Die meisten chemischen Reaktionen verlaufen bei konstantem Druck (bezogen auf den Anfangs-/Endzustand). Zur Beschreibung der energetischen Verhältnisse verwendet man daher zweckmäßigerweise die **Reaktionsenthalpie** ΔH (= Reaktionswärme bei konstantem Druck) anstelle von ΔU.
ΔH ist die Differenz zwischen der Enthalpie des Anfangszustandes und des Endzustandes:

$$\Delta H = H_{Produkte} - H_{Edukte}.$$

Für Reaktionen, die unter *Standardbedingungen* (1 bar bzw. 1 mol·l^{-1} der Reaktionsteilnehmer) verlaufen, ersetzt man ΔH durch ΔH^O (= *Standardreaktionsenthalpie*).

$\Delta H^o_{(25°C)}$ ist die **Normalreaktionsenthalpie**.

Von vielen Substanzen ist ihr Wert tabelliert.

$\Delta H^o_{(25°C)}$ **der Elemente in ihrem stabilsten Zustand ist Null.**

Wird bei einer Reaktion Energie **frei** (verbraucht), so wird diese den Edukten entzogen (zugeführt). Die zugehörige Reaktionsenthalpie ΔH erhält dann ein **negatives** (positives) Vorzeichen.
Bei dieser Vorzeichengebung verlegt man den Beobachterstandpunkt *in* das System.

Eine Reaktion, bei der Energie frei wird (negative Reaktionsenthalpie), heißt exotherm.
Eine Reaktion, die Energie verbraucht (positive Reaktionsenthalpie), heißt endotherm.

Häufig sind Reaktionsenthalpien nicht direkt meßbar. Mit Hilfe des *Hess'schen Wärmesatzes* (1840) - einer speziellen Form des I. Hauptsatzes - kann man sie oft rechnerisch ermitteln.

Hess'scher Satz der konstanten Wärmesummen

Läßt man ein chemisches System von einem Anfangszustand in einen Endzustand einmal **direkt** und das andere Mal **über Zwischenstufen** übergehen, so ist die auf dem direkten Weg auftretende Wärmemenge gleich der **Summe** der bei den Einzelschritten (Zwischenstufen) auftretenden Reaktionswärmen.

Beispiel: Die Reaktionsenthalpie der Umsetzung von Graphitkohlenstoff und Sauerstoff in Kohlenmonoxid ist nicht direkt meßbar, da stets ein Gemisch aus Kohlenmonoxid (CO) und Kohlendioxid (CO_2) entsteht. Man kennt aber die Reaktionsenthalpie sowohl der Umsetzung von Kohlenstoff zu CO_2 als auch diejenige der Umsetzung von CO in CO_2. Die Umwandlung von Kohlenstoff in CO_2 kann man nun einmal direkt durchführen oder über CO als Zwischenstufe.

Mit Hilfe des Hess'schen Satzes läßt sich mit $\Delta H^O{}_{C \rightarrow CO}$ ermitteln:

1. Reaktionsweg: C + O_2 ⟶ CO_2; ΔH^O = -393,7 kJ·mol^{-1}

2. Reaktionsweg:
1.Schritt C + O_2 ⟶ CO + 1/2 O_2; ΔH^O = ?
2.Schritt CO + 1/2 O_2 ⟶ CO_2; ΔH^O = -283,1 kJ·mol^{-1}

Gesamtreaktion von Reaktionsweg 2:
C + O_2 ⟶ CO_2; ΔH^O = -393,7 kJ·mol^{-1}
Daraus ergibt sich:
$\Delta H^O{}_{C \rightarrow CO}$ + (-283,1 kJ·mol^{-1}) = -393,7 kJ·mol^{-1}
oder
$\Delta H^O{}_{C \rightarrow CO}$ = -110,6 kJ·mol^{-1}

II. Hauptsatz der Thermodynamik (Teil 1)

Neben dem Materie- und Energieumsatz interessiert bei chemischen Reaktionen auch die Frage, ob sie in eine bestimmte Richtung ablaufen können oder nicht (ihre Triebkraft).
Ein Maß für die Triebkraft eines Vorganges (mit p und T konstant) ist die Änderung der sog. **Freien Enthalpie** ΔG (Reaktionsarbeit, Nutzarbeit), beim Übergang von einem Anfangszustand in einen Endzustand.
Zur Definition von ΔG s.S. 226. Einheit von ΔG: J·mol^{-1}

Bei chemischen Reaktionen ist $\Delta G = G_{Produkte} - G_{Edukte}$.

Bei einer chemischen Reaktion in einem geschlossenen System lassen sich folgende Fälle unterscheiden:

$\Delta G < 0$	Eine Reaktion läuft *freiwillig* (spontan) ab. Die Freie Enthalpie nimmt ab; man nennt sie **exergonisch**.
$\Delta G = 0$	Eine Reaktion befindet sich im **Gleichgewicht**.
$\Delta G > 0$	Eine Reaktion läuft nicht freiwillig ab. Die Freie Enthalpie nimmt zu; man nennt sie **endergonisch**.

Beachte: Eine Reaktion verläuft um so quantitativer, je größer der negative Wert von ΔG ist.

Verläuft eine Reaktion unter *Standardbedingungen*, erhält man die Änderung der Freien Enthalpie im Standardzustand ΔG^o. Man nennt sie bisweilen auch *Standardreaktionsarbeit*. Die sog. *Normalreaktionsarbeit* ist die Standardreaktionsarbeit bei 25 ^{o}C.

Für Elemente in ihrem stabilsten Zustand bei 25 ^{o}C und 1 bar bzw. 1 mol·l^{-1} wird G^o gleich Null gesetzt.

Die Änderung der Freien Enthalpie für die Umsetzung

$$a A + b B \rightleftharpoons c C + d D$$

ergibt sich unter Standardbedingungen zu:

$$\Delta G^o_r = c \cdot G^o_C + d \cdot G^o_D - a \cdot G^o_A - b \cdot G^o_B$$

Der Index r soll andeuten, daß es sich um die Änderung der Freien Enthalpie bei der Reaktion handelt. G^o_A ist die freie Enthalpie von 1 Mol A.

Gekoppelte Reaktionen

Bei *gekoppelten* Reaktionen addieren sich die Änderungen der Freien Enthalpie der einzelnen Reaktionen zu einem Gesamtbetrag für die Gesamtreaktion wie im Falle der Reaktionsenthalpien. Damit bietet sich die Möglichkeit, endergonische Reaktionen dadurch zum Ablauf zu bringen, daß sie mit einer exergonischen Reaktion gekoppelt werden. Ist nämlich der Gesamtbetrag von ΔG für die Summe aller miteinander gekoppelten Reaktionen negativ, läuft die gesamte Reaktionsfolge auch dann spontan ab, wenn einzelne Teilschritte endergonisch sind.

Beispiel: Im Gleichgewicht Glutaminsäure (Glu)/Ammoniak liegt praktisch kein Glutamin Gln vor; die Reaktion ist exergonisch und läuft nicht spotan ab:

$Glu + NH_3 \rightleftharpoons Gln; \quad \Delta G^O = 14{,}2 \text{ kJ mol}^{-1}$

Koppelt man aber die Glutamin-Synthese an die Spaltung des energiereichen ATP (s. S. 345) nach ATP $\rightleftharpoons$ ADP + P, so wird dadurch die erforderliche Energie aufgebracht.

Reaktionsablauf bei gekoppelten Reaktionen

1. Aktivierung der γ-Carboxyl-Gruppe der Glutaminsäure durch Bildung eines gemischten Säureanhydrids

   $ATP + Glu \rightleftharpoons ADP + Glu\text{-}P; \quad \Delta G^O = 22 \text{ kJ} \cdot \text{mol}^{-1}$

2. Spaltung des entstandenen γ-Glutamylphosphats Glu~P zu Glutamin und Phosphat

   $Glu\text{-}P + NH_3 \rightleftharpoons Gln + P; \quad \Delta G^O = -38{,}3 \text{ kJ} \cdot \text{mol}$

   Der ΔG^O-Wert für die gekoppelte Reaktion beträgt $\Delta G^O = -38{,}3 + 22 = -16{,}3 \text{ kJ} \cdot \text{mol}^{-1}$.

Anmerkung: ΔG^O ist definiert für Konzentrationen $c(X) = 1 \text{ mol} \cdot l^{-1}$, pH = 0,0 (d.h. $c(H_3O^+) = 1 \text{ mol} \cdot l^{-1}$), Druck = 1,013 bar.
In der Biochemie wird gelegentlich auch $\Delta G^{O\prime}$ benutzt. $\Delta G^{O\prime}$ ist definiert für Konzentrationen $c(X) = 0{,}01 \text{ mol} \cdot l^{-1}$ und pH = 7,0.

Zwischen ΔG einer chemischen Reaktion a A + b B ——> c C + d D und den Konzentrationen der Reaktionsteilnehmer gilt die Beziehung:

$$\Delta G = \Delta G^O + R \cdot T \cdot \ln \frac{p_C^c \cdot p_D^d}{p_A^a \cdot p_B^b}$$

Verwendet man anstelle von Gasdrücken andere Konzentrationsangaben gilt entsprechend:

$$\Delta G = \Delta G^o + R \cdot T \cdot \ln \frac{c^c(C) \cdot c^d(D)}{c^a(A) \cdot c^b(B)}$$

Im Gleichgewichtszustand ist ΔG gleich Null. In diesem Falle wird $\Delta G^o = - R \cdot T \cdot \ln K$ (K ist die Gleichgewichtskonstante, s.S. 103.)

Mit diesen Gleichungen läßt sich ΔG in Abhängigkeit von den Konzentrationen der Reaktionsteilnehmer berechnen.

Bevor wir uns damit befassen, welche Faktoren den Wert von ΔG bestimmen, müssen wir die Begriffe "reversibel" und "irreversibel" einführen.

Ein Vorgang heißt *reversibel* (umkehrbar), wenn seine Richtung durch unendlich kleine Änderungen der Zustandsvariablen umgekehrt werden kann. Das betrachtete System befindet sich während des gesamten Vorganges im Gleichgewicht, d.h. der Vorgang verläuft über eine unendliche Folge von Gleichgewichtszuständen. Ein reversibler Vorgang ist ein idealisierter Grenzfall.

Ein Vorgang heißt *irreversibel* (nicht umkehrbar), wenn er einsinnig verläuft. Alle Naturvorgänge sind irreversibel.

Wichtig ist nun die Feststellung, daß die Arbeit, die bei einem Vorgang von einem System geleistet werden kann, nur bei einem reversibel geführten Vorgang einen maximalen Wert erreicht (W_{rev}).

Bei einer reversibel geführten isobaren und isothermen Reaktion (Druck und Temperatur werden konstant gehalten) setzt sich die Reaktionsenthalpie ΔH aus *zwei* Komponenten zusammen, nämlich einer Energieform, die zur Verrichtung (Leistung) von Arbeit genutzt werden kann (= **maximale Nutzarbeit W_{rev}**) und einem Wärmebetrag Q_{rev}. Letzter heißt **gebundene Energie**, weil er nicht zur Arbeitsleistung verwendet werden kann. In Formeln:

$\Delta H = W_{rev} + Q_{rev}$

Die bei einem Vorgang freiwerdende maximale Nutzarbeit W_{rev} ist nun identisch mit der Änderung der Freien Enthalpie während des Vorgangs:

$W_{rev} = \Delta G$.

Dividiert man die Änderung der gebundenen Wärme ΔQ_{rev} durch die Temperatur, bei der der Vorgang abläuft, so bezeichnet man den Quotienten $\Delta Q_{rev}/T$ als reduzierte Wärme oder als *Entropieänderung* ΔS:

$$\frac{\Delta Q_{rev}}{T} = \Delta S \quad \text{oder} \quad \Delta Q_{rev} = T \cdot \Delta S$$

Die Entropie S ist eine Zustandsfunktion.

Einheit von S: $J \cdot K^{-1} \cdot mol^{-1}$. Dem Quotienten aus der Änderung von Q_{rev} (= ΔQ_{rev}) und der Temperatur T entspricht die Änderung der Entropie ΔS oder:
In einem geschlossenen System ist die Entropieänderung ΔS des Systems gleich der im Verlauf von reversibel und isotherm ablaufenden Reaktionen mit der Umgebung ausgetauschten Wärmemenge, dividiert durch die zugehörige Reaktionstemperatur T (= eine mögliche Formulierung des II. Hauptsatzes). Ersetzen wir in der Gleichung $\Delta H = W_{rev} + Q_{rev}$ die Energiebeiträge W_{rev} bzw. Q_{rev} durch ΔG bzw. $T \cdot \Delta S$, so wird

$\Delta H = \Delta G + T \cdot \Delta S$ oder

$\Delta G = \Delta H - T \cdot \Delta S$

Diese **Gibbs/Helmholtzsche Gleichung** definiert die Änderung der Freien Enthalpie (in angelsächsischen Büchern auch "Freie Energie" genannt).

Anmerkung: ΔS und ΔG wurden vorstehend auf der Basis eines reversiblen Prozesses formuliert. Trotzdem hängen sie als Zustandsfunktionen nur vom Anfangs- und Endzustand des Systems ab und nicht von der Art der Änderung (reversibel oder irreversibel), die von einem Zustand in den anderen führt.

Die Bedeutung der Gibbs/Helmholtzschen Gleichung wird erst klar, wenn wir wissen, welche Rolle die Entropie beim Ablauf eines Vorganges spielt.

Statistische Deutung der Entropie

Die *Entropie* kann man veranschaulichen, wenn man sie mit *Boltzmann* als *Maß für den Ordnungszustand eines Systems* auffaßt. Jedes System strebt einem Zustand maximaler Stabilität zu. Dieser Zustand hat die größte Wahrscheinlichkeit. Im statistischen Sinne bedeutet größte Wahrscheinlichkeit den höchstmöglichen Grad an Unordnung. Dieser ist gleich dem Maximalwert der Entropie. Das bedeutet, daß die Entropie mit abnehmendem Ordnungsgrad, d.h. mit wachsender Unordnung wächst. Diffundieren z.B. zwei Gase ineinander, so verteilen sich die Gasteilchen völlig regellos über den gesamten zur Verfügung stehenden Raum. Der Endzustand entspricht dem Zustand größter Unordnung = größter Wahrscheinlichkeit = größter Entropie.

Wenn die Entropie mit wachsender Unordnung zunimmt, so nimmt sie natürlich mit zunehmendem Ordnungsgrad ab. Sie wird gleich *Null*, wenn die größtmögliche Ordnung verwirklicht ist. Dies wäre für einen völlig regelmäßig gebauten Kristall (Idealkristall) am absoluten Nullpunkt (bei $-273{,}15\ °C$ oder $0\ K$) der Fall (Aussage des *Nernstschen Wärmesatzes*, der oft als **III. Hauptsatz der Thermodynamik** bezeichnet wird.)

II. Hauptsatz der Thermodynamik (Teil 2)

Kehren wir nun zur Gibbs/Helmholtzschen Gleichung zurück: ΔG setzt sich zusammen aus der Reaktionsenthalpie ΔH und dem Entropieglied $T \cdot \Delta S$. In der Natur versucht ΔH einen möglichst negativen Wert zu erreichen, weil alle spontanen Prozesse so ablaufen, daß sich die potentielle Energie des Ausgangssystems verringert. Der Idealzustand wäre am abolutem Nullpunkt erreicht.

Die Änderung der Entropie ΔS strebt im Gegensatz dazu einen möglichst großen positiven Wert an. Der Idealzustand wäre hier erreicht, wenn die ganze Materie gasförmig wäre.

Die Erfahrung lehrt, daß beide Komponenten von ΔG (d.h. ΔH und $T \cdot \Delta S$) bisweilen zusammen und manchmal gegeneinander wirken. Die günstigsten Voraussetzungen für einen negativen ΔG Wert (d.h. freiwilliger Vorgang) sind ein negativer ΔH-Wert und ein positiver $T \cdot \Delta S$-Wert. Ein hoher negativer ΔH- Wert kann einen geringeren $T \cdot \Delta S$-Wert überwiegen, und umgekehrt kann ein hoher Wert von $T \cdot \Delta S$ einen niedrigeren ΔH-Wert überkompensieren.

Mit zunehmender Temperatur fällt das Entropieglied $T \cdot \Delta S$ stärker ins Gewicht. **Bei hohen Temperaturen wird ΔG daher entscheidend durch $T \cdot \Delta S$ beeinflußt.**

Die Freie Enthalpie G ist wie die Innere Energie U unabhängig vom Reaktionsweg. Für sie gilt der dem I. Hauptsatz entsprechende **II. Hauptsatz der Thermodynamik:**

Die von einem chemischen oder physikalischen System während eines isothermen Reaktionsablaufs maximal leistbare Arbeit (= Änderung der Freien Enthalpie ΔG) ist nur vom Anfangs- und Endzustand des Systems abhängig, aber nicht vom Weg, auf dem der Endzustand erreicht wird:

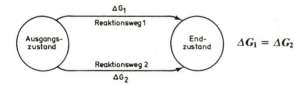

$\Delta G_1 = \Delta G_2$

Eine Formulierung des II. Hauptsatzes ist auch mit Hilfe der Entropie möglich.
Für isolierte (abgeschlossene) Systeme ergeben sich damit folgende Aussagen des II. Hauptsatzes:

Laufen in einem isolierten System *spontane (irreversible) Vorgänge* ab, so wächst die Entropie des Systems an, bis sie im Gleichgewichtszustand einen Maximalwert erreicht: $\Delta S > 0$.

Bei *reversiblen Vorgängen* bleibt die Entropie konstant; d.h. die Änderung der Entropie ΔS ist gleich Null: $\Delta S = 0$.

Im *Gleichgewichtszustand* besitzt ein System also ein Entropiemaximum, und es gilt: $\Delta S = 0$.

Zusammenhang zwischen ΔG und EMK

Eine sehr genaue Bestimmung von ΔG ist über die Messung der EMK eines Redoxvorganges möglich.

Beispiel:
Aus den Teilgleichungen für den Redoxvorgang beim Daniell-Element geht hervor, daß pro reduziertes Cu^{2+}-Ion von einem Zn-Atom zwei Elektronen an die Halbzelle Cu^{2+}/Cu abgegeben werden. Für 1 Mol Cu^{2+}-Ionen sind dies $2 N_A = 2 \cdot 6{,}02 \cdot 10^{23}$ Elektronen.

Bewegte Elektronen stellen bekanntlich einen elektrischen Strom dar. N_A Elektronen entsprechen einer Elektrizitätsmenge von $\approx 96\,500$ A·s $\equiv$ F (*Faradaysche Konstante*). Im Daniell-Element wird somit eine Elektrizitätsmenge von 2·F erzeugt.
Die in einer Zelle erzeugte elektrische Energie ist gleich dem Produkt aus freiwerdender Elektrizitätsmenge in A·s und der EMK der Zelle in Volt:

$W_{el} = -n \cdot F \cdot EMK;$ n ist die Anzahl der bei der Reaktion übertragenen Mole Elektronen.

Für das Daniell-Element berechnet sich damit eine elektrische Energie W_{el} von: $-2 \cdot 96\,500$ A s $\cdot 1{,}1$ V $= -212$ kJ.
Da die EMK die maximale Spannung des Daniell-Elements ist

(s.S.171), beträgt die maximale Arbeit der Redoxreaktion Cu^{2+} + $Zn \rightleftharpoons Zn^{2+}$ + Cu genau 212 kJ. Nun ist aber die maximale Nutzarbeit, die aus einer bei konstanter Temperatur und konstantem Druck ablaufenden chemischen Reaktion gewonnen wird, ein Maß für die Abnahme der Freien Enthalpie des Systems (s.S. 225):

$\Delta G = -W_{el}$.

Zwischen der Änderung der Freien Enthalpie ΔG und der EMK einer Zelle besteht also folgender Zusammenhang:

$$\Delta G = \pm n \cdot F \cdot EMK.$$

ΔG ist negativ, wenn die Zelle Arbeit leistet.

ΔG ist bekanntlich ein Maß für die Triebkraft einer chemischen Reaktion. Die relative Stärke von Reduktions- bzw. Oxidationsmitteln beruht also auf der Größe der mit der Elektronenverschiebung verbundenen Änderung der Freien Enthalpie ΔG.

Anwendung des II. Hauptsatzes auf Lösungsvorgänge

Die Löslichkeit eines Stoffes in einer Flüssigkeit hängt von der Änderung der Freien Enthalpie des betrachteten Systems ab, die mit dem Lösungsvorgang verbunden ist:

$\Delta G = \Delta H - T \cdot \Delta S$.

Polare Substanzen. Polare Substanzen sind entweder aus Ionen aufgebaut oder besitzen eine polarisierte Elektronenpaarbindung.

Betrachten wir als **Beispiel** die Lösung von einem Natriumchloridkristall in Wasser: Die Wasserdipole lagern sich mit ihren Ladungsschwerpunkten an der Kristalloberfläche an entgegengesetzt geladene Ionen an (Abb. 76). Hierbei werden die Ionen aus dem Gitterverband herausgelöst. Die *Dielektrizitätskonstante* ϵ des Wassers ist 78,5 bei 25 °C, d.h. die Coulombsche Anziehungskraft ist in Wasser

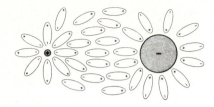

Abb. 76. Schematische Darstellung solvatisierter Ionen

nur noch 1/78 der Coulomb-Kraft im Ionenkristall. Die Wassermoleküle umhüllen die herausgelösten Ionen (Hydrathülle, allgemein Solvathülle). Man sagt, das Ion ist **hydratisiert** (allgemein: **solvatisiert**). Dieser Vorgang, die Hydratisierung ist - ebenso wie seine Umkehrung, die Dehydratisierung - mit einer Energieänderung verbunden.
Sie heißt im Falle des Wassers **Hydratationsenergie** bzw. **-enthalpie** und allgemein **Solvatationsenergie** bzw. **-enthalpie** (manchmal auch Hydrations- und Solvationsenthalpie). Sie entspricht ΔH in der Gibbs/Helmholtzschen Gleichung.

Die Solvatationsenthalpie hängt von der Ladungskonzentration der Ionen ab, d.h. sie ist der Ionenladung direkt und dem Ionenradius umgekehrt proportional. Für gleichhoch geladene Ionen nimmt sie mit wachsendem Radius ab. Kleine hochgeladene Kationen und Anionen sind demnach stark solvatisiert, z.B:

$Na^+ \longrightarrow [Na(H_2O)_6]^+$; $\Delta H = -418,6$ kJ mol^{-1};
Radius 97 pm;

$Al^{3+} \longrightarrow [Al(H_2O)_6]^{3+}$; $\Delta H = -4605,4$ kJ mol^{-1};
Radius 51 pm;

(Ionen sind in Wasser stets mit einer Hydrathülle umgeben (Aquokomplexe, s.S. 77).

Die Solvatationsenthalpie ist weiter abhängig von der Polarität des Lösungsmittels (S.115), und sie ist der Temperatur umgekehrt proportional.
Ist die Solvatationsenthalpie ΔH größer als die Gitterenergie U_G (s.S. 56), so ist der Lösungsvorgang exotherm, d.h. es wird Wärme frei (Lösungswärme, Lösungsenthalpie), und ΔH ist negativ (Beispiel: wasserfreies $CaCl_2$). Ist die Solvatationsenthalpie kleiner als die Gitterenergie, wird Energie verbraucht. Da sie der Umgebung entzogen wird, kühlt sich die Lösung ab. Der Lösungsprozeß ist endotherm (Beispiel: NH_4Cl in Wasser).
Aus der Definitionsgleichung der Änderung der Freien Enthalpie geht hervor, daß die Freiwilligkeit des Lösungsvorganges auch von der Entropie bestimmt wird.
Im allgemeinen nimmt bei einem Lösungsvorgang die Entropie zu. Denn aus dem hochgeordneten Zustand im Kristall wird der weniger geordnete Zustand der Lösung. Die Entropie ist daher meist positiv. Eine große Entropiezunahme kann dazu führen, daß ein endothermer Vorgang, wie z.B. das Auflösen von NH_4Cl in Wasser, freiwillig abläuft.
In einigen Fällen kommt es auch zu einer Entropieabnahme beim Lösungsprozeß, und zwar dann, wenn die Hydrathülle einen höheren Ordnungszustand darstellt als der Kristall (Beispiel: Mg^{2+} in Wasser).

In allen Fällen stellt sich bei einem Lösungsvorgang in einer gegebenen Lösungsmittelmenge ein Gleichgewicht ein, d.h. jeder Stoff hat eine spezifische maximale **Löslichkeit**. Bei Elektrolyten ist sie durch die Größe des Löslichkeitsproduktes (vgl.S.109) gegeben. Für $BaSO_4$ z.B. ist:

$$c(Ba^{2+}) \cdot c(SO_4^{2-}) = 10^{-10}\ mol^2\ l^{-2} = \text{Löslichkeitsprodukt}.$$

Da aus $BaSO_4$ beim Lösen gleichviel Ba^{2+}-Ionen und SO_4^{2-}-Ionen entstehen, ist $c(Ba^{2+}) = c(SO_4^{2-})$ oder $c^2(Ba^{2+}) = 10^{-10}\ mol^2 l^{-2}$. $c(Ba^{2+}) = 10^{-5} mol \cdot l^{-1}$. Daraus ergibt sich eine Löslichkeit von 10^{-5} $mol \cdot l^{-1}$ = 2,33 mg $BaSO_4$.
Den Einfluß der Temperatur auf die Löslichkeit beschreibt die Gibbs/Helmholtzsche Gleichung. Mit der Temperatur ändert sich der Einfluß des Entropiegliedes $T \cdot \Delta S$.

Tabelle 16. Zusammenhang zwischen ΔG, ΔH und $T \cdot \Delta S$ beim Lösen einiger Ionenverbindungen (T = 25 °C). Lösungsvorgang:

$$AB + (x+y)\,H_2O \longrightarrow A^+ \cdot x\,H_2O + B^- \cdot y\,H_2O$$

Verbindungen	ΔH [kJ·mol^{-1}]	$T \cdot \Delta S$ [kJ·mol^{-1}]	ΔG [kJ·mol^{-1}]
BaSO$_4$	+ 19,4	− 30,6	+ 50,0
NaCl	+ 3,6	+ 12,8	− 9,2
AgF	− 20,3	− 5,8	− 14,5
AgCl	+ 65,3	+ 9,6	+ 55,7
AgBr	+ 84,5	+ 14,1	+ 70,4
AgI	+ 112,4	+ 20,7	+ 91,7
AlF$_3$	− 210,8	− 129,3	− 81,5
MgCl$_2$	− 155,1	− 29,0	− 126,1
NH$_4$Cl	+ 15,1	+ 21,8	− 6,7

Lösen unpolarer Substanzen. Wird ein unpolarer Stoff in einem unpolaren Lösungsmittel gelöst, so wird der Lösungsvorgang neben zwischenmolekularen Wechselwirkungen hauptsächlich von dem Entropieglied bestimmt:

$$\Delta G = -T \cdot \Delta S.$$

Unpolare Lösungsmittel sind z.B. Kohlenwasserstoffe, Benzol, Tetrachlorkohlenstoff.

Organische Chemie

Struktur, Stereochemie und Reaktionen von Kohlenwasserstoffen

Kohlenwasserstoffe bestehen aus Kohlenstoff und Wasserstoff. Sie werden nach Bindungsart und Molekülstruktur unterteilt in
gesättigte Kohlenwasserstoffe (**Alkane**, auch Paraffine oder **Aliphaten** genannt)
ungesättigte Kohlenwasserstoffe (Alkene oder Olefine, Alkine) und
aromatische Kohlenwasserstoffe.
Eine weitere Gliederung erfolgt in offenkettige (acyclische) und ringförmige (cyclische) Verbindungen.

Gesättigte Kohlenwasserstoffe

Offenkettige Alkane (Aliphaten)

Das einfachste offenkettige Alkan ist das **Methan, CH_4** (Abb. 77). Durch sukzessives Hinzufügen einer CH_2-Gruppe läßt sich daraus eine *homologe Verbindungsreihe*, die Alkane mit der Summenformel C_nH_{2n+2} ableiten.

Während die chemischen Eigenschaften des nächsten Gliedes durch die zusätzliche CH_2-Gruppe nur wenig beeinflußt werden, ändern sich die physikalischen Eigenschaften i.a. regelmäßig mit der Anzahl der Kohlenstoffatome (Tabelle 17 und Abb. 77).

*Eine **homologe Reihe** ist eine Gruppe von Verbindungen, die sich um einen bestimmten, gleichbleibenden Baustein unterscheiden.*

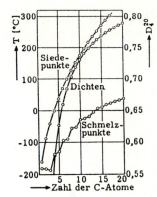

Abb. 77. Schmelzpunkt, Siedepunkt und Dichte der n-Alkane bei 1 bar in Abhängigkeit von der Anzahl der Kohlenstoffatome

Tabelle 17. Homologe Reihe der Alkane

Summen-formel	Gekürzte Strukturformel	Name	Eigenschaften		Alkyl C_nH_{2n+1}
			Fp. °C	Kp. °C	
CH_4	CH_4	<u>Methan</u>	−184	−164	Methyl
C_2H_6	$CH_3–CH_3$	<u>Ethan</u>	−171,4	− 93	Ethyl
C_3H_8	$CH_3–CH_2–CH_3$	<u>Propan</u>	−190	− 45	Propyl
C_4H_{10}	$CH_3–(CH_2)_2–CH_3$	<u>Butan</u>	−135	− 0,5	Butyl
C_5H_{12}	$CH_3–(CH_2)_3–CH_3$	Pentan	−130	+ 36	Pentyl (Amyl)
C_6H_{14}	$CH_3–(CH_2)_4–CH_3$	Hexan	− 93,5	+ 68,7	Hexyl
C_7H_{16}	$CH_3–(CH_2)_5–CH_3$	Heptan	− 90	+ 98,4	Heptyl
C_8H_{18}	$CH_3–(CH_2)_6–CH_3$	Octan	− 57	+126	Octyl
C_9H_{20}	$CH_3–(CH_2)_7–CH_3$	Nonan	− 53,9	+150,6	Nonyl
$C_{10}H_{22}$	$CH_3–(CH_2)_8–CH_3$	Decan	− 32	+173	Decyl
⋮					
$C_{17}H_{36}$	$CH_3–(CH_2)_{15}–CH_3$	Hepta-decan	+ 22,5	+303	Hepta-decyl
⋮					
$C_{20}H_{42}$	$CH_3–(CH_2)_{18}–CH_3$	Eicosan	+ 37	—	Eicosyl

Die ersten vier Glieder der Tabelle haben spezielle Namen (**Trivialnamen**). Die Bezeichnungen der höeren Homologen leiten sich von griechischen oder lateinischen Zahlwörtern ab, die man mit der Endung -**an** versieht. Durch Abspaltung eines H-Atoms von einem Alkan entsteht ein **Rest R** (Radikal, Gruppe), welcher die Endung -**yl** erhält (s. Tabelle 17):

Alkan minus 1 H ⟶ Alkylgruppe

Beispiel: CH_3-CH_3 minus 1 H ⟶ CH_3-CH_2-
        Ethan   Ethyl

Für die formelmäßige Darstellung der Alkane gibt es mehrere Möglichkeiten. Besonders zweckmäßig ist die in Tabelle 17 verwendete Schreibweise. Die aufgeführten Alkane werden *unverzweigte* oder *normale Kohlenwasserstoffe* genannt. Die ebenfalls übliche Bezeichnung "geradkettig" ist etwas irreführend, da die Kohlenstoffketten wegen der Bindungswinkel von etwa 109^0 am Kohlenstoffatom keineswegs gerade sind (vgl. Abb. 35, S. 68). Sie bilden vielmehr eine Zick-Zack-Kette, die energetisch besonders stabil ist, da alle Atome voneinander den größtmöglichen Abstand haben und sich nicht gegenseitig behindern (Abb.78a). In der vereinfachten Schreibweise (Abb.78b) werden nur noch die C-Atome angegeben. Die Endpunkte der Ketten werden mitgezählt: das Beispiel zeigt also n-Hexan, C_6H_{14}.

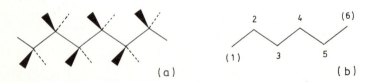

Abb. 78. Strukturformeln von n-Hexan

Von den **normalen** Kohlenwasserstoffen unterscheiden sich die **verzweigten** Kohlenwasserstoffe, die in speziellen Fällen mit der Vorsilbe **iso-** gekennzeichnet werden. Das einfachste Beispiel ist iso-Butan. Für Pentan kann man drei verschiedene Strukturformeln angeben und für Hexan fünf Strukturformeln.

$$CH_3-CH-CH_3 \quad CH_3-(CH_2)_3-CH_3 \quad CH_3-CH_2-CH-CH_3 \quad CH_3-\underset{|}{\overset{|}{C}}-CH_3$$
$$\;\;\;\;\;\;\;\;|\;|\;\;\;\;\;\;\;\;\;\;\;\;\;\;\;\;\;CH_3$$
$$\;\;CH_3\;CH_3$$

Methylpropan   n-Pentan   2-Methyl-butan   2,2-Dimethylpropan
(iso-Butan)   (iso-Pentan)

$$CH_3-(CH_2)_4-CH_3 \qquad CH_3-CH_2-CH-CH_2-CH_3$$
$$\qquad\qquad\qquad\qquad\qquad\qquad\qquad\qquad\;\;\;|$$
$$\qquad\qquad\qquad\qquad\qquad\qquad\qquad\;\;CH_3$$

n-Hexan   3-Methylpentan

$$CH_3-CH-CH_2-CH_2-CH_3$$
$$\qquad\;|$$
$$\;\;CH_3$$

2-Methylpentan

$$H_3C-CH-CH-CH_3 \qquad\qquad H_3C-\underset{|}{\overset{|}{C}}-CH_2-CH_3$$
$$\qquad\;|\quad\;\;|\qquad\qquad\qquad\qquad\qquad\qquad CH_3$$
$$\;\;CH_3\;CH_3\qquad\qquad\qquad\qquad\qquad\;\; CH_3$$

2,3-Dimethylbutan   2,2-Dimethylbutan

Eine Verbindung wird vereinbarungsgemäß nach dem längsten geradkettigen Abschnitt im Molekül benannt. Die Seitenketten werden wie Alkylradikale bezeichnet und ihre Position im Molekül durch Zahlen angegeben. Manchmal findet man auch Positionsangaben mit griechischen Buchstaben. Diese geben die Lage eines C-Atoms einer Kette relativ zu einem anderen an. Man spricht von α-ständig, β-ständig etc.

Beispiel:

$$H_3{}^1C-{}^2C-{}^3CH-{}^4CH_2-{}^5CH_3 = \text{3-Ethyl-2,2-dimethyl-pentan}$$

mit Seitenketten CH_3, H_3C an C2 und CH_2-CH_3 an C3.

An diesem Beispiel lassen sich verschiedene Typen von Alkylresten unterscheiden, die allgemein wie folgt benannt werden (R bedeutet einen Kohlenwasserstoff-Rest):

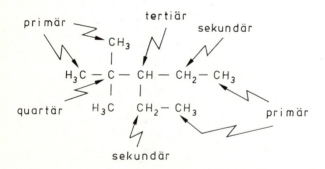

Abb. 79. Gruppenübersicht am Beispiel 3-Ethyl-2,2-dimethyl-pentan

Tabelle 18. Benennung von C-Atom-Gruppen am Beispiel 3-Ethyl-2,2-dimethylpentan

Benennung	C-Atom	Formelauszug	allgemein:
primäre Gruppen primäres C-Atom C■	1 ; 5	CH_3- ; CH_3CH_2-	$R-CH_3$; $R-C_2H_5$
sekundäre Gruppen sekundäres C-Atom C■	4	$HC-CH_2-CH_3$	$R-CH_2-R$
tertiäre Gruppen tertiäres C-Atom C■	3	$-C-CH-CH_2-$ $\quad\;\;\; |$ $\quad\;\; CH_2$	$R-CH(R)-R$
quartäres C-Atom C■	2	CH_3 $H_3C-C-CH-$ CH_3	$R-C(R)(R)-R$

Die Benutzung einer systematischen Nomenklatur ist notwendig, um die Strukturisomeren unterscheiden zu können.

Strukturisomere nennt man Moleküle mit gleicher Summenformel, aber verschiedener Strukturformel. Die Strukturisomerie, auch **Konstitutionsisomerie** genannt, beruht auf der unterschiedlichen Anordnung der Atome und Bindungen in Molekülen gleicher Summenformel.
Beispiel hierfür sind die isomeren Alkane (vgl. die Pentane, Hexane). Sie unterscheiden sich z.B. im Schmelz- und Siedepunkt und der Dichte, denn diese Eigenschaften hängen in hohem Maße von der Gestalt der Moleküle ab.

Weitere Beispiele:

$CH_3-CH_2-CH_2Cl$: $CH_3-CHCl-CH_3$; $CH_3-CH_2-CH=CH_2$:
1-Chlorpropan   2-Chlorpropan   1-Buten

$CH_3-CH=CH-CH_3$; CH_3-O-CH_3 : CH_3-CH_2-OH;
2-Buten   Dimethylether   Ethanol

$CH_2=CH-CH_2-CH_2-CH_2-CH_3$: ⟨H⟩ = C_6H_{12}.
1-Hexen
                                  Cyclohexan

```
            OH
            |
  H₂C ──── C ──── CH₂   :   HO─CH ──── CH ──── CH₂
   |       |       |            |        |        |
  COOH   COOH    COOH          COOH    COOH     COOH
  Citronensäure                    Isocitronensäure
```

Bau der offenkettigen Alkane

Im **Ethan** sind die Kohlenstoffatome durch eine rotationssymmetrische σ-Bindung verbunden. Durch Rotation der CH_3-Gruppen um die C-C-Bindung entstehen verschiedene räumliche Anordnungen, die sich in ihrem Energieinhalt unterscheiden und **Konformere** genannt werden (allgemeiner Oberbegriff: Stereoisomere, s.S. 356). Zur Veranschaulichung der Konformationen (S. 244) des Ethans CH_3-CH_3 verwendet man folgende zeichnerische Darstellungen:

1. Sägebock-Projektion (saw-horse, perspektivische Sicht)

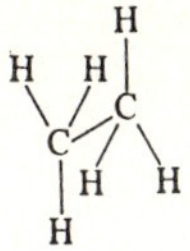

Ia 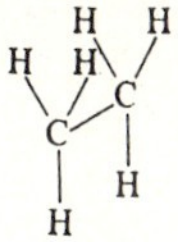   Ib

2. Projektion mit **Keilen** und **punktierten Linien** (Blick von der Seite). Die Keile zeigen nach vorn, die punktierten Linien nach hinten. Die durchgezogenen Linien liegen in der Papierebene.

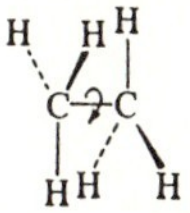

IIa 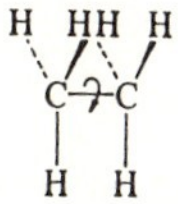   IIb

3. Newman-Projektion (Blick von vorne). Die durchgezogenen Linien sind Bindungen zum vorderen C-Atom, die am Kreis endenden Linien Bindungen zum hinteren C-Atom (die Linien bei III b müssten strenggenommen aufeinander liegen).

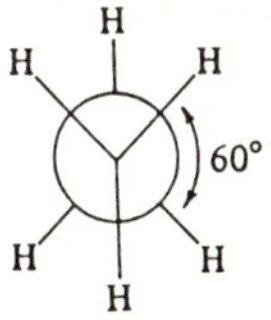

IIIa 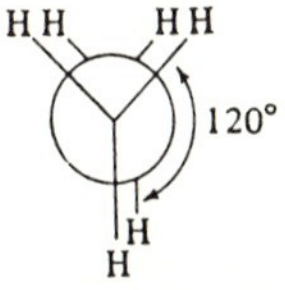   IIIb

Die Schreibweisen (I a), (II a), (III a) sind identisch und werden als **gestaffelte** Stellung bezeichnet. Die Schreibweisen (Ib), (IIb), (IIIb) sind ebenfalls identisch und werden als **ekliptische** Stellung bezeichnet. Neben diesen beiden extremen **Konformationen** gibt es noch unendlich viele Zwischenstufen.

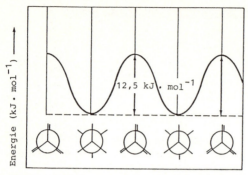

Abb. 80. Verlauf der potentiellen Energie bei der inneren Rotation eines Ethanmoleküls

Der Verlauf der potentiellen Energie bei der gegenseitigen Umwandlung ist in Abb. 80 dargestellt. Die gestaffelte Konformation ist um 12,5 kJ·mol^{-1} energieärmer als die ekliptische. Im Gitter des festen Ethans tritt daher ausschließlich die gestaffelte Konformation auf.

Größere Energieunterschiede findet man beim **n-Butan**. Wenn man n-Butan als 1,2-disubstituiertes Ethan auffaßt (Ersatz je eines H-Atoms durch eine CH$_3$-Gruppe), ergeben sich außer der ekliptischen Konformation zwei verschieden gestaffelte Konformationen, die man als _anti-_ und _gauche_ (skew)-Konformation unterscheidet. Die Energieunterschiede sind in Abb. 81 angegeben.

Konstitutionsformel: CH$_3$-CH$_2$-CH$_2$-CH$_3$

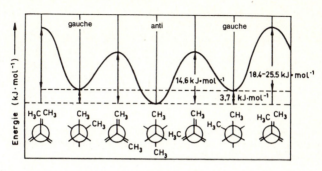

Abb. 81. Potentielle Energie der Konformationen des Butans

Sterische Darstellung der anti-Form:

Da der Energieunterschied zwischen den einzelnen Formen gering ist, können sie sich leicht (bei 20 °C) ineinander umwandeln (sie stehen im Gleichgewicht) und können deshalb nicht getrennt isoliert werden. Sie lassen sich jedoch z.B. IR-spektroskopisch nachweisen.

Cyclische Alkane und ihre Molekülstruktur

Die Cycloalkane sind gesättigte Kohlenwasserstoffe mit ringförmig geschlossenem Kohlenstoffgerüst.

Cycloalkane bilden ebenfalls eine **homologe Reihe**. Die Nomenklatur ist wie bei den offenkettigen Alkanen, zusätzlich wird die Vorsilbe "cyclo" vorangestellt. Als wichtige Vertreter seien genannt:

Cyclopropan   Cyclobutan   Cyclopentan   Cyclohexan

(Neben der ausführlichen Strukturformel ist die vereinfachte Darstellung angegeben. Das H bedeutet hydriert (vgl. S. 263) und dient zur Unterscheidung vom ähnlichen Benzolring (s.S. 269).

Durch Abspaltung eines H-Atoms von einem Cycloalkan entstehen - analog zu den Alkanen - Cycloalkylreste, welche wie dort die Endung -yl erhalten: Cyclopropyl, Cyclobutyl etc.

Außer einfachen Ringen gibt es kondensierte Ringsysteme, die vor allem in Naturstoffen auftreten (z.B. Cholesterin, s.S. 444).

Decalin   Hydrindan   5α-Gonan (Steran)

Die Cycloalkane haben zwar die gleiche Summenformel wie die Alkene (s.S. 236) C_nH_{2n}, zeigen aber eine ähnliche Chemie wie die offenkettigen Alkane.

Auch bei Ringverbindungen können verschiedene Konformationen auftreten. Am bekanntesten sind die **Sessel-** und die energetisch wesentlich ungünstigere **Wannenform** des Cyclohexans.

Man erkennt schon aus der Darstellung, daß die Sesselformen energieärmer sind, da keine sterische Hinderung auftritt (Abb.82; Abb. 83, S. 250).

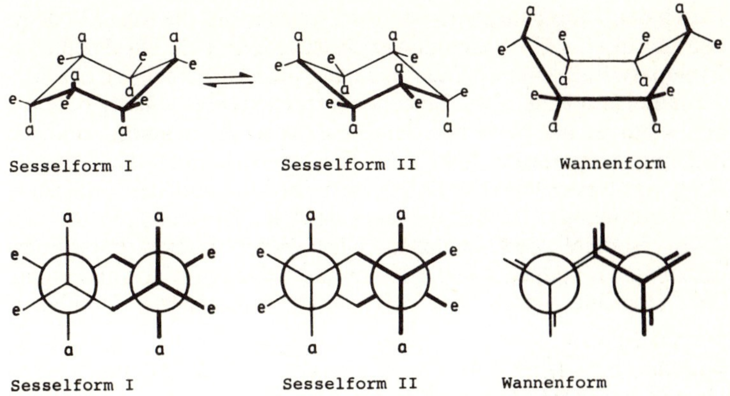

Sesselform I   Sesselform II   Wannenform

Sesselform I   Sesselform II   Wannenform

Abb. 82. Sessel- und Wannenformen von Cyclohexan mit den verschiedenen Positionen der Liganden (perspektivische- und Newman-Projektionen)

Der Unterschied beträgt etwa 29,3 kJ. Die Umwandlung erfolgt über eine energiereiche Halbsesselform (ΔE = 46 kJ·mol^{-1}) (s. Abb. 83, S. 250).

Man kann ferner zwei Orientierungen der Substituenten unterscheiden (Sesselform I). Diese können einerseits **axial** (a) stehen, d.h. sie ragen senkrecht zu dem gewellten Sechsring aus Kohlenstoffatomen abwechselnd nach oben und unten heraus. Andererseits sind auch **äquatoriale** (e) Stellungen möglich, die in einem flachen Winkel von der gewellten Ringebene wegweisen.

Die Beweglichkeit des Molekülgerüsts erlaubt das Auftreten einer zweiten Sesselform II, bei der alle axialen in äquatoriale Substituenten übergeführt werden und umgekehrt. Beide Formen stehen im Gleichgewicht; der Nachweis ist nur mit spektroskopischen Methoden möglich.

Deutlicher wird der Unterschied bei einem substituierten Cyclohexanring. Hier nehmen die Substituenten mit der größeren Raumbeanspruchung vorzugsweise die äquatorialen Stellungen ein, weil die Wechselwirkungen mit den axialen H-Atomen geringer sind und der zur Verfügung stehende Raum am größten ist **(Beispiel:** Methylcyclohexan, S. 248).

Durch den Ringschluß wird bei den Cycloalkanen die freie Drehbarkeit um die C - C - Verbindungsachsen aufgehoben. Disubstituierte Cycloparaffine unterscheiden sich daher durch die Stellung der Substituenten am Ring: Zwei Liganden werden als **cis - ständig** bezeichnet, wenn sie auf derselben Seite und als **trans - ständig**, wenn sie auf entgegengesetzten Seiten der Ringebene liegen. (Die Verwendung von Newman-Projektionen oder Molekülmodellen erleichtert die Zuordnung). Da bei der gegenseitigen Umwandlung der cis-trans - Isomere Atombindungen gelöst werden müßten (hohe Energiebarriere), können beide Formen als Substanzen gefaßt werden. Die Decaline lassen sich z.B. durch fraktionierte Desillation trennen.

Beispiele:
Decalin (= Dekahydronaphthalin)

trans-Decalin
Kp. 185 °C
8,4 kJ/mol stabiler

cis-Decalin
Kp. 194 °C

Monosubstituiertes Cyclohexan: Methylcyclohexan

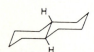

äquatoriale Methyl-Gruppe
(um 7,5 kJ·mol^{-1} stabiler
als die Struktur mit der
axialen Methyl-Gruppe)

axiale Methyl-Gruppe
<-----> deutet die 1,3-diaxialen
Wechselwirkungen an

1,2-disubstituierte Cyclohexanderivate

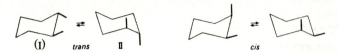

Aus der Stellung der Liganden in der cis (e-a)- bzw. der trans (a-a- oder e-e)-Form ergibt sich, daß letztere stabiler ist: Im trans-Isomer können beide Substituenten die energetisch günstigere (= energieärmere) äquatoriale Stellung (I) einnehmen.

1,3-disubstituierte Cyclohexanderivate

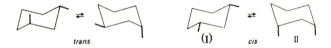

Hier ist aus den gleichen Gründen von den beiden cis-Formen Form (I) stabiler. Die trans-Form ist energetisch ungünstiger als die cis-Form (I). Man beachte, daß in diesem Fall entsprechend obiger Definition die Stellungen a-a bzw. e-e als cis und a-e als trans bezeichnet werden!

1,4-disubstituierte Cyclohexanderivate

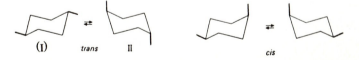

Von den beiden cis (e-a)- und trans (a-a- oder e-e)-Isomeren ist aus den bekannten Gründen die diäquatoriale trans-Form (I) am stabilsten.

Im Gegensatz zur Sesselform ist die Wannenform nicht starr, sondern flexibel und kann leicht verdrillt werden. Die daraus resultierenden **Twistformen** sind etwas stabiler als die Wannenform, aber immer noch um ca. 23 kJ·mol^{-1} energiereicher als die normalerweise **ausschließlich** auftretende Sesselform.

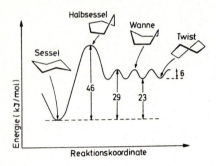

Potentielle Energie
verschiedener Konformationen
von Cyclohexan

Das Steran-Gerüst

Die beim Decalin gezeigte cis-trans-Isomerie findet man auch bei anderen kondensierten Ringsystemen. Besonders wichtig ist das Grundgerüst der Steroide, das **Steran** (Gonan). Das Molekül (s.S. 246) besteht aus einem hydrierten Phenanthren-Ringsystem (drei anellierte Cyclohexan-Sechsringe A, B, C), an das ein Cyclopentanring D ankondensiert ist. Es handelt sich also um ein tetracyclisches Ringgerüst.
In fast allen natürlichen Steroiden sind die Ringe B und C sowie C und D trans-verknüpft. Die Ringe A und B können sowohl trans-verknüpft (Cholestan-Reihe) als auch cis-verknüpft (Koprostan-Reihe) sein:

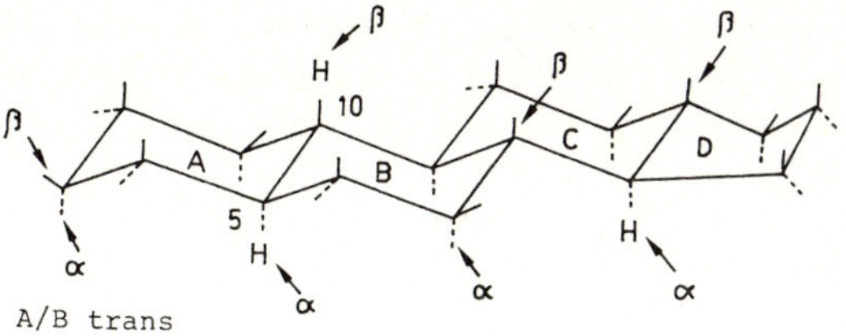

A/B trans

5α-Steran, ausgewählte α- und β-Positionen sind markiert

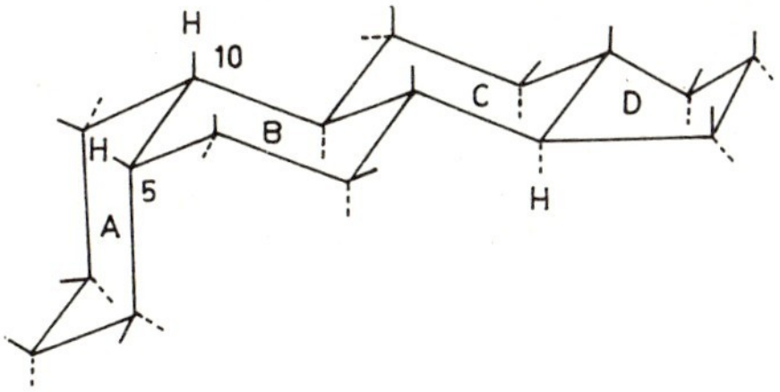

A/B cis
5β-Steran

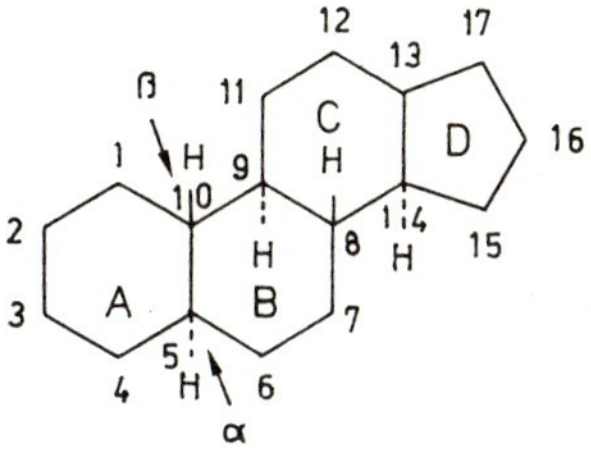

5α-Steran

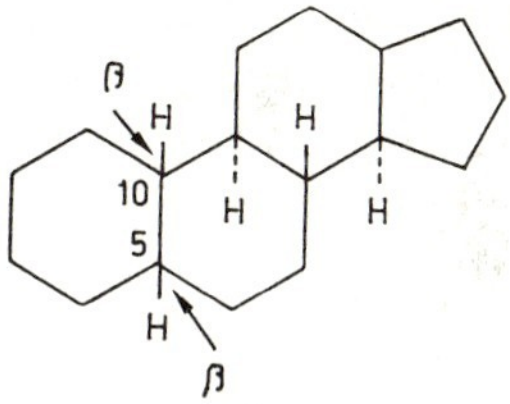

5β-Steran

Die Stereochemie der Substituenten bezieht sich auf die markierte Gruppe am C-Atom 10 (hier H, oft -CH$_3$). Bindungen, die axial nach oben aus der Molekülebene herausragen, heißen **β-Bindungen**. Sie werden in den vereinfachten Formeln mit durchgezogenen Valenzstrichen geschrieben. **α-Bindungen** zeigen nach unten, sie werden mit punktierten Linien kenntlich gemacht. Danach stehen α-Bindungen in trans-Stellung zur Gruppe am C-10-Atom, ß-Bindungen in cis-Stellung.

Beispiel: Cholesterin (Cholesterol: 3β-Hydroxy- Δ^5-cholesten)

Erläuterung der erwähnten stereochemischen Begriffe

Die **Konstitution** einer Verbindung gibt die Art der Bindungen und die gegenseitige Verknüpfung der Atome eines Moleküls an (bei gegebener Summenformel). Unterschiede in der räumlichen Anordnung werden bei Konstitutionsisomeren (s.S. 242) *nicht* berücksichtigt.

Die **Konfiguration** gibt die räumliche Anordnung der Atome wieder. Nicht berücksichtigt werden hierbei Formen, die man durch Rotation der Atome um Einfachbindungen erhält. Im allgemeinen ist die Energiebarriere zwischen Konfigurationsisomeren (z.B. cis- und trans-1,2-Dimethylcyclohexan) ziemlich groß. Sie wandeln sich gar nicht oder nur langsam bei Normalbedingungen um.

Konformationen stellen die räumliche Anordnung aller Atome eines Moleküls definierter Konfiguration dar, die durch Rotationen um Einfachbindungen erzeugt werden und nicht miteinander zur Deckung gebracht werden können. Die einzelnen Konformere sind flexibel und können isoliert werden, wenn die Energieschwelle etwa 70-80 kJ·mol^{-1} (bei Raumtemp.) übersteigt.

Beispiel: Dimethylcyclohexan, cis-1,3-$(CH_3)_2C_6H_{10}$

Konstitution   Konfiguration   Konformation

Eigenschaften und chemische Reaktionen der Alkane

Die Alkane sind ziemlich reaktionsträge und werden daher oft als **Paraffine** (parum affinis: wenig reaktionsfähig) bezeichnet. Der Anstieg der Schmelz- und Siedepunkte innerhalb der homologen Reihe (s. Tabelle 17) ist auf *van der Waals-Kräfte* zurückzuführen (s.S. 76). Die neu hinzutretende CH_2-Gruppe wirkt sich bei den ersten Gliedern am stärksten aus. Die Moleküle sind als ganzes unpolar und lösen sich daher gut in anderen Kohlenwasserstoffen, hingegen nicht in polaren Lösungsmitteln wie Wasser. Solche Verbindungen bezeichnet man als **hydrophob** (wasserabweisend) oder **lipophil** (fettfreundlich). Substanzen mit OH-Gruppen, wie Alkohole, werden dagegen **hydrophil** (wasserfreundlich) genannt.

Obwohl die Alkane wenig reaktionsfreudig sind, lassen sich doch verschiedene Reaktionen mit ihnen durchführen. Für diese ist charakteristisch, daß sie über **Radikale** als Zwischenstufen verlaufen (vgl. S 272).

Beispiele:

1. Sulfochlorierung

$C_{14}H_{30} + SO_2 + Cl_2 \xrightarrow{h \cdot \nu} C_{14}H_{29}SO_2Cl + HCl$
Alkan   Alkylsulfochlorid

2. Verbrennung

a) Bei ungenügender Sauerstoffzufuhr (O_2-**Unterschuß**)

$CH_4 + 1/2\,O_2 \longrightarrow CO + 2\,H_2 \qquad \Delta H = -36 \text{ kJ} \cdot \text{mol}^{-1}$

b) Bei O_2-**Überschuß**

$CH_4 + 2\,O_2 \longrightarrow CO_2 + 2\,H_2O \qquad \Delta H = -804 \text{ kJ} \cdot \text{mol}^{-1}$

Bei der Verbrennung eines Alkans entstehen in Abhängigkeit von der Menge des vorhandenen Sauerstoffs CO, CO_2 und H_2O. Alle isomeren Verbindungen liefern bei vollständiger Verbrennung die gleichen Endprodukte (CO_2 und H_2O).

3. Halogenierung

$CH_4 + Cl_2 \xrightarrow{h \cdot \nu} CH_3Cl + HCl \quad ; \quad CH_3I$

Alkan   Halogenalkan   Iodmethan
(Methan)   (Chlormethan)   (Methyliodid)

Die bei der Halogenierung entstehenden **Halogenalkane** (Alkylhalogenide) sind wichtige Lösungsmittel und reaktionsfähige Ausgangsstoffe. Durch Chlorierung von Methan erhält man außer

Chlormethan (CH_3Cl Methylchlorid), noch **Dichlormethan** (CH_2Cl_2 Methylenchlorid,), **Trichlormethan** ($CHCl_3$ Chloroform,) und **Tetrachlorkohlenstoff** (CCl_4 Tetrachlormethan). Die letzten drei sind häufig verwendete Lösungsmittel und haben wie viele Halogenverbindungen narkotische Wirkungen. Chlorethan C_2H_5Cl z.B. findet für die zahnmedizinische Anäthesierung Verwendung. Daneben wird es zur Herstellung von Bleitetraethyl $Pb(C_2H_5)_4$ benutzt, das als Antiklopfmittel dem verbleiten Benzin zugesetzt wird. N-Lost, ein tertiäres Amin, wird u.a. zur Krebsbekämpfung verwendet:

$ClCH_2-CH_2-N-CH_2-CH_2Cl$,   Bis(2-chlorethyl)-methyl-amin.
       |
      CH_3

Technisch und biochemisch interessante Alkane und Halogenalkane

Biochemisch interessante Alkane

Cycloalkan-Ringe sind oft in Naturstoffen enthalten (s. a. Kap. *Terpene*).

Lactobacillsäure
(aus Lactobacillus arabinosus)

Chrysanthenumsäure
(aus Chrysanthenum cinerarifolium)

Truxillsäure   Truxinsäure
(aus Erythroxylon coca)

Menthol (s.S. 441)

Coprin (aus *Coprinus atramentarius* [Tintling])
N[5]-(1-hydroxycyclopropyl)-L-glutamin..
Antabus-artiger Wirkstoff (Antabus: Medikament gegen Alkoholmißbrauch)

Tabelle 19. Verwendung wichtiger Alkane (E = Energie)

Verbindung	Verwendung		
Methan	$\xrightarrow{+ O_2}$	CO_2 + E	Heizzwecke
	$\xrightarrow{+ H_2O}$	CO + H_2	H_2-Herstellung
	$\xrightarrow{+ O_2}$	C	Ruß als Füllmaterial
	$\xrightarrow{+ O_2/NH_3}$	HCN	Synthese
Ethan	$\xrightarrow{+ O_2}$	CO_2 + E	Heizzwecke
	$\xrightarrow{+ Cl_2}$	CH_3CH_2Cl	Chlorethan
	$\xrightarrow{- H_2}$	$CH_2=CH_2$	Ethen
Propan, Butan	$\xrightarrow{+ O_2}$	CO_2 + E	Heizzwecke
	$\xrightarrow{- H_2}$	Alkene	Synthese
Pentan, Hexan	Extraktionsmittel (z.B. Speiseöle aus Früchten)		
Cyclopropan	Inhalationsnarkotikum		
Cyclohexan	Lösungsmittel		
	$\xrightarrow{+ O_2}$ Cyclohexanol, Cyclohexanon, Adipinsäure		

Biochemisch interessante Halogen-Kohlenwasserstoffe

Natürlich vorkommende Halogen-Verbindungen sind relativ selten. Zu den wichtigen gehören

FCH_2-COOH — Fluoressigsäure (in der südafrikan. Giftpflanze *Dichapetalum cymosum*)

$O_2N-C_6H_4-CH(OH)-CH(NH-COCHCl_2)-CH_2OH$ — Chloramphenicol (Antibioticum)

Man beachte auch die Nitro-Gruppe.

Chlortetracyclin: $R^1=Cl$, $R^2=H$
Oxytetracyclin: $R^1=H$, $R^2=OH$
Tetracyclin: $R^1=R^2=H$
(Antibiotica)

6,6'-Dibromindigo (Antiker Purpur, aus Purpurschnecken)

X=H: 3,5,3'-Triiodthyronin
X=I: 3,5,3',5'-Tetraiodthyronin (=L-Thyroxin)
(Hormone der Schilddrüse)

Anmerkung: Polychlorierte Insektizide werden zunehmend weniger verwendet wegen der Anreicherung in der Nahrungskette und wegen ihres langsamen biologischen Abbaus. Immer noch zur Bekämpfung der Überträgerinsekten der Malaria wird bislang DDT verwendet:

$$2\ C_6H_5Cl + CCl_3-CH(OH)_2 \xrightarrow{H_2SO_4} Cl-C_6H_4-CH(CCl_3)-C_6H_4-Cl + 2\ H_2O$$

Chlorbenzol + Chloralhydrat → 1,1-Bis(4-chlorphenyl)-2,2,2-trichlorethan (DDT)

Tabelle 20. Verwendung und Eigenschaften einiger Halogen-Kohlenwasserstoffe

Name	Formel	Fp. °C	Kp. °C	Verwendung
Chlormethan (Methylchlorid)	CH_3Cl	$-98°$	$-24°$	Methylierungsmittel, Kältemittel
Brommethan (Methylbromid)	CH_3Br	$-94°$	$4°$	Methylierungsmittel Bodenbegasung
Dichlormethan (Methylenchlorid)	CH_2Cl_2	$-97°$	$40°$	Lösungs- u. Extraktionsmittel
Trichlormethan (Chloroform)	$CHCl_3$	$-63,5°$	$61,2°$	Extraktionsmittel, Narkosemittel
Tetrachlorkohlenstoff	CCl_4	$-23°$	$76,7°$	Fettlösungsmittel,
Dichlordifluormethan	CCl_2F_2	$-111°$	$-30°$	Treibmittel, Kältemittel (Frigen 12)
Difluorchlormethan	CHF_2Cl	$-146°$	$-41°$	Treibgas, $\xrightarrow{700°C}$ $CF_2=CF_2$ (Frigen 22)
Chlorethan (Ethylchlorid)	C_2H_5Cl	$-138°$	$12°$	Anästhetikum
Vinylchlorid	$CH_2=CH-Cl$	$-154°$	$-14°$	Kunststoffe (PVC)
Tetrafluorethen	$CF_2=CF_2$	$-142,5°$	$-76°$	Teflon
Halothane	z.B. $F_3C-CHClBr$	–	–	Anästhesie
Halone	z.B. $F_2BrC-CF_2Br$	–	–	Feuerlöschmittel
Chlorbenzol	C_6H_5Cl	$-45°$	$132°$	$\longrightarrow$ Phenol, Nitrochlorbenzol etc.
γ-Hexachlorcyclohexan (Gammexan)	$C_6H_6Cl_6$	$112°$	–	Insektizid

Ungesättigte Kohlenwasserstoffe

Die **Alkene** bilden eine homologe Reihe von Kohlenwasserstoffen mit einer oder mehreren C=C-Doppelbindungen. Die Namen werden gebildet, indem man bei dem entsprechenden Alkan die Endung -an durch **-en** ersetzt.

Bei cyclischen Verbindungen wird - wie bei den Alkanen - die Vorsilbe "cyclo" vorangestellt, z.B. Cyclohexen.

Die Lage der Doppelbindungen in den verschiedenen Strukturisomeren wird durch die Nummer der Kohlenstoffatome gekennzeichnet, an denen die Bindungen beginnen (s. Buten). Die Kette wird so numeriert, daß dabei möglichst niedrige Ziffern erhalten werden (s. Penten).

Beispiele: (Die ersten drei Verbindungen unterscheiden sich um eine CH_2-Gruppe: homologe Reihe):

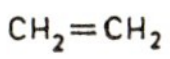

$CH_2=CH_2$ $\quad CH_2=CH-CH_3 \quad$ $CH_2=CH-CH_2-CH_3 \quad$ $CH_2=C(CH_3)-CH_3$

Ethen (Ethylen) 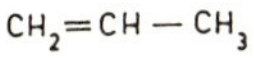
Propen (Propylen) 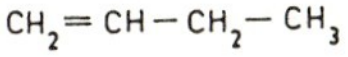
1-Buten 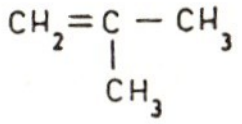
Methylpropen (iso-Buten)

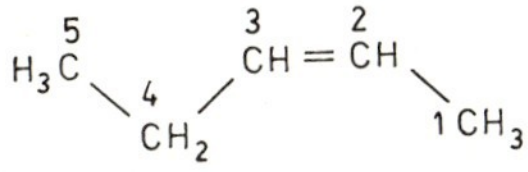

2-Penten (nicht: 3-Penten)

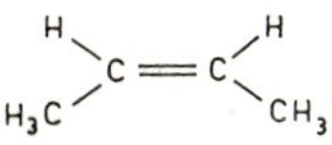

cis-2-Buten
Z-2-Buten

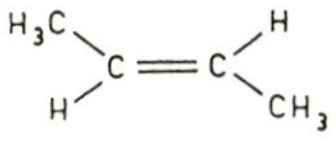

trans-2-Buten
E-2-Buten

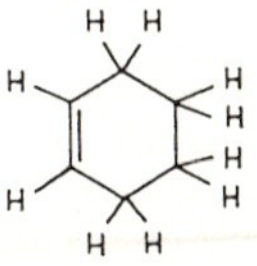

Cyclohexen

Bei den Alkenen treten erheblich mehr Isomere auf als bei den Alkanen. Zu der Verzweigung kommen die verschiedenen möglichen Lagen der Doppelbindung und die **cis-trans-Isomerie** (geometrische Isomerie) hinzu.

Diese Art von Isomerie tritt auf, wenn die freie Drehbarkeit der Kohlenstoff-Kohlenstoff-Bindung aufgehoben wird, z.B. durch einen Ring (s.S. 248) oder eine Doppelbindung. Bei letzterer wird die Rotation durch die außerhalb der Bindungsachsen liegenden Überlappungszonen der p-Orbitale eingeschränkt (s.S. 69).

Typisch hierfür ist das Isomerenpaar Fumarsäure/Maleinsäure. Bei der Fumarsäure befinden sich jeweils gleiche Substituenten an gegenüberliegenden Seiten der Doppelbindung (trans), bei der Maleinsäure auf der gleichen Seite (cis):

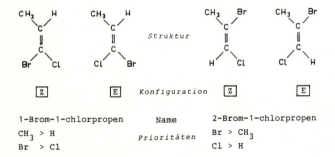

Die Benennung der cis-trans-Formen bietet bei Verbindungen wie

einige Schwierigkeiten.

Hinzu kommt, daß die geometrische Isomerie auch bei Molekülen mit andersartigen Doppelbindungen wie C=N oder N=N auftreten kann. Man hat daher ein Bewertungssystem ausgewählt, bei dem die Liganden gemäß den *Cahn-Ingold-Prelog-Regeln* (s.S. 362) nach fallender Ordnungszahl angeordnet werden. Dabei wird jedes Zentralatom für sich betrachtet.

Befinden sich die Substituenten mit höherer Priorität - in obigen Beispielen CH_3 und Br bzw. Br und Cl - auf derselben Seite der Doppelbindung, liegt eine **Z-Konfiguration** (von "zusammen") vor. Liegen die Substituenten auf entgegengesetzten Seiten, spricht man von einer **E-Konfiguration** (von "entgegen").

Im Gegensatz zu Konformeren können cis-trans-Isomere getrennt isoliert werden, da sie sich nicht spontan ineinander umwandeln. Sie stehen unter normalen Bedingungen nicht im Gleichgewicht miteinander und unterscheiden sich in ihren physikalischen Eigenschaften (Schmelzpunkt, Siedepunkt u.a.).

Neben den Molekülen mit nur einer Doppelbindung gibt es auch solche, die mehrere Doppelbindungen enthalten. Man unterscheidet **nicht-konjugierte** (*isolierte* und *kumulierte*) und **konjugierte** Doppelbindungen. Letztere liegen dann vor, wenn Doppelbindungen abwechselnd mit Einfachbindungen auftreten.

Beispiele:

$CH_2=CH-CH_2-CH_2-CH=CH_2$
1,5-Hexadien
isoliertes Dien

$CH_2=C=CH-CH_2-CH_3$
1,2-Pentadien
kumuliertes Dien

$CH_2=CH-CH=CH-CH=CH_2$
1,3,5-Hexatrien
konjugiertes Polyen

$CH_2=C=CH-CH_2-CH=CH_2$
1,2,5-Hexatrien,
nicht konjugiert

$CH_2=CH-\underset{\underset{CH_2}{\|}}{C}-CH=CH_2$

3-Methylen-1,4-pentadien, konjugiert

$CH_2=CH-CH=CH_2$
1,3-Butadien,
konjugiert

$CH_2=\underset{\underset{CH_3}{|}}{C}-CH=CH_2$
2-Methyl-1,3-butadien
(Isopren)

$CH_2=C=CH-CH_3$
1,2-Butadien,
nicht-konjugiert

Während sich die Moleküle mit isolierten Doppelbindungen wie einfache Alkene verhalten, ändern sich die Eigenschaften bei Molekülen mit konjugierten Doppelbindungen. Dies macht sich besonders bei Additionsreaktionen (s.u.) bemerkbar. Die Addition von Br_2 an Butadien ergibt neben dem Produkt der üblichen 1,2-Addition auch ein 1,4-Additionsprodukt:

$$H_2C=CH-CH=CH_2 \xrightarrow{Br_2} \underset{\underset{Br\;Br}{|\;\;|}}{H_2\overset{4}{C}-\overset{3}{C}H-\overset{2}{C}H=\overset{1}{C}H_2} \quad \text{und} \quad \underset{\underset{Br\;\;\;\;\;\;Br}{|\;\;\;\;\;\;\;\;|}}{H_2\overset{1}{C}-\overset{2}{C}H=\overset{3}{C}H-\overset{4}{C}H_2}$$

3,4-Dibrom-1-buten (1,2-Addukt)　　1,4-Dibrom-2-buten (1,4-Addukt)

Wichtig ist auch, daß die **Hydrierungsenthalpien** der konjugierten Verbindungen (z.B. 1,3-Butadien) stets kleiner sind als bei den entsprechenden nicht-konjugierten Verbindungen (z.B. 1,2-Butadien).

Konjugierte π-Systeme haben einen kleineren Energie-Inhalt und sind somit stabiler.

Die beiden wichtigsten Verbindungen dieser Art sind **Butadien** und **Isopren** (Methylbutadien). Butadien wird zu synthetischem Kautschuk verarbeitet, während Isopren ein Baustein vieler Naturstoffe, darunter des natürlichen Kautschuks ist.

Eine weitere homologe Reihe ungesättigter Verbindungen bilden die **Alkine** (s.S. 70). Der Prototyp für diese Moleküle mit einer C≡C-Dreifachbindung ist das Ethin (Acetylen), HC≡CH.

Chemische Reaktionen

Ungesättigte Verbindungen wie die Alkene sind reaktionsfreudiger als die gesättigten Kohlenwasserstoffe, weil die π-Elektronen der Doppelbindung zur Reaktion zur Verfügung stehen. Charakteristisch sind **Additionsreaktionen** wie die Anlagerung von Wasserstoff (Hydrierung), was einer Reduktion gleichkommt.

Hydrierungen müssen mit Hilfe eines Katalysators (s.S. 206) durchgeführt werden, da die Bindungsenergie der H-H-Bindung mit 435 kJ·mol^{-1} sehr groß ist. Als Katalysatoren werden Übergangsmetalle (z.B. Nickel, Palladium, Platin) verwendet, die Wasserstoff in das Metallgitter einlagern können. Während der Hydrierung ist das Olefin an die Metalloberfläche gebunden. Der Wasserstoff tritt aus dem Innern der Metalle wahrscheinlich atomar an das Molekül heran. Das gebildete aliphatische Reduktionsprodukt wird leicht von der Metalloberfläche wieder entfernt, worauf sie für weitere Reduktionen zur Verfügung steht. Dadurch verschiebt sich das Gleichgewicht nach rechts (s. Beispiel). Hydrierungen lassen sich bei Zimmertemperatur und etwa Atmosphärendruck durchführen.

$$H_2 + \text{[Cyclohexen]} \underset{\text{Kat.+Temp.}}{\overset{\text{Kat.}}{\rightleftarrows}} \text{[Cyclohexan]} + \text{Energie};$$

$$\Delta H = -119{,}7 \text{ kJ·mol}^{-1}$$

(Hydrierung / Dehydrierung)

Der Energiebetrag $\Delta H^O = -119{,}7$ kJ·mol^{-1} bezieht sich auf die Hydrierungsreaktion. Bei der Dehydrierung muß $\Delta H^O = +119{,}7$ kJ·mol^{-1} dem System zugeführt werden.

Die sog. **Dehydrierung** ist als Umkehrung der Hydrierung eine Eliminierungs- und Oxidationsreaktion (s.S. 275). Sie muß bei erheblich höheren Temperaturen (120 - 300 °C) durchgeführt werden, wobei das entstehende Produkt (Olefin) aus dem Reaktionsgemisch entfernt wird. Die Höhe der Temperatur richtet sich nach der Art des Katalysators.

Weitere Additionsreaktionen sind die Anlagerung von Brom und anderen Elektrophilen wie H_3O^+ an eine Doppelbindung. Die Endprodukte sind Bromalkane bzw. Alkohole.

Beispiele:

$CH_2=CH_2 + Br_2 \longrightarrow CH_2Br\text{-}CH_2Br$
Ethen   1,2-Dibromethan

Diese Reaktion kann auch zum *Nachweis einer Doppelbindung* verwendet werden, da die braune Farbe des Broms verschwindet.

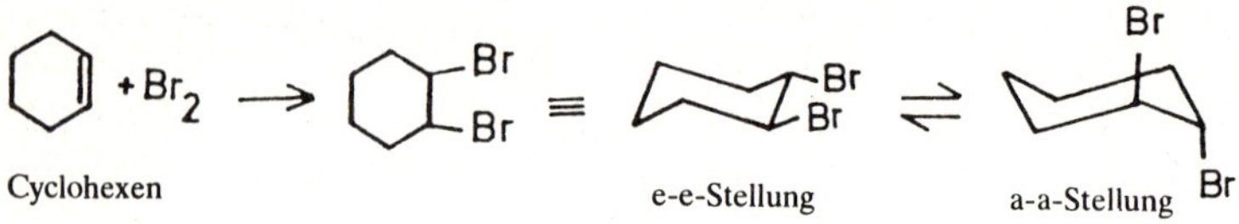

Cyclohexen → trans-1,2-Dibromcyclohexan (e-e-Stellung ⇌ a-a-Stellung)

$$R-CH=CH_2 + H_2O \xrightarrow{(H^\oplus)} R-CH-CH_3$$
$$\phantom{R-CH=CH_2 + H_2O \xrightarrow{(H^\oplus)} R-CH}|$$
$$\phantom{R-CH=CH_2 + H_2O \xrightarrow{(H^\oplus)} R-CH}OH$$

Olefin — Alkohol

Beachte: (H^+) symbolisiert die Katalysatorwirkung des Protons.

Das angreifende Teilchen bei der **Hydratisierung** ist das H_3O^+-Ion (nicht H_2O). Bei dieser elektrophilen Addition tritt das Proton an das wasserstoffreichste Kohlenstoffatom der Doppelbindung (*Regel von Markownikow*). Bei der radikalischen Addition gilt diese Regel nicht!

Die Umkehrung der Additionsreaktion mit H_2O nennt man **Dehydratisierung** (Wasserabspaltung). Dabei wird ein Alkohol in ein Alken übergeführt, wobei Wasser eliminiert wird.

Beispiele:

$$R-CH-CHR' \xrightarrow{Kat.} R-CH=CHR' + H_2O$$
$$||$$
$$HOH$$

Alkohol — Alken

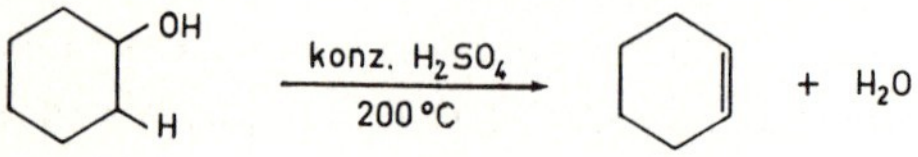

Cyclohexanol $\xrightarrow[200\,°C]{konz.\ H_2SO_4}$ Cyclohexen + H_2O

Kunststoffe

Alkene können auch miteinander reagieren (Selbstaddition). Diese Reaktion wird als Polymerisation bezeichnet und dient z.B. zur Herstellung von Kunststoffen.

Kunststoffe sind synthetische Makromoleküle, die aus niedermolekularen Verbindungen oder durch Modifizieren von polymeren Naturstoffen gewonnen werden. Während die Naturstoffe das Baugerüst bereits vorgebildet enthalten und je nach Verwendungszweck entsprechend chemisch behandelt werden, werden die vollsynthetischen Stoffe aus monomeren Bausteinen aufgebaut. Die Monomeren müssen wenigstens *zwei* reaktive Zentren enthalten. So ist z.B.
$CH_3\text{-}(CH_2)_4\text{-}\underset{\underset{Cl}{|}}{C}=O$ kein geeignetes Monomeres.

Im einzelnen werden folgende Verfahren unterschieden:

1. Polymerisation

Durch Verknüpfen von gleich- oder verschiedenartigen Monomeren entstehen polymere Verbindungen *ohne Austritt* irgendwelcher Spaltstücke.

Beispiel:

$n\ CH_2=CH_2 + n\ CH_2=CH_2 \rightarrow (-CH_2-CH_2-CH_2-CH_2-)_n$
Ethen (Ethylen)   Polyethylen [Lupolen, Hostalen]

$n\ CF_2=CF_2 + n\ CF_2=CF_2 \longrightarrow (-CF_2-CF_2-CF_2-CF_2-)_n$
Tetrafluorethen   Polytetrafluorethen [Teflon]

$n\ HCHO + n\ HCHO \longrightarrow (-CH_2-O-CH_2-O-)_n$
Formaldehyd   Polyformaldehyd [Delrin]

2. Polykondensation

Polymere Verbindungen bilden sich auch durch Vereinigung von niedermolekularen Stoffen *unter Austritt* von Spaltstücken (oft Wasser).

Beispiele:

n H$_2$N−(CH$_2$)$_6$−NH$_2$ + n HOOC−(CH$_2$)$_4$−COOH $\xrightarrow{-2n\,H_2O}$

(−NH−CO−(CH$_2$)$_4$−CO−NH−(CH$_2$)$_6$−NH−CO−)$_n$

Hexamethylendiamin + Adipinsäure ⟶ Polyamid [Nylon]

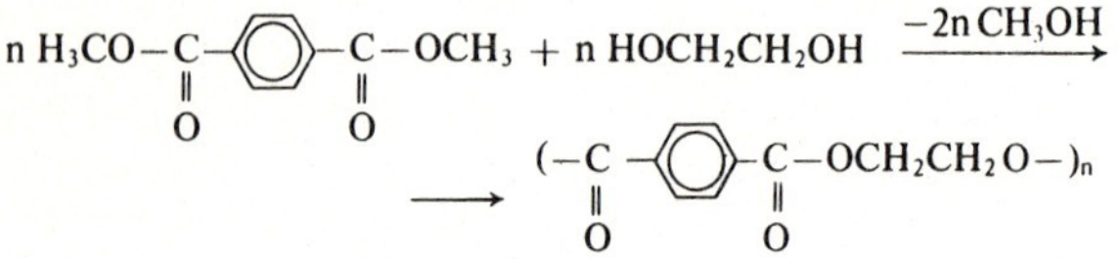

n H$_3$CO−C(◯)−C−OCH$_3$ + n HOCH$_2$CH$_2$OH $\xrightarrow{-2n\,CH_3OH}$
$\qquad\ \ \ \|\qquad\ \|$
$\qquad\ \ \ O\qquad\ $O

⟶ (−C−(◯)−C−OCH$_2$CH$_2$O−)$_n$
$\qquad\|\qquad\ \ \|$
$\qquad$O$\qquad\ \ $O

Dimethylterephthalat + Ethylenglykol ⟶ Polyester [Diolen]

Biopolymere wie Polypeptide, Polysaccharide, Nucleinsäuren usw. s.S. 371.

3. Polyaddition

Höhermolekulare Stoffe entstehen auch durch Verknüpfung verschiedenartiger niedermolekularer Stoffe durch Additionsreaktionen, wobei die H-Atome ihren Platz wechseln.

Beispiel:

n HO−R−OH + n O=C=N−R′−N=C=O ⟶ (−O−R−O−C−NH−R′−NH−C−)$_n$
$\qquad\qquad\qquad\qquad\qquad\qquad\qquad\qquad\qquad\quad\ \|\qquad\qquad\quad\ \|$
$\qquad\qquad\qquad\qquad\qquad\qquad\qquad\qquad\qquad\quad\ O\qquad\qquad\quad\ $O

Alkohol $\qquad$ Isocyanat $\qquad\qquad\qquad$ Polyurethan [Moltopren]

Beispiele für wichtige Polymerisate:

Monomer	Polymer	Name und Beispiele
$CH_2=CH-CN$	$+CH_2-\underset{CN}{CH}-CH_2-\underset{CN}{CH}+_n$	Poly- -acrylnitril [Orlon, Dralon]
$CH_2=CHCl$	$+CH_2-\underset{Cl}{CH}-CH_2-\underset{Cl}{CH}+_n$	-vinylchlorid [PVC]
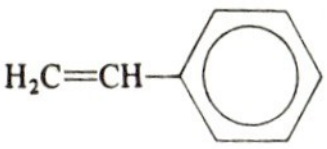 $H_2C=CH-\bigcirc$	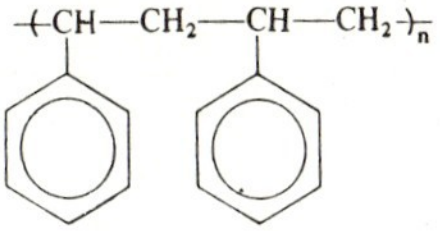 $+(CH-CH_2-CH-CH_2)_n$ $\bigcirc \quad \bigcirc$	-styrol [Styropor, Luran]
$CH_2=\underset{COOCH_3}{C}-CH_3$	$+CH_2-\underset{COOCH_3}{\overset{CH_3}{C}}-CH_2-\underset{COOCH_3}{\overset{CH_3}{C}}+_n$	-methylmethacrylat [Plexiglas]
$CH_2=CH-CH=CH_2$	$+CH_2-CH=CH-CH_2+_n$	-butadien (1,4-verknüpft)
	$+CH_2-\underset{CH=CH_2}{CH}-CH_2-\underset{CH=CH_2}{CH}+n$	-butadien (1,2-verknüpft)

Biochemisch interessante Alkene und Alkine

Mehrfachbindungen finden sich auch vielfach in der Natur, wie die folgenden *biochemisch interessanten Alkene* und *Alkine* zeigen:

Muscalure ist als *Pheromon* (Verbindungen, die das Verhalten von Pflanzen und Tieren steuern) der Sexuallockstoff von Musca domestica (Stubenfliege).

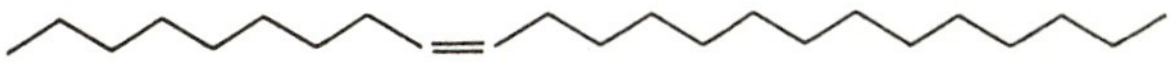

Muscalure, Z-9-Tricosen

Biochemisch wichtige Alkene sind auch die sich von Isopren als Grundkörper ableitenden Di- und Polymeren wie Kautschuk, Guttapercha und die große Gruppe der Terpene und Carotinoide (s. S. 439).

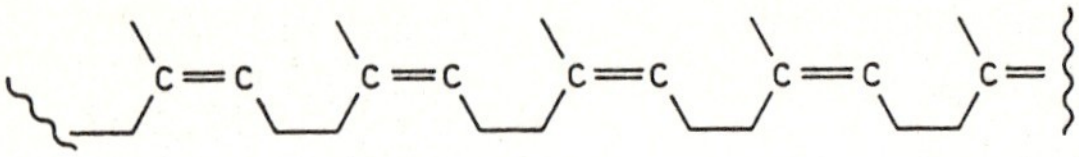

[Strukturformeln:]

Kautschuk (cis-Polyisopren)

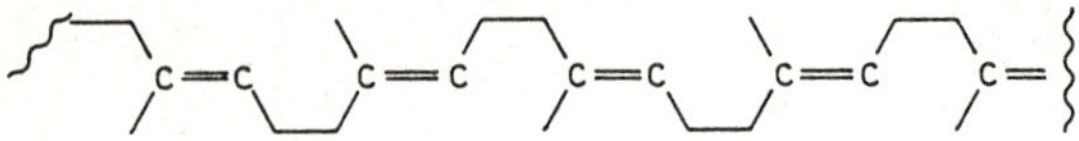

Guttapercha (trans-Polyisopren)

Auch Verbindungen mit C≡C-Bindungen kommen natürlich vor, z.B.

HC≡C−C≡C−CH=C=CH−CH=CH−CH=CH−CH$_2$−COOH
                ↑   ↑
               cis trans

Mycomycin, ein Antibiotikum (aus *Nocardia acidophilus*)

H$_3$C−CH=CH−C≡C−C≡C−CH=CH−COOCH$_3$

Matricariasäuremethylester (Kamille, *matricaria inodova*)

H$_3$C−C≡C−C≡C−C≡C−C≡C−C≡C−CH=CH$_2$
Tridecen-1-pentain

als gelbes Pigment einiger Sonnenblumenarten, auch in der Baldrianwurzel

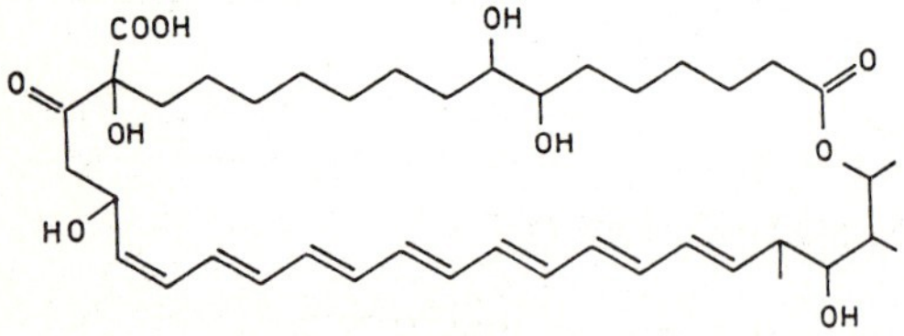

[Strukturformel Amphotericin]

Amphotericin, ein Polyenantibiotikum (C=C: all-trans-konfiguriert)

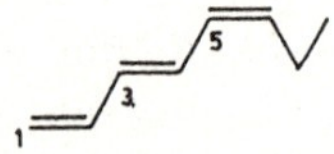

[Strukturformel]
1,3-trans-5-cis-Octatrien

Fucoserraten (Gametenlockstoff der Braunalge *Fucus serratus*)

Aromatische Kohlenwasserstoffe

Während die Mehrfachbindung im Ethen als zwischen den Kernen lokalisiert angesehen werden kann (s.S. 72), existiert in einigen anderen Molekülen eine "delokalisierte" Bindung oder Mehrzentrenbindung. Der typische Vertreter dafür ist das **Benzol, C$_6$H$_6$**:

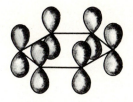 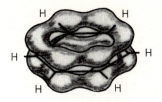

Abb. 83. Bildung des π-Bindungssystems des Benzols durch Überlappung der p_z-AO. Die σ-Bindungen sind durch Linien dargestellt

Die Kohlenstoffatome bilden einen **ebenen Sechsring** und tragen je ein H-Atom. Entsprechend einer sp^2-Hybridisierung am Kohlenstoff sind die Bindungswinkel 120° (vgl. Abb. 69). Die übriggebliebenen p_z-Elektronen beteiligen sich nicht an der σ-Bindung, sondern überlappen einander. Dies führt zu einer *vollständigen Delokalisation* der p_z-Orbitale: Es bilden sich **zwei** Bereiche hoher Ladungsdichte *ober- und unterhalb* der Ringebene (π-System, Abb. 83).

Die Elektronen des π-Systems sind gleichmäßig über das Benzolmolekül verteilt (= **cyclische Konjugation**). Alle C-C-Bindungen sind daher **gleichlang** (139 pm) und gleichwertig.

Will man die elektronische Struktur des Benzols durch Valenzstriche darstellen, so muß man hierfür mehrere Grenzstrukturformeln (Grenzstrukturen) angeben (z.B.(I) und (II)). Sie sind für sich nicht existent, sondern dienen nur als Hilfsmittel zur Beschreibung des tatsächlichen Bindungszustandes. Die wirkliche Struktur kann jedoch durch Kombination dieser (fiktiven) Grenzstrukturen nach den Regeln der Quantenmechanik beschrieben werden. Diese Erscheinung nennt man **Mesomerie** oder **Resonanz**.

$$[\underset{I}{\bigcirc} \leftrightarrow \underset{II}{\bigcirc}] = \underset{III}{\bigcirc}$$

Kekulé-Strukturen von **Benzol**

Im Vergleich zu dem nicht existierenden *Cyclohexatrien* mit lokalisierten Doppelbindungen ist der **Energiegehalt** des Benzols um etwa 151 kJ·mol^{-1} **geringer**. Der Energiegewinn wird **Mesomerie-** oder **Resonanzenergie** genannt. Das Benzol bezeichnet man als *mesomerie-* oder *resonanzstabilisiert*. Zur Wiedergabe dieses Sachverhaltes verwendet man daher zweckmäßig Formel III.

*Alle Kohlen*wasserstoffe, die das besondere Bindungssystem des Benzols enthalten, zählen zu den sog. aromatischen Verbindungen **(Aromaten).**

Die H-Atome des Benzolringes können sowohl durch Kohlenstoffketten (Seitenketten) als auch durch Ringsysteme ersetzt (substituiert) werden ("anellierte oder kondensierte Ringe").

Beispiele:

Toluol — Styrol — Naphthalin — Anthracen — Benzo[a]pyren (3,4-Benzpyren)

linear anelliert — linear und angular anelliert

Wegen der Symmetrie des Benzolrings gibt es nur ein einziges Methylbenzol (Toluol), jedoch drei verschiedene Dimethylbenzole (Xylole). Die verschiedenen *Stellungsisomere* sollen an den substituierten Chlorbenzolen vorgestellt werden (Tabelle 21).

Chemisch ist der Benzolring sehr beständig. Hauptsächlich sind *Substitutionsreaktionen* (s.S. 275) möglich wie: Nitrieren (——> Nitrobenzol), Sulfonieren (——> Benzolsulfonsäure), Chlorieren bzw. Bromieren (——> Chlor- bzw. Brombenzol).

Bei derartigen Reaktionen wird der aromatische Rest der Reaktionsprodukte allgemein als **Arylrest** (Ar-) bezeichnet, speziell im Falle des Benzols als **Phenylrest** (Ph-) und im Falle des Naphthalins als **Naphthylrest**.

Tabelle 21

Spalte 1: Anzahl der gleichen Stubstituenten, Spalte 2: Anzahl der isomeren Verbindungen, Spalte 3: Summenformel, Spalte 4: Beispiele

1	1	C_6H_5Cl	—Cl Chlorbenzol			
2	3	$C_6H_4Cl_2$	1,2- ortho- o-	1,3- meta- m-	1,4- para- p-	Dichlor- benzol
3	3	$C_6H_3Cl_3$	1,2,3- vicinal vic	1,2,4- asymme- trisch asym	1,3,5- symme- trisch sym	Trichlor- benzol
4	3	$C_6H_2Cl_4$	1,2,3,4-	1,2,3,5-	1,2,4,5-	Tetrachlor- benzol
5	1	C_6HCl_5	Pentachlorbenzol			
6	1	C_6Cl_6	Hexachlorbenzol			

Wichtige organisch-chemische Reaktionsmechanismen

Bei organisch-chemischen Reaktionen werden meist kovalente Bindungen gelöst und neu geknüpft. Dies kann wie folgt geschehen:

1. $A-B \longrightarrow A + B$

Bei dieser **homolytischen Spaltung** erhält jedes Atom ein Elektron. Es entstehen sehr reaktionsfähige Gebilde, die ihre Reaktivität dem *ungepaarten Elektron* verdanken und als **Radikale** bezeichnet werden.

2. $A-B \longrightarrow A|^- + B^+$ oder $A-B \longrightarrow A^+ + B|^-$.

Bei der **heterolytischen Spaltung** entstehen ein positives Ion (**Kation**) und ein negatives Ion (**Anion**). $A|^-$ bzw. $B|^-$ haben ein freies Elektronenpaar und werden als **Nucleophile** ("kernsuchend") bezeichnet. A^+ bzw. B^+ haben Elektronenmangel und werden **Elektrophile** ("elektronensuchend") genannt.

Zusammenfassung der Begriffe mit Beispielen

Kation: positiv geladenes Ion; Ion$^+$
Anion: negativ geladenes Ion; Ion$^-$
Elektrophil: Ion oder Molekül mit einer Elektronenlücke (sucht Elektronen). Es sind Teilchen mit positiver Ladung oder Elektronenlücke wie Säuren, Kationen, Halogene, die ihre Bindigkeit erhöhen können, z.B. H^+, NO_2^+, NO^+, BF_3, $AlCl_3$, $FeCl_3$, Br_2 (als Br^+), nicht aber NH_4^+!
Nucleophil: Ion oder Molekül mit Elektronen-"Überschuß" (sucht Kern), wie Basen, Anionen, Verbindungen mit mindestens einem freien Elektronenpaar (die ihre Bindigkeit erhöhen können), z.B. HO^-, RO^-, RS^-, Hal^-, H_2O, R_2O, R_3N, R_2S, aber auch Alkene und Aromaten mit ihrem π-Elektronensystem: $R_2C=CR_2$.

Radikal: Atom oder Molekül mit einem oder mehreren ungepaarten Elektronen wie Cl•, Br•, I•, R-O•, R-C-O• , O_2 (Diradikal)
  ‖
  O

Erläuterungen zu den Begriffen elektrophil und nucleophil

Säuren sind Elektrophile, Basen dagegen Nucleophile. Folgendes Schema verdeutlicht den Zusammenhang:

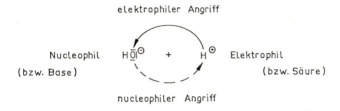

Bei der Bennung einer Reaktion geht man davon aus, welche Eigenschaften das angreifende Teilchen hat. Handelt es sich z.B. um OH⁻, wird man von einer nucleophilen Reaktion sprechen.

Während Acidität bzw. Basizität eindeutig definiert sind und gemessen werden können, ist die Stärke eines Nucleophils auf eine bestimmte Reaktion bezogen und wird meist mit der Reaktionsgeschwindigkeit des Reagenzes korreliert. Sie wird außer von der Basizität auch von der Polarisierbarkeit des Moleküls, sterischen Effekten, Lösungsmitteleinflüssen u.a. bestimmt.

In der organischen Chemie unterscheidet man u.a. folgende allgemeine **Reaktionstypen:**

1. Addition
Bei Additionsreaktionen wird eine Substanz an eine andere angelagert. Es entsteht nur **ein** Produkt. Die Additionsreaktion ist die charakteristische Reaktion der olefinischen Doppelbindung.

Beispiel: Addition von Brom an Ethen

$$CH_2 = CH_2 + Br_2 \longrightarrow CH_2Br\text{-}CH_2Br$$

Ethen 1,2-Dibromethan

Es gibt viele überzeugende experimentelle Hinweise dafür, daß die Addition von Halogenen an Alkene als zweistufiger Prozeß abläuft. Man geht davon aus, daß die Reaktion eingeleitet wird durch die Bildung eines Ladungstransfer-Komplexes (π-Addukt, π-Komplex) zwischen dem Halogen (Br_2) und dem Olefin (I). Dann bildet sich unter Abspaltung eines Halogen-Ions (Br^--Ions) ein positiv geladenes Ion, das heute meist als cyclisches Halogenonium (Bromonium)-Ion(II) formuliert wird. Dieser Vorgang ist der geschwindigkeitsbestimmende Schritt.

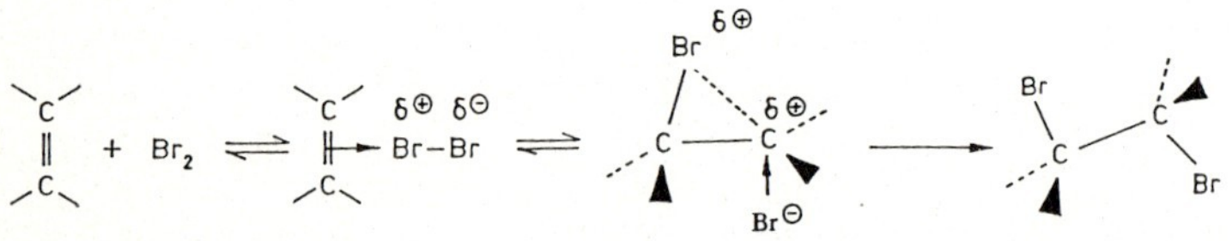

Abb. 84. Reaktionsschema einer Additionsreaktion

Das Halogenonium-Ion wird dann im zweiten schnellen Reaktionsschritt von einem Anion - hier Br^- - angegriffen, und zwar von der entgegengesetzten Seite (**anti**) zur Br-Brücke. Demnach entsteht also bevorzugt das Produkt III einer **anti-Addition**.

2. Eliminierung

Die Eliminierung kann als Umkehrung der Addition aufgefaßt werden. Es werden meist Gruppen oder Atome von benachbarten C-Atomen unter Bildung von Olefinen entfernt.

Beispiele (s.S. 263):

$$CH_2Br-CH_2Br + Zn \longrightarrow CH_2=CH_2 + ZnBr_2.$$
1,2-Dibromethan $\quad\quad\quad\quad$ Ethen

3. Substitutionsreaktionen

Unter Substitution versteht man den Ersatz eines Atoms oder einer Atomgruppe in einem Molekül durch ein anderes Atom bzw. eine Atomgruppe. Im Gegensatz zur Addition entstehen stets **zwei** Produkte.

Bei der **nucleophilen Substitution** verdrängt ein nucleophiler Reaktionspartner eine andere Gruppe. Im Hinblick auf den Reaktionsmechanismus können **zwei Fälle** unterschieden werden:

- die *monomolekulare nucleophile Substitution*, die im Idealfall nach 1. Ordnung verläuft (S_N1);
- die *bimolekulare nucleophile Substitution*, die im Idealfall eine Reaktion 2. Ordnung ist (S_N2)

Reaktionsablauf bei S_N1:

$$S_N1: CH_3-\overset{*}{\underset{CH_3}{\overset{CH_3}{|}}}C-Cl \underset{}{\overset{\text{langsam}}{\rightleftharpoons}} CH_3-\overset{*}{\underset{CH_3}{\overset{CH_3}{|}}}C^{\oplus} + Cl^{\ominus} \xrightarrow[+OH^{\ominus}]{\text{rasch}} CH_3-\underset{CH_3}{\overset{CH_3}{\overset{|}{C}}}-OH + Cl^{\ominus}$$

Der geschwindigkeitsbestimmende Schritt ist der Übergang des C^*-Atoms aus der vierbindigen tetraedrischen Form in die dreibindige Form eines Carbenium-Ions. Der Reaktionspartner OH^- ist dabei **nicht** beteiligt: $v = k_1\ c(CH_3)_3CCl)$.

Reaktionsablauf bei S_N2:

$$S_N2: \quad C_6H_5\underline{\overline{O}}|^{\ominus} + CH_3\overset{\frown}{-}\underline{\overline{I}}| \longrightarrow \left[C_6H_5-\underline{\overline{O}}\cdots\underset{H\ \ H}{\overset{\underset{|}{H}}{C}}\cdots\underline{\overline{I}}| \right]^{\ominus} \longrightarrow C_6H_5-O-CH_3 + I^{\ominus}$$
$$\text{I}$$

Bei diesem Reaktionstyp erfolgen Bindungsbildung und Bindungsbruch kontinuierlich miteinander. Der geschwindigkeitsbestimmende Schritt ist die Bildung des Übergangszustandes (I). Dabei sind **beide** Reaktionspartner beteiligt:

$$v = k_2 \; c(C_6H_5O^-) \, c(CH_3I).$$

Die **elektrophile Substitution** ist die wichtigste Substitutionsreaktion bei Aromaten. Sie besteht i.a. in der Verdrängung eines Wasserstoffs durch eine elektrophile Gruppe und wird erleichtert durch die hohe Ladungsdichte an den C-Atomen des Benzolringes.

Beispiele:

1. Nitrierung von Benzol ——> Nitrobenzol

$$\text{Benzol} + NO_2^{\oplus} \xrightarrow{\text{konz. } H_2SO_4} \text{Nitrobenzol} + H^{\oplus}$$

Benzol   Nitrobenzol

2. Chlorieren bzw. Bromieren ——> Halogenaromat

$$\text{Benzol} + Cl_2 \xrightarrow{(FeCl_3)} \text{Chlorbenzol} + HCl$$

Benzol   Chlorbenzol

$$C_6H_6 + Br_2 \xrightarrow{(FeBr_3)} C_6H_5Br + HBr$$

Benzol   Brombenzol

Die **radikalische Substitution** verläuft über intermediäre Radikale. Bei der Reaktion eines Radikals mit einem Molekül bildet sich oft ein neues Radikal. Wiederholt sich dieser Vorgang, so spricht man von einer **Radikalkette**.

Beispiel: Chlorierung von Kohlenwasserstoffen:

$$Cl-Cl \longrightarrow 2\ Cl\cdot \qquad \text{(Kettenstart)}$$

$$Cl\cdot + R-H \longrightarrow R\cdot + HCl$$
$$R\cdot + Cl-Cl \longrightarrow R-Cl + Cl\cdot \qquad \text{(Radikalkette)}$$

Auch die Reaktion von organischen Substanzen mit dem Diradikal Sauerstoff (O_2) unter milden Bedingungen, die **Autoxidation**, ist eine radikalische Substitution. Oft dienen Spuren von Metallen als Initiatoren (Starter) für diese Kettenreaktion. Sie ist verantwortlich z.B. für das Ranzigwerden von Fetten und Ölen und das Altern von Gummi.

Allgemeine Formulierung der Autoxidation:

$$R-H \xrightarrow{-H\cdot} R\cdot \quad \text{Start}$$
$$R\cdot + \cdot O-O\cdot \longrightarrow R-O-O\cdot$$
$$R-O-O\cdot + H-R \longrightarrow R-O-O-H + R\cdot \qquad \text{Radikalkette}$$

Beispiel: Oxidation eines Alkans zu Carbonsäuren:

$$R'CH_2-CH_2-R \xrightarrow{+O_2} \underset{OOH}{R'-CH-CH_2-R} \xrightarrow[-H_2O]{+3/2\ O_2} R'COOH + RCOOH$$

Heterocyclen

Heterocyclische Verbindungen enthalten neben C-Atomen noch ein oder mehrere andere Elemente als Ringglieder, z.B. Stickstoff (N), Sauerstoff (O), Schwefel (S). **Ringe aus fünf oder sechs Atomen sind am beständigsten.** Für die einzelnen Verbindungen sind leider meist Trivialnamen in Gebrauch, die auswendig gelernt werden müssen. Die in diesem Buch erwähnten Heterocyclen lassen sich einteilen in

a) Fünfringe mit einem Heteroatom (Pyrrol, Tetrahydrofuran);
Fünfringe mit einem Heteroatom und ankondensiertem Benzolring (Indol);
Fünfringe mit zwei oder mehreren Heteroatomen (Imidazol, Thiazol).

b) Sechsringe mit einem Heteroatom (Pyridin, Tetrahydropyran);
Sechsringe mit einem Heteroatom und ankondensiertem Benzolring;
Sechsringe mit zwei oder mehreren Heteroatomen (Pyrimidin).

c) Bicyclische Ringsysteme mit mehreren Heteroatomen (Purin).

Zu den heterocyclischen Verbindungen mit **aliphatischem** Reaktionsverhalten gehören u.a. die Ether Tetrahydrofuran und Tetrahydropyran (s.S. 290), die davon abgeleiteten Furanosen und Pyranosen (s.S. 375) und die Lactone (s.S. 343). Diese Verbindungen enthalten alle als Heteroatom ein Sauerstoffatom im Ring.

Biochemisch von Bedeutung sind ferner **aromatische** Heterocyclen mit einem oder mehreren Stickstoffatomen als Heteroatomen.

Beispiele:

| Pyrrol | Indol | Pyridin | Tetrahydrofuran |

| Imidazol | Pyrimidin | Purin | Thiazol | Tetrahydropyran |

Derivate:

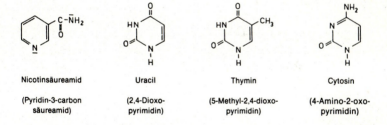

| Nicotinsäureamid | Uracil | Thymin | Cytosin |
| (Pyridin-3-carbonsäureamid) | (2,4-Dioxopyrimidin) | (5-Methyl-2,4-dioxopyrimidin) | (4-Amino-2-oxopyrimidin) |

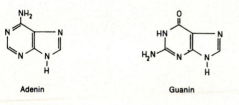

Adenin

(6-Aminopurin)

Guanin

(2-Amino-6-oxopurin)

Die Stickstoffatome haben meist basische Eigenschaften. Anhand der Resonanzstrukturen erkennt man, daß z.B. **Pyrrol** im Vergleich zu **Pyridin** nicht basisch ist, weil bei Pyrrol das freie Elektronenpaar des N-Atoms am Elektronensextett des Aromaten beteiligt ist.

Es ist daher verständlich, daß der **aromatische** Charakter der Heteroaromaten und ihr chemisches Verhalten stark variieren.

Sechs π-Elektronen (= drei Elektronenpaare) weisen auf einen Aromaten hin. *Beachte*, daß **freie** Elektronenpaare, wie z.B. am N-, O- oder S-Atom dabei mitgezählt werden!

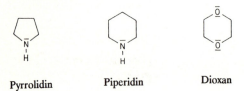

Weitere *Übungsbeispiele* zur Klassifizierung von Heterocyclen:

a) **Aliphatisch**

Pyrrolidin   Piperidin   Dioxan

b) Aromatisch

Furan   Thiophen   Pyrazol   Oxazol

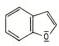

Benzofuran
(Cumaron)

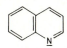

Chinolin

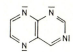

Pteridin

Verbindungen mit einfachen funktionellen Gruppen

Unter *funktionellen Gruppen* versteht man solche Atomgruppen in einem Molekül, die charakteristische Eigenschaften und Reaktionen zeigen und das Verhalten von Verbindungen wesentlich bestimmen. In einem Molekül können auch mehrere gleiche oder verschiedene funktionelle Gruppen vorhanden sein.

Sauerstoff-Verbindungen

Alkohole

Alkohole enthalten eine oder mehrere OH-Gruppen im Molekül. Je nach Substitutionsgrad des Kohlenstoffatoms, das die OH-Gruppe trägt, unterscheidet man **primäre, sekundäre** und **tertiäre** Alkohole (vgl. S. 241) und nach der Anzahl der OH-Gruppen **ein-, zwei-, drei- und mehrwertige** Alkohole.

Beispiele:

$$R-CH_2OH \qquad R-\underset{\underset{R'}{|}}{CH}-OH \qquad R-\underset{\underset{R''}{|}}{\overset{\overset{R'}{|}}{C}}-OH$$

primärer   sekundärer   tertiärer Alkohol

CH_3OH	H_2C-OH | H_2C-OH	H_2C-OH | $HC-OH$ | H_2C-OH	H_2C-OH | $(HC-OH)_4$ | H_2C-OH
einwertig <u>Methanol</u>	zweiwertig Glykol <u>1,2-Ethandiol</u>	dreiwertig **Glycerol** <u>(Glycerin)</u> 1,2,3-Propantriol	sechswertig Sorbit

Einfache Vertreter der Alkanole (Stamm-Kohlenwasserstoffe Alkane) sind:

CH_3OH CH_3-CH_2OH $CH_3-CH_2-CH_2OH$ $CH_3-CH-CH_3$
                                                                                                    \|
                                                                                                   OH

<u>Methanol</u> <u>Ethanol</u> <u>1-Propanol</u> <u>2-Propanol</u>
                 (Spritus)   Isopropanol
              (Weingeist)

$CH_3-CH_2-CH_2-CH_2OH$ $CH_3-CH_2-CH-CH_3$ $CH_3-\underset{\underset{CH_3}{\vert}}{\overset{\overset{CH_3}{\vert}}{C}}-OH$
                                                   \|
                                                  OH

<u>1-Butanol</u>, primär   <u>2-Butanol</u>   <u>2-Methylpropan-2-ol</u>
                           sekundär   tertiär

$CH_3-CH-CH_2OH$
         \|
        CH_3
<u>2-Methylpropan-1-ol</u>
(Isobutanol), primär

Die Namen werden gebildet, indem man an den nomenklaturgerechten Namen des betreffenden Alkans die Endung -ol anhängt. Auch hier ist die Bildung homologer Reihen möglich.

Ebenso wie bei den Alkanen nehmen **Schmelz- und Siedepunkte** der Alkanole mit zunehmender Kohlenstoffzahl zu. Allerdings liegen die Werte der Alkohole **höher** als die der Alkane der entsprechenden Molekülmasse (s. Abb. 86). Der Grund hierfür ist die **Asso-**

ziation der Moleküle über **Wasserstoffbrücken** (Abb. 86). Dies führt dazu, daß z.B. eine größere **Verdampfungswärme** aufgewandt werden muß, als bei den entsprechenden Alkanen.

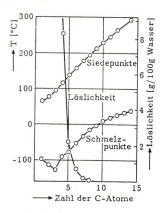

Abb. 85. Schmelz- und Siedepunkt der linearen Alkan-1-ole bei 1 bar sowie ihre Wasserlöslichkeit in Abhängigkeit von der Anzahl der Kohlenstoffatome

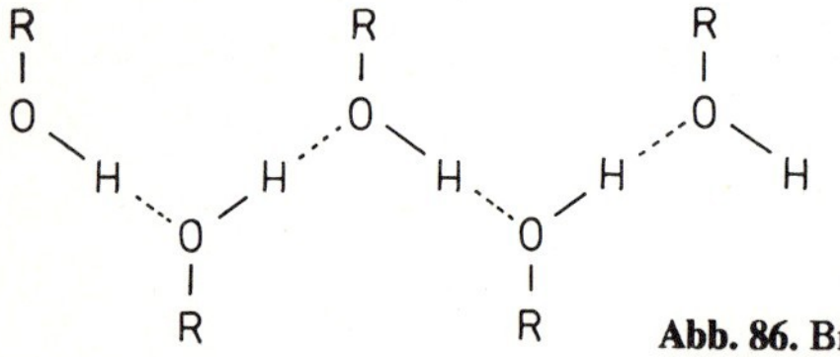

Abb. 86. Brückenbindung: Das Proton tritt mit dem stark elektronegativen Sauerstoffatom eines Nachbarmoleküls in Wechselwirkung

Ebenso verändern sich die **Löslichkeiten:** Die polare Hydroxylgruppe erhöht die Löslichkeit der Alkohole in Wasser. Dies gilt besonders für die kurzkettigen und die mehrwertigen Alkohole. Diese **Hydrophilie** wirkt sich um so geringer aus, je länger der Kohlenwasserstoffrest ist. Dann bestimmt vor allem der hydrophobe **(lipophile)** organische Rest das Lösungsverhalten. Höhere Alkohole lösen sich nicht mehr in Wasser, weil die gegenseitige Anziehung der Alkoholmoleküle durch die van der Waals-Kräfte größer wird als die Wirkung der H-Brücken zwischen den Alkohol- und den Wassermolekülen. Sie sind dann nur noch in lipophilen Lösemitteln löslich. Die niederen Alkohole wie Methanol und Ethanol lösen sich dagegen sowohl in unpolaren wie auch in hydrophilen Lösemitteln.

Reaktionen mit Alkoholen

Alkohole sind etwas schwächere Säuren als Wasser und in ihrer Basizität etwa genauso stark.

Übersichtsschema:

$$R-O^{\oplus}\!\!\begin{array}{c}H\\[-2pt]H\end{array} \quad \underset{\text{Base}}{\overset{\text{Säure}}{\rightleftarrows}} \quad R-OH \quad \underset{\text{Säure}}{\overset{\text{Base}}{\rightleftarrows}} \quad R-\bar{\underline{O}}\vert^{\ominus}$$

Oxonium-Ion Alkohol Alkoxid

Mit starken Säuren bilden sich zunächst Alkyloxonium-Ionen:

$$C_2H_5-\bar{\underline{O}}H \;+\; HCl \;\longrightarrow\; \left[\begin{array}{c}C_2H_5-\overset{\oplus}{O}-H\\[-2pt]|\\[-2pt]H\end{array}\right] \;+\; Cl^{\ominus}$$

Ethyloxoniumion

Mit Alkalimetallen können sie salzartige Alkoholate (Alkoxide) bilden, wobei das H-Atom der OH-Gruppe durch das Metall ersetzt wird:

$$C_2H_5OH \;+\; Na \;\longrightarrow\; C_2H_5O^{\ominus}\,Na^{\oplus} \;+\; \tfrac{1}{2}H_2$$

Ethanol   Natriumethanolat

Mit Säuren reagieren Alkohole unter **Esterbildung**

Beispiele:

$$CH_3COOH + CH_3OH \rightleftharpoons CH_3-\underset{\underset{O}{\|}}{C}-O-CH_3 + H_2O$$

Essigsäure + Methanol ——> Essigsäuremethylester
(Reaktionsmechanismus s.S. 335)

$$HO-\underset{\underset{O}{\|}}{\overset{\overset{O}{\|}}{S}}-OH + CH_3OH \longrightarrow HO-\underset{\underset{O}{\|}}{\overset{\overset{O}{\|}}{S}}-O-CH_3 + H_2O$$

Schwefelsäure + Methanol ——> Schwefelsäuremonomethylester
(Reaktionsmechanismus: bei starken Säuren über Alkyloxoniumionen)

Säuren mit mehreren Hydroxylgruppen wie Schwefelsäure $(HO)_2SO_2$ und Phosphorsäure $(HO)_3PO$ können mehrmals mit Alkoholen reagieren:

$$H_2SO_4 + 2\,CH_3OH \longrightarrow (CH_3O)_2SO_2 + 2\,H_2O.$$
Dimethylsulfat
Schwefelsäuredimethylester

Die charakteristische Estergruppierung ist also:

$$-X-O-\overset{|}{\underset{|}{C}}-$$
$$\underset{O}{\|}$$

Man beachte, daß die Esterbildung nur formal einer Neutralisation entspricht. Es handelt sich in Wirklichkeit um zwei verschiedene Reaktionsmechanismen. Die meisten Veresterungen verlaufen zudem umkehrbar. Die Umkehrung (Hydrolyse des Esters) wird als **Verseifung** bezeichnet.

Auch Redoxreaktionen lassen sich mit Alkoholen durchführen, wobei diese je nach Stellung der Hydroxylgruppe zu verschiedenen Produkten oxidiert werden unter Abgabe von Protonen und Elektronen (Aldehyd = **A**lkohol **dehyd**riert).

a) $R-CH_2OH \underset{Red}{\overset{Ox}{\rightleftharpoons}} R-\underset{H}{\overset{|}{C}}=O \underset{Red}{\overset{Ox}{\rightleftharpoons}} R-\underset{O}{\overset{\|}{C}}-OH$

$R-CH_2OH + 1/2\ O_2 \longrightarrow R-\underset{H}{\overset{|}{C}}=O + H_2O;\ R-CHO + 1/2\ O_2 \longrightarrow R-COOH$

| primärer Alkohol | $\underset{Red}{\overset{Ox}{\rightleftharpoons}}$ | Aldehyd | $\underset{Red}{\overset{Ox}{\rightleftharpoons}}$ | Carbonsäure |

$CH_3-\underset{CH_3}{\overset{|}{C}H}-\boxed{CH_2-OH} \underset{Red}{\overset{Ox}{\rightleftharpoons}} CH_3-\underset{CH_3}{\overset{|}{C}H}-\boxed{\underset{H}{\overset{|}{C}}=O} \underset{Red}{\overset{Ox}{\rightleftharpoons}} CH_3-\underset{CH_3}{\overset{|}{C}H}-\boxed{\underset{OH}{\overset{|}{C}}=O}$

2-Methylpropan-1-ol   2-Methylpropanal   2-Methylpropansäure
Isobutanol   (Methylpropionaldehyd) (Methylpropionsäure)

b) $R-\underset{R'}{\overset{|}{C}H}-OH \overset{-H_2}{\longrightarrow} R-\underset{R'}{\overset{|}{C}}=O \ \not\longrightarrow\ \text{Abbau des Moleküls}$

| sekundärer Alkohol $\underset{Red}{\overset{Ox}{\rightleftharpoons}}$ Keton $\ \not\longrightarrow\ $ | (Abbau des Moleküls unter drastischen Bedingungen) |

$CH_3-CH_2-\underset{CH_3}{\overset{|}{C}H}-OH \underset{Red}{\overset{Ox}{\rightleftharpoons}} CH_3-CH_2-\underset{CH_3}{\overset{|}{C}}=O$

2-Butanol   2-Butanon

c) tertiärer Alkohol —//→ (Abbau des Moleküls unter drastischen Bedingungen)

Teilgleichungen mit Angabe der Oxidationszahlen und zur Verdeutlichung der Abgabe von Protonen und Elektronen:

a) $\overset{-1}{R-CH_2-OH} + 2\,H_2O \longrightarrow \overset{+1}{R-CHO} + 2\,e^{\ominus} + 2\,H_3O^{\oplus}$

$\overset{+1}{R-CHO} + 3\,H_2O \longrightarrow \overset{+3}{R-COOH} + 2\,e^{\ominus} + 2\,H_3O^{\oplus}$

b) $\overset{0}{R-\underset{R'}{CH}-OH} + 2\,H_2O \longrightarrow \overset{+2}{R-\underset{R'}{C}=O} + 2\,e^{\ominus} + 2\,H_3O^{\oplus}$

Die Oxidationsprodukte Aldehyd, Keton und Carbonsäure (s.S. 310, 324) lassen sich durch Reduktion wieder in die entsprechenden Alkohole überführen. Die Umsetzungen sind reversibel. Da lediglich die funktionelle Gruppe abgewandelt wird, bleibt das Grundgerüst des Moleküls erhalten.

Einige biochemisch und technisch interessante Alkohole seien nachfolgend erwähnt.

Höherkettige Alkohole kommen z.B. als Esterkomponente in Wachsen vor: n-Cetylalkohol $C_{16}H_{33}OH$ (Walrat), n-Cerylalkohol $C_{26}H_{53}OH$ (Bienenwachs, Carnaubawachs), n-Myricylalkohol $C_{31}H_{63}OH$ (Bienenwachs, Carnaubawachs). Alkoholische OH-Gruppen finden sich auch in Terpenen (z.B. Menthol), im Inosit und in Glycerol als Esterkomponente der Lipide.

Menthol (Pfefferminzöl)

meso-Inosit (z.B. im Herzmuskel, Wuchsstoff für Bakterien)

Tabelle 22. Physikalische Eigenschaften und technische Verwendung von Alkoholen

Verbindung	Fp.°C	Kp.°C	weitere Angaben
Methanol (Methylalkohol)	-97	65	Lösungsmittel, Methylierungsmittel, Ausgangsprodukt für Formaldehyd und Anilinfarben; giftig
Ethanol (Ethylalkohol)	-114	78	Ausgangsprodukt für Butadien, Ether, Ethylate (Katalysatoren); alkoholische Getränke
1-Propanol (n-Propylalkohol)	-126	97	Lösungsmittel
2-Propanol (Isopropylalkohol)	-90	82	Acetongewinnung, Lösungsmittel
1-Butanol (n-Butylalkohol)	-80	117	Lösungsmittel für Harze, Esterkomponente für Essig- und Phthalsäure
2-Methyl-1-propanol (Isobutylalkohol)	-108	108	
2-Methyl-2-propanol (tert. Butylalkohol)	25	83	Aluminium-tert.butylat (Katalysator)
1-Pentanol (n-Amylalkohol)	-79	138	
3-Hydroxy-1-propen (Allylalkohol)	-129	97	
Ethandiol (Glykol)	-11	197	Polyesterkomponente, Gefrierschutzmittel, Lösungsmittel für Lacke und Acetylcellulose
Propantriol (Glycerin)	20	290	Alkydharze, Dynamit, Weichmacher für Filme, Frostschutzmittel u.a.; Bestandteil der Fette
Cyclohexanol (Cyclohexylalkohol)	25	161	Ausgangsprodukt für die Nylonherstellung

Ether

Die Reaktion von Alkoholen mit starken Mineralsäuren führt auch zur Bildung von **Ethern**:

$$2\ C_2H_5OH \xrightarrow[-H_2O]{(H_2SO_4)} H_5C_2-O-C_2H_5$$

Ethanol   Diethylether

Ether enthalten eine Sauerstoffbrücke -O- im Molekül und können als Disubstitutionsprodukte des Wassers betrachtet werden.

Man unterscheidet einfache (**symmetrische**), gemischte (**unsymmetrische**) sowie cyclische Ether.

Beispiele:

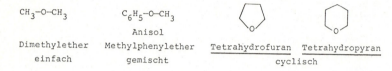

CH_3-O-CH_3	$C_6H_5-O-CH_3$		
	Anisol		
Dimethylether	Methylphenylether	Tetrahydrofuran	Tetrahydropyran
einfach	gemischt	cyclisch	

Im Gegensatz zu Alkoholen sind Ether, reaktionsträge und können deshalb als inerte Lösemittel verwendet werden. Sie sind **unempfindlich** gegen Alkalien, Alkalimetalle und **Oxidations-** bzw. **Reduktionsmittel**. So reagiert Methylphenylether auch nicht beim Erwärmen auf 60 °C mit einer alkalischen Kaliumpermanganat-Lösung.
Gegenüber molekularem Sauerstoff besitzen Ether jedoch eine gewisse Reaktivität: Beim Stehenlassen an der Luft bilden sich unter Autoxidation sehr explosive Peroxide, was besonders beim Destillieren beachtet werden muß.

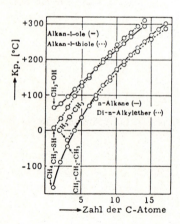

Abb. 87. Siedepunkte der linearen Alkan-1-ole, Alkan-1-thiole, Di-n-alkylether und n-Alkane bei 1 bar in Abhängigkeit von der Anzahl der Kohlenstoffatome

Da Ether untereinander keine H-Brücken ausbilden können, ist keine Assoziation möglich. Sie haben daher eine kleinere Verdampfungswärme und einen niedrigeren Siedepunkt als die Alkohole (Abb. 87).

Der Diethylether ("Äther") wird oft als Lösemittel verwendet. Er ist - erwartungsgemäß - mit Wasser nur wenig mischbar (ca. 6g/100g H_2O) und hat einen niedrigen Flammpunkt. Seine Dämpfe sind schwerer als Luft und bilden mit ihr explosive Gemische.

Gegenüber starken Säuren verhalten sich Ether wie Basen und bilden **wasserlösliche Oxoniumsalze**, z.B.:

$$CH_3CH_2\!\!-\!\!O\!\!-\!\!CH_2CH_3 + HCl \longrightarrow CH_3CH_2\!\!-\!\!\overset{\oplus}{O}(H)\!\!-\!\!CH_2CH_3 \; Cl^{\ominus} \quad \text{Diethyloxoniumchlorid}$$

Wegen des fehlenden H-Atoms am Sauerstoff haben Ether **keine sauren** Eigenschaften.

Ethylenoxid (Oxiran), der kleinste cyclische Ether, ist auch das einfachste **Epoxid** und wird im Gegensatz zu anderen Ethern nicht nur elektrophil, sondern auch leicht nucleophil angegriffen. Er ist ein wichtiges industrielles Zwischenprodukt, das auch als Insektizid und in der Medizin zum Sterilisieren verwendet wird.

$\xrightarrow{H_2O}$	$HOCH_2CH_2OH$	(Glykol, Polyglykole)
$\xrightarrow{NH_3}$	$H_2NCH_2CH_2OH$	(Ethanolamine)
$\xrightarrow{ROH}$	$HOCH_2CH_2OR$	(Glykolether, Polyglykolether)

Beispiele zur Ringöffnung von Epoxiden:

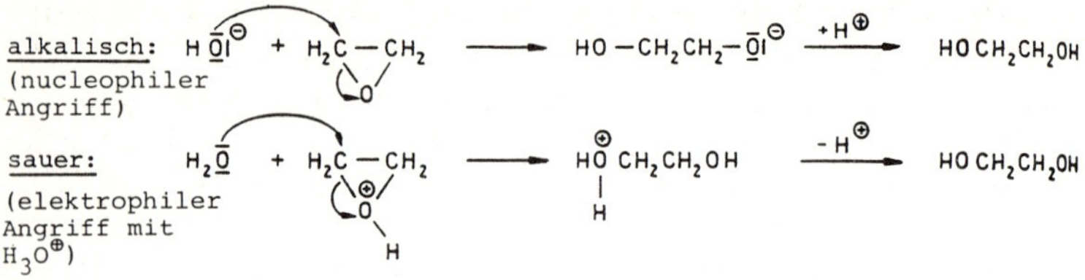

alkalisch: $H\bar{\underline{O}}|^{\ominus} + H_2C-CH_2 \longrightarrow HO-CH_2CH_2-\bar{\underline{O}}|^{\ominus} \xrightarrow{+H^{\oplus}} HOCH_2CH_2OH$
(nucleophiler
Angriff)

sauer: $H_2\underline{\bar{O}} + H_2C-CH_2 \longrightarrow H\overset{\oplus}{O}CH_2CH_2OH \xrightarrow{-H^{\oplus}} HOCH_2CH_2OH$
(elektrophiler
Angriff mit
$H_3O^{\oplus}$)

Phenole

Die bekannten Phenole sind Beispiele für aromatische Hydroxy-Verbindungen. Sie sind als **Hydroxybenzole** anzusehen und enthalten eine oder mehrere OH-Gruppen **direkt** an den Benzolkern gebunden. Entsprechend unterscheidet man **ein-** und **mehrwertige Phenole**. (*Beachte:* $C_6H_5\text{-}CH_2\text{-}OH$ ist kein Phenol, sondern Benzylalkohol!)

Beispiele:

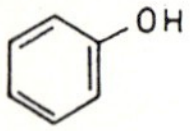

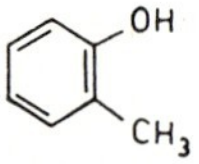

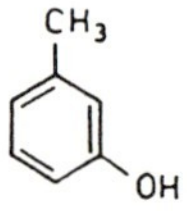

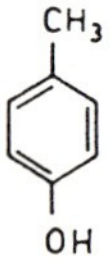

Phenol   o-Kresol   m-Kresol   p-Kresol

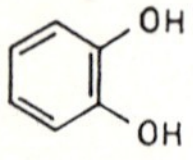

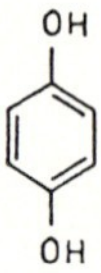

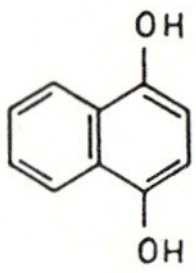

Brenz-   Hydro-   1,4-Naphtho-
catechin   chinon   hydrochinon

Phenole lassen sich wie Alkohole verestern und verethern. Sie sind jedoch im Gegensatz zu diesen erheblich stärkere **Säuren** (Carbolsäure = Phenol), da das entstehende Phenolat-Anion besonders stark mesomeriestabilisiert ist. Dabei wird die negative Ladung des Sauerstoffatoms in das π-System des Benzolrings einbezogen. Die Elektronendichte im Ring wird erhöht und der Benzolkern einer **elektrophilen Substitution** leichter zugänglich. Dies gilt insbesondere für den Angriff eines Elektrophils in der 2- und 4-Stellung. Im Gegensatz zum Benzol wird die Substitution an diesen Stellen begünstigt sein, d.h. Phenole lassen sich leichter nitrieren, sulfonieren und chlorieren.

Hydrochinon läßt sich leicht zu Chinon **oxidieren (dehydrieren).** Dabei geht das aromatische System in ein chinoides über (vgl. S. 320 ff.).

Phenole sind auch in Natur und Technik von großer Bedeutung.

Phenole sind oft in Pflanzen zu finden, z.B. als Gerb-, Farb- oder Geruchsstoffe und werden z.T. auch daraus gewonnen, wie z.B. Pyrogallol aus Gallussäure.

Cannabidiol
(*Cannabis sativa*, Hanf)

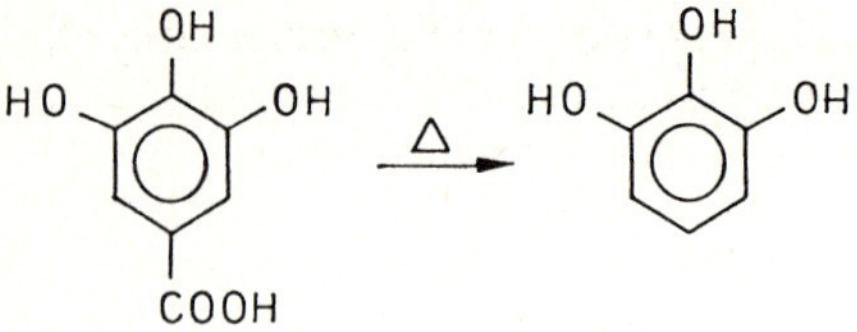

Gallussäure → Pyrogallol (Δ)

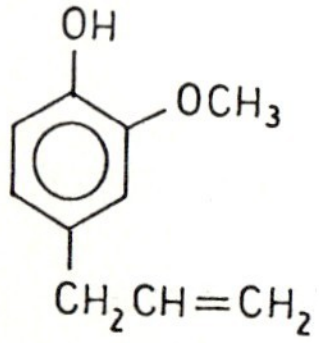

Eugenol
(Gewürznelke)

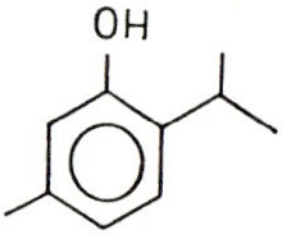

Thymol
(Thymianöl)

Praktische Bedeutung besitzen auch viele substituierte Phenole, z.B. als Arzneimittel oder Herbizide.

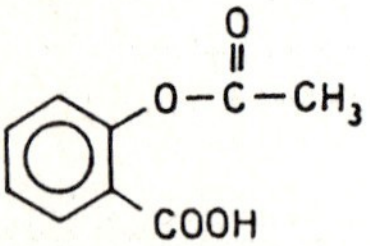

Acetylsalicylsäure
(Aspirin,
Antipyreticum)

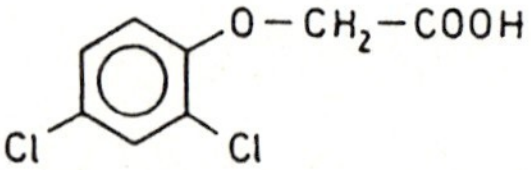

2,4-D (2,4-Dichlor-
phenoxyessigsäure),
ein Herbizid aus Phenol
und Chloressigsäure

Die bakterizide Wirkung, insbesondere der chlorierten Phenole, wird in Desinfektionsmitteln ausgenutzt, z.B.

4-Chlor-3-methylphenol

Hexachlorophen
(2'4'-Dihydroxy-3,3',5,5',6,6'-hexachlor-diphenylmethan)

Von physiologischer und pharmazeutischer Bedeutung sind z.B.

R = CH_3: L-Adrenalin
R = H: L-Noradrenalin
R = $CH(CH_3)_2$: L-Isopropylnoradrenalin

Adrenalin und Noradrenalin wirken insbesondere blutdrucksteigernd, Isopropylnoradrenalin wird therapeutisch gegen Bronchialasthma verwendet.

Tabelle 23. Technisch wichtige Phenole

Verbindung	Fp.°C	Kp.°C	Verwendung
Hydroxybenzol (Phenol)	41	181	Farbstoffe, Kunstharze (Phenoplaste), Lacke, künstliche Gerbstoffe
2-Methyl-hydroxy-benzol (o-Kresol)	31	191	Desinfektionsmittel (Lysol)
3-Methyl-hydroxy-benzol (m-Kresol)	11	202	Desinfektionsmittel (Lysol)
4-Methyl-hydroxy-benzol (p-Kresol)	34	202	Desinfektionsmittel (Lysol)
1-Hydroxy-naphthalin (α-Naphthol)	94		Farbstoffindustrie
2-Hydroxy-naphthalin (β-Naphthol)	123		Farbstoffindustrie
1,2-Dihydroxy-benzol (Brenzcatechin)	105	280	photographischer Entwickler
1,3-Dihydroxy-benzol (Resorcin)	110	295	Farbstoffindustrie, Antiseptikum
1,4-Dihydroxy-benzol (Hydrochinon)	170	246	photographischer Entwickler
1,3,5-Trihydroxy-benzol (Phloroglucin)	218		

Schwefel-Verbindungen

Die einfachste Schwefel-Kohlenstoffverbindung ist der **Schwefelkohlenstoff**, CS_2. Vom Schwefelwasserstoff H_2S leiten sich den Alkoholen und Äthern analoge Verbindungen ab, die Thiole (Mercaptane) und die Sulfide (Thioether). Daneben existieren andere Schwefel-Sauerstoffverbindungen wie z.B. die Sulfonsäuren.

Thiole und Sulfide

Thiole oder Thioalkohole sind Monosubstitutionsprodukte des H_2S und enthalten als funktionelle Gruppe die SH-Gruppe. Eine andere Bezeichnung ist **Mercaptane**, da die Thiole leicht Quecksilbersalze bilden ("mercurium captans").
Thioether, analog den Ethern benannt, sind eigentlich als Sulfide aufzufassen und zu benennen.

Beispiele:

C_2H_5SH	CH_3-SH	$C_2H_5-S-C_2H_5$	C_6H_5-SH
<u>Ethanthiol</u>	Methanthiol	Diethylsulfid	Phenyl-
Ethyl-	Methyl-	Diethylthioether	mercaptan
mercaptan	mercaptan		Thiophenol

Ebenso wie H_2S sind Thiole nicht assoziiert und zeigen einen im Vergleich zu den Alkoholen niedrigeren Siedepunkt (Abb. 87), da sie keine H-Brücken ausbilden können. Thiole lassen sich an ihrem äußerst widerwärtigen Geruch leicht erkennen. Sie sind viel **stärker sauer** als Alkohole (kleinerer pK_S-Wert) und bilden gut kristallisierende Schwermetallsalze.

So wurde die Aminosäure D-Penicillamin

$$\begin{array}{c} \quad\quad\quad H \quad CH_3 \\ \quad\quad\quad | \quad\quad | \\ HOOC-C-C-CH_3 \\ \quad\quad\quad | \quad\quad | \\ \quad\quad\quad NH_2 \quad SH \end{array}$$

bei der Vergiftung mit Schwermetallionen als Gegenmittel eingesetzt, weil sie mit diesen Chelatkomplexe bilden kann.

Auch die Thiole können oxidiert werden. Ethylmercaptan ist z.B. **leichter zu oxidieren** als Ethanol. Der Angriff erfolgt nicht am C-Atom wie bei den Alkoholen, sondern am S-Atom.

Durch *Dehydrierung* erhält man **Disulfide**

$$2\,R-SH \xrightarrow{Ox} R-S-S-R + 2\,H^{\oplus} + 2\,e^{\ominus}.$$
Thiol Disulfid

und durch Oxidation mit Sauerstoff **Sulfonsäuren**. Weitere Einzelheiten hierzu s. Kap. *Schwefelorganische Verbindungen*.

$$R-SH + 3/2\,O_2 \longrightarrow \underset{\underset{O}{\|}}{\overset{\overset{O}{\|}}{R-S-OH}}$$
Sulfonsäure

Beispiele für Oxidation durch Dehydrierung:

1) $2\,CH_3CH_2SH \longrightarrow C_2H_5-S-S-C_2H_5 + 2\,H^{\oplus} + 2\,e^{\ominus}.$

   Ethanthiol   **Diethyldisulfid**

2) Ein biochemisch wichtiges Derivat des Ethylmercaptans ist die Aminosäure **Cystein**. Durch Dehydrierung (Oxidation) erhält man das Disulfid **Cystin**, das wieder zu Cystein reduziert werden kann. Diese Redox-Reaktion ist ein wichtiger biochemischer Vorgang in der lebenden Zelle. Durch Decarboxylierung von Cystein entsteht Cysteamin, NH_2-CH_2-CH_2-SH, dessen SH-Gruppe die aktivierende Gruppe im Coenzym A ist.

$$\begin{array}{c} H_2N-CH-CH_2-S-S-CH_2-CH-NH_2 \\ | \qquad\qquad\qquad\qquad\qquad | \\ CO_2H \qquad\qquad\qquad\qquad\quad CO_2H \end{array}$$
Cystin

$$2\;\begin{array}{c} H_2N-CH-CH_2-SH \\ | \\ CO_2H \end{array}$$

$$H_2N-CH_2-CH_2-SH$$

Cystein   Cysteamin

(Pfeile: $-2H/+2H$ zwischen Cystein und Cystin; $-CO_2$ zwischen Cystein und Cysteamin)

Einige technisch und biologisch wichtige Schwefel-Verbindungen

Außer den Aminosäuren Methionin, Cystein und Cystin sind auch cyclische Sulfide von Bedeutung.

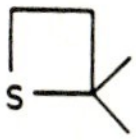

2,2-Dimethylthietan
(Nerz, Iltis)

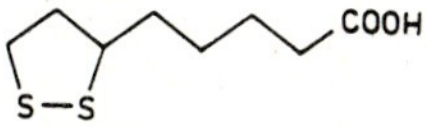

Liponsäure
(Fettsäurestoffwechsel)

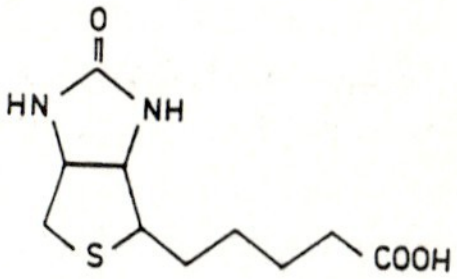

Biotin
(Vit. H, als Enzym zur Übertragung von —COOH)

Stinktier (mephitis mephitis)

$H_3C-CH-CH_2-CH_2-SH$
  $\quad\;\,|$
  $\quad CH_3$

3-Methyl-1-butanthiol

$H_3C-CH=CH-CH_2-SH$

E-2-Buten-1-thiol

$H_3C-CH=CH-CH_2-S-S-CH_3$

E-2-Butenyl-methyl-disulfid

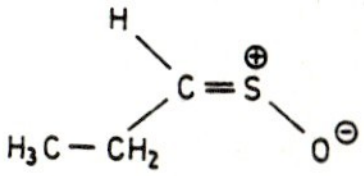

Propen-1-sulfensäure
(Tränenreizstoff der Zwiebel, $CH_3-CH=CH-SOH$)

$HS-CH_2-COOH$ Thioglycolsäure (Bestandteile von Kaltwellenpräparaten)

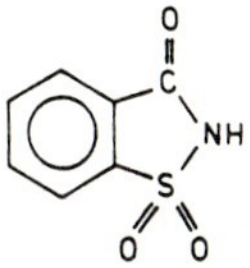

Saccharin
(o-Sulfobenzoesäureimid)

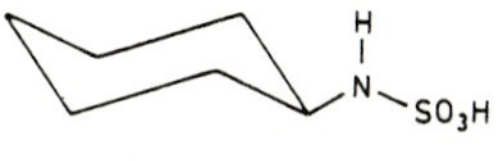

Cyclamat
(Cyclohexylamid der Schwefelsäure)

Die Süßstoffe werden in Form ihrer Salze verwendet.

Stickstoff-Verbindungen

Amine

Amine können als Substitutionsprodukte des Ammoniaks aufgefaßt werden. Nach der Anzahl der im NH_3-Molekül ersetzten H-Atome unterscheidet man **primäre, sekundäre und tertiäre** Amine. Die Substitutionsbezeichnungen beziehen sich auf das N-Atom; demzufolge ist das tert. Butylamin ein primäres Amin. Falls der Stickstoff vier Substituenten trägt, spricht man von **quartären Ammoniumverbindungen.**

Beispiele (durch Variation der Alkylgruppen lassen sich homologe Reihen bilden)

$CH_3\overline{N}H_2$ $CH_3-\overline{N}-CH_3$ $CH_3-\overline{N}-CH_3$ $CH_3-\underset{CH_3}{\overset{CH_3}{\vert\atop\vert}}C-\overline{N}H_2$
$\phantom{CH_3\overline{N}H_2\quad CH_3-\overline{N}}|$ $\phantom{CH_3\overline{N}H_2\quad CH_3-\overline{N}}|$
$\phantom{CH_3\overline{N}H_2\quad CH_3-\overline{N}}H$ $\phantom{CH_3\overline{N}H_2\quad CH_3-\overline{N}}CH_3$

<u>Methylamin</u>   <u>Dimethylamin</u>   <u>Trimethylamin</u>   tert.Butylamin
primär   sekundär   tertiär   primär

$H_2N-\langle\rangle$ $HO-CH_2-CH_2-NH_2$ $HO-CH_2-CH_2-\overset{CH_3}{\underset{CH_3}{\overset{\vert}{\underset{\vert}{N^\oplus}}}}-CH_3 \quad OH^\ominus$

<u>Anilin</u>   Colamin, Ethanolamin   <u>Cholin</u>
    2-Aminoethanol

primäre Amine   <u>quartäres Ammoniumsalz</u>

Eine auffallende Eigenschaft der Amine ist ihre **Basizität**. Wie Ammoniak können sie unter Bildung von Ammoniumsalzen ein Proton anlagern.

Beispiel:

$$CH_3-N(CH_3)_2 + HCl \rightleftharpoons [CH_3-N^{\oplus}H(CH_3)_2]^{\oplus} \; Cl^{\ominus}$$

Trimethylamin → Trimethylammoniumchlorid

$$CH_3-NH_2 + HCl \rightleftharpoons [CH_3-\overset{\oplus}{N}H_3]^{\oplus} \; Cl^{\ominus}$$

Methylammoniumchlorid
Methylamin – hydrochlorid

Durch Zugabe einer starken Base, z.B. Natriumhydroxid läßt sich diese Reaktion umkehren, und das Amin bildet sich zurück. Es ist daher wichtig, die Stärke der einzelnen Basen quantitativ erfassen zu können. Dazu dient ihr pK_s-Wert. Kennt man diesen Wert, kann man über die bekannte Beziehung $pK_s + pK_b = 14$ auch den pK_b-Wert in Wasser ausrechnen. Ferner kann man aufgrund der Gleichung $pH = 7 + 1/2 \, pK_s + 1/2 \, \lg c$ den pH-Wert einer Aminlösung der Konzentration c berechnen (s.S. 135).

Beispiel: 0,1 molare Lösung von Ammoniak:
$pH = 7 + 1/2 \, (9{,}25 + \lg 0{,}1) = 7 + 1/2(9{,}25 - 1) = 7 + 4{,}1 = 11{,}1$

Liegt eine Mischung aus Ammoniak und Ammoniumchlorid vor, läßt sich hierfür die Gleichung für Puffer anwenden. Allgemein gilt für Puffer wie Amine und ihre Hydrochloride, wenn sie im Verhältnis 1:1, also äquimolar vorliegen: $pH = pK_s$.

Beispiel: Eine 1:1 Mischung von Anilin und Anilinhydrochlorid hat in Wasser den pH-Wert 4,58.

Mit Hilfe der pK-Werte lassen sich die Amine in eine bestimmte Reihenfolge bringen (Tabelle 24). Dabei gilt: je größer der pK_s- und je kleiner der pK_b-Wert ist, desto basischer ist das Amin.

Tabelle 24. pK-Werte von Aminen

	pK_b	Name	Formel	pK_s	
steigende Basizität	3,29	Dimethylamin	$(CH_3)_2NH$	10,71	fallende Basizität
	3,32	tert. Butylamin	$(CH_3)_3CNH_2$	10,68	
	3,36	Methylamin	CH_3NH_2	10,64	
	4,26	Trimethylamin	$(CH_3)_3N$	9,74	
	4,64	Benzylamin	$C_6H_5CH_2NH_2$	9,36	
	4,75	Ammoniak	NH_3	9,25	
	9,42	Anilin	$C_6H_5NH_2$	4,58	

Die Basizität der Amine läßt sich stark durch **Substituenten** beeinflussen (vgl. Acidität der Carbonsäuren, S. 324). Ihre Stärke hängt davon ab, wie leicht sie ein Proton aufnehmen können.

Daher ist ein **aliphatisches Amin** RNH_2 stärker basisch als Ammoniak, weil die elektronenliefernden Alkylgruppen die Verteilung der positiven Ladung im Ammoniumion begünstigen.

Die Abnahme der Basizität bei tertiären Aminen R_3N im Vergleich zu sekundären Aminen R_2NH beruht darauf, daß im ersten Fall die Hydratisierung, die auch zur Stabilisierung des Ammoniumions beiträgt, erschwert ist.

Erwartungsgemäß vermindert die Einführung von Elektronenacceptoren (elektronenziehenden Gruppen) wie -Cl oder -NO_2 die Basizität, weil dadurch die Möglichkeit zur Aufnahme eines Protons H^+ verringert wird. Deshalb ist z.B. NF_3 keine Base mehr. Das gleiche gilt für die **Acyl-** und **Sulfonylreste**, wie man anhand der mesomeren Strukturen erkennt:

Säureamide sind in Wasser nur sehr schwach basisch: Monosubstituierte Sulfonamide haben etwa die gleiche Acidität wie Phenol (vgl. S. 293).

Auch **aromatische Amine** sind nur schwache Basen. Beim Anilin tritt das Elektronenpaar am Stickstoff mit den π-Orbitalen des Phenylrestes in Wechselwirkung (vgl. heterocyclische Basen S. 278):

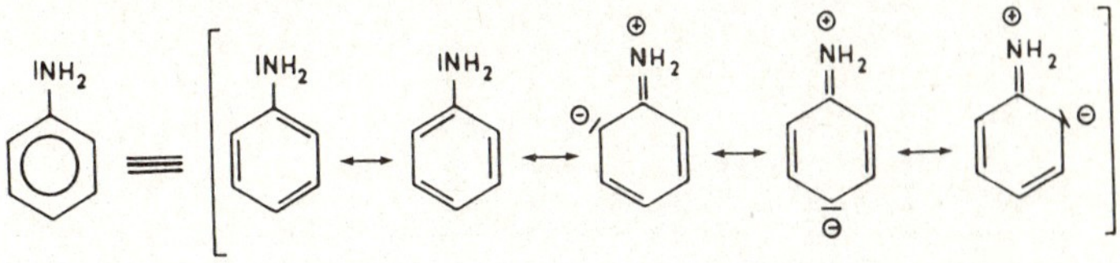

Die Resonanzstabilisierung des Moleküls wird teilweise wieder aufgehoben, wenn ein Anilinium-Ion gebildet wird:

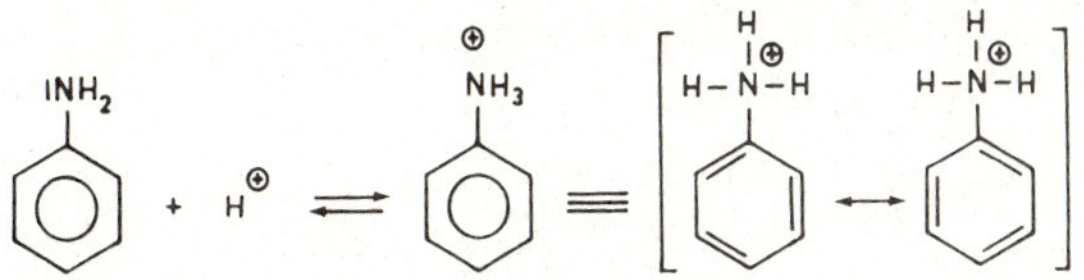

Die geringe Basizität aromatischer Amine ist also eine Folge der größeren Resonanzstabilisierung im Vergleich zu den entsprechenden Ionen. Kleinere Änderungen sind durch die Einführung von Substituenten in den aromatischen Ring möglich: **Elektronendonatoren** wie $-NH_2$, $-OCH_3$, $-CH_3$ stabilisieren das Kation und erhöhen die Basizität. **Elektronenacceptoren** wie $-NH_3^+$, $-NO_2$, $-SO_3^-$ vermindern die Basizität noch weiter.

Läßt man **Amine mit salpetriger Säure** (HNO_2) reagieren, können je nach Substitutionsgrad verschiedene Verbindungen entstehen:

1. Primäre Amine bilden Diazonium-Verbindungen.

2. Sekundäre Amine bilden Nitrosamine:
   $R_2NH + HONO \longrightarrow R_2N-N=O + H_2O$.

3. Tertiäre Amine und quartäre Ammoniumsalze reagieren in der Kälte nicht am Aminstickstoff.

Amine sind biochemisch und technisch von erheblicher Bedeutung wie nachfolgende Beispiele zeigen:

Biochemisch wichtige Amine

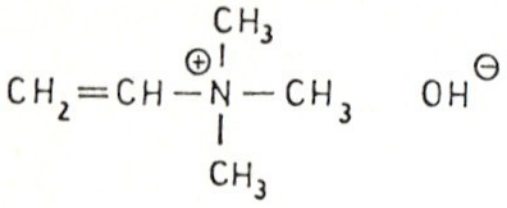

$$CH_2=CH-\overset{\overset{CH_3}{|}}{\underset{\underset{CH_3}{|}}{\overset{\oplus}{N}}}-CH_3 \quad OH^{\ominus}$$

Neurin (Nervenzellen)

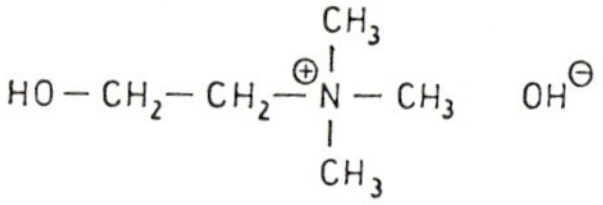

$$HO-CH_2-CH_2-\overset{\overset{CH_3}{|}}{\underset{\underset{CH_3}{|}}{\overset{\oplus}{N}}}-CH_3 \quad OH^{\ominus}$$

Cholin (in Lecithinen)

$$CH_3-\underset{\underset{O}{\|}}{C}-OCH_2-CH_2-\overset{\overset{CH_3}{|}}{\underset{\underset{CH_3}{|}}{\overset{\oplus}{N}}}-CH_3 \quad OH^{\ominus}$$

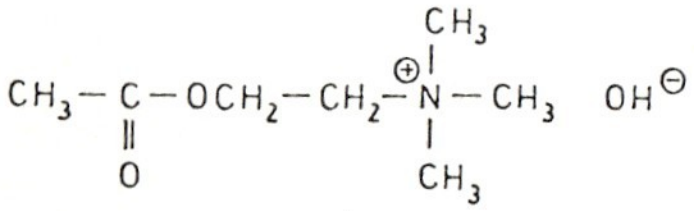

Acetylcholin (Nerven)

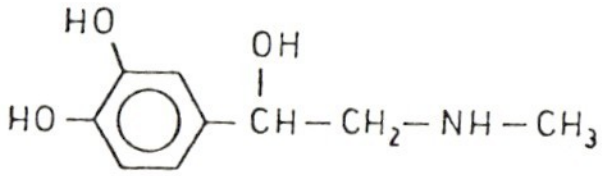

Adrenalin (Hormon, Nebennierenmark)

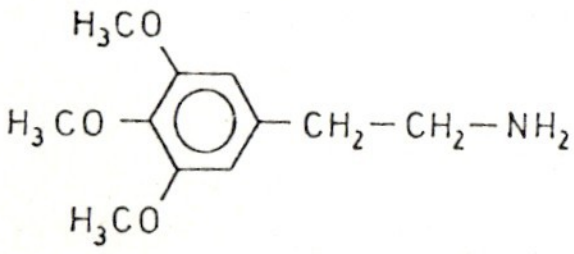

Mescalin (aus *Lophophora williamsii*)

Tabelle 25. Einige **technisch wichtige Amine**

Name	Formel	Fp. °C	Kp. °C	Verwendung
Methylamin	CH_3NH_2	−92	7,5	chem. Synthesen, Kühlmittel
Ethylendiamin	$(H_2N-CH_2)_2$	8	117	Komplexbildner
Hexamethylen-diamin	$H_2N-(CH_2)_6-NH_2$	39	196	→ Polyamide
Anilin	$C_6H_5-NH_2$	−6	184	chem. Synthesen
p-Toluidin	$p-CH_3-C_6H_4-NH_2$	44	200	→ Farbstoffe
N-Methylanilin	$H_3C-NH-C_6H_5$	−57	196	→ Farbstoffe
4-Aminophenol	$p-HO-C_6H_4-NH_2$	186 Z.	−	photograph. Entwickler
β-Phenylethyl-amin	$C_6H_5-CH_2-CH_2-NH_2$	−	186	Arzneimittel

Nitro- und Azo-Verbindungen

Primäre Amine reagieren mit salpetriger Säure HNO_2 zu Diazoniumsalzen (**Diazotierungsreaktion**):

$$RNH_2 + NaNO_2 + 2\,HCl \longrightarrow R-\overset{\oplus}{N}\equiv N|\ Cl^{\ominus} + 2\,H_2O + NaCl$$
Diazoniumkation

Im Falle der **aliphatischen Amine** zerfallen die gebildeten Salze meist sofort zu Stickstoff und Alkohol:

$$R-\overset{\oplus}{N}\equiv N|\ Cl^{\ominus} + H_2O \longrightarrow N_2 + R-OH + HCl \quad (R = \text{aliphatisch}).$$

Bei **aromatischen Aminen** (R = Aryl) sind die Salze bei Temperaturen unter 5 °C haltbar und können weiter zu sog. **Azoverbindungen** (R–N=N–R) umgesetzt werden ("Azokupplung"):

[C₆H₅–N≡N]⊕ Cl⊖ + C₆H₅–OH ⟶ C₆H₅–N=N–C₆H₄–OH + HCl

Benzoldiazoniumchlorid   p-Hydroxy-azobenzol

Arbeitet man bei höherer Temperatur, wird die Diazoniumgruppe durch ein Anion (wie z.B. OH⁻) substituiert:

$$[C_6H_5-N\equiv N]^{\oplus} OH^{-} \longrightarrow C_6H_5OH + N_2 \quad (\text{„Phenolverkochung"}).$$

Nitro-Verbindungen enthalten die NO_2-Gruppe. Sie können durch Nitrierung gewonnen werden und sind leicht durch Reduktion in die Amine überzuführen:

Benzol → Nitrobenzol → Anilin

$C_6H_6 \xrightarrow[60°]{HNO_3/H_2SO_4} C_6H_5\text{-}NO_2 \xrightarrow[HCl/H_2O]{Fe} C_6H_5\text{-}NH_2$

Verwendet man zur Reduktion von Nitrobenzol Lithiumaluminiumhydrid (LiAlH$_4$) entsteht Azobenzol, $C_6H_5\text{-}N=N\text{-}C_6H_5$.

Bei der Nitrogruppe sind ebenso wie bei der Carboxylgruppe (s.S. 308) mehrere Grenzformeln möglich:

$$\left[-\overset{\oplus}{N} \underset{\underset{|}{\overline{O}}^\ominus}{\overset{\overline{O}|}{\diagup}} \longleftrightarrow -\overset{\oplus}{N} \underset{\overline{O}|}{\overset{\overline{O}|^\ominus}{\diagup}} \right] \equiv -\overset{\oplus}{N} \underset{\overline{O}|^\ominus}{\overset{\overline{O}|}{\diagup}}$$

Nitrile (Cyanide)

Verbindungen mit einer Dreifachbindung finden wir außer in den Alkinen auch in den **Nitrilen** oder **Cyaniden**, die sich von der Blausäure HCN ableiten. Sie können aus Carbonsäureamiden durch Wasserabspaltung (z.B. mit P$_4$O$_{10}$) gebildet werden und tragen die Gruppierung -C≡N.

Beispiele:

$\underset{\underset{NH_2}{|}}{H-C=O} \xrightarrow{-H_2O} HCN$

Ameisensäureamid (Formamid) Cyanwasserstoff (Blausäure)

$\underset{\underset{NH_2}{|}}{CH_3-C=O} \xrightarrow{-H_2O} CH_3C\equiv N$

Essigsäureamid (Acetamid) Acetonitril (Methylcyanid)

Die oft zur Wasserabspaltung benutzte hochkonzentrierte H_2SO_4 wird in der Regel nicht verwendet, da Nitrile beim Erhitzen mit starken Mineralsäuren oder Basen in Carbonsäuren übergeführt werden können:

$$R-C\equiv N \xrightarrow{+H_2O} R-CONH_2 \xrightarrow[-NH_3]{+H_2O} R-COOH$$

Verbindungen mit ungesättigten funktionellen Gruppen

Die Carbonylgruppe

Die wichtigste dieser Gruppen ist die Carbonylgruppe $R_2C=O$. In ihr benutzt der Kohlenstoff **sp^2-Hybridorbitale**. R, C und O liegen demzufolge in einer Ebene und haben Bindungswinkel von $\approx 120°$. Zwischen C und O ist zusätzlich zur σ-Bindung eine π-Bindung ausgebildet.

Der Unterschied zwischen einer C=C- und einer C=O-Bindung besteht darin, daß die Carbonylgruppe polar ist, weil Sauerstoff elektronegativer als Kohlenstoff ist.

Die Carbonylgruppe besitzt am Kohlenstoff ein elektrophiles und am Sauerstoff ein nucleophiles Zentrum. Anders ausgedrückt: Das <u>C-Atom</u> ist <u>positiv</u> polarisiert (trägt eine positive Partialladung), das <u>O-Atom</u> ist <u>negativ</u> polarisiert (trägt eine negative Partialladung) (Abb. 88).

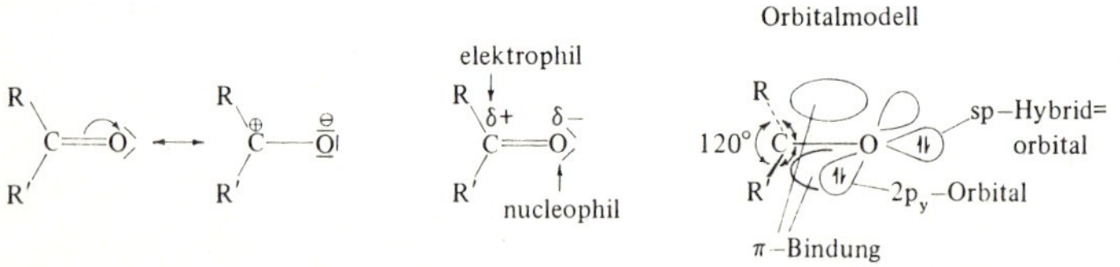

Abb. 88. Die σ-Bindungen sind durch Linien dargestellt. Die freien Elektronenpaare des Sauerstoffs sind zusätzlich eingezeichnet. Sie befinden sich in einem sp-Hybrid bzw. 2p$_y$-Orbital des Sauerstoffs. R, R', C und O liegen in einer Ebene.

Die verschiedenen noch zu besprechenden Carbonylverbindungen lassen sich etwa in folgende Reihe steigender Reaktivität einordnen:

$$R-\underset{\underset{|\underline{O}|^{\ominus}}{|}}{C}=O < R-\underset{\underset{|\underline{O}H}{|}}{C}=O < R-\underset{\underset{|NR_2}{|}}{C}=O < R-\underset{\underset{|\underline{O}R}{|}}{C}=O < R-\underset{\underset{CH_3}{|}}{C}=O < R-\underset{\underset{H}{|}}{C}=O < R-\underset{\underset{Cl}{|}}{C}=O$$

(A < B = B reaktiver als A)

Man erkennt daraus, daß die positive Partialladung am C-Atom von den Substituenten immer weniger kompensiert werden kann.

Aldehyde und Ketone

Die beiden primären Oxidationsprodukte der Alkohole (s.S. 282) sind die Aldehyde und Ketone. Sie haben als funktionelle Gruppe die <u>Carbonylgruppe</u> gemeinsam. Bei einem <u>Aldehyd</u> trägt das C-Atom dieser Gruppe ein H-Atom und ist mit einem zweiten C-Atom verbunden (außer HCHO). Bei einem <u>Keton</u> ist das C-Atom der Carbonylgruppe mit **zwei** weiteren **C-Atomen** verknüpft (*Beachte: ein Lacton (s.S. 343) ist kein Keton!*).

Entsprechend der chemischen Nomenklatur erhalten Aldehyde die Endung **-al** und Ketone die Endung **-on**. Für Aldehyde werden oft auch Namen benutzt, die von dem Oxidationsprodukt der Carbonsäure, abgeleitet sind.

Beachte vor allem bei den Aldehyden die richtige Kurzschreibweise der Carbonylgruppe, um Verwechslungen mit Alkoholen auszuschließen:

Propan<u>ol</u>: $CH_3CH_2CH_2-OH$ = $CH_3CH_2CH_2\underline{OH}$

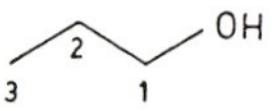

Propan<u>al</u>: $CH_3CH_2-\underset{\underset{O}{\|}}{C}-H$ = $CH_3CH_2\underline{CHO}$

Propan<u>on</u>: $CH_3-\underset{\underset{O}{\|}}{C}-CH_3$ = $CH_3\underline{CO}CH_3$

Beispiele:

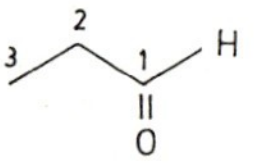

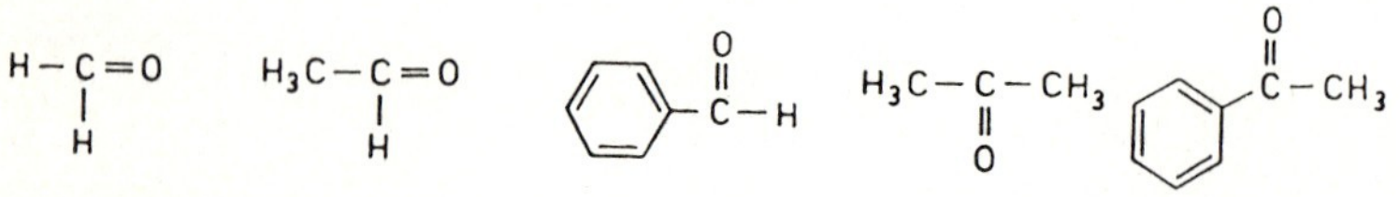

$H-\underset{H}{\overset{\|}{C}}=O$ $H_3C-\underset{H}{\overset{\|}{C}}=O$ Ph–C(=O)–H $H_3C-\underset{\underset{O}{\|}}{C}-CH_3$ Ph–C(=O)–CH$_3$

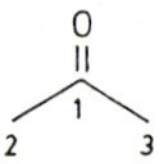

<u>Formaldehyd</u>   <u>Acetaldehyd</u>   <u>Benzaldehyd</u>   <u>Aceton</u>   Acetophenon
Methanal   Ethanal   Propanon   Methylphenyl-
                                                                  keton

Gemeinsame Reaktionen von Aldehyden und Ketonen

Beide Verbindungen reagieren mit Nucleophilen nach einem einheitlichen Schema in einer Additionsreaktion:

$$H\bar{B} + {>}C{=}O \rightleftharpoons H-\overset{\oplus}{B}-\underset{|}{C}-\underline{\bar{O}}|^{\ominus} \rightleftharpoons \bar{B}-\underset{|}{C}-\underline{\bar{O}}-H$$

Die Reaktion wird durch Säuren beschleunigt, da Protonen als elektrophile Teilchen mit dem nucleophilen Carbonylsauerstoff reagieren können und dadurch die Polarität der C=O-Gruppe erhöhen (**Säurekatalyse**):

$${>}C{=}O + H^{\oplus} \rightleftharpoons [{>}C{=}\overset{\oplus}{O}-H \longleftrightarrow {>}\overset{\oplus}{C}-\underline{\bar{O}}-H]^{\oplus}$$

Ablauf der säurekatalysierten Additionsreaktion:

$$H\bar{B} + {>}C{=}O + H^{\oplus} \rightleftharpoons H\overset{\oplus}{B}-\underset{|}{C}-OH \xrightleftharpoons{-H^{\oplus}} \bar{B}-\underset{|}{C}-OH$$

Die nucleophile Addition an Ketone und Aldehyde soll an einigen **Beispielen** erläutert werden.

1. Reaktionen mit Wasser und Alkoholen
Wasser lagert sich unter Bildung von **Hydraten** an, die in der Regel nicht isolierbar sind. Ausnahmen sind z.B. Chloralhydrat, Ninhydrin.

$${>}C{=}O + H-O-H \rightleftharpoons -\underset{OH}{\overset{|}{C}}-OH \qquad \text{Hydrat}$$

Die Reaktion mit Alkoholen verläuft analog unter Bildung von **Halbacetalen** und **Acetalen** (bzw. **Ketalen**):

(a) $\underset{R}{\overset{R'}{>}}C=O \;+\; H-O-R \;\rightleftharpoons\; R-\underset{\underset{OH}{|}}{\overset{\overset{R'}{|}}{C}}-OR$ **Halbacetal** (auch für $R' = H$)

(b) $R-\underset{\underset{OR}{|}}{\overset{\overset{R'}{|}}{C}}-OH \;+\; HOR \;\xrightarrow[-H_2O]{(H^{\oplus})}\; R-\underset{\underset{OR}{|}}{\overset{\overset{R'}{|}}{C}}-OR \quad R-\underset{\underset{OR}{|}}{\overset{\overset{H}{|}}{C}}-OR$

               Ketal   **Vollacetal**

Die Acetalbildung erfolgt in zwei Schritten. Zunächst bildet sich unter Addition eines Alkohols ein Halbacetal (a). Dabei lagert sich ein Proton an das O-Atom (nucleophiles Zentrum) der Carbonylgruppe an und erhöht ihre Reaktionsfähigkeit. In einem zweiten Schritt (b) wird die protonierte OH-Gruppe durch ein Alkoholmolekül nucleophil substituiert. Die OH-Gruppe wird zwar als "Wasser" abgespalten; dieser Vorgang ist jedoch nicht als Dehydratisierung zu bezeichnen. Es bildet sich ein Acetal (aus Aldehyden) bzw. Ketal (aus Ketonen), die beide auch ringförmig sein können (s. Kap. *Kohlenhydrate*):

cyclisches Halbacetal   cyclisches (Voll-)Acetal

Man beachte, daß Acetale im Gegensatz zu Ethern durch Säuren in der Regel leicht wieder in Alkohol und Aldehyd gespalten werden können. Gegen Basen sind sie jedoch beständig.

2. Reaktionen mit Ammoniak und seinen Derivaten

a) **Primäre** Amine reagieren folgendermaßen:

$>C=O \;+\; H-\underset{H}{\overset{|}{N}}-R \;\longrightarrow\; -\underset{\underset{HO}{|}}{\overset{\overset{|}{|}}{C}}-\underset{H}{\overset{|}{N}}-R \;\xrightarrow{-H_2O}\; >C=N-R$

                         Schiffsche Base

                         (Azomethin)

               I   II

Das gebildete Additionsprodukt (I) aus dem Amin und der Carbonylgruppe ist instabil und i.a. nicht isolierbar. Es geht im weiteren Verlauf der Reaktion unter **Dehydratisierung** (Wasserabspaltung) in das eigentliche Endprodukt (II) über.
Beachte: Im Unterschied zur Reaktion mit Alkoholen wird hierbei eine Doppelbindung ausgebildet. Es handelt sich somit um eine Eliminierungs- und nicht um eine Substitutionsreaktion. Analog reagieren:

$$-C=O + H_2N-H \rightarrow -\underset{OH}{\overset{|}{C}}-NH_2 \rightarrow -C=N-H \quad \text{Imin}$$
$$\text{Ammoniak}$$

$$-C=O + H_2N-OH \rightarrow -\underset{OH}{\overset{|}{C}}-NH-OH \rightarrow -C=N-OH \quad \text{Oxim}$$
$$\text{Hydroxylamin}$$

$$-C=O + H_2N-NH_2 \rightarrow -\underset{OH}{\overset{|}{C}}-NH-NH_2 \rightarrow -C=N-NH_2 \quad \text{Hydrazon}$$
$$\text{Hydrazin}$$

$$-C=O + H_2N-NH-C_6H_5 \rightarrow -\underset{OH}{\overset{|}{C}}-NH-NH-C_6H_5 \rightarrow -C=N-NH-C_6H_5 \quad \text{Phenylhydrazon}$$
$$\text{Phenylhydrazin}$$

b) **Sekundäre Amine** reagieren unter H-Abspaltung am aciden α-C-Atom (s.u.):

$$-CH-C=O + HNR_2 \rightarrow -\underset{NR_2}{\overset{|}{CH}}-\overset{|}{C}-OH \xrightarrow{-H_2O} -C=C-NR_2 \quad \text{Enamin}$$

c) **Tertiäre Amine** reagieren nicht, da sie keinen Wasserstoff am Stickstoff-Atom tragen.

3. Reaktionen mit C-H-aciden Verbindungen (Aldol-Reaktionen)

Die elektronenziehende Wirkung des Carbonylsauerstoffatoms und die daraus resultierende positive Ladung am Carbonyl-C-Atom beeinflußt auch die C-H-Bindung am benachbarten (**α-ständigen**) C-Atom. Dadurch ist es oft möglich, dieses H-Atom mittels einer Base B|⁻ als H⁺-Ion abzuspalten: Man spricht von der **C-H-Acidität** dieser C-H-Bindung. Es entstehen dabei negativ geladene C-Atome, die als **Carbanionen** bezeichnet werden und mesomeriestabilisiert sind:

$$B|^{\ominus} + R-\underset{H}{\underset{|}{C}}-\underset{H}{\overset{H}{\underset{|}{C}}}=O \rightleftharpoons B-H + R-\underset{H}{\underset{|}{\overset{\ominus}{C}}}-\underset{H}{\underset{|}{C}}=O; \quad \left[R-\underset{H}{\underset{|}{\overset{\ominus}{C}}}-\underset{H}{\underset{|}{C}}=O \leftrightarrow R-\underset{H}{\underset{|}{C}}=\underset{H}{\underset{|}{C}}-\overset{\ominus}{\underline{\underline{O}}}\right]$$

Beachte: Eine Verbindung $R_3C\text{-}CHO$ enthält kein α-ständiges H-Atom und kann deshalb nicht entsprechend der vorstehenden Gleichung reagieren.

Das mittels einer Base (also im **alkalischen Milieu**) gebildete Carbanion kann selbst als Nucleophil mit einer Carbonylgruppe reagieren:

$$B-H + \underset{H}{\underset{|}{\overset{R'}{\overset{|}{C}}}}=O + \underset{CHO}{\underset{|}{\overset{H}{\overset{|}{C}}}}-R \longrightarrow |\underline{\underline{O}}-\underset{H}{\underset{|}{\overset{R'}{\overset{|}{C}}}}-\underset{CHO}{\underset{|}{\overset{H}{\overset{|}{C}}}}-R + B-H \longrightarrow OH-\underset{H}{\underset{|}{\overset{R'}{\overset{|}{C}}}}-\underset{CHO}{\underset{|}{\overset{H}{\overset{|}{C}}}}-R + B|^{\ominus}$$

$$I$$

Der **nucleophile Angriff** des Carbanions am Carbonyl-C-Atom hat somit eine **Verlängerung** der Kohlenstoff-**Atomkette** zur Folge.

An diese Addition, die zu (I) führt, schließt sich oft die Abspaltung von Wasser (**Dehydratisierung**) an, so daß ungesättigte Carbonylverbindungen (II) entstehen:

$$R-\underset{OHC}{\underset{|}{\overset{H}{\overset{|}{C}}}}-\underset{H}{\underset{|}{\overset{R'}{\overset{|}{C}}}}-OH \longrightarrow R-C=\underset{H}{\underset{|}{\overset{R'}{\overset{|}{C}}}} + H_2O$$
$$OHC$$
$$II$$

Zusammenfassende Gleichung:

$$R-CH_2 \underset{CHO}{|} + \underset{H}{\overset{O}{\underset{|}{\overset{\|}{C}}}}-CH_2-R \longrightarrow \boxed{R-\underset{OHC}{\overset{H}{\underset{|}{\overset{|}{C}}}}-\overset{OH}{\underset{H}{\overset{|}{C}}}-CH_2-R} \xrightarrow{-H_2O} \boxed{R-\underset{OHC}{\overset{|}{C}}=CH-CH_2-R}$$

Bei geeigneter Schreibweise ist es ohne weiteres möglich, aus den Zwischen- oder Endprodukten die Ausgangsstoffe zu erkennen. Sie sind durch Einrahmung gekennzeichnet.

Die <u>Lage des Gleichgewichts</u> der Carbanionbildung ist abhängig von den <u>Basizitäten</u> der Base B|⁻ und des Carbanions. Eine elektronenziehende Gruppe steigert die Acidität des betreffenden H-Atoms. Die aktivierende Wirkung von $-\underset{Y}{\overset{|}{C}}=O$ nimmt daher in untenstehender Reihe ab

$$R-CH_2-\underset{H}{\overset{|}{C}}=O > R-CH_2-\underset{R'}{\overset{|}{C}}=O > R-CH_2-\underset{OR'}{\overset{|}{C}}=O > R-CH_2-\underset{NH_2}{\overset{|}{C}}=O >$$

$$> R-CH_2-\underset{|\underline{O}|^-}{\overset{|}{C}}=O \qquad (A > B \text{ bedeutet: A ist reaktiver als B})$$

Grund hierfür ist die zunehmende Elektronendonator-Wirkung von Y (vgl. S. 309, 331). Tragen beide Carbonylverbindungen die gleiche Gruppe, wird die sterisch weniger gehinderte Verbindung als Carbonylkomponente reagieren (*Beispiel 3*).

Biochemisch besonders wichtig sind Verbindungen wie (I), bei denen die <u>Acidität</u> durch <u>benachbarte Carbonylgruppen</u> gesteigert wird (z.B. in Ketocarbonsäuren, s.S. 343).

$$R-CH_2-\underset{\overset{\|}{O}}{C}-C\underset{O}{\overset{OH}{\diagup}} \qquad (I)$$

Beispiele für **Aldolreaktionen**

Beispiel 1: Acetaldehyd $CH_3\text{-}CHO$

1. Bildung des Carbanions mit Hilfe der Base B:

$$B|^{\ominus} + CH_3CHO \longrightarrow B-H + |\overset{\ominus}{C}H_2-CHO$$

2. Nucleophiler Angriff des Carbanions am Carbonyl-Kohlenstoffatom eines zweiten Acetaldehydmoleküls (**Aldol-Addition**). Dies ist eine Modellreaktion für eine C-C-Verknüpfung, wie sie auch in der Biochemie vorkommt.

$$\underset{\text{Acetaldehyd}}{\overset{O}{\underset{H}{\overset{\|}{C}}}-\overset{H}{\underset{H}{\overset{|}{C}}}|^{\ominus} + \overset{O}{\underset{H}{\overset{\|}{C}}}-CH_3} \longrightarrow \overset{O}{\underset{H}{\overset{\|}{C}}}-\overset{H}{\underset{H}{\overset{|}{C}}}-\overset{|\overline{O}|^{\ominus}}{\underset{H}{\overset{|}{C}}}-CH_3 \xrightarrow{+B-H} \boxed{OHC-CH_2-\overset{OH}{\underset{H}{\overset{|}{C}}}-CH_3 + B|^{\ominus}}$$

Aldol (3-Hydroxybutanal)

3. Der gebildete Hydroxylaldehyd Aldol kann dehydratisiert werden (**Aldol-Kondensation**):

$$O=\overset{H}{\underset{H}{\overset{|}{C}}}-\overset{OH}{\underset{H}{\overset{|}{C}}}-\overset{}{\underset{H}{\overset{|}{C}}}-CH_3 \xrightarrow{-H_2O} O=\overset{}{\underset{H}{\overset{|}{C}}}-CH=CH-CH_3 \quad \text{Crotonaldehyd (2-Butenal)}$$

Der Name Aldol-Reaktion ist für diese Art von Umsetzung (2. oder 3.) allgemein üblich, auch wenn statt Acetaldehyd andere Aldehyde oder gar Ketone eingesetzt werden.

Beispiel 2: Aceton $CH_3-CO-CH_3$

$$CH_3-\underset{\underset{O}{\|}}{C}-CH_3 + \underset{\underset{CH_3}{|}}{\overset{\overset{O}{\|}}{C}}-CH_3 \xrightarrow{\text{Base}} \boxed{CH_3-\underset{\underset{O}{\|}}{C}-CH_2-\underset{\underset{CH_3}{|}}{\overset{\overset{OH}{|}}{C}}-CH_3} \xrightarrow{-H_2O}$$

Dimethylketon 4-Hydroxy-4-methyl-2-pentanon

$$\longrightarrow \boxed{CH_3-\underset{\underset{O}{\|}}{C}-CH=\underset{\underset{CH_3}{|}}{C}-CH_3}$$

4-Methyl-3-penten-2-on

Beispiel 3: zwei verschiedene Aldehyde

$$CH_3-CHO + H-\underset{\underset{CH_3}{|}}{\overset{\overset{CH_3}{|}}{C}}-CHO \xrightarrow{\text{Base}} CH_3-\underset{\underset{H}{|}}{\overset{\overset{HO}{|}}{C}}-\underset{\underset{CH_3}{|}}{\overset{\overset{CH_3}{|}}{C}}-CHO$$

Acetaldehyd 2-Methylpropanal   3-Hydroxy-
Carbonyl-   Methylenkomponente   2,2-dimethylbutanal
komponente   (bildet Carbanion)

Unterschiede von Aldehyden und Ketonen in den Reaktionsweisen

Die bisher vorgestellten Reaktionen mit Nucleophilen sind mit Aldehyden *und* Ketonen möglich. Unterschiede zeigen beide im Verhalten gegen Oxidationsmittel. So werden Aldehyde zu Carbonsäuren oxidiert; Ketone hingegen lassen sich an der Carbonylgruppe nicht weiter oxidieren.

Zum Nachweis von Verbindungen mit Aldehydfunktionen dient daher deren reduzierende Wirkung, z.B. auf Metallkomplexe. So wird bei der **Fehling**-Reaktion eine alkalische Kupfer(II)-tartrat-Lösung (Cu^{2+}/OH^-/Weinsäure) zu rotem Cu_2O reduziert ($Cu^{2+} \longrightarrow Cu^+$). Bei der **Tollens**-Reaktion (Silberspiegelprüfung) entsteht in einer ammoniakalischen Silbersalzlösung ($Ag^+/NH_4^+OH^-$) metallisches Silber.

Beachte: Die Fehling-Reaktion ist, wegen des relativ niedrigen Oxidationspotentials von Cu^{2+}-Ionen keine typische Nachweisreaktion für Aldehyde; die Tollens-Reaktion ist vorzuziehen.

Biologisch und technisch wichtige Verbindungen

Wegen der Vielzahl verschiedenartiger Carbonyl-Verbindungen werden diese z.T. in anderen Kapiteln besprochen, so z.B. Citral, Anisaldehyd und Vanillin, Menthon und Zimtaldehyd.

Amygdalin kommt in bitteren Mandeln als Glykosid vor und liefert bei der enzymatischen Spaltung die giftige Blausäure (HCN):

$$H_5C_6-\overset{H}{\underset{CN}{C}}-O-C_{12}H_{21}O_{10} \xrightarrow{Emulsin} C_6H_5-CHO + HCN + C_{12}H_{22}O_{11} \quad \text{(Gentobiose)}$$

Diacetyl findet sich in der Butter: $H_3C-\underset{O}{\overset{\|}{C}}-\underset{O}{\overset{\|}{C}}-CH_3$

$$\begin{array}{c} H_3C-CH-CH_2 \\ | \quad\quad\quad \\ CH_2-(CH_2)_{11} \end{array}\!\!\!\!\!\!\!\!>\!C=O \qquad\qquad \begin{array}{c} HC-(CH_2)_7 \\ \| \\ HC-(CH_2)_7 \end{array}\!\!\!\!\!\!\!\!>\!C=O$$

Muscon *(Moschus moschiferus)*   Zibeton (Zibet-Katze)
3-Methylcyclopentadecanon   Z-9-Cycloheptadecenon

Tabelle 26. Eigenschaften und Verwendung einiger Carbonyl-Verbindungen

Verbindung	Formel	Fp. °C	Kp. °C	Verwendung
Methanal (Formaldehyd)	H—CHO	-92	-21	Farbstoffe, Pheno- u. Aminoplaste, Desinfektions- u. Konservierungsmittel, Polyformaldehyd: Filme, Fäden
Ethanal (Acetaldehyd)	CH_3—CHO	-123	20	Ausgangsprodukt für Ethanol, Essigsäure, Acetanhydrid, Butadien
Propanal (Propionaldehyd)	CH_3—CH_2—CHO	-81	49	⎫
Butanal (Butyraldehyd)	CH_3—$(CH_2)_2$—CHO	-97	75	
Pentanal (Valeraldehyd)	CH_3—$(CH_2)_3$—CHO	-92	104	Hochpolymere, Copolymerisate
Propenal (Acrolein)	CH_2=CH—CHO	-88	52	
2-Butenal (Crotonaldehyd)	CH_3—CH=CH—CHO	-76	104	⎭
Benzaldehyd	C_6H_5—CHO	-26	178	Farbstoffindustrie
Propanon (Aceton, Dimethylketon)	CH_3—CO—CH_3	-95	56	gutes Lösungsmittel (für Acetylen, Acetatseide, Lacke), Ausgangsprodukt für Chloroform u. Methacrylsäureester
Butanon (Methylethylketon)	CH_3—CO—C_2H_5	-86	80	
3-Pentanon (Diethylketon)	C_2H_5—CO—C_2H_5	-42	102	
Cyclohexanon	⬡=O	-30	156	Ausgangsprodukt für Perlon, höhergliedrige Ringketone sind Riechstoffe
Acetophenon (Methylphenylketon)	CH_3—CO—C_6H_5	20	202	
Benzophenon (Diphenylketon)	C_6H_5—CO—C_6H_5	48	306	
Keten	CH_2=C=O	-151	-56	Darst. v. Essigsäurederivaten, Acylierungsmittel

Chinone

<u>Dihydroxyaromaten mit OH-Gruppen in o- oder p-Stellung</u> (1,2- bzw. 1,4-Stellung) können zu **Chinonen** oxidiert werden (vgl. S. 292). Man versteht hierunter Verbindungen, die zwei Carbonylfunktionen in **cyclischer Konjugation** enthalten.

Beispiele:

Unter den Formeln sind die in Alkohol gemessenen Normalpotentiale E^O angegeben. Die mit * markierten wurden in Wasser bestimmt:

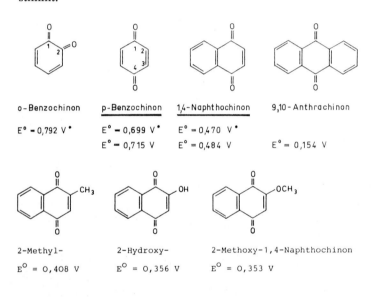

Aus den gemessenen Werten E^O läßt sich folgende abnehmende Reihenfolge für die Redoxpotentiale angeben (A > B bedeutet: A hat ein höheres (positiveres) Redoxpotential):

o-Benzochinon > Benzochinon > 1,4-Naphthochinon>2-Methyl-> 2-Hydroxy > 2-Methoxy-1,4-Napthochinon > Anthrachinon

Chinone und Hydrochinone können durch Redoxreaktionen ineinander umgewandelt werden:

Beispiele:

(Technische Darstellung von H_2O_2)

2-Ethyl-Anthrahydrochinon + O_2 → 2-Ethyl-Anthrachinon + H_2O_2 (Wasserstoffperoxid)

Chinon + $2H^\oplus$ + $2e^\ominus$ ⇌ Hydrochinon

Für diesen Vorgang ergibt sich das Redoxpotential aus der Nernstschen Gleichung (vgl. S. 177) zu:

$$E = E^O + \frac{R \cdot T \cdot 2{,}303}{2\,F} \cdot \lg \frac{c(\text{Chinon}) \cdot c^2(\text{H}+)}{c(\text{Hydrochinon})}$$

Aus dieser Gleichung kann man z.B. folgende Schlüsse ziehen:

1. Ist das Produkt der Konzentrationen von Chinon und H^+ gleich der Konzentration von Hydrochinon, so wird $E = E^O$, da $\lg 1/1 = \lg 1 = 0$ ist. Das Redoxpotential des Systems ist dann so groß wie sein Normalpotential E^O.

2. Mischt man Hydrochinon und Chinon im Molverhältnis 1:1, entsteht eine Additionsverbindung, das **Chinhydron**. In einer gesättigten Chinhydronlösung liegen beide Reaktionspartner in gleicher Konzentration vor. Damit vereinfacht sich die Nernstsche Gleichung zu:

$$E = E^O + \frac{R \cdot T \cdot 2,3}{2\,F} \lg c^2(H^+) = E^O + \frac{R \cdot T \cdot 2,3}{F} \lg c(H^+)$$

$$= E^O - \frac{R \cdot T \cdot 2,3}{F} \cdot pH$$

Das bedeutet: Das Redoxpotential ist nur noch vom pH-Wert der Lösung abhängig. Die Chinhydronelektrode kann daher zu pH Messungen benutzt werden.

Aus den angegebenen Redoxpotentialen läßt sich entnehmen, daß mit zunehmender **Anellierung** (z.B. Übergang p-Benzochinon ⟶ Napthochinon) das Potential abnimmt, d.h. die chinoide Struktur wird stabiler. Der Grund ist vor allem die Stabilisierung der chinoiden Struktur als Folge einer Ausbildung benzoider π-Systeme (vgl. z.B. Anthrachinon). Die Neigung zur Elektronenaufnahme wird dadurch verringert, d.h. die oxidierende Wirkung nimmt ab. Einen ähnlichen Effekt haben Substituenten, die in das chinoide System Elektronen abgeben, wie z.B. **HO-, H_3C-O-** und **Alkyl-Gruppen**.

Einige biologisch wichtige Chinone

Chinone sind wegen ihrer Redox-Eigenschaften wichtig. Genannt seien:

Vit. K_1 (Phyllochinon)

Muscarufin, orangerot, aus
Amanita muscaria (Fliegenpilz)

Tocopherol (Vit. E – Reihe)
(pflanzliche Öle)

Ubichinon 50 (Wasserstoff-Überträger bei
der biolog. Oxidation in den Mitochondrien)

Toluchinon
Bombardierkäfer
(Brachynidae)

Alizarin, rot
(Krappwurzel)

Juglon, gelb
(Walnuß)

Carbonsäuren

Carbonsäuren sind die Oxidationsprodukte der Aldehyde. Sie enthalten die Carboxylgruppe -COOH.
Die Hybridisierung am Kohlenstoff der COOH-Gruppe ist wie bei der Carbonylgruppe (C=O) sp^2.

Die erheblich größere Acidität der COOH-Gruppe im Vergleich zu den Alkoholen beruht darauf, daß beim Carboxylat-Ion *mesomere Grenzformeln* formuliert werden können. Die Delokalisierung der Elektronen führt zu einer symmetrischen Ladungsverteilung und damit zu einem energieärmeren, stabileren Zustand.

Die Abspaltung des Protons von der Hydroxylgruppe wird durch einen elektronenziehenden Rest R erleichtert:

$$\left[R-C\begin{matrix}O\\OH\end{matrix} \longleftrightarrow R-C\begin{matrix}\bar{O}|^\ominus\\ \bar{O}-H\end{matrix}^\oplus \right]$$

$$\downarrow -H^\oplus \uparrow +H^\oplus$$

$$\left[R-C\begin{matrix}O\\\bar{O}|^\ominus\end{matrix} \longleftrightarrow R-C\begin{matrix}\bar{O}|^\ominus\\O\end{matrix} \right] \equiv \left[R-C\begin{matrix}\bar{O}|\\\bar{O}|\end{matrix}^\ominus \right]$$

Dies zeigt sich in der Reihe der **Halogencarbonsäuren**, bei der das elektronegative Chloratom in das Molekül eingeführt wurde (Tabelle 27). Die Stärke dieses **elektronenziehenden** Effekts (auch als induktiver **-I-Effekt** bezeichnet) ist zudem von der Stellung des Halogenatoms abhängig. Die Halogenatome üben dabei einen Elektronensog aus. Dies hat eine Erniedrigung der Elektronendichte am C-2-Atom zur Folge. Der Effekt überträgt sich auf den Sauerstoff der Hydroxylgruppe, der positiviert wird und die Abgabe des H-Atoms als Proton erleichtert. Ähnlich wirken eine in Konjugation zur Carboxylgruppe stehende Doppelbindung, -OH und -NH_3^+-Gruppen.

Die Wirkung bei mehrfacher Substitution ist i.a. additiv, wie man an den pK_S-Werten der verschiedenen substituierten Chloressigsäuren erkennt. Allerdings nimmt der induktive Effekt mit wachsender Entfernung von der Carboxylgruppe rasch ab (vgl. β-Chlorpropionsäure).

Es sei allerdings darauf hingewiesen, daß nach neueren Erkenntnissen die Zunahme der Stärke der Halogencarbonsäuren vor allem auf Solvationseffekten der Säureanionen beruht (z.B. Zunahme der Hydrationsenthalpien) und weniger auf den I-Effekten.

Einen *entgegengesetzten* Einfluß haben Alkylgruppen. Infolge der elektronenspendenden Eigenschaften dieser Gruppen (+I-Effekt) nimmt die Acidität der Säuren ab, d.h. die Dissoziationskonstante wird kleiner (größerer pK_s-Wert). Die Elektronendichte am Carboxyl-C-Atom und am Sauerstoff wird erhöht, so daß das H-Atom weniger leicht als Proton abgegeben werden kann.

Die Einführung von Alkylgruppen hat allerdings keinen so starken Einfluß auf die Säurestärke wie die von elektronenziehenden Gruppen.

$$Cl \leftarrow {}^2C \leftarrow {}^1C \overset{O}{\underset{O-H}{\diagdown}}$$

−I-Effekt

(Zunahme der Acidität)

$$CH_3 \rightarrow \underset{CH_3}{\overset{CH_3}{C}} \rightarrow C \overset{O}{\underset{O-H}{\diagdown}}$$

+I-Effekt

(Abnahme der Acidität)

Tabelle 27. pK_s-Werte von Carbonsäuren

pK_s	Formel	Name		
↑ 4,76	CH_3COOH	Essigsäure	↑ 5,05 $(CH_3)_3COOH$	Trimethylessigsäure
4,26	$CH_2=CHCOOH$	Acrylsäure	4,85 $(CH_3)_2CHCOOH$	Iso-Buttersäure
3,17	ICH_2COOH	Monoiodessigsäure	4,88 CH_3CH_2COOH	Propionsäure
2,81	$ClCH_2COOH$	Monochloressigsäure	4,76 CH_3COOH	Essigsäure
1,30	$Cl_2CHCOOH$	Dichloressigsäure	3,77 $HCOOH$	Ameisensäure
0,65	Cl_3CCOOH	Trichloressigsäure	9,8 $H_3N^{\oplus}-CH_2-COO^{\ominus}$	Glycin
↑ 4,88	CH_3CH_2COOH	Propionsäure	3,87 $CH_3CHOHCOOH$	Milchsäure
4,1	CH_2ClCH_2COOH	β-Chlorpropionsäure	3,83 $HOCH_2COOH$	Glykolsäure
2,8	$CH_3CHClCOOH$	α-Chlorpropionsäure		

steigender pK_s-Wert

Ebenso wie bei den Aminen kann man auch bei den Carbonsäuren mit Hilfe des pK_S-Wertes den pH-Wert der Lösungen berechnen, sofern man die Konzentration der Säure kennt (s.S. 135):

Beispiel: 0,1 molare Propionsäure; $pK_S = 4{,}88$, $c = 10^{-1}$;
pH = $1/2\, pK_S - 1/2\, \lg c$; pH = $2{,}44 - 1/2\,(-1) = 2{,}94$.

Wichtige Carbonsäuren

Viele Carbonsäuren sind lange bekannt und werden durch Trivialnamen gekennzeichnet. Nomenklaturgerecht ist es, an den Stammnamen die Endung -säure anzuhängen oder das Wort -carbonsäure an den Namen des um ein C-Atom verminderten Kohlenwasserstoffrestes anzufügen. Die Stammsubstanz kann aliphatisch, aromatisch oder ungesättigt sein. Ebenso können auch mehrere Carboxylgruppen im gleichen Molekül vorhanden sein. Entsprechend unterscheidet man **Mono-, Di-, Tri-** und **Polycarbonsäuren**. Selbstverständlich ist auch hier die Bildung homologer Reihen möglich.

Beispiele (die Namen der Salze sind zusätzlich zur Nomenklatur angegeben)

$CH_3-CH_2-CH_2-COOH$
n-Buttersäure   (Butyrate)
Butansäure
Propan-1-carbonsäure

$CH_3-(CH_2)_{16}-COOH$
Stearinsäure (Stearate)
Octadecansäure
Heptadecan-1-carbonsäure

$CH_3-(CH_2)_7-CH=CH-(CH_2)_7-COOH$
Ölsäure   (Oleate)
cis-9-Octadecensäure
cis-8-Heptadecen-1-carbonsäure

$CH_3-(CH_2)_{14}-COOH$
Palmitinsäure   (Palmitate)
Hexadecansäure
Pentadecan-1-carbonsäure

isomer mit:
Elaidinsäure (Elaidate)
trans-9-Octadecensäure
trans-8-Heptadecen-1-carbonsäure

p-Aminobenzoesäure

Benzoesäure
(Benzoate)

Übersichtstabellen zu den Carbonsäuren

Tabelle 28. Verwendung und Eigenschaften von <u>Mono</u>carbonsäuren

Name	Formel	Fp. °C	Kp. °C	pK_s	Vorkommen, Verwendung
Ameisensäure (Formiate)	HCOOH	8	100,5	3,77	Ameisen, Brennesseln
Essigsäure (Acetate)	CH_3COOH	16,6	118	4,76	Lösungsmittel, Speiseessig
Propionsäure (Propionate)	C_2H_5COOH	-22	141	4,88	Konservierungsmittel
Buttersäure	$CH_3(CH_2)_2COOH$	-6	164	4,82	Butter, Schweiß
Isobuttersäure	$(CH_3)_2CHCOOH$	-47	155	4,85	Johannisbrot
n-Valeriansäure	$CH_3(CH_2)_3COOH$	-34,5	187	4,81	Baldrianwurzel
Capronsäure	$CH_3(CH_2)_4COOH$	-1,5	205	4,85	Ziege
Önanthsäure	$CH_3(CH_2)_5COOH$	-11	224	4,89	Weinblüte
Caprylsäure	$CH_3(CH_2)_6COOH$	16	237	4,85	Ziege
Caprinsäure	$CH_3(CH_2)_8COOH$	31	269		Ziege
Laurinsäure	$CH_3(CH_2)_{10}COOH$	44			Lorbeer
Myristinsäure	$CH_3(CH_2)_{12}COOH$	54			Myristica, Muskatnuß
Palmitinsäure	$CH_3(CH_2)_{14}COOH$	63			Palmöl
Stearinsäure	$CH_3(CH_2)_{16}COOH$	70			Talg
Acrylsäure	$CH_2=CHCOOH$	13	141	4,26	Kunststoffe
Sorbinsäure	⌐=⌐=⌐COOH	133			Konservierungsmittel
Ölsäure	cis-Octadecen-(9)-säure	16	223 (10 Torr)		in Fetten
Elaidinsäure	trans-Octadecen-(9)-säure	44			in Fetten
Linolsäure	cis,cis-Octadecen-(9,12)-säure	-5	230 (16 Torr)		in Fetten
Linolensäure	cis,cis,cis-Octadecen-(9,12,15)-säure	-11	232 (16 Torr)		in Fetten
Benzoesäure	C_6H_5COOH	122	250	4,22	Konservierungsmittel
Phenylessigsäure	$C_6H_5CH_2COOH$	78	265	4,31	
Salicylsäure	$o-HOC_6H_4COOH$	159		3,00	Konservierungsmittel
Anthranilsäure	$o-H_2NC_6H_4COOH$	145		5,00	
p-Aminobenzoesäure	$p-H_2NC_6H_4COOH$	187		4,92	

Tabelle 29. Eigenschaften und Verwendung von Dicarbonsäuren

Trivialname	Formel	Fp. °C	pK_{s1}	pK_{s2}	Vorkommen u. Verwendung
Oxalsäure (Oxalate)	HOOC-COOH	189	1,46	4,40	Sauerklee (Oxalis), Harnsteine
Malonsäure (Malonate)	$HOOCH_2COOH$	135	2,83	5,85	Leguminosen
Bernsteinsäure (Succinate)	$HOOC(CH_2)_2COOH$	185	4,17	5,64	Citrat-Cyclus, Rhabarber, Zuckerrübe
Glutarsäure (Glutarate)	$HOOC(CH_2)_3COOH$	97,5	4,33	5,37	
Adipinsäure	$HOOC(CH_2)_4COOH$	151	4,43	5,52	Nylonherst., Zuckerrübe
Maleinsäure (Maleate)	cis-HOOCCH=CHCOOH	130	1,9	6,5	
Fumarsäure (Fumarate)	trans-HOOCCH=CHCOOH	287	3,0	4,5	Citrat-Cyclus
Acetylendicarbonsäure	HOOC-C≡C-COOH	179	-	-	Synthesen
Phthalsäure	$1,2\text{-}C_6H_4(COOH)_2$	231	2,96	5,4	Weichmacher, Polymere
Terephthalsäure	$1,4\text{-}C_6H_4(COOH)_2$	300	3,54	4,46	Kunststoffe

Seifen: Carbonsäure-Alkalisalze

Die Alkalisalze der höheren Carbonsäuren (C_{12}-C_{20}) werden als **Seifen** bezeichnet. Es handelt sich dabei um *oberflächenaktive Stoffe (Tenside)*, die aus einem großen **hydrophoben** Kohlenwasserstoff-Rest und einer **kleineren hydrophilen** Gruppe bestehen. Die anionenaktiven (s.u.) Natriumsalze der Carbonsäuren haben allerdings den Nachteil, daß sie in Wasser stark alkalisch reagieren (Hautreizung möglich) und in stärker saurem und hartem Wasser kaum brauchbar sind. *Grund:* Bildung schwerlöslicher Erdalkalisalze bzw. der freien, schlecht löslichen Carbonsäuren. Daher werden in hartem Wasser Enthärter eingesetzt. Außerdem hat man bei den synthetischen Waschmitteln, den Detergentien, die Carboxylgruppe durch eine Sulfonsäuregruppe ersetzt (R ist wegen der biologischen Abbaubarkeit eine n-Paraffinkette):

Beispiele: $R-O-SO_3^- Na^+$, $R-SO_3^- Na^+$, $R-C_6H_4 SO_3^- Na^+$.

Für Desinfektionszwecke in der Medizin verwendet man kationenaktive Seifen, die **Invertseifen**. Es handelt sich um quartäre Ammoniumsalze, die einen langkettigen Kohlenwasserstoff-Rest enthalten: $R-NR_3^+ Cl^-$. Davon leitet sich auch der Name ab: Der waschaktive Teil ist nicht wie sonst ein Anion, sondern ein Kation.

Die *Wirkungsweise der Tenside* beruht auf ihrem polaren Bau. Die hydrophilen Gruppen ($-COO^-, -SO_3^-$) werden hydratisiert und in das Wasser hineingezogen, während die hydrophoben und lipophilen Alkyl-Reste herausgedrängt werden. Durch die regelmäßige Anordnung der Moleküle in der Phasengrenzfläche wird die Oberflächenspannung des Wassers herabgesetzt, d.h. die Flüssigkeit wird beweglicher und benetzt die Schmutzteilchen. Durch reines Wasser nichtbenetzbare Stoffe wie Öle werden durch die Detergentien umhüllt, ("Solubilisation"), dadurch emulgiert und können dann weggespült werden (Abb. 89). Durch Micellen-Bildung bei höherer Tensid-Konzentration werden auch Kohlenwasserstoffe durch Einschluß in Micellen im Wasser emulgierbar. Unter **Micellen** versteht man kolloid-artige, geordnete Zusammenballungen von Molekülen grenzflächenaktiver Stoffe. Sie können aus 20 bis 30 000 Einzelmolekülen bestehen.

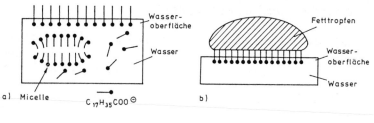
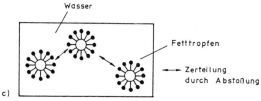

Abb. 89 a-c. Wirkungen der Waschmittel. (a) Oberflächenaktivität: Anreicherung der polar gebauten Ionen in der Wasseroberfläche, Micellenbildung im Innern, (b) Wirkung als Netzmittel, (c) emulgierende Wirkung

Derivate der Carbonsäuren und ihre Reaktionen

Zu den wichtigsten Reaktionen der Carbonsäuren zählen die verschiedenen Möglichkeiten, die Carboxylgruppe in charakteristischer Weise abzuwandeln. Dabei wird die OH-Gruppe durch eine andere funktionelle Gruppe Y ersetzt. Die entstehenden Produkte werden als Carbonsäure-Derivate bezeichnet und können allgemein als $R-\underset{Y}{\overset{|}{C}}=O$ formuliert werden (Y kann ebenfalls substituiert sein wie in R-CO-NR$_2$).

Die Derivate lassen sich meist leicht ineinander überführen und haben daher große präparative Bedeutung. Im einzelnen handelt es sich um folgende Verbindungstypen, die in der Reihenfolge zunehmender **Reaktivität gegenüber Nucleophilen** angeordnet sind:

(A < B bedeutet: B ist reaktiver als A).

$$R-\underset{OH}{\underset{|}{C}}=O \; < \; R-\underset{NH_2}{\underset{|}{C}}=O \; < \; R-\underset{OR}{\underset{|}{C}}=O \; < \; R-\underset{SR}{\underset{|}{C}}=O \; < \; R-\underset{\underset{R-C=O}{\underset{|}{O}}}{\underset{|}{C}}=O \; < \; R-\underset{Cl}{\underset{|}{C}}=O$$

Carbon-   -amid   -ester   -thioester   -anhydrid   -chlorid
säure   (-halogenid)

Beispiele für Carbonsäurederivate

$CH_3-\underset{NH_2}{\underset{|}{C}}=O$ $CH_3-\underset{OCH_2CH_3}{\underset{|}{C}}=O$ $CH_3-\underset{\underset{CH_3-C=O}{\underset{|}{O}}}{\underset{|}{C}}=O$ $CH_3-\underset{Cl}{\underset{|}{C}}=O$

Essigsäure-amid   -ethylester   -anhydrid   -chlorid
Acetamid   Ethylacetat   Acetanhydrid   Acetylchlorid

$HO-\underset{O}{\overset{\|}{C}}-NH_2$ $H_2N-\underset{O}{\overset{\|}{C}}-NH_2$ $Cl-\underset{O}{\overset{\|}{C}}-Cl$ $C_2H_5O-\underset{O}{\overset{\|}{C}}-NH_2$

Kohlensäure-   -diamid   -dichlorid   Carbaminsäure-
-monoamid   Harnstoff Phosgen   ethylester
Carbaminsäure   Ethylurethan

Benzoyl-   Acetylsalicylsäure $CH_3-\underset{O}{\overset{\|}{C}}-CH_2-\underset{O}{\overset{\|}{C}}-OC_2H_5$
chlorid

Acetessigsäureethylester
Acetessigester

Benzoylrest: $C_6H_5-C\overset{O}{\underset{\diagdown}{\diagup}}$

Acetylrest: $CH_3-C\underset{O}{\diagup}$

$H_2N-CH_2-CH_2-S-\underset{O}{\overset{\|}{C}}-CH_3$

S-Acetylcysteamin

Acyl-Rest
allgemein: $R-C\underset{O}{\diagup}$

Chemische Reaktionen

Die Eigenschaften der Carboxylgruppe hinsichtlich ihrer chemischen Reaktionen lassen sich im Überblickschema wie folgt darstellen (vgl. Ketogruppe, S. 308).

$$\text{elektrophil} \searrow \overset{\delta^{\ominus}}{\underset{\substack{\| \\ \underset{\delta^{\oplus}}{C} \\ R \nearrow \quad \searrow}}{|\underline{O}|}} \overset{\text{basisch}}{\swarrow} \underset{\underline{O} \text{——} H}{} \nwarrow \text{sauer}$$

Die Umsetzung von Carbonsäurederivaten mit Nucleophilen verläuft gemäß folgendem Schema mit dem Nucleophil HB in einer Additions-Eliminierungs-Reaktion:

$$HB| + \underset{Y}{\overset{R}{\underset{|}{C}}}=O \rightleftharpoons H-\overset{\oplus}{B}-\underset{Y}{\overset{R}{\underset{|}{C}}}-\underline{O}|^{-} \underset{\rightleftharpoons}{\overset{-H^{\oplus}}{\rightleftharpoons}} B-\underset{Y}{\overset{R}{\underset{|}{C}}}-\underline{O}|^{-} \underset{\rightleftharpoons}{\overset{-Y^{-}}{\rightleftharpoons}} R-\underset{B|}{\overset{R}{\underset{|}{C}}}=O$$

Additionsschritt Zwischenstadium Eliminierungsschritt

Die gesamte Reaktionsabfolge ist eine nucleophile Substitution, die über ein tetraedrisches Zwischenstadium verläuft und sich aus zwei Teilschritten zusammensetzen läßt.

Auch diese Reaktion läßt sich durch **Säuren katalytisch** beschleunigen:

$$HB| + \underset{Y}{\overset{R}{\underset{|}{C}}}=O + H^{\oplus} \rightleftharpoons H-\overset{\oplus}{B}-\underset{Y}{\overset{R}{\underset{|}{C}}}-O-H \overset{-H^{\oplus}}{\rightleftharpoons} |B-\underset{Y}{\overset{R}{\underset{|}{C}}}-O-H \overset{-H^{\oplus}, -Y^{\ominus}}{\rightleftharpoons} R-\underset{B|}{\overset{R}{\underset{|}{C}}}=O$$

Im Unterschied zu den Reaktionen von Carbonsäuren ist auch eine **Basen-Katalyse** möglich. Letztere beruht auf dem Gleichgewicht:

$$HB + |OH^{\ominus} \rightleftharpoons H_2O + B|^{\ominus},$$

wobei das viel reaktionsfähigere Anion B|⁻ gebildet wird. Die Carbonsäuren selbst werden dagegen durch Basenzusatz in das mesomeriestabilisierte Carboxylation übergeführt und zeigen keine Reaktivität mehr:

$$R-C\overset{O}{\underset{OH}{\diagdown}} + OH^{\ominus} \longrightarrow R-C\overset{\overline{O}|}{\underset{\underline{O}|}{\diagdown}}{}^{\ominus} + H_2O$$

Beispiele für Umsetzungen von Carbonsäurederivaten mit Nucleophilen (einige sind typische Gleichgewichtsreaktionen):

<u>1) Reaktion mit Wasser</u>
Bei der <u>Hydrolyse von Carbonsäurederivaten</u> mit Wasser entstehen <u>Carbonsäuren</u> (z.B. mit verdünnten Säuren oder Laugen wie Salzsäure bzw. Natronlauge).

$$R-\underset{NH_2}{\underset{|}{C}}=O + H_2O \underset{\Delta}{\rightleftharpoons} R-\underset{OH}{\underset{|}{C}}=O + NH_3\,; (\Delta = \text{Pyrolyse von R-COO}^-\,NH_4^{\oplus}$$
als Rückreaktion)

$$R-\underset{OR}{\underset{|}{C}}=O + H_2O \underset{H^{\oplus}}{\overset{H^{\oplus},OH^{\ominus}}{\rightleftharpoons}} R-\underset{OH}{\underset{|}{C}}=O + ROH$$

$$R-\underset{Cl}{\underset{|}{C}}=O + H_2O \longrightarrow R-\underset{OH}{\underset{|}{C}}=O + HCl\,; (R-COOH \xrightarrow{\underset{PCl_5}{SOCl_2 \text{ od.}}} R-COCl)$$

$$\begin{array}{c} R-C=O \\ | \\ O \\ | \\ R-C=O \end{array} + H_2O \longrightarrow 2\,RCOOH;\ (2\,RCOOH \xrightarrow{P_4O_{10}} R-\underset{O}{\underset{\|}{C}}-O-\underset{O}{\underset{\|}{C}}-R)$$

2) Reaktion mit Aminen

Bei der Umsetzung von Carbonsäurederivaten mit H_2NR bzw. NH_3 (für R = H) entstehen (N-substituierte) Carbonsäureamide. Die wäßrigen Lösungen der Amide reagieren im Gegensatz zu den Aminen neutral. (Die Carbonsäuren selbst geben mit NH_3 leicht Ammoniumsalze:

$$CH_3-CH_2-COOH + NH_3 \longrightarrow CH_3-CH_2-COO^{\ominus} NH_4^{\oplus}.)$$

$$\underset{NH_2}{R-C=O} + H_2NR' \rightleftharpoons \underset{NHR'}{R-C=O} + NH_3 \quad \text{(Transaminierung)}$$

$$\underset{OR}{R-C=O} + H_2NR' \rightleftharpoons \underset{NHR'}{R-C=O} + ROH$$

$$\underset{Cl}{R-C=O} + H_2NR' \rightarrow \underset{NHR'}{R-C=O} + HCl$$

$$\begin{matrix} R-C=O \\ | \\ O \\ | \\ R-C=O \end{matrix} + H_2NR' \rightarrow \underset{NHR'}{R-C=O} + R-COOH$$

3) Reaktion mit Alkoholen

Bei der Umsetzung mit ROH entstehen Carbonsäureester. Die niederen Glieder der Carbonsäureester haben einen fruchtartigen Geruch und werden u.a. als künstliche Aromastoffe verwendet, z.B. Buttersäureethylester ("Ananas").

Einige der angeführten Reaktionen lassen sich auch gut zur Darstellung von Carbonsäurederivaten verwenden.

$$R-\underset{\underset{NH_2}{|}}{C}=O + HOR' \rightleftharpoons R-\underset{\underset{OR'}{|}}{C}=O + NH_3$$

$$R-\underset{\underset{OR'}{|}}{C}=O + HOR'' \rightleftharpoons R-\underset{\underset{OR''}{|}}{C}=O + HOR' \text{ (Umesterung)}$$

$$R-\underset{\underset{Cl}{|}}{C}=O + HOR' \rightarrow R-\underset{\underset{OR'}{|}}{C}=O + HCl$$

$$\begin{array}{l} R-C=O \\ | \\ O \\ | \\ R-C=O \end{array} + HOR' \rightarrow R-COOH + R-COOR'$$

4) Reaktion der Carbonsäurederivate miteinander

Die Carbonsäurederivate können natürlich auch miteinander reagieren.

Beispiel: Darstellung von Barbitursäure:

$$O=C\begin{array}{c}NH_2\\NH_2\end{array} + \begin{array}{c}C_2H_5-O-\overset{O}{\overset{\|}{C}}\\ \diagdown CH_2 \\ C_2H_5-O-\underset{\|}{C}\\ O\end{array} \rightarrow O=C\begin{array}{c}\overset{H}{\overset{|}{N}}-\overset{O}{\overset{\|}{C}}\\ \diagdown CH_2 \\ \underset{\underset{H}{|}}{N}-\underset{\|}{C}\\ O\end{array} + 2\ C_2H_5OH$$

Harnstoff   Malonsäureethylester   <u>Barbitursäure</u>   Ethanol

Veresterung und Esterhydrolyse

Von den vorstehend aufgeführten Umsetzungen sollen die Veresterung und ihre Umkehrung, die Verseifung oder Esterhydrolyse eingehender besprochen werden.

Beispiel:

$$CH_3COOH + C_2H_5OH \underset{(H^+, OH^-)}{\overset{(H)^+}{\rightleftharpoons}} CH_3COOC_2H_5 + H_2O,$$

$$K = \frac{c(CH_3COOC_2H_5) \cdot c(H_2O)}{c(CH_3COOH) \cdot c(C_2H_5OH)} \approx 4 \text{ (für Raumtemperatur)}.$$

Die Einstellung des Gleichgewichts dieser Umsetzung läßt sich wie bei jeder Veresterung (s.S. 286) gemäß dem allgemeinen Reaktionsschema (S. 332) durch Zusatz starker Säuren als **Katalysator** beschleunigen. Im gleichen Sinne wirkt auch eine Erhöhung der **Reaktionstemperatur**. Da es sich um eine Gleichgewichtsreaktion handelt, wird auch die Rückreaktion, d.h. die Hydrolyse des gebildeten Esters beschleunigt. Will man das Gleichgewicht auf die Seite des Esters verschieben, muß man die Konzentrationen der Reaktionspartner verändern. Dies ist auf folgende Weise möglich:

1. Eine der Ausgangskomponenten (meist der billigere Alkohol) wird im 5- bis 10-fachen Überschuß eingesetzt.

2. Das gebildete Wasser wird aus dem Gleichgewicht entfernt, z.B. durch die zugesetzte Katalysatorsäure wie H_2SO_4.

Wir haben zuvor gesehen, daß die Veresterung wegen der Reaktionsträgheit des Carboxylations nicht durch Basen katalysiert werden kann. Dieser Nachteil wirkt sich bei der Umkehrung der Esterbildung, der *Verseifung*, zum Vorteil aus (s. allgem. Reaktionsschema S. 332). Die **alkalische Esterhydrolyse** liefert das Carboxylat-Ion. Dieses ist gegenüber der Einwirkung von Nucleophilen fast völlig inert (man kann damit z.B. auch kein Carbonsäurederivat herstellen). Daraus folgt, daß die alkalische Esterverseifung praktisch **irreversibel** abläuft; das Hydroxid-Ion wird vollständig verbraucht und bildet einen undissoziierten Alkohol. Es werden deshalb keine katalytischen Mengen an Base, sondern molare Mengen benötigt entsprechend der Gleichung:

$$HO|^{\ominus} + R-C\overset{O}{\underset{OR'}{\diagdown}} \rightleftharpoons R-\overset{|\overline{O}|^{\ominus}}{\underset{\underset{O-H}{|}}{C}}-OR' \rightarrow R-C\overset{O}{\underset{O}{\diagdown}}{}^{\ominus} + R'OH$$

Die **säurekatalysierte** Esterspaltung ist dagegen eine **reversible** Reaktion, bei der das Proton als Katalysator wirkt:

$$R-C(=O)-OR' + H^\oplus \rightleftharpoons R-\overset{\oplus}{C}(-OH)-OR' + H_2O \rightleftharpoons R-C(-OH)(-OR')-\overset{\oplus}{O}H_2 \rightleftharpoons R-C(=O)-OH + HOR' \quad (-H^\oplus)$$

<ins>Die vorstehenden Ausführungen gelten gleichermaßen für andere Carbonsäure-derivate, z.B. Carbonsäureamide $R-\underset{\underset{O}{\|}}{C}-NH_2$.</ins>

Tabelle 30. Eigenschaften und Verwendung einiger Säurederivate

Verbindung	Formel	Fp. °C	Kp. °C	Verwendung
Chloride:				
Acetylchlorid	CH_3-COCl	-112	51	Acylierungsmittel
Benzoylchlorid	C_6H_5-COCl	-1	197	
Phosgen	$O=CCl_2$	-126	8	Farbstoffindustrie
Anhydride:				
Acetanhydrid	$(CH_3CO)_2O$	-73	139	Acylierungsmittel
Bernsteinsäure-anhydrid		120	261	
Maleinsäure-anhydrid		53	202	Dien-Synthesen
Phthalsäure-anhydrid		132	285	Farbstoffindustrie
Ester:				
Ameisensäure-ethylester (Ethylformiat)	$HCOOC_2H_5$	-81	54	Lösungsmittel, Aromastoff für Rum und Arrak

Tabelle 30 (Fortsetzung)

Verbindung	Formel	Fp. °C	Kp. °C	Verwendung
Essigsäure-ethylester (Ethylacetat)	$CH_3-COOC_2H_5$	-83	77	Lösungsmittel
Essigsäure-isobutylester (Isobutylacetat)	$CH_3-COOCH_2CH(CH_3)_2$	-99	118	Lösungsmittel, Aromastoffe
Benzoesäure-ethylester (Ethylbenzoat)	$C_6H_5-COOC_2H_5$	-34	213	
Phthalsäure-dibutylester, Dibutylphthalat	o-$C_6H_4(COOC_4H_9)_2$		340	Weichmacher (Nitrocellulose, Lacke, PVC)
Acetessigsäure-ethylester	$CH_3-CO-CH_2-COOC_2H_5$	-44	181	Synth. v. Pyrazolonfarbstoffen u. Pharmazeutika
Malonsäure-diethylester	$CH_2(COOC_2H_5)_2$	-50	199	Malonester-Synthesen, Barbiturate

Amide:

Verbindung	Formel	Fp. °C	Kp. °C	Verwendung
Formamid	$HCONH_2$	2	105/11 Torr	Lösungsmittel
N,N-Dimethylformamid	$HCON(CH_3)_2$		155	Lösungsmittel
Acetamid	CH_3-CONH_2	82	221	
Benzamid	$C_6H_5-CONH_2$	130		
Cyanamid	H_2N-CN	43 - 44		Düngemittel
Harnstoff	$O=C(NH_2)_2$	133		Düngemittel, Harnstoff-Formaldehyd-Harze

Nitrile:

Verbindung	Formel	Fp. °C	Kp. °C	Verwendung
Blausäure	HCN	-13	26	Cyanhydrin-Synthesen
Acetonitril (Methylcyanid)	CH_3-CN	-45	82	
Acrylnitril	$CH_2=CH-CN$	-82	78	Polyacrylnitril
Benzonitril	C_6H_5-CN	-13	191	

Hydroxy- und Ketocarbonsäuren

Neben den bisher besprochenen Carbonsäuren mit einer oder mehreren Carboxylgruppen gibt es auch solche, die daneben andere funktionelle Gruppen tragen. Diese haben z.B. eine große Bedeutung in der Chemie der Naturstoffe. Dazu zählen u.a. die Aminosäuren mit einer NH_2-Gruppe, die **Hydroxycarbonsäuren** mit einer oder mehreren OH-Gruppen und die **Ketocarbonsäuren**, die Ketogruppen $>C=O$ enthalten. Je nach Stellung der Hydroxy- bzw. der Ketogruppe zur Carboxylgruppe unterscheidet man α-, β-, γ-, ... substituierte Carbonsäuren. Man kennt aliphatische und aromatische Hydroxy-carbonsäuren mit einer oder mehreren Carboxyl-Gruppen.

Hinweis: Ketocarbonsäuren werden nach neuerer Nomenklatur Oxocarbonsäuren genannt.

Tabelle 31. Beispiele für Hydroxy- und Ketocarbonsäuren

	Formel	Fp. °C	Vorkommen
Hydroxysäuren			
Glykolsäure	Hydroxyethansäure CH_2-COOH | OH	79 Kp. 100	in unreifen Weintrauben und Zuckerrohr Salze: Glykolate

Milchsäure	2-Hydroxypropansäure
	
	(α-Hydroxypropionsäure)
	
	$\overset{\alpha}{CH_3-CH-COOH}$
	     |
	     OH
		L-Form: 25
		Racemat: 18
		Kp. 122
			L(+)-Milchsäure:
			Abbauprodukt der Kohlenhydrate im Muskel;
			Salze: Lactate

Glycerinsäure	2,3-Dihydroxypropansäure $CH_2-CH-COOH$ | | OH OH	sirupös Kp: Zers.	wichtiges Zwischenprodukt im Kohlenhydratstoffwechsel; Salze: Glycerate

Tabelle 31 (Fortsetzung)

	Formel	Fp. °C	Vorkommen
<u>Äpfelsäure</u>	2-Hydroxybutandisäure HOOC—CH_2—CH—COOH 　　　　　　　| 　　　　　　　OH	100 – 101	in unreifen Äpfeln u.a. Früchten, bes. in Vogelbeeren; Salze: Malate
<u>Weinsäure</u>	2,3-Dihydroxybutandisäure HOOC—CH—CH—COOH 　　　　|　| 　　　　OH　OH	170	in Früchten; Salze: Tartrate
Mandelsäure	2-Hydroxy-2-phenylethansäure C_6H_5—CH—COOH 　　　　| 　　　　OH	133	Mandeln (Glykosid: Amygdalin) Salze: Mandelate
<u>Citronensäure</u>	OH 　　　　　　| HOOC—$^\alpha CH_2$—$^\beta C$—$^\alpha CH_2$—COOH 　　　　　　| 　　　　　　COOH	153	in Citrusfrüchten u.a., Citrat-Cyclus; Salze: Citrate

Ketosäuren

	Formel	Fp. °C	Vorkommen
<u>Brenztraubensäure</u>	2-Oxopropansäure CH_3—C—COOH 　　　|| 　　　O	Fp. 14 Kp. 165	zentrales Zwischenprodukt des Stoffwechsels; Salze: Pyruvate
<u>Acetessigsäure</u>	3-Oxobutansäure CH_3—C—CH_2—COOH 　　　|| 　　　O	unbeständig	als Ketonkörper im Harn von Diabetikern; Salze: Acetacetate
<u>Oxalessigsäure</u>	2-Oxobutandisäure HOOC—C—CH_2—COOH 　　　　|| 　　　　O	unbeständig	wichtiges Zwischenprodukt des Stoffwechsels; Salze: Oxalacetate
E-9-Oxo-2-decensäure	O || ⌒⌒⌒⌒⌒⌒/=\COOH		Pheromon der Honigbienenkönigin

Tabelle 31 (Fortsetzung)

Formel	Fp. °C	Vorkommen

Lactone

L(+)-Ascorbinsäure (Vit. C)
γ-Lacton von 2-Keto-L-gulonsäure

in frischen Früchten; bei Fehlen: → Scorbut; techn. Synthese aus Glucose

Cumarin
δ-Lacton der Cumarinsäure

Waldmeister, Lavendel

Warfarin

verhindert Blutgerinnung; Rattengift

Salicylsäure
2-Hydroxybenzolcarbonsäure

α-Ketoglutarsäure
(2-Oxo-pentansäure)

3-Hydroxy-buttersäure
(β-Hydroxy-buttersäure)

Besondere Eigenschaften der Hydroxy- und Ketocarbonsäuren:

1) Tautomerie

Die Oxalessigsäure weist Keto-Enol-Tautomerie und cis-trans-Isomerie auf. Folgende Verhältnisse liegen vor:

Enol-Form	Keto-Form	Enol-Form	Tautomerie
HO−C−COOH ⇌ HOOC−C−H	O=C−COOH H₂C−COOH	HO−C−COOH ⇌ H−C−COOH	
Hydroxyfumarsäure	Oxalessigsäure	Hydroxymaleinsäure	
trans		cis	Isomerie

Unter **Tautomerie** versteht man den raschen, **reversiblen** Übergang einer konstitutionsisomeren Form in eine andere. Häufig unterscheiden sich die Formen voneinander durch die Stellung des Protons (Prototropie, Protonenisomerie). Bei der **Keto-Enol-Tautomerie** wird aus einem Keton unter Ausbildung einer zusätzlichen C=C-Doppelbindung ein **Enol** gebildet. Die Lage des Gleichgewichts hängt von der Temperatur, dem Reaktionsmedium und dem Energieinhalt der beiden Formen ab.

Beispiele:

Aceton

$$CH_3-\underset{\underset{O}{\|}}{C}-CH_3 \rightleftharpoons CH_3-\underset{\underset{OH}{|}}{C}=CH_2 \quad (0,0003\% \text{ Enol})$$

Keto-Form   Enol-Form

Enole sind dann besonders stabil, wenn die Möglichkeit zur Konjugation besteht.

Acetylaceton (Pentan-2,4-dion)

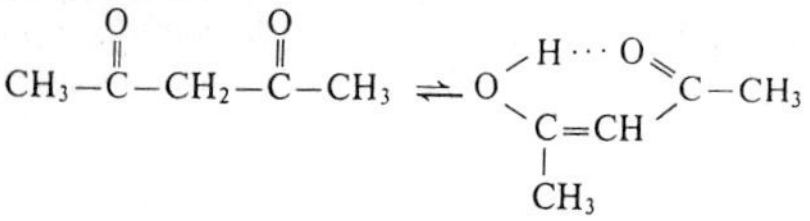

$$CH_3-\underset{\underset{O}{\|}}{C}-CH_2-\underset{\underset{O}{\|}}{C}-CH_3 \rightleftharpoons \underset{\underset{CH_3}{|}}{\underset{C=CH}{O\diagdown\diagup^{H\cdots O}\diagdown C-CH_3}} \quad (85\% \text{ Enol})$$

Uracil (Bestandteil der Ribonucleinsäure):

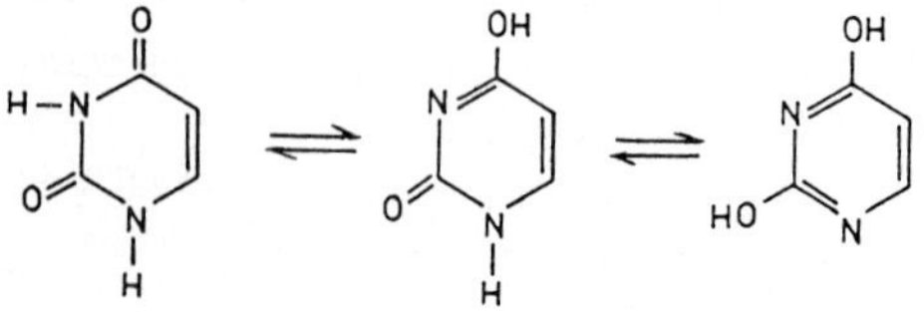

2) Lactonbildung

Das Verhalten der <u>Hydroxysäuren</u> wird durch die beiden funktionellen Gruppen bestimmt. Im Falle der γ- und δ-Hydroxycarbonsäuren, bei denen beide Gruppen genügend weit voneinander entfernt sind, bilden sich durch Ansäuren intramolekulare Ester, die **Lactone**.

Im Falle der γ-Hydroxysäuren erhält man Fünfringe, bei den δ-Hydroxysäuren Sechsringe (vgl. S. 379).

Beispiel:

$$\begin{array}{c} \gamma\ CH_2OH \\ |\\ \beta\ CH_2 \\ |\\ \alpha\ CH_2 \\ |\\ COOH \end{array} \quad = \quad \begin{array}{c} H_2C-OH \\ H_2C \\ H_2C \\ C-OH \\ \parallel \\ O \end{array} \quad \xrightarrow{-H_2O} \quad \text{[}\gamma\text{-Butyrolacton mit Esterbindung]}$$

γ-Hydroxybuttersäure $\qquad\qquad\qquad\qquad$ γ-Butyrolacton

$$\begin{array}{c} R \underset{}{\overset{}{\frown}} O \\ | \\ \underset{\smile}{C=O} \end{array}$$

ist die allgemeine Darstellung für einen Lactonring. Man beachte, daß die Sauerstoffbrücke -O- direkt mit der Carbonylgruppe verbunden ist.

Reaktionen der Ketosäuren

Ketosäuren lassen sich durch Dehydrieren (Oxidation) von Hydroxysäuren erhalten:

Beispiele:

$$\begin{array}{c} COOH \\ | \\ CHOH \\ | \\ CH_3 \end{array} \xrightarrow{-H_2} \begin{array}{c} COOH \\ | \\ C=O \\ | \\ CH_3 \end{array} ;\qquad \begin{array}{c} O \\ \parallel \\ ^{+3}C-OH \\ | \\ H-^0\!C-OH \\ | \\ ^{-3}CH_3 \end{array} \rightleftharpoons \begin{array}{c} O \\ \parallel \\ ^{+3}C-OH \\ | \\ ^{+2}C=O \\ | \\ ^{-3}CH_3 \end{array} + 2e^{\ominus} + 2\,H^{\oplus}$$

Milchsäure $\quad$ <u>Brenztraubensäure</u> $\quad$ Redoxgleichung
(mit Angabe der Oxidationszahlen)

Glyoxylsäure entsteht durch Oxidation von Weinsäure mit Bleitetraacetat:

$$\begin{array}{c} COOH \\ | \\ HO-CH \\ | \\ HO-CH \\ | \\ COOH \end{array} \xrightarrow{-H_2} 2\ O=CH-COOH; \quad \begin{array}{c} ^{+3}COOH \\ | \\ HO-\overset{0}{C}-H \\ | \\ HO-\overset{0}{C}-H \\ | \\ ^{+3}COOH \end{array} \rightleftharpoons 2\ \begin{array}{c} ^{+3}COOH \\ | \\ ^{+1}C=O \\ | \\ H \end{array} + 2e^{\ominus} + 2\ H^{\oplus}$$

Weinsäure — Glyoxylsäure

Ketosäuren werden im Organismus durch **Decarboxylierungsreaktionen** abgebaut (z.B. im Citratzyklus). Auch Aminosäuren können so in andere Verbindungen umgewandelt werden:

$$\begin{array}{c} O=C-COOH \\ | \\ H-C-COOH \\ | \\ H_2C-COOH \end{array} \xrightarrow{-CO_2} \begin{array}{c} O=C-COOH \\ | \\ CH_2 \\ | \\ H_2C-COOH \end{array} ; \quad H_3C-\overset{\beta}{C}-\overset{\alpha}{C}H_2-COOH \xrightarrow{-CO_2} H_3C-\underset{\|}{C}-CH_3; \\ \| \\ O \qquad\qquad\qquad\qquad O$$

Oxalbernsteinsäure α-Ketoglutarsäure   Acetessigsäure   Aceton

$$\begin{array}{c} SH \\ | \\ CH_2 \\ | \\ CH-NH_2 \\ | \\ COOH \end{array} \xrightarrow{-CO_2} \begin{array}{c} SH \\ | \\ CH_2 \\ | \\ CH_2 \\ | \\ NH_2 \end{array} ; \quad \begin{array}{c} COOH \\ | \\ CH_2 \\ | \\ CH-NH_2 \\ | \\ COOH \end{array} \xrightarrow{-CO_2} \begin{array}{c} COOH \\ | \\ CH_2 \\ | \\ CH_2 \\ | \\ NH_2 \end{array} \quad \begin{array}{c} CH_2OH \\ | \\ CH-NH_2 \\ | \\ COOH \end{array} \xrightarrow{-CO_2} \begin{array}{c} CH_2OH \\ | \\ CH_2 \\ | \\ NH_2 \end{array}$$

Cystein   Cysteamin   Asparaginsäure   β-Alanin   Serin   Colamin

Elementorganische Verbindungen mit P, S und C

Phosphororganische Verbindungen

Bei der Energieübertragung und Energie-Speicherung in der Zelle spielen Phosphorsäureester und -anhydride eine wichtige Rolle. Die Esterbindungen sind an der mit * markierten Sauerstoffbindung erkennbar; die Anhydridbindungen sind nicht markiert.

Bindungen, die zur Energiespeicherung benutzt werden, sind mit ~ gekennzeichnet:

$$
\begin{array}{c}
\text{O} \quad\quad \text{O} \\
\| \quad\quad \| \\
\text{HO} - \text{P} \sim \text{O} - \text{P} - \text{OR} \\
| \quad\quad | \\
\text{OH} \quad \text{OH}
\end{array}
\qquad
\begin{array}{c}
\text{O} \quad\quad \text{O} \\
\| \quad\quad \| \\
\text{HO} - \text{P} \sim \text{O} - \text{C} - \text{R} \\
| \\
\text{OH}
\end{array}
\qquad
\begin{array}{c}
\text{O} \quad \text{O} \\
\| \quad \| \\
\text{HO} - \text{P} \sim \text{C} - \text{CH}_3 \\
| \\
\text{OH}
\end{array}
$$

Pyrophosphat-Bindung   (gemischtes Anhydrid)   Acetylphosphat
                                     Acylphosphat

$$
\begin{array}{c}
\text{O} \quad\quad \text{H} \\
\| \quad\quad | \\
\text{HO} - \text{P} \sim \text{O} - \text{C} = \text{C} - \text{R}'' \\
| \quad\quad | \\
\text{OH} \quad \text{R}'
\end{array}
\qquad
\begin{array}{c}
\text{O} \\
\| \\
\text{HO} - \text{P} \sim \text{NHR} \\
| \\
\text{OH}
\end{array}
\qquad
\begin{array}{c}
\text{O} \quad\quad\quad \text{O} \\
_1\| \quad\quad\quad \| \\
\text{C} - \text{O} - \text{P} - \underline{\text{O}}|^{\ominus} \\
| \quad\quad\quad | \\
_2| \quad\quad\quad |\underline{\text{O}}|_{\ominus} \\
\text{HC} - \text{OH} \\
| \quad\quad\quad \text{O} \\
_3| \quad\quad\quad \| \\
\text{H}_2\text{C} - \text{O} - \text{P} - \underline{\text{O}}|^{\ominus} \\
| \\
|\underline{\text{O}}|_{\ominus}
\end{array}
$$

Enolester der   Phosphorsäureamid
Orthophosphorsäure

                                                                      1,3-Bisphosphatglycerat
                                                                      (3-Phosphoglyceroylphosphat)

Einen herausragenden Platz nimmt dabei **Adenosintriphosphat, ATP**, ein. Adenin, eine heterocyclische Base mit einem Purin-Gerüst, ist mit D-Ribose, einem Kohlenhydrat, zu dem Nucleosid Adenosin verknüpft (s.S. 448). Dieses kann mit Mono-, Di- oder Triphosphorsäure zu AMP, ADP oder ATP verestert sein.

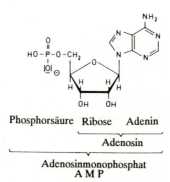

Phosphorsäure   Ribose   Adenin
                  Adenosin
       Adenosinmonophosphat
               A M P

Aus ATP entsteht unter Pyrophosphat-Abspaltung mit Adenylat-Cyclase unter intramolekularer Cyclisierung ein cyclischer Diester, cyclo-AMP.

$$\text{Adenosintriphosphat (ATP)} \xrightarrow{\text{Enzym}} \text{Adenosin-3',5'-monophosphat (cyclo-AMP)}$$

Bei der Hydrolyse der genannten Phosphorsäureester und anderer ähnlicher Verbindungen wird im Vergleich zu normalen Estern mehr Energie freigesetzt.

Dies gilt in noch höherem Maß für die Spaltung der $-\overset{O}{\underset{}{P}}-O-\overset{O}{\underset{}{P}}-$ Bindung (Phosphorsäureanhydrid-Bindung).

Tabelle 32 bringt zum Vergleich einige Werte für die Freie Enthalpie unter Standardbedingungen.

Man beachte den beträchtlichen Unterschied im Energiegehalt zwischen z.B. einer Phosphorsäureester- und einer Phosphorsäureanhydrid-Bindung. Die Bindungstypen in Tabelle 32 gelten nur für die angegebene Reaktion. So enthält z.B. ATP zwei Phosphat-Reste in anhydridischer Bindung (Pyrophosphat), deren Hydrolyseenergien hier genannt sind, während der dritte Phosphat-Rest mit der OH-Gruppe am C-5 -Atom der Ribose verestert ist.

Tabelle 32. ΔG^O-Werte der Hydrolyse von Verbindungen der Phosphorsäure

	Verbindung	Reaktion	ΔG^O(kJ/mol)
a)	Glucose-6-phosphat	Glc-6(P) $\longrightarrow$ Glc+(P)	-13,4
a)	Glucose-1-phosphat	Glc-1(P) $\longrightarrow$ Glc+(P)	-20,9
b)	Pyrophosphat	(P)-(P) $\longrightarrow$ (P)+(P)	-29,3
b)	ATP	ATP $\longrightarrow$ ADP+(P)	-31,8
b)	ATP	ATP $\longrightarrow$ AMP+(P)-(P)	-36
b)	1,3-Bisphospho-glycerat	$\longrightarrow$ 3-Phosphoglycerinsäure + (P)	-49,4
c)	Kreatinphosphat	R-NH-(P) $\longrightarrow$ R-NH$_2$+P	-43,9
d)	Phosphoenolpyruvat (PEP)	H$_2$C=C-COOH $\longrightarrow$ H$_3$C-C-COOH+(P) O-(P) ‖ O	-33,5
e)	Acetyl-CoA	CH$_3$CO~S-CoA $\longrightarrow$ CH$_3$COOH + HS-CoA	-33,5

(P) $\hat{=}$ HPO$_4^{2-}$, (P)-(P) $\hat{=}$ P$_2$O$_7^{4-}$; Bindungstyp der Reaktion: a) Ester, b) Anhydrid, c) Amid, d) Ester (aus Enol), e) Ester (aus Thiol)

Die unter physiologischen Bedingungen zur Verfügung stehende Energie hängt von der Konzentration der Reaktionspartner, dem pH-Wert und anderen Einflüssen ab. Sie läßt sich mit der vereinfachten Gleichung

$$\Delta G = \Delta G^O + R \cdot T \cdot \ln \frac{c(ADP^{2-}) \cdot c(HPO_4^{2-})}{c(ATP^{4-})}$$

für die Reaktion ATP $\longrightarrow$ ADP + (P) abschätzen.

$R = 8,3 \text{ J} \cdot \text{K}^{-1} \cdot \text{mol}^{-1}$, $T = 37 \text{ }^O\text{C} = 310 \text{ K}$,
$c(HPO_4^{2-}) \approx 10^{-2}$ M.

$\Delta G^O = -31,8 \text{ kJ} \cdot \text{mol}^{-1}$, pH = 7.

Bei gleichen Konzentrationen an ADP und ATP (etwa 10^{-3}M) beträgt

$\Delta G = -31800 + 8,3 \cdot 310 \cdot \ln 10^{-2} =$
$-43,65 \text{ kJ} \cdot \text{mol}^{-1}$.

Bei einem Verhältnis von 1 : 1000 (ADP : ATP), wie es z.B. im Muskel vorliegt, steigt ΔG an:

$$\Delta G = -31\,800 + 8{,}3 \cdot 310 \cdot \ln \frac{10^{-2}}{10^3} = -61{,}42 \text{ kJ} \cdot \text{mol}^{-1}$$

Schwefelorganische Verbindungen

Schwefelsäureester und Schwefelsäureanhydride

Neben den einfachen Mono- und Diestern (s. Kap. *Alkohole*) ist das **Coenzym A** der wohl bekannteste biochemische Thioester (Formelbeschreibung s.S. 472). Er ist das Coenzym des Fettsäurestoffwechsels und dient zur Übertragung von Acyl-Resten.

3'-Phosphoadenosin-5'-phosphosulfat

PAPS, "aktives Sulfat"

Thioester (vgl. Coenzym A)

Zur Einführung von Sulfat in die Glykosaminoglykane (z.B. Chondroitinsulfat) wird "aktives Sulfat" benötigt. Hierzu dient 3'-Phosphoadenosin-5'-phosphosulfat (**PAPS**). Es setzt sich zusammen aus AMP, das in 3-Stellung nochmals phosphoryliert wurde und dessen 5-Phosphat-Rest in einer Anhydrid-Bindung mit einem Sulfat-Rest verbunden ist. Der Sulfat-Rest kann auch leicht auf die OH-Gruppe von Phenolen oder Alkoholen übertragen werden, die dadurch schneller ausgeschieden werden können ("Entgiftungsreaktion").

Sulfonsäuren

Die SO_3-H-Gruppe heißt **Sulfonsäure-Gruppe**. Sulfonsäuren dürfen nicht mit Schwefelsäureestern verwechselt werden: In den Estern ist der Schwefel über Sauerstoff mit Kohlenstoff verbunden (s.S. 286), in den Sulfonsäuren steht S am C-Atom. Aromatische Sulfonsäuren entstehen durch Sulfonierung von Benzol mit SO_3 oder konzentrierter Schwefelsäure:

$$C_6H_6 + SO_3 \longrightarrow C_6H_5-SO_3H$$

Benzolsulfonsäure

Bei Einwirkung von *Chlorsulfonsäure* ("Sulfochlorierung") entstehen *Sulfonsäurechloride*, die ihrerseits weiter umgesetzt werden können:

$$C_6H_6 + ClSO_3H \xrightarrow{-H_2O} C_6H_5-SO_2-Cl$$

Benzolsulfochlorid

$$C_6H_5-SO_2Cl + NaOH \longrightarrow C_6H_5-SO_3^{\ominus} Na^{\oplus} + HCl$$

Na-Benzolsulfonat

$$C_6H_5-SO_2Cl + NH_3 \longrightarrow C_6H_5-SO_2NH_2 + HCl$$

Benzolsulfonamid

Verwendung

Die Natriumsalze alkylierter aromatischer Sulfonsäuren dienen als Netzmittel (vgl.S.329), während einige Sulfonamide ($H_2N-C_6H_4-SO_2$-NHR) als Chemotherapeutica verwendet werden. Stammsubstanz ist das *Sulfanilamid* $H_2N-C_6H_4-SO_2-NH_2$ (p-Aminobenzolsulfonamid), das als Amid der Sulfanilsäure $H_2N-C_6H_4-SO_3H$ (p-Aminobenzolsulfonsäure) anzusehen ist.

Beispiele

$$H_2N-C_6H_4-SO_2-NH-\underset{S}{\overset{\|}{C}}-NH_2 \;;\; HOOC-CH_2-CH_2-\underset{O\;\;H}{\overset{\|\;\;|}{C-N}}-C_6H_4-SO_2NH-\text{(thiazol)}$$

Sulfathiocarbamid   Succinoylsulfathiazol

Die antibakterielle Wirkung der Sulfonamide beruht darauf, daß sie von den Enzymen als Metabolite anstelle der p-Aminobenzoesäure umgesetzt werden. Die Wirksamkeit der Sulfonamide hängt u.a. von der Art des Restes R ab, der als Substituent am Amidstickstoff sitzt. Er beeinflußt wie alle Substituenten die Ladungsverteilung am Stickstoffatom und damit auch die Acidität der substituierten Sulfonamide (vgl.S.302). Da Sulfonamide im Organismus am Aminstickstoff teilweise acetyliert werden, setzt man Kombinationspräparate oder entsprechende disubstituierte Verbindungen ein.

Ein Vergleich von **Sulfanilamid (I)** und **p-Aminobenzoesäure (II)** zeigt die Ähnlichkeit der beiden Verbindungen:

normale Bindungslängen (in pm)

C – C : 154
C – N : 147
C – O : 143
C – S : 182
N – S : 176

(Atomabstände in pm. Die nicht angegebenen Bindungen haben die üblichen Bindungslängen.)

Man erkennt, daß die Abstände der funktionellen Gruppen vom Benzolring - im Vergleich zu gesättigten Verbindungen - verkürzt sind. Dies deutet darauf hin, daß diese Gruppen mit den π-Orbitalen des Benzolrings in Wechselwirkung treten, so daß von einem π-Bindungscharakter der betreffenden Bindungen gesprochen werden kann. Resonanzstrukturen erläutern diesen Effekt (s.S. 303):

$$R-C\overset{O}{\underset{\underline{O}H}{\diagup}} \longleftrightarrow R-C^{\oplus}\overset{\underline{\overline{O}}|^{\ominus}}{\underset{\underline{O}H}{\diagup}} \longleftrightarrow R-C\overset{\underline{\overline{O}}|^{\ominus}}{\underset{\underline{O}H}{\diagup}}$$

$$R-\overset{|O|}{\underset{|O|}{\overset{\|}{S}}}-\overline{N}H_2 \longleftrightarrow R-\overset{|\overline{O}|^{\ominus}}{\underset{O}{\overset{|}{S}}}=\overset{\oplus}{N}H_2 \longleftrightarrow R-\overset{|O|}{\underset{|\underline{O}|^{\ominus}}{\overset{\|}{S}}}-\overset{\oplus}{N}H_2$$

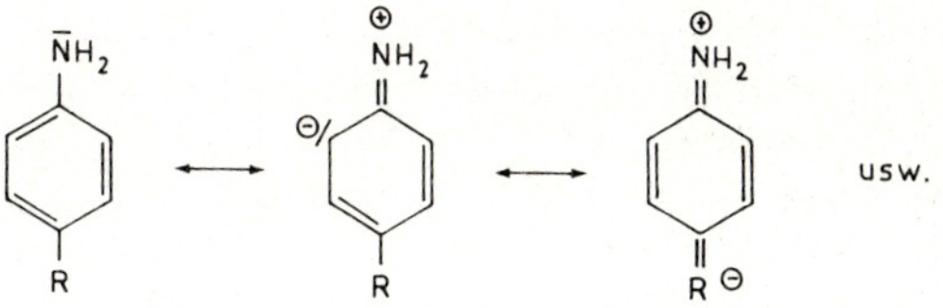

$\overset{-}{N}H_2$ ⟷ $\overset{\oplus}{N}H_2$ (⊖) ⟷ $\overset{\oplus}{N}H_2$ usw.

(mit R bzw. R⊖)

Die daraus resultierende Ladungsverteilung ist in den Strukturformeln (I) und (II) wie üblich gekennzeichnet: positive Partialladungen sind zu erwarten an der Amin-N-, der Amid-N- und der Carboxyl-OH-Gruppe.

Verbindungen der Kohlensäure

Die Kohlensäure, die einfachste Hydroxysäure des Kohlenstoffs, ist gleichzeitig Hydrat des Kohlendioxids. Sie ist <u>bifunktionell</u> und bildet verschiedene Derivate, die - im Unterschied zur Kohlensäure - teilweise stabile chemische Verbindungen sind.

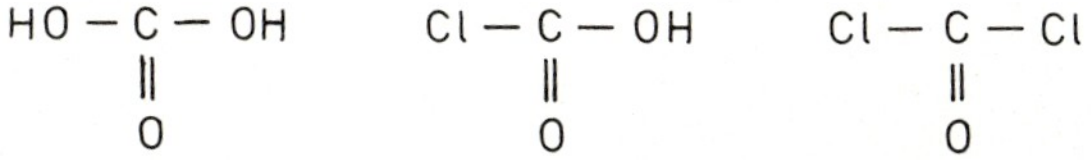

$HO-\underset{\underset{O}{\|}}{C}-OH$ $Cl-\underset{\underset{O}{\|}}{C}-OH$ $Cl-\underset{\underset{O}{\|}}{C}-Cl$

Kohlensäure   Chlorameisensäure   Phosgen (Carbonylchlorid)

Kohlensäurechloride

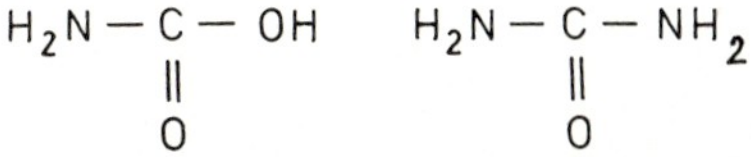

$H_2N-\underset{\underset{O}{\|}}{C}-OH$ $H_2N-\underset{\underset{O}{\|}}{C}-NH_2$

Carbamidsäure (Carbaminsäure)   Harnstoff

Kohlensäureamide

Biochemisch im Harnstoff-Cyclus von Bedeutung ist Carbamoylphosphat, das gemischte Anhydrid von Phosphorsäure und Carbamidsäure (Kohlensäuremonoamid).

$$H_2N-\underset{\underset{O}{\|}}{C}-O-\underset{\underset{OH}{|}}{\overset{\overset{O}{\|}}{P}}-OH$$

Carbamoylphosphat

Harnstoff, das Diamid der Kohlensäure, ist das Endprodukt des Eiweißstoffwechsels und findet sich in den Ausscheidungsprodukten von Mensch und Säugetier. Als Amid reagiert Harnstoff in wäßriger Lösung neutral; mit starken Säuren entstehen jedoch beständige Salze. Die im Vergleich zu anderen Amiden höhere Basizität, die aber noch deutlich geringer ist als von Alkylaminen, beruht auf einer Mesomeriestabilisierung des Kations:

$$H_2N-\underset{\underset{O}{\|}}{C}-NH_2 + H^\oplus \rightleftharpoons \left[H_2N-\underset{\underset{\oplus OH}{\|}}{C}-NH_2 \leftrightarrow H_2\overset{\oplus}{N}=\underset{\underset{OH}{|}}{C}-NH_2 \leftrightarrow H_2N-\underset{\underset{OH}{|}}{C}=\overset{\oplus}{N}H_2 \right]$$

Beim Erwärmen mit Säuren oder Laugen oder in Gegenwart des in einigen Leguminosenarten enthaltenen Enzyms Urease hydrolysiert Harnstoff zu Ammoniak:

$$H_2N-\underset{\underset{O}{\|}}{C}-NH_2 \xrightarrow{H_2O} \begin{cases} \xrightarrow{\Delta, H^\oplus} NH_4^\oplus + CO_2 \\ \xrightarrow{\Delta, OH^\ominus} NH_3 + CO_3^{2\ominus} \\ \xrightarrow{Urease} NH_3 + CO_2 \end{cases}$$

Harnstoff

Beim Erhitzen von Harnstoff über den Schmelzpunkt hinaus spaltet sich NH_3 ab, und die so entstandene Isocyansäure reagiert mit einem weiteren Molekül Harnstoff zu Biuret:

$$O=C\diagup_{NH_2}^{NH_2} \xrightarrow{-NH_3} O=C=NH$$

Isocyansäure

$$O=C=NH + H_2N-\underset{\underset{O}{\|}}{C}-NH_2 \longrightarrow H_2N-\underset{\underset{O}{\|}}{C}-NH-\underset{\underset{O}{\|}}{C}-NH_2$$

Biuret

In alkalischer Lösung ergibt Biuret mit Cu^{2+}-Ionen eine blauviolette Färbung (<u>Biuretreaktion</u>). Es entsteht ein Kupferkomplexsalz. Diese Reaktion ist charakteristisch für -CO-NH-Gruppierungen und kann allgemein zum qualitativen Nachweis von Harnstoff und Eiweißstoffen benutzt werden.

Ureide (N-Acyl-Harnstoffe) sind Reaktionsprodukte von Harnstoff mit organischen Carbonsäure-chloriden oder -estern.

Beispiel:

$$O=C\diagup_{NH_2}^{NH_2} + \underset{\underset{O}{\|}}{C_2H_5O-C}\diagdown_{C_2H_5OC\diagup}^{CH_2} \xrightarrow[\text{in Ethanol} \atop 110\,°C]{Na^{\oplus}\underline{O}^{\ominus}C_2H_5} O=\underset{5}{\underset{|}{\underset{N}{\overset{H}{\overset{|}{N}}}}}\underset{\diagdown}{\overset{\diagup}{\underset{4}{C}}} \overset{2}{\underset{6}{\overset{C}{\underset{C}{\diagdown}}}} \overset{O}{\underset{O}{\diagup}} CH_2 + 2\,C_2H_5OH$$

Harnstoff   Malonsäure-diethylester   Barbitursäure

Am C-1-Atom substituierte cyclische Ureide sind wichtige Schlafmittel und Narkotica, z.B. die Phenylethyl- und Diethylbarbitursäure.

Die Barbitursäure kann auch als Derivat des Pyrimidins angesehen werden. Als cyclisches Diamid besitzt sie die -NH-CO-Gruppierung, die auch *Lactam*gruppe genannt wird und tautomere Formen bilden kann (Lactam-Lactim-Tautomerie, s.S. 450).

Ersetzt man formal in der Enolform der Barbitursäure das H-Atom der CH-Gruppe durch eine OH-Gruppe, erhält man die *Isodialursäure*, die sich mit Harnstoff zur *Harnsäure* kondensieren läßt:

Isodialursäure   Harnstoff   Harnsäure

Harnsäure ist wie Harnstoff ein Stoffwechselprodukt und wird im Harn ausgeschieden. Sie kann auch als Trihydroxyderivat des Purins aufgefaßt werden, dem Grundkörper einer wichtigen Stoffklasse, deren Derivate in der Natur weit verbreitet sind (vgl. Purin- und Pyrimidinbasen in den Nukleinsäuren).

Ersetzt man im Harnstoff $H_2N\text{-}CO\text{-}NH_2$ die Carbonylgruppe durch eine Imingruppierung $>C=N\text{-}H$, so erhält man **Guanidin** $H_2N\text{-}\underset{NH}{\overset{\|}{C}}\text{-}NH_2$

(Iminoharnstoff), eine Base von der Stärke des Natriumhydroxids. Bei der Anlagerung eines Protons entsteht nämlich ein vollsymmetrisches, mesomeriestabilisiertes Kation, da die drei N-Atome im Guanidin chemisch äquivalent sind.

Das *Guanidinium-Kation* ist mesomeriestabilisiert:

$$\left[H_2\overset{\oplus}{N}=C\begin{matrix}\nearrow \bar{N}H_2 \\ \searrow \bar{N}H_2\end{matrix} \longleftrightarrow H_2\bar{N}-C\begin{matrix}\nearrow \overset{\oplus}{N}H_2 \\ \searrow \bar{N}H_2\end{matrix} \longleftrightarrow H_2\bar{N}-C\begin{matrix}\nearrow \bar{N}H_2 \\ \searrow \overset{\oplus}{N}H_2\end{matrix} \right] Cl^\ominus$$

Guanidin besitzt biologische Bedeutung in Form seiner Derivate z.B. als L-Arginin, Kreatin und Kreatinin, außerdem ist es Bestandteil des Antibioticums Streptomycin.

Bei der hydrolytischen Spaltung der C-N-Bindung im <u>Arginin</u> entstehen Harnstoff und die nicht-proteinogene Aminosäure <u>Ornithin</u>:

$$\begin{matrix} HN-C\begin{matrix}\nearrow NH_2 \\ \searrow \overset{\oplus}{N}H_2\end{matrix} \\ | \\ (CH_2)_3 \\ | \quad \oplus \\ HC-NH_3 \\ | \\ COO^\ominus \end{matrix} \quad \xrightarrow{+H_2O} \quad \begin{matrix} \overset{\oplus}{N}H_3 \\ | \\ (CH_2)_3 \\ | \quad \oplus \\ HC-NH_3 \\ | \\ COO^\ominus \end{matrix} \quad + \quad O=C\begin{matrix}\nearrow NH_2 \\ \searrow NH_2\end{matrix}$$

Arginin   Ornithin   Harnstoff

Stereoisomerie

Isomerie und Chiralität

Bereits bei den Alkanen haben wir gesehen, daß die Summenformel zur Charakterisierung einer Verbindung nicht ausreicht (s.S. 242). Als Strukturisomere (Konstitutionsisomere) wurden solche Moleküle bezeichnet, die sich durch eine unterschiedliche Verknüpfung der Atome unterschieden.

Eine zweite große Gruppe von Isomeren, die **Stereoisomere**, unterscheiden sich nur durch die räumliche Anordnung der Atome in der Konfiguration oder Konformation. Sie werden aufgrund ihrer Symmetrieeigenschaften eingeteilt:

Verhalten sich zwei Stereoisomere wie ein Gegenstand und sein Spiegelbild, so nennt man sie **Enantiomere** *oder (optische) Antipoden. Alle anderen Stereoisomere heißen* **Diastereomere**.

Daraus folgt: 1. Zwei Stereoisomere können nicht gleichzeitig enantiomer und diastereomer zueinander sein und 2. von einem bestimmten Molekül existiert nur ein einziges Enantiomer; es kann aber mehrere Diastereomere geben.

Demnach sind die cis-trans-Isomere wie Fumarsäure/Maleinsäure (s.S. 260) Diastereomere und die beiden gauche-Konformationen des n-Butans (s.S. 245) Enantiomere. Einen Überblick gibt Tabelle 33.

Diastereomere unterscheiden sich, ähnlich wie die Strukturisomere, im Gegensatz zu den Enantiomeren in ihren chemischen und physikalischen Eigenschaften wie Siedepunkt, Schmelzpunkt, Löslichkeit und Drehwert α der Drehung der Polarisationsebene des Lichtes. Sie können durch die üblichen Trennmethoden (z.B. fraktionierte Destillation) getrennt werden.

Enantiomere *sind nur spiegelbildlich verschieden und werden auch als* **chirale** *Moleküle bezeichnet.*

Man versteht hierunter Moleküle, die wie linke und rechte Hand nicht mit ihrem Spiegelbild zur Deckung gebracht werden können. *Sie verhalten sich chemisch und physikalisch* (z.B. spektroskopische Eigenschaften) *genau gleich mit Ausnahme der Wechselwirkung gegenüber polarisiertem Licht und optisch aktiven (chiralen) Reaktionspartnern.*
Bei der Synthese im Labor entstehen daher normalerweise beide Enantiomere in gleicher Menge (**racemisches Gemisch**, im festen Zustand: **Racemat**).

Enantiomere lassen sich dadurch unterscheiden, daß das eine die Polarisationsebene von linear polarisiertem Licht - unter sonst gleichen Bedingungen - nach links und das andere diese um den *gleichen Betrag nach rechts dreht (gleicher Drehwert, anderer Drehsinn).* Daher ist ein *racemisches Gemisch optisch inaktiv.*

Die Polarisationsebene wird im chiralen Medium zum verdrehten Band (Abb. 90). Das Ausmaß der Drehung ist proportional der Konzentration c der Lösung und der Schichtdicke l. Ausmaß und Vorzeichen hängen ferner ab von der Art des Lösungsmittels, der Temperatur T und der Wellenlänge λ des verwendeten Lichts.

Eine Substanz wird durch einen spezifischen Drehwert α charakterisiert:

$$[\alpha]_\lambda^T = \frac{\alpha_\lambda^T \text{ gemessen}}{l\,[\text{dm}] \cdot c\,[\text{g/ml}]}.$$

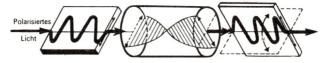

Polarisationsebene des eingestrahlten Lichts

gelöste Substanzprobe (chirales Medium)

Polarisationsebene nach dem Durchgang

Abb. 90

Tabelle 33. Einteilung von Isomeren

Art der Isomerie	Gemeinsames Merkmal	Unterschiede im Molekülbau	Physikalische Eigenschaften	Chemische Eigenschaften	Beispiele
Konstitutionsisomerie					
Funktionsisomerie	Summen-Formel	Funktionelle Gruppen		verschiedene Reaktivität	$CH_3-\underset{\Vert}{O}-CH_3$: $CH_3-CH_2-\overline{\underline{O}}H$
Skelettisomerie		C-Gerüst			
Stellungsisomerie	Gerüst, Funktionen	Stellung am Gerüst			Cl ... Cl substituierte Benzole
Stereoisomerie	Konstitution	Relat. Anordnung d. Substituenten an verschiedenen Atomen	Alle physikalischen Daten der Isomeren sind verschieden	Konfigurationsisomere lassen sich nur dadurch ineinander überführen, daß eine chemische Bindung gelöst wird	
Diastereomerie					
– cis-trans-Isomerie an Doppelbindungen		– einer Doppelbindung			Fumarsäure: Maleinsäure
– (Z-E-Isomerie) cis-trans-Isomerie an Ringen		– einem Ring			subst. Cyclohexane
– Diastereomerie bei mehreren chiralen Gruppen		– zweier chiraler Gruppen			Weinsäure
Enantiomerie (optische Isomerie)		Chirale Molekülpaare, Anordnung der Atome wie Gegenstand u. Spiegelbild	Unterschied nur gegenüber chiralen Medien wie linearpolarisiertem Licht	Verschiedene Reaktivität nur bei chiralen Reaktionspartnern	
Konformationsisomerie (= Torsionsisomerie), mit Atropisomerie (Energiebarriere 65 – 85 kJ·mol^{-1})		Verschiedene Torsionswinkel	Isomere sind nur trennbar, wenn die Verdrehung stark behindert ist	Isomerisierung erfolgt ohne Bindungsbruch	n-Butane, sie können sowohl Enantiomerie als auch Diastereomerie zeigen

Nomenklatur der Molekülchiralität

Die Ursache für die Chiralität von Molekülen ist oft ein C-Atom, das mit *vier verschiedenen* Liganden verbunden ist und als **asymmetrisches C-Atom** (*C) oder **Asymmetriezentrum** bezeichnet wird. *Beachte:* Es genügt bereits die Substitution eines Liganden durch sein Isotop wie in $CH_3-{}^*CHD-OH$.
Bei einem Asymmetriezentrum handelt es sich um einen Spezialfall des allgemeinen Begriffs **Chiralitätszentrum**. Es gibt nämlich auch optisch aktive Verbindungen *ohne* asymmetrisches C-Atom und Substanzen, die trotz asymmetrischer C-Atome optisch *nicht* aktiv sind (z.B. meso-Weinsäure, s.S. 368).
Asymmetrie ist daher im Unterschied zur Chiralität eine hinreichende, aber keine notwendige Bedingung für das Auftreten optischer Aktivität.

Eine genauere Unterscheidung ist mit Hilfe der Symmetrieeigenschaften der Moleküle möglich:

Asymmetrische Moleküle haben keine Symmetrieelemente. Chirale Moleküle besitzen weder ein Symmetriezentrum noch eine Symmetrieebene (= Spiegelebene) noch eine Drehspiegelachse. Sie können jedoch eine Symmetrieachse enthalten.

Beispiele:

a) **Chirale Verbindungen**

asymmetrisch (und chiral)

chiral (aber nicht asymmetrisch) mit zweizähliger Drehachse

chiral mit mehreren Symmetrieachsen

b) Achirale Verbindungen

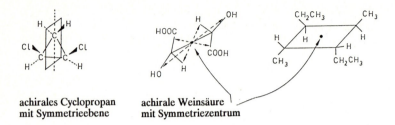

achirales Cyclopropan mit Symmetrieebene

achirale Weinsäure mit Symmetriezentrum

achirales Spiran mit Drehspiegelachse

Fischer-Projektion

Zur Wiedergabe der räumlichen Lage der Atome eines Moleküls auf dem Papier bedient man sich häufig der **Projektionsformeln nach Fischer:**

Beispiel: 2-Chlorbutan (Enantiomerenpaar) $CH_3-CH_2-\overset{*}{\underset{H}{\overset{Cl}{C}}}-CH_3$

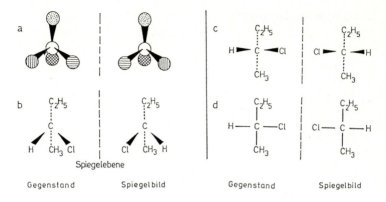

Abb. 91. Ableitung der Fischer-Projektionsformel aus der räumlichen Struktur (a ⟶ d)

Das Asymmetriezentrum *C wird in der Papierebene (Projektionsebene) liegend gedacht. Die beiden Bindungen (◂) die vor die Papierebene gerichtet sind, werden durch horizontale Striche, die beiden nach hinten gerichteten Bindungen durch vertikale Striche angedeutet. Die Kohlenstoffkette wird vertikal geschrieben.

Falls die Kette Kohlenstoffatome verschiedener Oxidationszahl enthält, bildet das C-Atom mit der höchsten Oxidationszahl (vgl. S.146) den Kopf der Kette (Beispiele s. Zucker S. 374). Im vorliegenden Beispiel haben die C-Atome die gleiche Oxidationszahl.

Bei Fischer-Projektionsformeln ist folgendes zu beachten:

1. Sie geben nur die Konfiguration wieder. Potentielle Konformationen werden nicht berücksichtigt. Ausgangspunkt bei den Kohlenhydraten ist die ekliptische Konformation (s.S. 243).

2. Die Formel darf als ganzes in der Projektionsebene um $180°$ gedreht werden. Das Molekül bleibt dadurch unverändert, muß aber so betrachtet werden, daß das C-Atom mit der höchsten Oxidationszahl oben steht.

3. Eine Drehung um 90° oder ein ungeradzahliges Vielfaches davon ist verboten, da sie die Konfiguration des anderen Enantiomeren ergibt.
4. Ein einfacher Austausch der Substituenten ist nicht erlaubt, weil dies die Konfiguration ändern würde (Gegenstand ⟶ Spiegelbild). Führt man dagegen **zwei** Vertauschungen unmittelbar hintereinander aus, erhält man das ursprüngliche Molekül ("Spiegelbild des Spiegelbildes", **Regel des doppelten Austausches**, s. S. 365).

R-S-Nomenklatur

Die exakte perspektivische (zeichnerische) Darstellung der Konfiguration am Asymmetriezentrum ist zwar korrekt, aber zu umständlich. Daher hat man eine Symbolschreibweise eingeführt, die es erlaubt, die Konfiguration eindeutig wiederzugeben. Man geht dabei folgendermaßen vor:

Die direkt an das asymmetrische *C-Atom gebundenen Atome **a** werden nach fallender Ordnungszahl angeordnet.

Sind zwei oder mehr Atome gleichwertig, wird ihre Prioritätsfolge ermittelt, indem man die weiter entfernt stehenden Atome **b** (im gleichen Substituenten) betrachtet. Notfalls muß man die nächstfolgenden Atome **c** (evtl. auch **d**) heranziehen:

$$\begin{array}{c} c \\ | \\ b \\ | \\ a \\ | \\ c-b-a-\overset{*}{C}-a-b-c \\ | \\ a \\ | \\ b \\ | \\ c \end{array}$$

Falls kein Substituent vorhanden ist, setzt man für die entsprechende Position die Ordnungszahl **Null** ein. *Mehrfachbindungen zählen als mehrere Einfachbindungen, d.h. aus* >C=O wird formal $-\text{O}-\overset{|}{\underset{|}{\text{C}}}-\text{O}-$.

Aus diesen Regeln ergibt sich für wichtige Substituenten folgende Reihe, die nach *abnehmender Priorität* geordnet ist:

Cl > SH > OH > NH_2 > COOH > CHO > CH_2OH > CH_3 > H.

Man betrachtet nun ein Molekül in der Weise, daß der Substituent niedrigster Priorität (meist H) nach hinten schaut (den Tetraeder im Raum drehen!). Entspricht die Reihenfolge der restlichen drei Liganden (nach abnehmender Priorität geordnet) einer Drehung im Uhrzeigersinn, erhält das Chiralitätszentrum das Symbol R (rectus). Entspricht die Reihenfolge einer Drehung im Gegenuhrzeigersinn, erhält es die Bezeichnung S (sinister).

Beispiele:

(−)−R− Milchsäure, $CH_3 - \overset{*}{C}H - COOH$
$\quad\quad\quad\quad\quad\quad\quad\quad\quad\quad\quad\quad |$
$\quad\quad\quad\quad\quad\quad\quad\quad\quad\quad\quad\quad OH$

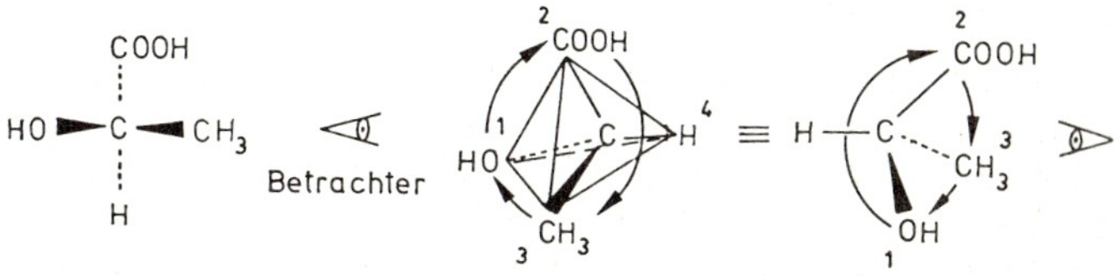

Die Ableitung der Konfiguration eines Stereoisomers wird erleichtert, wenn man die Verbindung in der Fischer-Projektion hinschreibt. Der Substituent niedrigster Priorität muß nach **unten** zeigen, da er dann hinter der Papierebene liegt (s.S. 361). Die Reihenfolge wird danach entsprechend den Sequenzregeln bestimmt und die Konfiguration ermittelt.

Zur bildlichen Darstellung stelle man sich ein Drei-Speichen-Lenkrad vor, bei dem die Substituenten höherer Priorität auf dem Speichenring angeordnet sind, während der Substituent niedrigster Priorität auf der Lenksäulenachse liegt.

Beispiel: S-2-Brombutan, $CH_3CHBrCH_2CH_3$

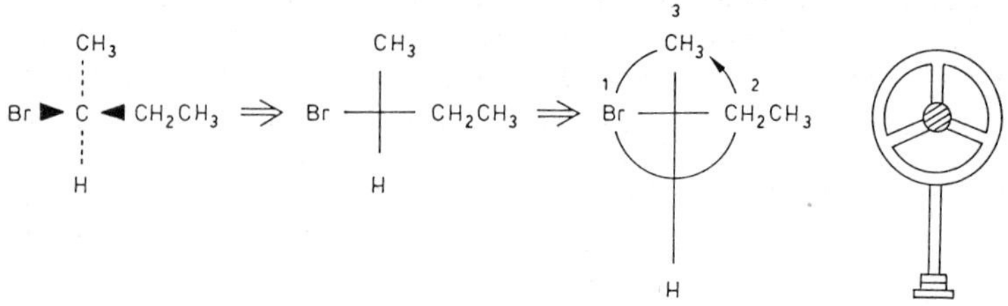

"Lenkrad-Methode"

Weist der Substituent niedrigster Priorität nach oben, wird die Regel des doppelten Austauschs angewandt (S. 362, Punkt 4). Von einer Drehung der Projektionsformel um $180°$ (S. 361, Punkt 2) wird wegen Verwechslungsgefahr abgeraten.

Beispiel: S-2-Brombutan

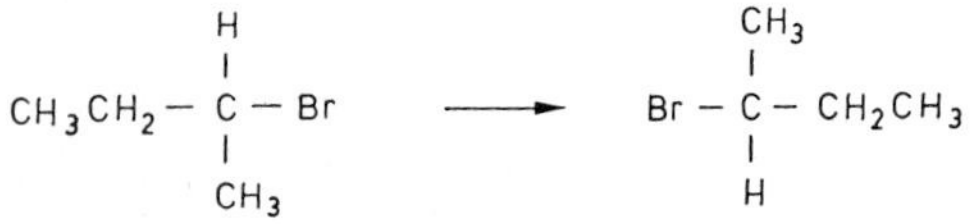

$$CH_3CH_2-\underset{CH_3}{\overset{H}{\underset{|}{\overset{|}{C}}}}-Br \longrightarrow Br-\underset{H}{\overset{CH_3}{\underset{|}{\overset{|}{C}}}}-CH_2CH_3$$

Liegt der Substituent niedrigster Priorität in Jer Horizontalen, wird ebenfalls die Regel des doppelten Austauschs angewandt (S. 362, Punkt 4).

Beispiel:

(+)-S-Alanin, $CH_3-{}^*CH-COOH$
                      $|$
                     NH_2

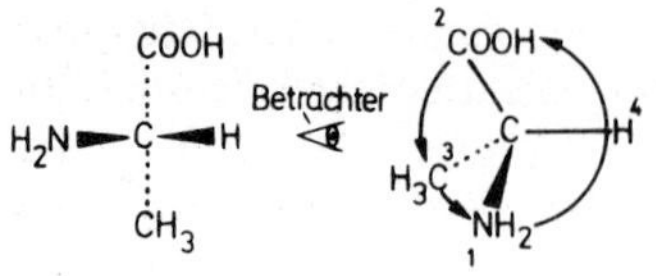

aber: $CH_3-CH-COOH$
                $|$
               CH_3
Isobuttersäure

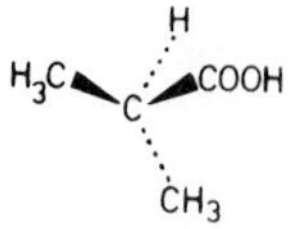

nicht optisch aktiv (achiral)
(2 gleiche Substituenten)!

Hat man die Verbindung bereits in der Fischer-Projektionsformel hingeschrieben, läßt sich die R-S-Konfiguration leichter bestimmen: Der Substituent niedrigster Priorität muß nach **unten** zeigen, da er dann hinter der Papierebene liegt (s.S. 361). Die Reihenfolge wird dann wie angegeben bestimmt und die Konfiguration ermittelt. Weist der Substituent niedrigster Priorität nach oben, wird die Projektionsformel um 180° gedreht (S. 362, Punkt 2). Liegt er dagegen in der Horizontalen, muß er durch **doppelten** Austausch (S. 362, Punkt 4) in die untere Position gebracht werden.

Beispiel:

(−)−S−Serin, $HOH_2C-\overset{*}{C}H-COOH$
              $|$
              NH_2

$$\begin{array}{c} COOH \\ H_2N-C-H \\ CH_2OH \end{array} \quad \xrightarrow{\text{doppelter Austausch}} \quad \begin{array}{c} NH_2 \\ HOOC-C-CH_2OH \\ H \end{array}$$

Reihenfolge: $2-C-3$ ≡ S−Konfiguration (mit 1 oben, 4 unten)

Enthält ein Molekül mehrere asymmetrische Atome, wird jedes einzelne mit R oder S bezeichnet, und die Buchstaben werden in den Namen aufgenommen.

Es sei hier ausdrücklich betont, daß die Bezeichnungen R und S lediglich die Konfiguration am Asymmetriezentrum angeben und keine Aussage darüber machen, in welche Richtung die Polarisationsebene des Lichts gedreht wird. Die Drehung dieser Ebene nach rechts wird mit (+), die Drehung nach links mit (−) bezeichnet und die Drehrichtung dem Molekülnamen vorangestellt: (−)-R-2- Butanol ist der Alkohol mit der Formel $CH_3-CH_2-\overset{*}{C}HOH-CH_3$, der das polarisierte Licht nach links dreht und dessen Substituenten im Uhrzeigersinn aufeinanderfolgen.

D-L-Nomenklatur

Die älteren Konfigurationsangaben **D** und **L** werden hauptsächlich bei Zuckern und Aminosäuren und α-Hydroxycarbonsäuren verwendet. Sie sind wie folgt definiert:

Dem (+)-R-Glycerinaldehyd $CH_2OH-{}^*CHOH-CHO$ (I) entspricht die Fischer-Projektions-Formel (III). Dieser wird als D-Glycerinaldehyd (oder D-Glycerolaldehyd) bezeichnet:

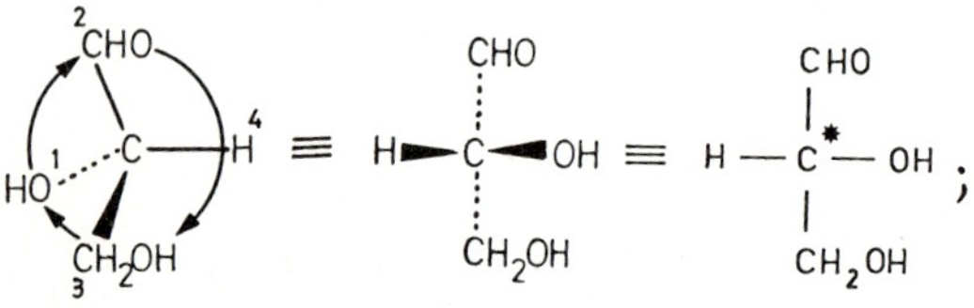

R-Glycerinaldehyd = D-Glycerinaldehyd   L-Glycerinaldehyd

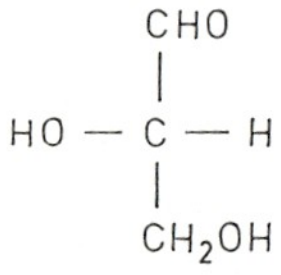

Entsprechend erhalten alle Substanzen, bei denen der Substituent (hier die OH-Gruppe) am maßgeblichen *C-Atom in der Fischer-Projektion auf der **rechten** Seite steht, die Bezeichnung **D** vorangestellt (relative Konfiguration bezüglich D-Glycerinaldehyd). Das andere Enantiomere erhält die Konfiguration L, z.B. L-Glycerinaldehyd (IV).

Die hier dargestellte willkürliche Zuordnung der Projektionsformel II zum (+)-R-Glycerinaldehyd wurde 1951 durch Röntgenstrukturanalyse bestätigt. Um die so ermittelte **absolute Konfiguration** durch eine bestimmte Nomenklatur festzulegen, wurde das bereits beschriebene R-S-System entwickelt.

Eine weitere Reihe von Verbindungen mit asymmetrischem C-Atom bilden die **Aminosäuren**. Für sie gilt folgende Fischer-Schreibweise und Konfiguration:

```
      COOH                    COOH
       |                       |
H₂N – C – H              H – C – NH₂
       |                       |
       R                       R
```

L-Form   D-Form
Aminogruppe nach links   Aminogruppe nach rechts
am α-C-Atom   am α-C-Atom

Beispiele zur Stereochemie

(1) **2,3-Dichlorpentan**, $CH_3-CH_2-{}^*CHCl-{}^*CHCl-CH_3$

Es sind folgende Stereoisomere möglich:

```
   ¹CH₃              CH₃              CH₃              CH₃
    |                 |                |                |
H ►²C ◄ Cl      Cl ► C ◄ H       H ► C ◄ Cl      Cl ► C ◄ H
    |                 |                |                |
Cl ►³C ◄ H       H ► C ◄ Cl       H ► C ◄ Cl      Cl ► C ◄ H
    |                 |                |                |
   ⁴C₂H₅             C₂H₅             C₂H₅             C₂H₅

   (1)               (2)              (3)              (4)

  2S, 3S            2R, 3R           2S, 3R           2R, 3S
```

Enantiomerenpaar: 1 und 2 bzw. 3 und 4.

Diastereomere sind: 1 und 3 bzw. 2 und 4,
                     1 und 4 bzw. 2 und 3.

Zur Verdeutlichung der Beziehungen ist die Konfiguration angegeben. Man sieht, daß die Spiegelbildisomeren 1 und 2 bzw. 3 und 4 an den beiden Asymmetriezentren die entgegengesetzte Konfiguration haben. Auch in den perspektivischen Formeln bzw. in der Newman-Projektion lassen sich die Enantiomere unterscheiden:

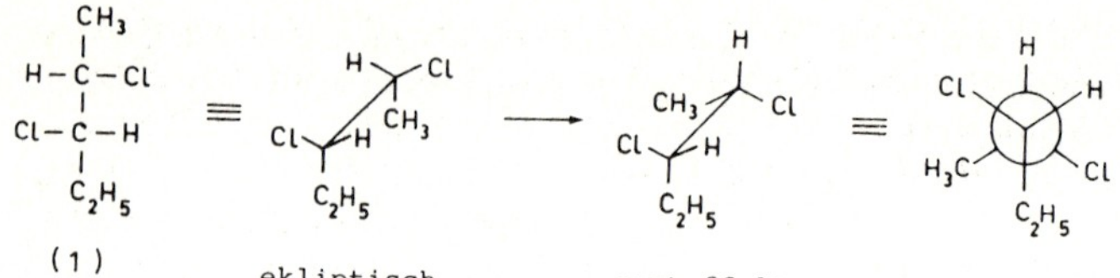

(1)

ekliptisch — gestaffelt
perspektivische Formeln

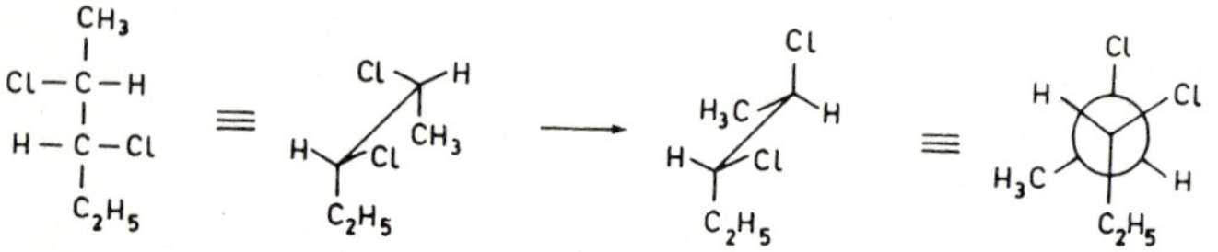

Newman-Projektion

Eine Verbindung mit n-Chiralitätszentren kann maximal 2^n-Stereoisomere haben. Ihre Anzahl wird verringert, wenn die Verbindung zwei gleichartig substituierte Chiralitätszentren enthält.

(2) **Weinsäure,** $HOOC-{}^*CH-{}^*CH-COOH$:
                         $\quad\quad\quad\quad\quad\;\; |\quad\;\; |$
                         $\quad\quad\quad\quad\quad\; OH\;\; OH$

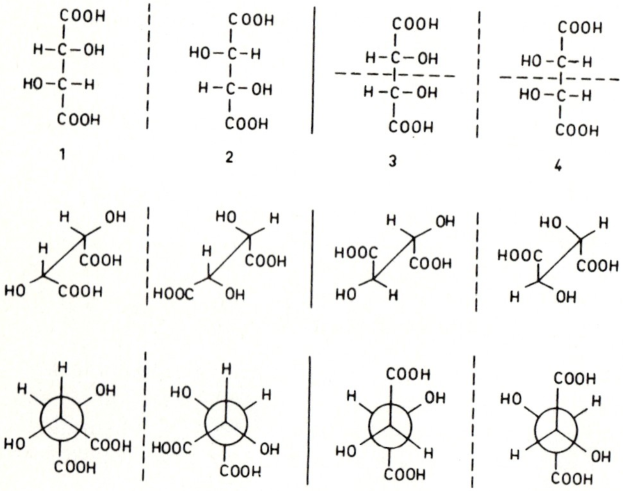

1 und 2 sind Enantiomere. 3 und 4 verhalten sich zwar spiegelbildlich, können aber zur Deckung gebracht werden: bei der Fischer-Projektion durch Drehung um 180°, bei der perspektivischen Projektion durch Rotation um die Achse senkrecht zur C–C-Bindung. Sie besitzen in der Fischer-Projektion eine Symmetrieebene und in der perspektivischen Projektion ein Symmetriezentrum. Die Verbindungen sind somit identisch.

Substanzen dieser Art sind achiral, da beide Asymmetriezentren entgegengesetzte Konfiguration R bzw. S zeigen. Die beiden verschiedenen Konformationen 3 und 4 werden als **meso**-Formen bezeichnet und können nicht optisch aktiv erhalten werden. Sie verhalten sich zu dem Enantiomerenpaar 1 und 2 wie Diastereomere. Damit unterscheidet sich die meso-Weinsäure 3 bzw. 4 in ihren chemischen und physikalischen Eigenschaften von 1 und 2 und kann abgetrennt werden (z.B. durch Kristallisation).

Chemie ausgewählter Naturstoffe

Chemie und Biochemie

Naturstoffe können sowohl aus der Sicht der Stoffchemie, d.h. als isolierte chemische Substanzen, als auch als Stoffwechselprodukte im Rahmen von Stoffwechselkreisläufen betrachtet werden. So wird z.B. Brenztraubensäure, eine Ketocarbonsäure, im Hinblick auf ihre chemischen Eigenschaften im Kap. *Hydroxy- und Ketocarbonsäuren* als Sonderfall einer Carbonsäure abgehandelt, ohne daß dort besonders auf ihre herausragende Bedeutung als biochemisches Zwischenprodukt in der lebenden Zelle eingegangen wird. In den nachfolgenden Kapiteln wird versucht, beiden genannten Gesichtspunkten gerecht zu werden unter besonderer Berücksichtigung biochemischer Gegebenheiten.

Biochemische Reaktionen laufen meist selektiv unter milden Reaktionsbedingungen ab. Folgende Reaktionstypen, dargestellt als klassische chemische Reaktionen, haben größere Bedeutung:

(1) Hydrierungs- und Dehydrierungsreaktionen, Oxidationen

$$-\underset{\underset{O}{\|}}{C}-CH_2-COOH + H_2 \rightleftharpoons -\underset{\underset{OH}{|}}{CH}-CH_2-COOH \qquad \text{Carbonyl-} \rightleftharpoons \text{Hydroxyl-Derivat}$$

Ketosäure $\rightleftharpoons$ Hydroxysäure

Chinon $\rightleftharpoons$ Hydrochinon

auch: Aldehyd $\rightleftharpoons$ Carbonsäure

$$-CH=CH-COOH + H_2 \rightleftharpoons -CH_2-CH_2-COOH \qquad \text{ungesättigte} \rightleftharpoons \text{gesättigte Verbindung}$$

$$-\underset{\underset{NH}{\|}}{C}-COOH + H_2 \rightleftharpoons -\underset{\underset{NH_2}{|}}{CH}-COOH \qquad \text{Imin} \rightleftharpoons \text{Amin}$$

Iminosäure $\rightleftharpoons$ Aminosäure

(2) Kondensations- und Hydrolysereaktionen

H_2O_3P-O-R + H_2O ⇌ H_3PO_4 + $R-OH$ Phosphorsäure-,   Carbonsäure-
                                                                  ester-Hydrolyse

$-\underset{OR}{\overset{|}{C}}-OR$ + H_2O ⇌ $-\overset{|}{C}=O$ + $2\,ROH$ Glycosid ⇌ Carbonyl-
                                                                                 (Acetal)

$-\underset{NH}{\overset{\|}{C}}-COOH$ + H_2O ⇌ $-\underset{O}{\overset{\|}{C}}-COOH$ + NH_3 Iminosäure ⇌ Ketosäure

(3) Addition und β-Eliminierung von Wasser und Ammoniak

$-CH=CH-COOH$ + $H-R$ ⇌ $-\underset{R}{\overset{|}{CH}}-CH_2-COOH$; $R = -OH, -NH_2$

(4) Lösen und Knüpfen von C–C-Bindungen ($-\overset{|}{C}H_2$ symbolisiert das benötigte aktivierte C-Atom)

$-\overset{|}{C}H_2 + CO_2$ ⇌ $-\overset{|}{C}H-COOH$ Carboxylierung (z.B. Acetyl-CoA
                                                          ⟶ Malonyl-CoA)
                                                          Decarboxylierung (Ketosäuren)

$-\overset{|}{C}H_2 + -\underset{O}{\overset{\|}{C}}-H$ ⇌ $-\overset{|}{C}H-\underset{OH}{\overset{|}{C}H}-$ Aldol-Reaktion, Retro-Aldol-Reaktion, Acyloin-Addition

$-\overset{|}{C}H_2 + -\underset{O}{\overset{\|}{C}}-OR$ ⇌ $-\overset{|}{C}H-\underset{O}{\overset{\|}{C}}-$ + ROH Ester-Kondensation (⟶ β-Ketoester) und Umkehrung

Von besonderem Interesse sind Polymerisationsreaktionen, die zu Biopolymeren führen.

Biopolymere sind natürliche Makromoleküle, die ebenso wie synthetische Makromoleküle (Kunststoffe) aus kleineren Bausteinen (Monomeren) aufgebaut sind. Die Polymere unterscheiden sich u.a. in der Art des Monomeren bzw. der Monomeren, aus denen sie aufgebaut sind, der Art der Bindung zwischen den Bausteinen und der Möglichkeit verschiedener Verzweigungsarten bei mehreren funktionellen Gruppen.

Beachte: Die unter der Bezeichnung Biopolymere aufgeführten Substanzen sind in der Mehrzahl der Fälle Polykondensationsprodukte.

Eine Übersicht über hier besprochene Verbindungen gibt Tabelle 34.

Tabelle 34. Biopolymere und Kunststoffe

Art der Bindungen zwischen den Monomeren		Beispiele für synthetische Polymere	natürliche Polymere
Kohlenstoff-Bindung	$-\overset{\mid}{\underset{\mid}{C}}-\overset{\mid}{\underset{\mid}{C}}-$	Polyethylen	Kautschuk
Ester-Bindung	$-\underset{\underset{O}{\parallel}}{C}-O-\overset{\mid}{\underset{\mid}{C}}-$	Polyester (Diolen)	Nucleinsäuren (DNA, RNA), Lipide
Säureamid-Bindung	$-\overset{\overset{O}{\parallel}}{C}-\underset{H}{N}-\overset{\mid}{\underset{\mid}{C}}-$	Polyamid (Nylon, Perlon)	Polypeptide, Proteine (Eiweiß, Wolle, Seide)
Ether-Bindung bzw. Acetal-Bindung	$-\overset{\mid}{\underset{\mid}{C}}-O-\overset{\mid}{\underset{\mid}{C}}-$	Polyformaldehyd (Delrin)	Polysaccharide (Cellulose, Stärke, Glykogen)

Kohlenhydrate

Zu diesen Naturstoffen zählen Verbindungen, die oft der Summenformel $C_n(H_2O)_n$ entsprechen, z.B. die Zucker, Stärke und Cellulose, und deshalb "**Kohlenhydrate**" genannt werden. Diese Verbindungen enthalten jedoch kein Wasser, sondern sind Polyalkohole und besitzen außer den Hydroxyl-Gruppen, die das lipophobe (hydrophile) Verhalten verursachen, meist weitere funktionelle Gruppen.

<u>Zucker</u>, die eine Aldehyd-Gruppe im Molekül enthalten, nennt man **Aldosen**, diejenigen mit einer Ketogruppe **Ketosen**. Als *Desoxyhexosen* bzw. *-pentosen* werden Zucker bezeichnet, bei denen an einem oder mehreren C-Atomen die OH-Gruppe durch H-Atome ersetzt wurde, d.h. der Sauerstoff fehlt.

Man unterteilt die Kohlenhydrate in
- **Monosaccharide** (einfache Zucker wie Glucose),
- **Oligosaccharide** (2 - 6 Monosaccharide miteinander verknüpft, z.B. Rohrzucker)
- **Polysaccharide** (z.B. Cellulose).

Die (unverzweigten) Monosaccharide werden weiter eingeteilt nach der Anzahl der enthaltenen C-Atome in <u>Triosen</u> (3C), <u>Tetrosen</u> (4C), <u>Pentosen</u> (5C), <u>Hexosen</u> (6C) usw.

Monosaccharide

Struktur und Stereochemie

Zur formelmäßigen Darstellung der Zucker wird oft die *Fischer-Projektion* verwendet. Die Asymmetrie-Zentren (Chiralitäts-Zentren) sind mit * markiert. Außer der D- bzw. L-Konfiguration (in der Formel durch Einrahmung gekennzeichnet) ist die Drehrichtung für polarisiertes Licht mit (+) bzw. (-) angegeben.

Beispiele für Monosaccharide

```
H–C=O           CH₂OH           H–C=O           CHO
|               |               |               |
H–*C–OH         C=O             H–*C–OH         H–*C–OH
|               |               |               |
CH₂OH           CH₂OH           HO–*C–H         H–*C–OH
                                |               |
(+)-D-Gly-      1,3-Dihydroxy-  CH₂OH           H–*C–OH
cerinaldehyd    aceton                          |
                                                CH₂OH
Aldotriose      Ketotriose      (+)-L-
                                Threose         (+)-D-Ribose

                                Aldotetrose     Aldopentose
```

```
 ¹CH₂OH             CHO              H–C=O      (1)
  |                 |                |
 ²C=O               CH₂              H–C–OH     (2)
  |                 |                |
H–³C–OH           H–C–OH             H–C–OH     (3)
  |                 |                |
HO–⁴C–H           H–C–OH           HO–C–H       (4)
  |                 |                |
HO–⁵C–H            CH₂OH           HO–C–H       (5)
  |                                  |
 ⁶CH₂OH                              CH₂OH      (6)
```

(+)-L-Fructose   (-)-D-2-Desoxyribose   (-)-L-Mannose
Ketohexose   Desoxy-aldopentose   Ketohexose

Unterscheide und beachte die verschiedenen Möglichkeiten der Schreibweise:

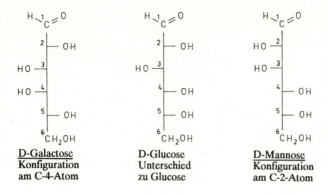

D-Galactose	D-Glucose	D-Mannose
Konfiguration am C-4-Atom	Unterschied zu Glucose	Konfiguration am C-2-Atom

Das für die Zuordnung zur D- oder L-Reihe maßgebende C-Atom ist bei den einfachen Zuckern das asymmetrische C-Atom mit der höchsten Nummer.

Zeigt die OH-Gruppe nach rechts, gehört der Zucker zur D-Reihe, weist sie nach links, zur L-Reihe.

D- und L-Form desselben Zuckers verhalten sich an **allen** Asymmetriezentren wie Gegenstand und Spiegelbild.

In der vorstehend dargestellten offenen Form liegen Zucker nur zu einem geringen Teil vor. Überwiegend existieren sie in Form eines *Fünf-* bzw. *Sechsringes* mit einem Sauerstoffatom als Ringglied (Tetrahydrofuran- bzw. Tetrahydropyranring).

Im folgenden sollen am Beispiel der D-Glucose die einzelnen Schreibweisen demonstriert werden.

Der Ringschluß verläuft unter Ausbildung eines **Halbacetals**. Dabei addiert sich bei der Glucose die OH-Gruppe am C-5-Atom intramolekular an die Carbonylgruppe am C-1-Atom. Bei dieser Cyclisierung erhalten wir am C-1-Atom ein **neues** Asymmetriezentrum.

Die beiden möglichen Diastereomere werden als **α-** und **β-Form** unterschieden, die man an der Stellung der OH-Gruppe am C-1-Atom erkennt (markiert durch Einrahmung).

D-Reihe: OH-Gruppe zeigt nach rechts: **α**; OH-Gruppe weist nach links: **β**.

Bei der L-Reihe ist es umgekehrt. Die beiden Diastereomerepaare werden als **α**- bzw. **β-Anomere** bezeichnet.

1. Fischer-Projektion der D-Glucose

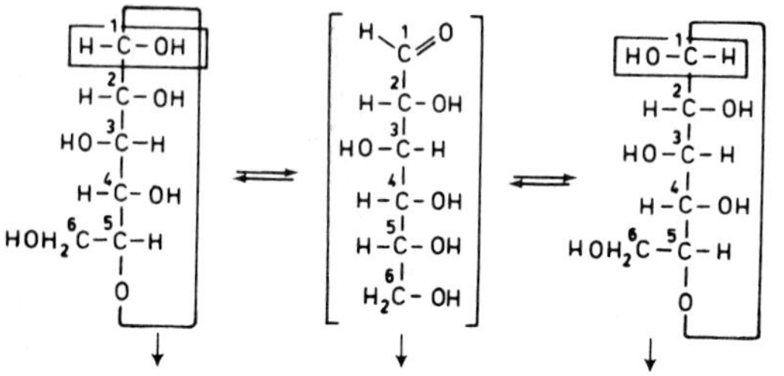

α OH-Gruppe → rechts
β: OH-Gruppe → links

2. Haworth-Schreibweise, Ringformeln:

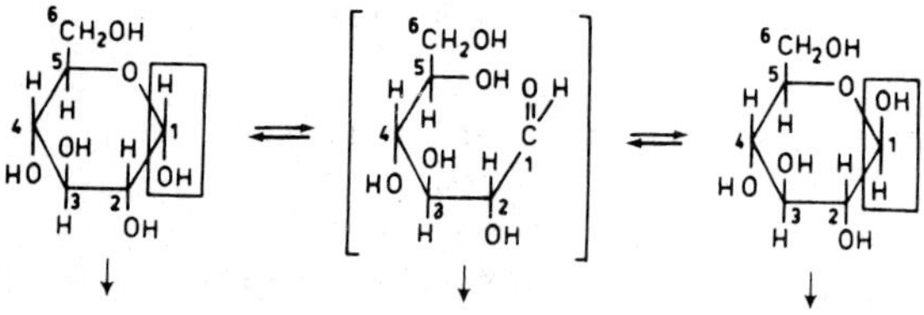

α OH → unten
β: OH → oben

3. Sesselform (analog Cyclohexan), Konformationsformeln:

α: OH → unten
β: OH → oben

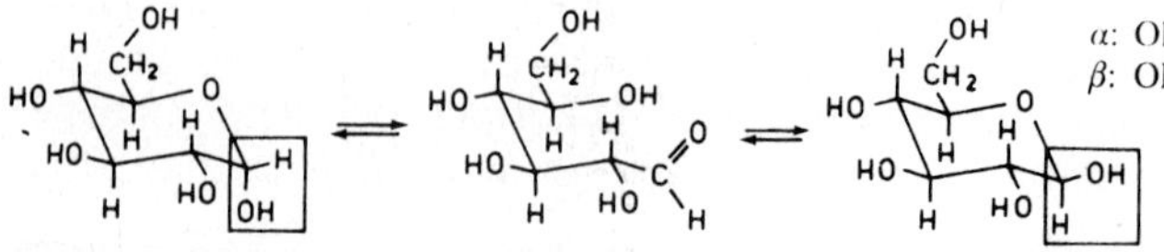

pyranoide Halbacetal-
form mit α-ständiger
OH-Gruppe an C-1
α-D-(+)-Glucose, Fp.146°C
α-D-Glucopyranose 38 %

offene
Aldehydform
(+)-D-Glucose
0,26 %

pyranoide Halbacetalform
mit β-ständiger OH-Gruppe
β-D-(+)-Glucose, Fp.150°C
β-D-Glucopyranose 62 %

Der Übergang von der Fischer-Projektion in die Sesselform läßt sich leichter verstehen, wenn man bedenkt, daß ein Glucose-Molekül in Wirklichkeit nicht als gerade Kette vorliegt, sondern wegen der Tetraederwinkel an den C-Atomen ringförmig vorliegen kann.

α-Form (vgl. 2.)
(β-Form analog)

Durch Drehung um die Bindungsachse C-4/C-5 bringt man die OH-Gruppe am C-5-Atom in die passende Lage, wodurch ein Ringschluß mit der Carbonylgruppe möglich ist. Man sieht: Die in der Fischer-Projektion nach rechts weisenden Gruppen zeigen am Haworth-Ring in der D-Reihe nach unten, -CH_2OH zeigt nach oben. Der erhaltene ebene Pyranosering läßt sich nun leicht in die entsprechende Sesselkonformation zurechtknicken.

Regel: Atome, die am Haworth-Ring nach oben zeigen, weisen auch bei der Sesselkonformation nach oben.

Zur Angabe der genauen Konformation bei Zuckern hat man eine Symbolschreibweise gewählt, die aus einem *Kennbuchstaben* und *Ziffern* besteht. Mit dem Kennbuchstaben wird die Gestalt des Rings bezeichnet, in dem der Zucker vorliegt: C für Sessel (chair), B für Wanne (boat), T für Twist usw. (vgl. S. 250). Die Indexziffern sind die Positionsnummern derjenigen Ringatome, die außerhalb der Bezugsebene (aus den restlichen Ringatomen) liegen.

Beispiel:

$^1C_4$-Konformation 　　　$^4C_1$-Konformation 　　　$^4C_1$-Konformation
α-D-Glucopyranose　　　　　　　　　　　　　　α-L-Glucopyranose

Der Ring wird so betrachtet, daß das C-1-Atom rechts liegt und die Numerierung bei der D-Reihe im Uhrzeigersinn läuft (im Gegenuhrzeigersinn bei der L-Reihe). Dann gibt die tiefgestellte Indexzahl das C-Atom an, welches unterhalb der Ringebene liegt und die hochgestellte Ziffer dasjenige über der Ringebene. Die ß-Bindung liegt dabei über der α-Bindung.

Die $^4C_1$-**Konformationen** der D-Glucopyranose und der L-Glucopyranose werden durch das gleiche Symbol gekennzeichnet: Es sind Spiegelbilder zueinander.

Die $^4C_1$-Konformation ist energetisch stabiler als die $^1C_4$-Konformation.

Chemische Reaktionen - Beispiel Glucose

Die **Glucose** kann wie folgt beschrieben werden: Sie ist ein **Monosaccharid**, d.h. sie ist nicht mit einem anderen Zucker verknüpft. Glucose enthält sechs C-Atome (**Hexose**) und eine Aldehydgruppe (**Aldose**). Diese Aldohexose liegt in wäßriger Lösung überwiegend als Sechsring vor, dessen Grundgerüst dem Tetrahydropyran entspricht (**Pyranose**). Wegen der zahlreichen Hydroxylgruppen ist sie **wasserlöslich** (hydrophil). Sie **reduziert** wie alle α-Hydroxy-aldehyde und α-Hydroxy-ketone Fehlingsche Lösung. Durch andere Oxidations-Reaktionen kann sich aus Glucose die **Gluconsäure** bilden, wobei die Aldehyd-Gruppe zur Carboxy-Gruppe oxidiert wird. Gluconsäure bildet unter Wasserabspaltung leicht einen intramolekularen Ester, das **Gluconsäurelacton**. *Beachte* den Unterschied zum Halbacetal-Ringschluß!
Eine biochemisch wichtige Verbindung ist auch die **Glucuronsäure**. Bei ihr ist die CH_2OH-Gruppe (C-6-Atom der Glucose) oxidiert und die Aldehyd-Gruppe erhalten, die noch mit anderen Substanzen reagieren kann, wie z.B. Phenol. Die so erhaltenen Glucuronide können über die Nieren aus dem Körper ausgeschieden werden ("Entgiftung").

Abb. 92 gibt einen Überblick über wichtige Derivate der Glucose.

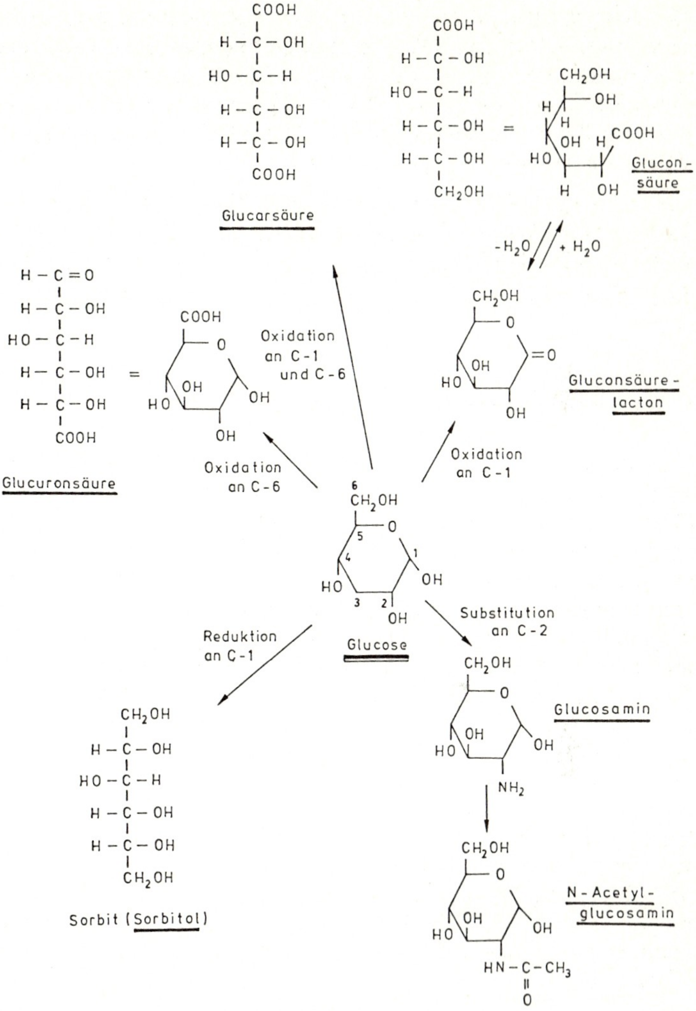

Abb. 92. Wichtige Derivate der Glucose

Die Carbonylgruppe der Zucker kann nicht nur oxidiert, sondern auch reduziert werden. Dabei entstehen **Polyalkohole ("Zuckeralkohole")** wie z.B. D-Sorbit (Sorbitol) aus D-Glucose und D-Mannit (Mannitol) aus D-Mannose. Bei der Reduktion von D-Fructose bilden sich beide, da aus der Carbonylgruppe ein neues asymmetrisches C-Atom entsteht.

Neben offenkettigen sind auch cyclische Polyalkohole bekannt, so z.B. der in Phospholipiden auftretende myo-Inosit, ein Hexahydroxycyclohexan ("Cyclit", kein Kohlenhydrat!)

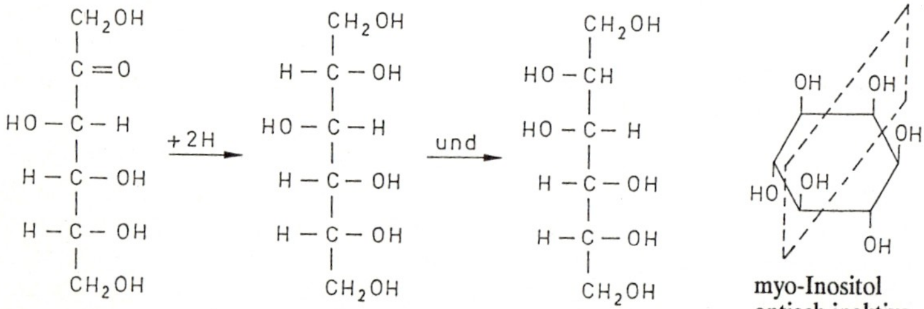

D-Fructose D-Sorbitol D-Mannitol myo-Inositol optisch inaktive meso-Form mit Spiegelebene

Abb. 93. Polyalkohole aus Zuckern ("Zuckeralkohole")

Glykoside

Die Vollacetale der Zucker werden allgemein als **Glykoside** bezeichnet (speziell: Glucoside, Fructoside, usw.). Je nach Stellung der OH-Gruppe können sie **α- oder β-verknüpft** sein. Diese Verknüpfung wird als glykosidische Bindung bezeichnet:

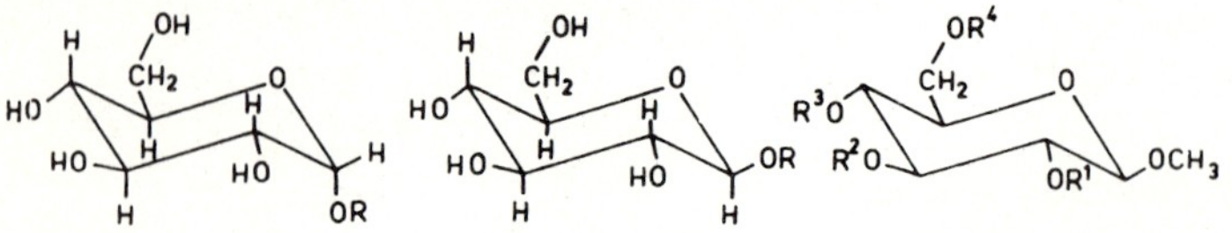

α-Glucosid β-Glucosid substituiertes Methyl-β-D-glucosid

Ein Übergang in die Aldehydform ist damit nicht mehr möglich: Die reduzierende Wirkung entfällt, eine gegenseitige Umwandlung der α- in die β-Form und damit eine spontane Änderung des spezifischen Drehwertes der Ausgangslösung (**Mutarotation**) findet nicht mehr statt. Eine Glykosidbildung (unter H_2O-Abspaltung) kann erfolgen mit OH-Gruppen (z.B. mit Alkoholen, Phenolen, Carbonsäuren, Zuckern) und NH-Gruppen (z.B. in Nucleosiden, Polynucleotiden). Wichtig sind u.a. die Phosphorsäureester und die Glucuronide, bei der die Glucuronsäure als Kohlenhydrat eine glykosidische Bindung mit anderen Stoffen eingeht, die dadurch im Harn ausgeschieden werden können.

Glykoside sind wie alle Acetale gegen Alkalien beständig, werden jedoch durch Säuren hydrolysiert. Poly- und Disaccharide werden in die einzelnen Zucker aufgespalten, andere Glykoside in den Zucker und den Rest R, der oft als **Aglykon** bezeichnet wird.

Dabei wird von verdünnter Säure allerdings nur der acetalische Rest abgespalten, bei dem abgebildeten substituierten Methylglucosid also die OCH_3-Gruppe. Die anderen vier Reste R^1-R^4 enthalten gewöhnliche Etherbindungen und können nur durch drastischere Bedingungen entfernt werden. Umgekehrt werden bei der Umsetzung von Glucose mit Methanol und Chlorwasserstoff nur das α- und β-Methylglucosid gebildet. Die anderen OH-Gruppen bleiben unverändert erhalten.

Beschreibung der Fructose

Die Fructose kann zusammen mit der Glucose durch Hydrolyse von Rohrzucker erhalten werden. **Fructose** ist eine Ketohexose und bildet einen Fünfring (Furanose) oder Sechsring (Pyranose).

Formelmäßige Darstellung der β-D-Fructose:

β-D-Fructopyranose   β-D-Fructofuranose
(Beachte die Bezifferung)

Das nachfolgende Reaktionsschema zeigt, weshalb Fructose ebenso wie Glucose Fehlingsche Lösung reduziert. Aus der Ketose und der Aldose bildet sich nämlich mit den OH^--Ionen des Fehling Reagenzes das "Endiolat". Durch Ansäuern erhält man epimere Zucker zurück.

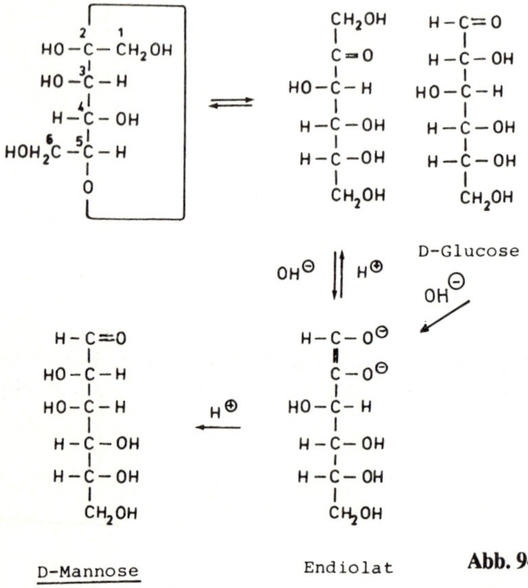

Abb. 94. Reaktionen der Fructose

Disaccharide

Allgemeine Beschreibung

Im Kapitel Monosaccharide wurde gezeigt, daß diese mit beliebigen Alkoholen unter H_2O-Abspaltung Glykoside bilden können. Reagieren sie hingegen mit sich selbst oder einem anderen Monosaccharid, so bilden sich **Disaccharide**, bei weiterer Wiederholung dieser Reaktion **Oligo-** und schließlich **Polysaccharide**. Tritt immer dasselbe Monosaccharid als Baustein auf, so spricht man von Homoglykanen; handelt es sich um verschiedene Monosaccharide, nennt man sie <u>Heteroglykane</u>. Die zugrunde liegende Reaktionsfolge ist eine Polykondensation.

Auch diese Glykoside können, wie alle Acetale, durch Säuren in ihre Bausteine zerlegt werden. Neben die säurekatalysierte Hydrolyse tritt in der Biochemie auch die enzymkatalysierte Hydrolyse zu Mono-, z.T. auch Disacchariden.

Allgemeines Schema für die Benennung der Disaccharide:

```
-osyl      -ose         -osyl      -osid
(-osido)                (-osido)

I: reduzierend, zeigt   II: nicht reduzierend
   Mutarotation
```

Bei reduzierenden Disacchariden wird im Namen angegeben, welche OH-Gruppe im Ring (I) eine Bindung eingeht: 4-O- ist z.B. die OH-Gruppe am C-Atom 4.

Beispiele für Disaccharide

1. Nicht-reduzierende Zucker

Im **Rohrzucker** (*Saccharose*) ist die α-D-Glucose mit β-D-Fructose α-β-glykosidisch 1,2-verknüpft. Dieses Disaccharid ist ein Vollacetal und daher als α-D-Glucopyranosyl-β-D-fructofuranosid zu bezeichnen. Die Hydrolyse mit verdünnten Säuren ergibt die beiden Hexosen.

Kurzformel:

Glc α (1→2) β Fru

α-D-Glucopyranose   β-D-Fructofuranose

Rohrzucker (Saccharose)

Wie man an der gekennzeichneten glykosidischen Bindung sehen kann, erfolgt die Verknüpfung (unter Wasseraustritt) zwischen den beiden OH-Gruppen, die beim Ringschluß aus den Carbonylgruppen entstanden. Da das Molekül somit keine (latenten) Carbonylgruppen mehr enthält, folgt daraus, daß Rohrzucker die Fehlingsche Lösung nicht reduziert.

Gleiches gilt für die Trehalose, α-D-Glycopyranosyl-α-D-glucopyranosid. Besonders bemerkenswert ist hier die 1,1-Verknüpfung der beiden Glucosemoleküle (vgl. Maltose).

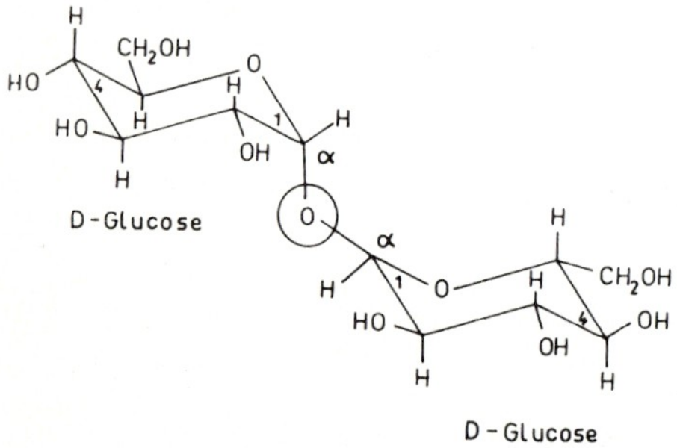

Kurzformel:

Glc α (1 → 1) α Glc

α,α -Trehalose

2. Reduzierende Zucker

Wird die glykosidische Bindung jedoch mit einer alkoholischen OH-Gruppe gebildet, steht die *Halbacetal*-Form des zweiten Zuckers mit der offenen Form im Gleichgewicht, d.h. die Reduktion von Fehling-Lösung ist möglich (latente Carbonylgruppe).

Beispiele: Malzzucker (Maltose), 4-O-(α-D-Glucopyranosyl)-D-glucopyranose. Maltose ist ein Disaccharid, welches ohne hydrolytische Spaltung Fehlingsche Lösung reduzieren kann. Sie ist im Unterschied zur Trehalose 1,4-verknüpft.

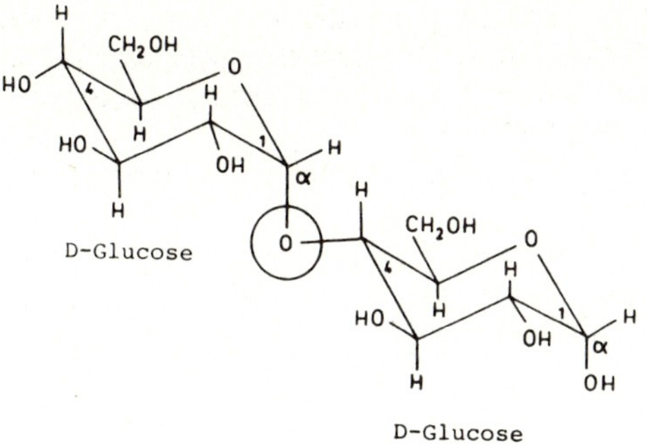

[Struktur: Maltose (α-Form), D-Glucose – D-Glucose]

Kurzformel:

Glc α (1→4) Glc

[wirksame Gruppe für die Reduktion, da sie in die offene Aldehyd-Form übergehen kann]

Maltose (α-Form)

Das gleiche gilt für **Milchzucker (Lactose)**, 4-O-(β-D-Galactopyranosyl)-D-glucopyranose:

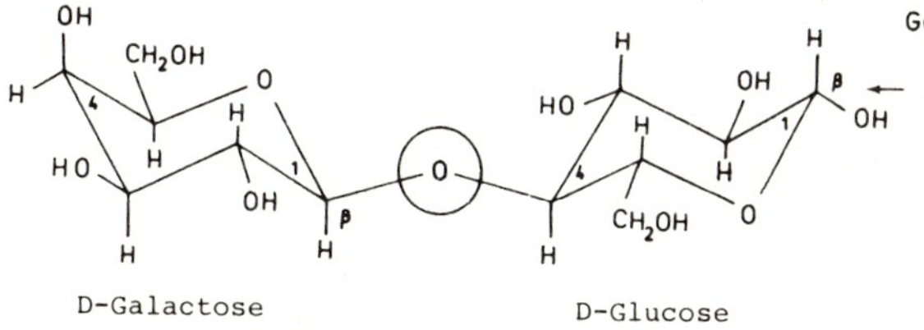

Kurzformel:

Gal β (1→4) Glc

[Struktur: D-Galactose – D-Glucose]

Milchzucker (β-Form)

Die <u>Isomaltose</u> findet sich, ebenso wie die Maltose, in der Stärke präformiert und entspricht dort den Verzweigungsstellen. Die 6-O-(α-D-Glucopyranosyl)-D-glucopyranose ist ebenfalls ein Disaccharid und 1,6-verknüpft:

Kurzformel:
Glc α(1⟶6)Glc

[wirksame Gruppe für die Reduktion, da sie in die offene Aldehyd-Form übergehen kann]

Oligo- und Polysaccharide

Monosaccharide und Disaccharide sind vorwiegend pflanzlichen Ursprungs und bilden den Hauptbestandteil der Nahrung vieler Tiere und der Menschen. Neben ihrer Funktion als Energielieferant dienen sie als Stütz- und Gerüstsubstanzen (Cellulose, Glykosaminoglykane) und bilden die spezifischen Gruppen der Glykolipide und Glykoproteine. Weitere Einzelheiten s. Lehrbücher der Biochemie.

Makromoleküle aus Glucose

Die Bedeutung der makromolekularen Struktur wird am Beispiel der Polysaccharide Cellulose, Stärke und Glykogen besonders deutlich. Sie sind als Homoglykane aus dem gleichen Monomeren, der D-Glucose, aufgebaut, unterscheiden sich jedoch in ihrem verschieden verzeigten Aufbau (Tabelle 35).

Auch die für die Gelchromatographie verwendeten **Dextrane** sind aus Glucose aufgebaut (meist α(1,6) verknüpft), daneben auch α(1,4) und α(1,3).

Cellulose ist aus D-Glucose-Molekülen aufgebaut, die an den C-Atomen 1 und 4 β-glykosidisch miteinander verknüpft sind. Das Ergebnis ist ein gerader, einfacher Molekülfaden ohne Verzweigungen (Abb 95):

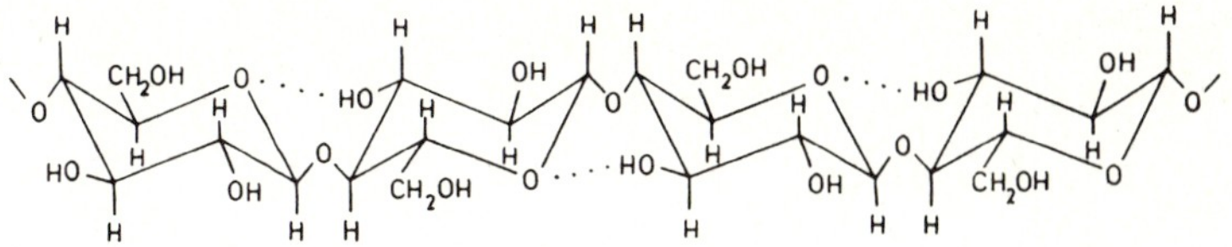

Abb. 95. Cellulose

In der Strukturformel erkennt man, daß die Pyranose-Einheiten H-Brückenbindungen von den Hydroxylgruppen am C-3-Atom zum Ring-Sauerstoffatom bilden können. Auch zwischen den Molekülsträngen sind H-Brückenbindungen wirksam, so daß man die Struktur einer Faser erhält, die sich als Gerüstsubstanz eignet, weil sie unter normalen Bedingungen unlöslich ist. Sie kann nicht vom Menschen, wohl aber von bestimmten Tieren (z.B. Rindern) verdaut werden. Cellulose ist ein wichtiger Rohstoff ("Zellstoff"), der meist aus Holz gewonnen wird. Papier wird durch Formen eines Breis aus Wasser und Zellstoff erhalten, dem Bindemittel und Farbstoffe zugesetzt werden.

Die beiden anderen aus Glucose aufgebauten Polysaccharide haben einen anderen Bau. Ihre Verwendung als Reserve-Kohlenhydrate verlangt eine möglichst schnelle und direkte Verwertbarkeit im Organismus. Sie müssen daher wasserlöslich und stark verzweigt sein, um den Enzymen ungehinderten Zutritt zu den Verknüpfungspunkten zu ermöglichen. Diese Forderungen werden von Glykogen und Stärke gut erfüllt.

Stärke, ein wichtiger Bestandteil der Nahrung, besteht zu 10-30 % aus _Amylose_ und zu 70-90 % aus _Amylopectin_. Beide sind aus D-Glucoseeeinheiten zusammengesetzt, die α-glykosidisch verknüpft sind.

Der Hauptbestandteil der Stärke, das **Amylopectin**, ist im Gegensatz zur Amylose stark verzweigt: α(1,4)-glykosidisch gebaute Amyloseketten sind α(1,6)-glykosidisch miteinander verbunden (Abb. 97): Der Formelausschnitt ist anschließend schematisch wiedergegeben (Abb. 98), um die Verzweigungen und Endgruppen deutlich zu zeigen.

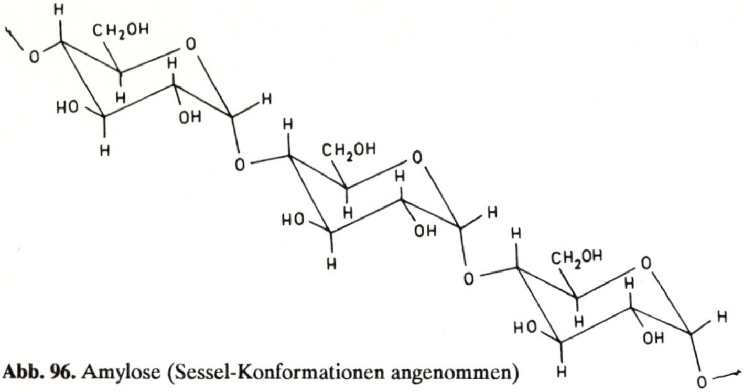

Abb. 96. Amylose (Sessel-Konformationen angenommen)

Amylose ist α(1,4) verknüpft, wobei die Glucoseketten kaum verzweigt sind (Abb. 96). Sie ist der Stärke-Bestandteil, der mit Iod die blaue Iod-Stärke-Einschlußverbindung gibt. Die Röntgenstrukturanalyse zeigt, daß die Ketten in Form einer Helix spiralförmig gewunden sind und die Iodatome in den Hohlräumen liegen.

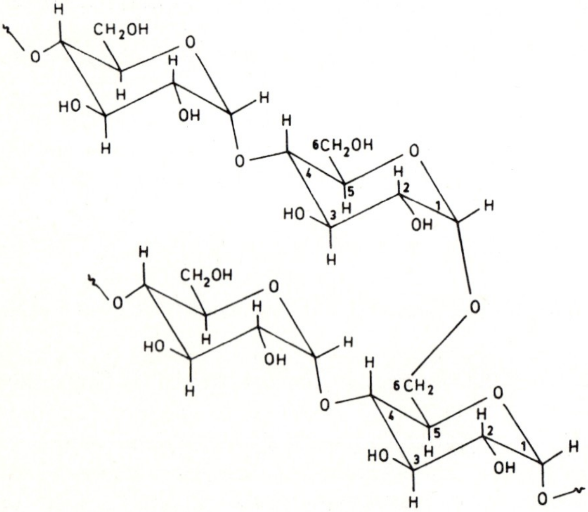

Abb. 97. Amylopectin (Sessel-Konformationen angenommen)

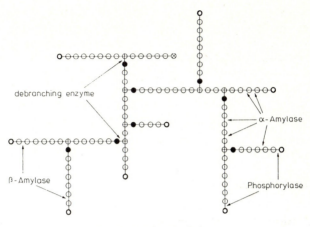

- ○ nicht-reduzierendes Ende
- ⊗ reduzierendes Ende
- ●–⊖ Glycopyranose-Reste (verzweigt, 1,6-glykosidisch)
- ⊖–⊖ Glycopyranose-Reste (1,4-glykosidisch)

Abb. 98. Schematische Darstellung des Amylopectins bzw. des Glykogens. Die Angriffspunkte der verschiedenen abbauenden Enzyme sind durch Pfeile gekennzeichnet

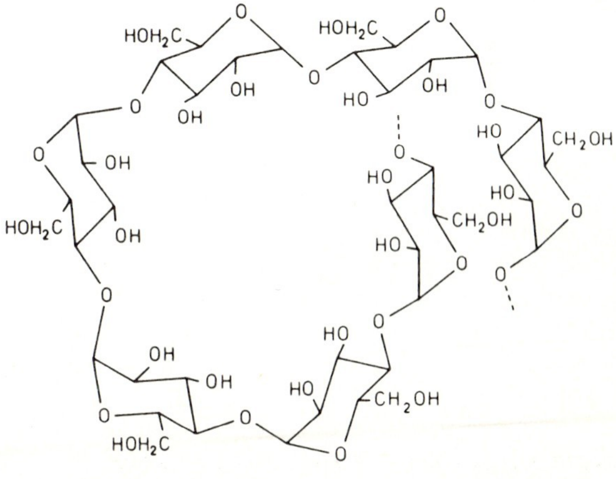

Abb. 99. Bildung einer Helix-Struktur im Glykogen-Molekül durch α-1,4 glykosidische Verknüpfung von Glucose-Molekülen in der $^4C_1$-Konformation (ohne α-1,6-Verzweigung)

Auch **Glykogen** ist ein aus Glucose aufgebautes Reserve-Polysaccharid und ähnlich wie Amylopectin $\alpha(1,4)$- und $\alpha(1,6)$-verknüpft. Die Verzweigung ist jedoch noch beträchtlich stärker. Analog zur Amylose entsteht mit Iod eine braune Einschlußverbindung, die auf eine helicale Struktur hindeutet (Abb. 99).

<u>Stärke</u> wird industriell mit Hilfe von Enzymen über Maltose zu Glucose abgebaut, die ggf. weiter zu Ethanol vergärt werden kann:

$$2(C_6H_{10}O_5)_n + nH_2O \xrightarrow{\text{Diastase}} n\, C_{12}H_{22}O_{11}\ \text{Maltose}$$

$$C_{12}H_{22}O_{11} + H_2O \xrightarrow{\text{Maltase}} 2\, C_2H_{12}O_6\ \text{Glucose}$$

Tabelle 35. Eigenschaften verschiedener Polysaccharide

	Cellulose	Stärke	Glykogen
Monomer	D-Glucose	D-Glucose	D-Glucose
glykosidische Verknüpfung	ß(1,4)	$\alpha(1,4)$ u. $\alpha(1,6)$	$\alpha(1,4)$ u. $\alpha(1,6)$
Aufbau	linear	verzweigt, helical,	stark verzweigt helical
Gestalt	linear	länglich gestreckt	kugelig
Faserbildung	sehr gut	keine	keine
Kristallisation	gut	schwach	keine
biologische Bedeutung	Gerüstsubstanz (pflanzliche Zellwand)	Depotsubstanz (Pflanzen)	Depotsubstanz (Vertebraten)

Makromoleküle aus Aminozuckern

Eine zweite wichtige Gerüstsubstanz neben Cellulose ist **Chitin**, der Gerüststoff der Arthropoden. Die Monosaccharid-Einheit ist hier ein **Aminozucker**, das *N-Acetyl-glucosamin*. **Glucosamin** entspricht strukturmäßig der Glucose, wobei die Hydroxy-Gruppe am C-2-Atom durch eine Aminogruppe ersetzt wurde (2-Amino-2-desoxy-glucose):
Durch Acetylierung der Aminogruppe erhält man Acetylglucosamin, wie es z.B. im Chitin als Baustein vorliegt.

2-Amino-2-desoxy-D-glucose N-Acetyl-2-amino-2-desoxy-D-glucose
Glucosamin   Acetylglucosamin
                            β-Anomer

Im Kettenaufbau entspricht Chitin der Cellulose: beide sind $\beta(1,4)$-verknüpft. Die erhöhte Festigkeit des Chitins ist u.a. auf die zusätzlichen H-Brückenbindungen der Amidgruppen zurückzuführen. Hinzu kommt, daß je nach Bedarf das Polysaccharid mit Proteinen (in den Gelenken) oder Calciumcarbonat (im Krebspanzer) assoziiert ist. Analoges gilt auch für die Cellulose: Sie ist z.B. im Holz in *Lignin*, ein anderes Biopolymeres, eingebettet.

Chitin

Proteoglykane

N-Acetyl-Glucosamin ist auch ein wichtiger Bestandteil vieler **Glykosaminoglykane**. Diese dienen vor allem als Gerüstsubstanzen des Bindewebes und werden heute auch *Proteoglykane* genannt. Während bei den bisher besprochenen Polysacchariden das "Rückgrat" des Polymeren aus Zuckereinheiten gebildet wird, liegt bei den Proteoglykanen eine andere Grundstruktur vor: Rückgrat ist hier eine Polypeptidkette, an die Oligosaccharid-Seitenketten angeknüpft sind. Die Seitenketten aus etwa 30-100 Einheiten bestehen aus Uronsäuren und N-Acetyl-hexosaminen, die sich abwechseln.

Strukturschema: **Beispiele** für eine Disaccharid-Einheit:

Chondroitinsulfat C

Dermatansulfat

Beim Chondroitinsulfat ist die Peptidkette in O-glykosidischer Bindung zunächst mit einem Trisaccharid aus Xylose (Xyl) und Galactose (Gal) verbunden, das mit der eigentlichen Disaccharid-Komponenten verknüpft ist. Letztere besteht häufig aus N-Acetylgalaktosamin und Glucuronsäure (bzw. Iduronsäure beim Dermatansulfat);

dabei sind Hydroxygruppen zusätzlich mit Schwefelsäure verestert. Tabelle 36 gibt einen Überblick über die Heteroglykane, zu denen die vorstehend beschriebenen Proteoglykane zu rechnen sind.

Tabelle 36. Einteilung der Heteroglykane

Bezeichnung	Kohlenhydrat	Nichtkohlenhydrat	Bindungstyp/Aufbau
Glykoproteine	Oligosaccharide aus 2–20 verschiedenen Monosacchariden	Verschiedenste Proteine	Protein mit glykosidisch verbundenen Kohlenhydraten (18–20 Monosaccharid-Einheiten)
Proteoglykane	Glykosaminoglykane mit sich wiederholenden Disacchariden; Molekulargewicht $2 \cdot 10^3 - 3 \cdot 10^6$	Einfach aufgebaute Proteinskelette („core protein")	Polypeptid mit glykosidisch verbundenen Polysacchariden (lineare Heteroglykane)
Peptidoglykane	Disaccharid aus N-Acetylglucosamin und N-Acetylmuraminsäure	Peptide aus 4–5 Aminosäuren	Disaccharid mit Oligopeptiden
Glykolipide	Oligosaccharide Oligosaccharide	Ceramid, Diacylglycerin Polyprenole	Oligosaccharide mit Lipiden

Eiweißstoffe
(Aminosäuren, Peptide, Proteine)

Aminosäuren

Klassifizierung und Struktur

Die Eiweiße oder Proteine (Polypeptide) sind hochmolekulare Naturstoffe (Molekülmasse > 10 000), die aus einer größeren Zahl verschiedener Aminocarbonsäuren aufgebaut sind.

Die meisten natürlichen Aminosäuren haben L-Konfiguration und tragen die Aminogruppe in α-Stellung, d.h. an dem zur Carboxylgruppe benachbarten Kohlenstoffatom. Damit ergibt sich eine allgemeine Strukturformel, die zum besseren Verständnis nachfolgend zusammen mit dem Glycerinaldehyd wiedergegeben ist:

$$H_2N-\overset{COOH}{\underset{R}{C}}-H \;=\; H_2N-\overset{COOH}{\underset{R}{|}}-H \qquad HO-\overset{CHO}{\underset{CH_2OH}{C}}-H \;=\; HO-\overset{CHO}{\underset{CH_2OH}{|}}-H$$

L-α-Aminosäure (−)-L-Glycerinaldehyd

Alle 20 in Proteinen natürlich vorkommenden α-Aminosäuren (ausgenommen Glycin) sind optisch aktiv, weil das α-C-Atom ein Asymmetriezentrum ist. Sie haben alle eine L-Konfiguration.

Die biologisch wichtigen Aminosäuren werden eingeteilt in:
<u>neutrale</u> Aminosäuren (eine Amino- und eine Carboxylgruppe),
<u>saure</u> Aminosäuren (eine Amino- und zwei Carboxylgruppen) und
<u>basische</u> Aminosäuren (zwei Amino- und eine Carboxylgruppe).

Die 20 Aminosäuren, die üblicherweise in Proteinen gefunden werden (<u>proteinogene</u> Aminosäuren) sind nachfolgend mit Strukturformel, Namen mit Abkürzung und Ein-Buchstaben-Code aufgeführt.

Gruppe 1a und 1b sind die <u>neutralen</u> Aminosäuren, Gruppe 2 die <u>sauren</u> Aminosäuren mit zwei Carboxylgruppen und Gruppe 3 die <u>basischen</u> Aminosäuren mit mehreren basischen Gruppen. Gruppe 1a enthält Aminosäuren mit reinen Kohlenwasserstoff-Seitenketten, die (ausgenommen Glycin) <u>hydrophobe</u> Bindungen ausbilden können. Gruppe 1b enthält in den Seitenketten polar wirkende Gruppen wie OH und SH, die <u>hydrophil</u> wirken.

Beispiele:

(1a) <u>Neutrale</u> Aminosäuren (Abkürzungen in Klammern)

```
   COOH              COOH              COOH              COOH
    |                 |                 |                 |
   CH₂      H₂N — C — H       H₂N — C — H       H₂N — C — H
    |                 |                 |                 |
   NH₂              CH₃         H — C — CH₃            CH₂
                                      |                  |
                                     CH₃          H — C — CH₃
                                                       |
                                                      CH₃

  Glycin          L-Alanin          L-Valin          L-Leucin
  (Gly; G)        (Ala; A)          (Val; V)         (Leu; L)
```

```
         COOH                 COOH
          |                    |
 H₂N — C — H          H₂N — C — H
          |                    |
 H — C — CH₃                 CH₂                     ⌐⎯⎯⌐
          |                    |                    |    \H
         CH₂                   |                    |     \
          |                  (Phenyl)               N——————COOH
         CH₃                                        H

  L-Isoleucin        L-Phenylalanin        L-Prolin
  (Ile; I)           (Phe; F)              (Pro; P)
```

(1b) *Neutrale* Aminosäuren

L-Glutamin (Glu-NH$_2$; Gln; Q): HOOC-CH(NH$_2$)-CH$_2$-CH$_2$-CONH$_2$

L-Asparagin (Asp-NH$_2$; Asn; N): HOOC-CH(NH$_2$)-CH$_2$-CONH$_2$

L-Threonin (Thr; T): HOOC-CH(NH$_2$)-CH(OH)-CH$_3$

L-Methionin (Met; M): HOOC-CH(NH$_2$)-CH$_2$-CH$_2$-S-CH$_3$

L-Serin (Ser; S): HOOC-CH(NH$_2$)-CH$_2$-OH

L-Cystein (Cys; C): HOOC-CH(NH$_2$)-CH$_2$-SH

$\xrightarrow{Ox}$

L-Cystin (Cys-Cys): HOOC-CH(NH$_2$)-CH$_2$-S-S-CH$_2$-CH(NH$_2$)-COOH

L-Tyrosin (Tyr; Y): HOOC-CH(NH$_2$)-CH$_2$-C$_6$H$_4$-OH

L-Tryptophan (Trp; W): HOOC-CH(NH$_2$)-CH$_2$-(Indol-3-yl)

(2) *Saure* Aminosäuren

HOOC-CH$_2$-CH$_2$-CH(NH$_2$)-COOH   Glutaminsäure (Glu; E)

HOOC-CH$_2$-CH(NH$_2$)-COOH   Asparaginsäure (Asp; D)

(3) Basische Aminosäuren

$H_2N-CH_2-CH_2-CH_2-CH_2-CH(NH_2)-COOH$

Lysin (Lys; K)

$HC=C-CH_2-CH(NH_2)-COOH$
$||$
HNN
$\diagdown C \diagup$
$|$
H

Histidin (Imidazolylalanin) (His; H)

$H_2N-C(=NH)-CH_2-CH_2-CH_2-CH(NH_2)-COOH$

Arginin (Arg; R)

Biochemisch von Bedeutung sind auch β-Alanin als Baustein des Coenzym A, γ-Aminobuttersäure, eine Transmittersubstanz der Nervenzellen, Citrullin und Ornithin als Intermediärprodukte des Stoffwechsels. Diese *nicht-proteinogenen* Aminosäuren kommen nicht in Proteinen, wohl aber in manchen Peptiden vor. Sie entstehen im Stoffwechsel aus den gewöhnlichen Aminosäuren.

β-Alanin	γ-Aminobuttersäure	Ornithin	Citrullin
COOH	COOH	COOH	COOH
CH₂	αCH₂	H₂N−C−H	H₂N−C−H
CH₂	βCH₂	CH₂	CH₂
NH₂	γCH₂	CH₂	CH₂
	NH₂	CH₂	NH
		NH₂	C=O
			NH₂

4-Aminobuttersäure = γ-Aminobuttersäure

Aufgrund ihrer Struktur besitzen Aminosäuren sowohl basische als auch saure Eigenschaften (Ampholyte, vgl. S. 116). Es ist daher eine intramolekulare Neutralisation möglich, die zu einem **Zwitterion** führt:

$$R-CH(\overset{\oplus}{N}H_3)-COO^{\ominus}$$

In wäßriger Lösung ist die NH_3^+-Gruppe die Säuregruppe einer Aminosäure. Der pK_s-Wert ist ein Maß für die Säurestärke dieser Gruppe. Der pK_b-Wert einer Aminosäure bezieht sich auf die basische Wirkung der COO^--Gruppe.
Für eine bestimmte Verbindung sind die Säure- und Basenstärken nicht genau gleich, da diese von der Struktur abhängen. Es gibt jedoch in Abhängigkeit vom pH-Wert einen Punkt, bei dem die intramolekulare Neutralisation vollständig ist. Dieser wird als **isoelektrischer Punkt I.P.** bezeichnet. Er ist dadurch gekennzeichnet, daß im elektrischen Feld bei der Elektrolyse keine Ionenwanderung mehr stattfindet und die Löslichkeit der Aminosäuren ein Minimum erreicht. Daher ist es wichtig, bei gegebenen pK_s-Werten den isoektrischen Punkt I.P. berechnen zu können. Die Formel hierfür lautet:

$$I.P. = 1/2\,(pK_{s1} + pK_{s2})$$

pK_{s1} = pK_s-Wert der Carboxylgruppe, pK_{s2} = pK_s-Wert der Amino gruppe. Manchmal findet man anstatt K_s auch K_a (von acid).

Beispiel

Glycin H_2NCH_2COOH

$K_a = 1,6 \cdot 10^{-10}$ ($pK_a = 9,8$) $\qquad\qquad K_{s2} = 1,6 \cdot 10^{-10}$ ($pK_{s2} = 9,8$)

(A) oder (B)

$K_a = 1,6 \cdot 10^{-10}$ ($pK_a = 9,8$) $\qquad\qquad K_{s2} = 1,6 \cdot 10^{-10}$ ($pK_{s2} = 9,8$)

$K_b = 2,5 \cdot 10^{-12}$ ($pK_b = 11,6$) $\qquad\qquad K_{s1} = 4 \cdot 10^{-3}$ ($pK_{s1} = 2,4$)

Beide Angaben (A) und (B) sind in der Literatur üblich.

Mit der Beziehung $pK_a + pK_b = 14$ (s.S. 119) können wir im Beispiel Angabe (A) leicht den pK_s-Wert der konjugierten Säure -COOH berechnen: Aus $K_b = 2{,}5 \cdot 10^{-12}$ folgt $pK_b = 11{,}6$ und damit $pK_{s1} = 2{,}4$. Der pK_s-Wert (Angabe (B)) braucht nicht umgerechnet zu werden, denn er ist bereits der pK_{s2}-Wert der Aminogruppe.

Beachte: Im Falle einer basischen Aminosäure müssen zur Berechnung des I.P. die pK_s-Werte der beiden Aminogruppen verwendet werden (pK_{s2}, pK_{s3}).

Der I.P. von Glycin berechnet sich demnach zu:

I.P. = 1/2 (2,4 + 9,8) = 6,1.

Der I.P. ist also etwas zur sauren Seite hin verschoben. Dies ist verständlich, da Glycin stärker sauer als basisch ist ($K_a > K_b$), und für den Vorgang $H_2NCH_2COO^- + H^+ \longrightarrow H_3N^+CH_2COO^-$ Protonen benötigt werden. Die entsprechende Titrationskurve zeigt Abb. 100.

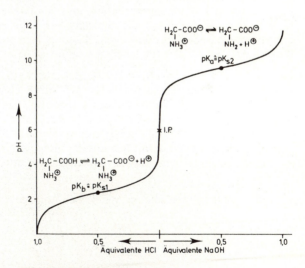

Abb. 100. Titrationskurve von Glycin

Wir sehen daraus, daß der gemessene K_a-Wert die Säurestärke der NH_3^+-Gruppe wiedergibt, hingegen K_b sich auf die Basizität der COO^--Gruppe bezieht.

Verändert man den pH-Wert einer Lösung, so wandert die Aminosäure je nach Ladung an die Kathode oder Anode, wenn man eine Gleichspannung an zwei in ihre Lösung eintauchende Elektroden anlegt (Elektrophorese). Dies läßt sich anhand folgender Gleichungen leicht einsehen:

$$H_2N-\underset{R}{CH}-COO^{\ominus} \underset{-H_2O}{\overset{+OH^{\ominus}}{\longleftarrow}} H_3\overset{\oplus}{N}-\underset{R}{CH}-COO^{\ominus} \overset{+H^{\oplus}}{\longrightarrow} H_3\overset{\oplus}{N}-\underset{R}{CH}-COOH$$

basischer als I.P.	I.P.	saurer als I.P.
<u>A</u>nion (wandert zur <u>A</u>node)	keine Wanderung	<u>K</u>ation (wandert zur <u>K</u>athode)

Damit wird auch die jeweils vorliegende Struktur der Aminosäuren vom pH-Wert bestimmt.

Hinsichtlich der **Puffereigenschaften** der Aminosäuren gilt: Im Bereich der pK_s-Werte ist die Steigung der Titrationskurve am geringsten, d.h. schwache Säuren und Basen puffern optimal im pH-Bereich ihrer pK_s-Werte (und nicht am I.P.).

Beispiel: Lysin hat einen I.P. von 9.74. Bei einem pH von 10 liegt Lysin als Anion vor (basischer!), bei pH = 9,5 als Kation. Die jeweils vorliegende Struktur ergibt sich aus den obigen Gleichungen. Will man Lysin an einen Anionenaustauscher adsorbieren, muß man daher den pH-Wert der wäßrigen Lösung größer als den I.P. wählen (z.B. pH = 10). In einer derartigen Lösung wird Lysin beim Anlegen einer elektrischen Gleichspannung zur Anode wandern.

Merkhilfe: <u>A</u>minosäuren sind im <u>A</u>lkalischen <u>A</u>nionen.

Chemische Reaktionen der Aminosäuren

Aminosäuren enthalten zwei funktionelle Gruppen, die in der üblichen Weise chemische Reaktionen eingehen.

Die Carboxyl-Gruppe reagiert mit Basen unter Salzbildung, mit Alkoholen zu Estern, mit Aminen zu Säureamiden, mit Thiolen zu Thioestern. Mit Phosphorsäure bildet sie auch gemischte Säureanhydride.

Die Amino-Gruppe bildet mit Säuren Salze. Sie kann mit Essigsäure oder der Säuregruppe einer zweiten Aminosäure acyliert werden unter Bildung von Säureamiden. Biochemisch wichtig ist auch eine Alkylierung (z.B. Methylierung). Mit Carbonylgruppen bilden sich Azomethine (Schiffsche Basen, s. Kap. *Aldehyde und Ketone*). α-Aminosäuren, bei denen die α-Aminogruppe frei vorliegt, geben mit *Ninhydrin* eine hochempfindliche Farbreaktion. Die Aminosäure wird während der Reaktion decarboxiliert und geht in den nächstniederen Aldehyd über:

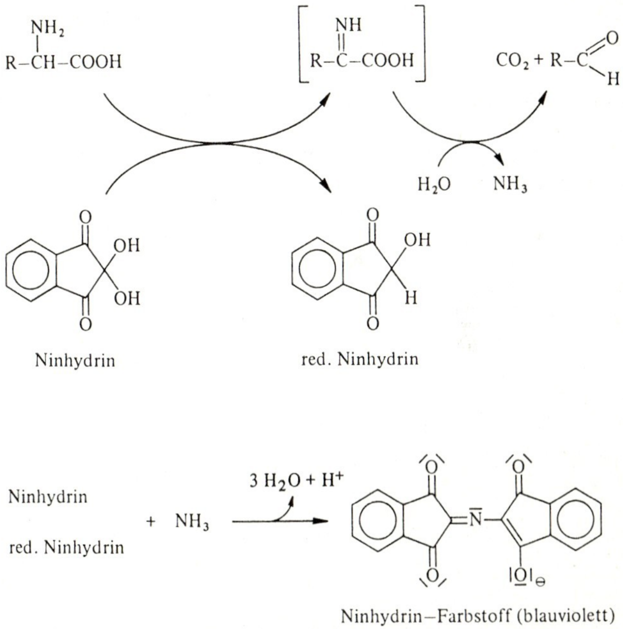

Abb. 101. Die Ninhydrin-Reaktion in vereinfachter Darstellung. Für den Ninhydrin-Farbstoff können mehrere mesomere Grenzstrukturen angegeben werden (nach Dose)

Aminosäuren mit einer OH-Gruppe wie *Serin* können auch mit dieser die üblichen Reaktionen eingehen, so z.B. die Esterbildung mit Phosphorsäure. Dieser Ester dient als Baustein für Proteine und Phosphatide.

Aminosäuren mit Mercapto-Gruppen wie *Cystein* lassen sich an der SH-Gruppe leicht dehydrieren (= Oxidation). So bildet sich aus zwei Molekülen Cystein das Disulfid *Cystin*. Derartige S-S-Brückenbindungen treten in vielen Proteinen auf.

Mit Zuckern bilden Aminosäuren mit OH-Gruppen (z.B. Serin, Threonin) O-Glykoside, Aminosäuren mit NH_2-Gruppen (z.B. Asparagin) bilden N-Glykoside. **Beispiele** hierfür sind die Glykoproteine aus der Gruppe der Heteroglykane mit folgender typischer Grundstruktur:

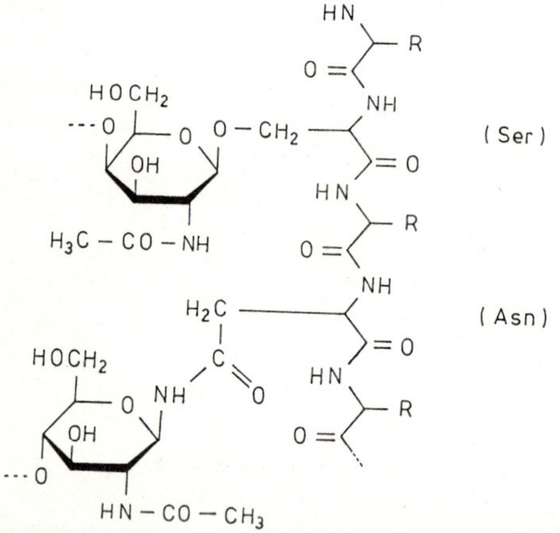

Abb. 102. Glykoprotein-Grundstruktur. Das Rückgrat bildet eine Polypeptidkette. Oligosaccharid-Seitenketten sind O- oder N-glykosidisch angebunden

Weitere Einzelheiten zur Funktion der Aminosäuren s. Lehrbücher der Biochemie.

Peptide

Zwei, drei oder mehrere Aminosäuren können, zumindest formal, unter Wasserabspaltung zu einem größeren Molekül kondensieren. Die Verknüpfung erfolgt jeweils über die _Peptidbindung_ −CO−NH−, eine Säureamidbindung. Je nach Anzahl der Aminosäuren nennt man die entstandenen Verbindungen **Di-, Tri-** oder **Polypeptid.**

allgemeine Strukturformel: Mesomerie der Peptidbindung:

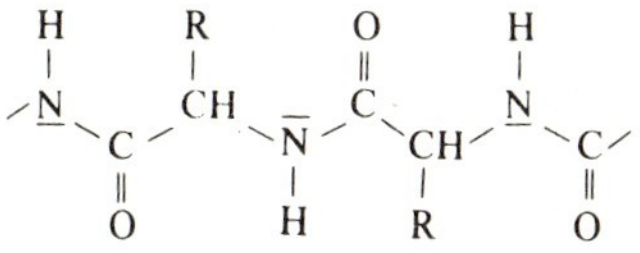

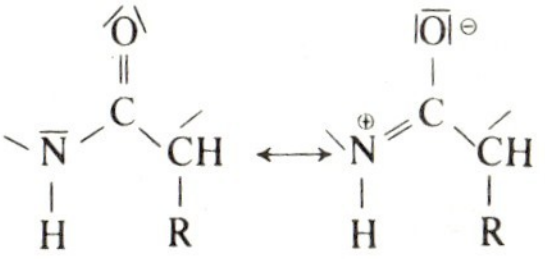

Beispiel:

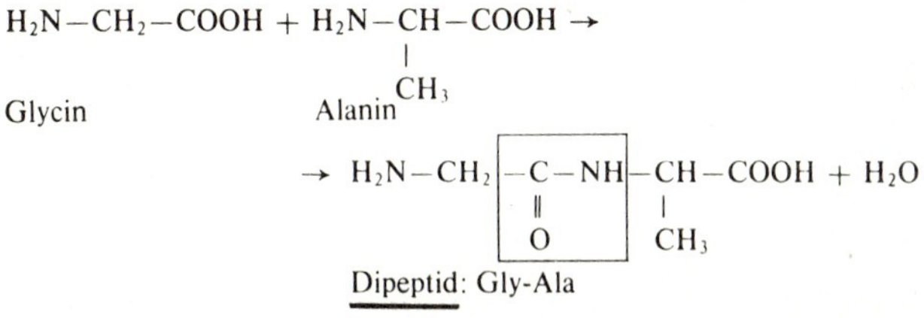

$$H_2N-CH_2-COOH + H_2N-CH(CH_3)-COOH \rightarrow$$

Glycin   Alanin

$$\rightarrow H_2N-CH_2-\boxed{C(=O)-NH}-CH(CH_3)-COOH + H_2O$$

Dipeptid: Gly-Ala

Kristallstrukturbestimmungen von einfachen Peptiden führten zu den in Abb.103 gemachten Angaben über die räumliche Anordnung der Atome: Da alle Proteine aus L-Aminosäuren aufgebaut sind, ist die sterische Anordnung am α-C-Atom festgelegt. Die Röntgenstrukturanalyse ergab zusätzlich, daß die Amidgruppe **eben** angeordnet ist, d.h. **die Atome der Peptidbindung liegen in einer Ebene.**

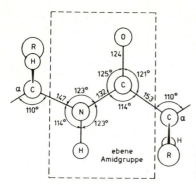

Abb. 103. Die wichtigsten Abmessungen (Längen und Winkel) in einer Polypeptidkette (Längenangaben in pm)

Dadurch ist die gezeigte Mesomerie der Peptidbindung möglich, die eine verringerte Basizität am Amid-N-Atom zur Folge hat. Der partielle Doppelbindungscharakter wird durch den gemessenen C–N-Abstand von 132 pm im Vergleich zu einer normalen C–N-Bindung von 147 pm bestätigt.

Die Atomfolge $\overset{\alpha}{C}-N-\overset{\alpha}{C}-C-$

bezeichnet man auch als das Rückgrat der Peptidkette (vgl. S. 416).

Natürlich vorkommende Aminosäuren werden durch die *ersten drei* Buchstaben abgekürzt. Die Reihenfolge der Aminosäuren in einem Peptid wird als die **Sequenz** bezeichnet. Bei der Verwendung der Abkürzungen wird die Aminosäure mit der freien Aminogruppe (N-terminale AS) am linken Ende, diejenige mit der freien Carboxylgruppe (C-terminale AS) am rechten Ende hingeschrieben: Gly-Ala (oft auch H-Gly-Ala-OH) im obigen Beispiel ist also nicht dasselbe wie Ala-Gly (= H-Ala-Gly-OH). Bei drei verschiedenen Aminosäuren gibt es daher 6 verschiedene Tripeptide.

Beispiel: Ala-Gly-Val, Ala-Val-Gly, Gly-Ala-Val, Gly-Val-Ala, Val-Ala-Gly, Val-Gly-Ala.

Beachte: Beim Tripeptid Glu-Gly-Ala liegt das COOH-Ende entsprechend vorstehender Konvention beim Alanin und nicht bei der COOH-Gruppe der Glutaminsäure.

Allgemein gilt, daß bei n verschiedenen Aminosäuren nach der mathematischen Permutationstheorie n! verschiedene Sequenzen möglich sind. Bei einem Tetrapeptid mit 4 verschiedenen Aminosäuren gibt es daher $4! = 1 \cdot 2 \cdot 3 \cdot 4 = 24$ verschiedene <u>Sequenzisomere</u>, die jeweils die gleichen 4 Aminosäuren enthalten, jedoch alle in unterschiedlicher Reihenfolge. Sucht man ein Polypeptid mit 20 verschiedenen Aminosäuren, in dem jede dieser Aminosäuren nur einmal vorkommt, hat man bereits $20! = 2 \cdot 10^{18}$ Isomere zur Auswahl. Dies zeigt, daß schon mit den 20 proteinogenen Aminosäuren erheblich mehr Aminosäuresequenzen aufgebaut werden können als die ca. 10^{12} Proteine, die als Gesamtzahl an verschiedenen Proteinen in allen Arten der lebenden Organismen angesehen werden.

Reaktionen der Peptide

a) Hydrolyse

Die Säureamidbindung der Peptide läßt sich durch **Hydrolyse** mit Säuren oder Basen spalten, und man erhält die einzelnen Aminosäuren zurück:

$$R-\underset{O}{\underset{\|}{C}}-NHR' + H_2O \underset{(H^\oplus)}{\overset{(H^\oplus, OH^\ominus)}{\rightleftharpoons}} RCOOH + H_2NR'.$$

Im Organismus wird der Eiweißabbau durch proteolytische Enzyme eingeleitet, die eine gewisse Spezifität zeigen und bei bestimmten pH-Werten ihr Wirkungsoptimum haben. Bei der Hydrolyse im Labor wird zur Beschleunigung der Reaktion meist in saurer Lösung gearbeitet, da der Einsatz von Basen zu einem racemischen Gemisch der entstandenen Aminosäuren führt.

Die **saure Hydrolyse** verläuft wie auf S. 337 beschrieben: Nach der Anlagerung eines Protons erfolgt der nucleophile Angriff durch ein H_2O-Molekül:

$$R-\underset{\underset{O}{\|}}{C}-NHR' \xrightleftharpoons{+H^\oplus} R-\underset{\underset{OH}{|}}{\overset{\oplus}{C}}-NHR' \xrightleftharpoons{+H_2O} R-\underset{\underset{OH}{|}}{\overset{H-\overset{\oplus}{O}-H}{\underset{|}{C}}}-NHR' \rightleftharpoons$$

$$\rightleftharpoons R-\underset{\underset{OH}{|}}{\overset{HO\ \ H}{\underset{|}{C}}}-\overset{|}{\underset{\oplus}{N}}HR' \xrightleftharpoons{-H^\oplus} RCOOH + H_2NR'$$

Das Amin liegt schließlich als Ammoniumsalz $H_3NR^+X^-$ vor. Im Gegensatz dazu ist die **alkalische Hydrolyse** bekanntlich irreversibel und beginnt mit dem nucleophilen Angriff des OH^--Ions:

$$R-\underset{\underset{O}{\|}}{C}-\overline{N}HR' + OH^\ominus \rightleftharpoons R-\underset{\underset{|\underline{O}|_\ominus}{|}}{\overset{OH}{\underset{|}{C}}}-\overline{N}HR' \rightleftharpoons R-COOH + |\underline{\overline{N}}HR' \rightarrow RCOO^- + H_2NR'$$

Beispiel:

$$CH_3-\underset{\underset{H_2N}{|}}{CH}-\underset{\underset{O}{\|}}{C}-NH-CH_2-\underset{\underset{O}{\|}}{C}-NH-\underset{\underset{CH_2-C_6H_5}{|}}{CH}-COOH \xrightarrow{+\ 2\ H_2O}$$

Ala ——————— Gly ——————— Phe

$$\rightarrow CH_3-\underset{\underset{NH_2}{|}}{CH}-COOH + H_2N-CH_2-COOH + H_2N-\underset{\underset{CH_2-C_6H_5}{|}}{CH}-COOH$$

Alanin　　　　　　　Glycin　　　　　　Phenylalanin

Mit geeigneten Abbaureaktionen läßt sich auch die Sequenz der Peptidkette (**Primärstruktur**) ermitteln. Dies ist besonders wichtig für die Analyse der natürlich vorkommenden Polypeptide, der Proteine.

b) Bildung durch Kondensation
In den höheren Organismen entstehen die meisten Peptide durch proteolytische Spaltung von Proteinen. Di- und Tripeptide werden daneben durch Verknüpfung aktivierter Säurederivate aufgebaut, so z.B. mittels Aminoacyl-CoA-Verbindungen. Die chemische Peptidsynthese im Labor verläuft ebenfalls nach diesem Prinzip (Abb. 104): Die aktivierte Carboxylgruppe einer Aminosäure wird mit der Aminogruppe einer zweiten Aminosäure oder eines Peptids in einer Kondensationsreaktion verknüpft. Die an der Reaktion nicht beteiligten weiteren Gruppen wie Amino-, Hydroxy- oder Carboxylgruppen werden mit später wieder leicht abspaltbaren Schutzgruppen blockiert.

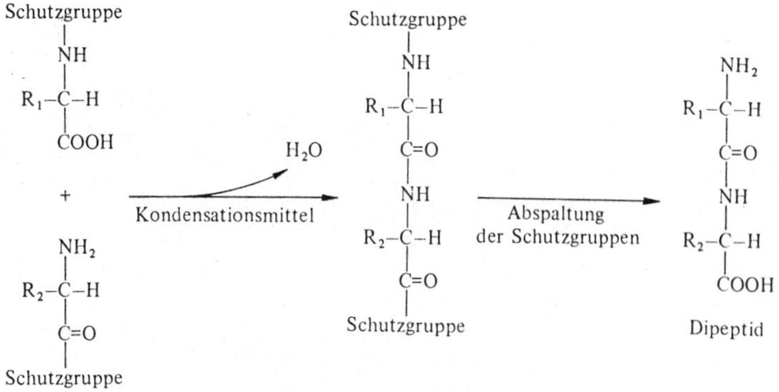

Abb. 104. Prinzip der organischen Synthese eines Dipeptids

Beispiele für Peptidstrukturen

Die Strukturprinzipien einiger wichtiger natürlich vorkommender Peptide sollen nachfolgend kurz charakterisiert werden.

Glutathion

Die Verbindung mit nachstehender Struktur ist als γ-Glutamyl-cysteylglycin (γ-Glu-Cys-Gly) zu bezeichnen. Man beachte, daß hier ausnahmsweise die γ-ständige und nicht die α-ständige Carboxyl-Gruppe der Glutaminsäure die Peptid-Bindung bildet. Dank seiner SH-Gruppe bildet Glutathion (= GSH) ein wichtiges biologisches Redoxsystem:

$$2\,GSH \underset{Red}{\overset{Ox}{\rightleftharpoons}} G\text{-}S\text{-}S\text{-}G$$

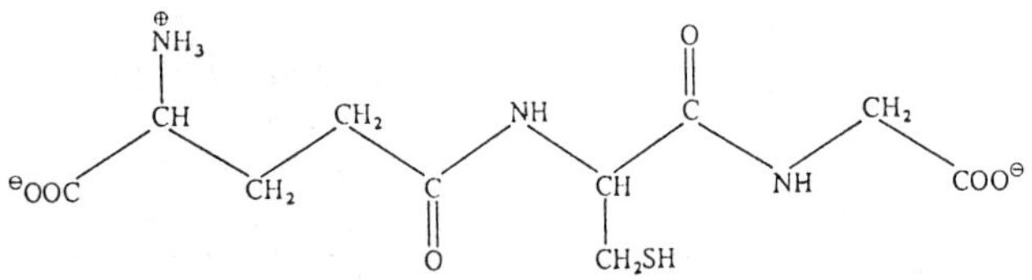

Glutathion

Abb. 105. Struktur des Glutathions (γ-Glutamyl-cysteyl-glycin)

Adiuretin (Vasopressin)

Adiuretin ist ein Hypophysenhormon und wirkt blutdrucksteigernd. Das aus 9 Aminosäuren bestehende Polypeptid ist dank einer Disulfidbrücke ringförmig geschlossen, was den Angriff von Proteasen und damit den Abbau erschwert. Ein weiteres Hormon der Hypophyse, das *Ocytocin*, ist sehr ähnlich gebaut. *Beachte:* Die Pfeile in der Strukturformel symbolisieren die Richtung zur C-terminalen Aminosäure.

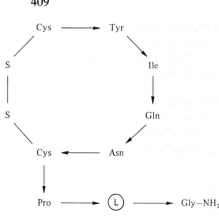

Abb. 106. Struktur der Hormone Adiuretin für (L) = Lys und Ocytocin für (L) = Leu, →: Richtung zur C-terminalen Aminosäure

Glucagon

Glucagon ist ein Polypeptid, das aus einer Kette von 29 Aminosäuren besteht. Gegenüber dem Insulin weist seine Sequenz große Unterschiede auf, obgleich es ebenso wie dieses in der Bauchspeicheldrüse (Pankreas) gebildet wird und zu den Peptidhormonen zählt. Seine physiologische Wirkung ist der des Insulins entgegengesetzt: es wirkt blutdrucksteigernd.

Insulin

Insulin ist ein Polypeptid aus 51 Aminosäuren, die in zwei Ketten angeordnet und durch Schwefelbrücken verbunden sind. Das Peptidhormon wirkt blutzuckersenkend und wird in den Bauchspeicheldrüsen gebildet.

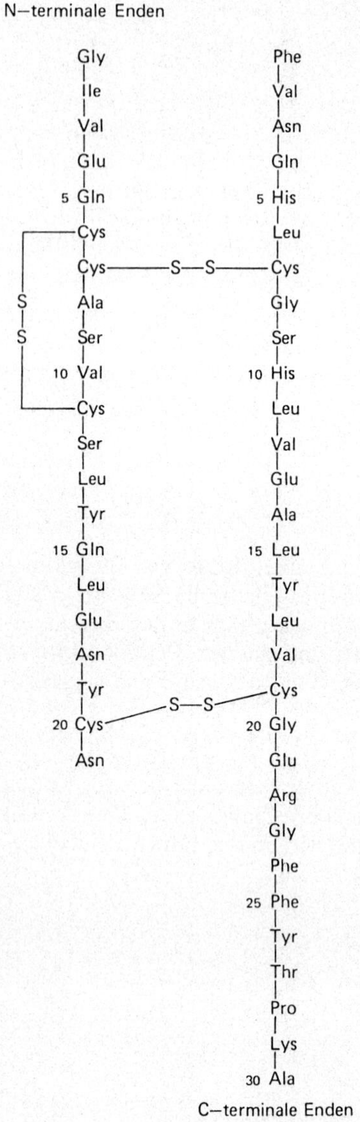

N—terminale Enden

```
      Gly                    Phe
       |                      |
      Ile                    Val
       |                      |
      Val                    Asn
       |                      |
      Glu                    Gln
       |                      |
   5  Gln                 5  His
       |                      |
   ┌─ Cys                    Leu
   |   |                      |
   |  Cys ─── S─S ─────────  Cys
   |   |                      |
   S  Ala                    Gly
   |   |                      |
   S  Ser                    Ser
   |   |                      |
   | 10 Val                10 His
   |   |                      |
   └─ Cys                    Leu
       |                      |
      Ser                    Val
       |                      |
      Leu                    Glu
       |                      |
      Tyr                    Ala
       |                      |
   15 Gln                 15 Leu
       |                      |
      Leu                    Tyr
       |                      |
      Glu                    Leu
       |                      |
      Asn                    Val
       |                      |
      Tyr                    Cys
       |    ─── S─S ──────────|
   20 Cys                 20 Gly
       |                      |
      Asn                    Glu
                              |
                             Arg
                              |
                             Gly
                              |
                             Phe
                              |
                          25 Phe
                              |
                             Tyr
                              |
                             Thr
                              |
                             Pro
                              |
                             Lys
                              |
                          30 Ala
```

C—terminale Enden

Abb. 107. Die Aminosäure-Sequenz des Rinder-Insulins. Das gesamte Molekül besteht aus zwei Ketten (A- und B-Kette) mit je 21 bzw. 30 Aminosäure-Resten. Beide Ketten sind durch Disulfid-Brücken untereinander vernetzt

Liberine

Im Hypothalamus, der die Tätigkeit der Hypophyse weitgehend steuert, werden neurosekretorische Wirkstoffe gebildet, die <u>Releasing Hormone</u> oder releasing factors genannt werden. In der Nomenklatur erhalten ihre Namen die Nachsilbe "..liberin", weshalb die ganze Stoffgruppe häufig als "<u>Liberine</u>" bezeichnet wird. Ein Beispiel ist das Thyroliberin. Zum Schutz gegen den Abbau durch Proteasen sind bei diesem die terminalen NH_2- und COOH-Gruppen blockiert durch Amidierung der Carboxylgruppe am Prolin-Rest und Ringschluß zur Pyrrolidoncarbonsäure (Pyroglutamyl-Rest) am N-terminalen Glutamyl-Rest.

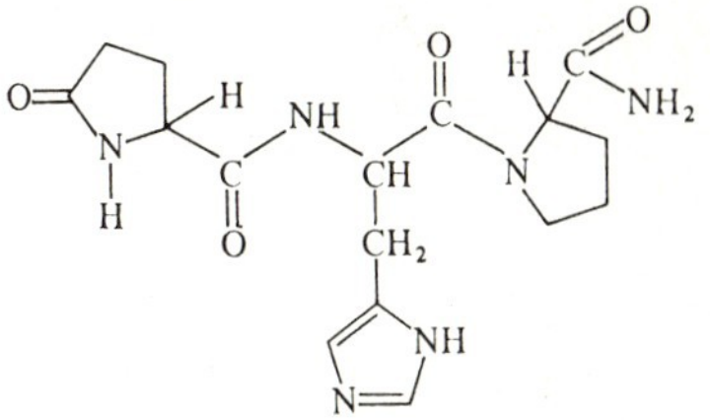

Abb. 108. Thyreotropin-releasing-Factor, Thyroliberin (Pyroglutamyl-histidyl-prolinamid, pGlu-His-Pro-NH_2

Einzelheiten zur Funktion der Peptide s. Lehrbücher der Biochemie.

Proteine (Polypeptide)

Aufbau der Proteine

Proteine können aus einer oder mehreren Polypeptidketten bestehen. Zu der bereits bekannten Primär-Struktur, d.h. der Aminosäure-Sequenz der Peptidkette, treten weitere übergeordnete Strukturen hinzu. Dazu gehört zunächst die **Sekundär-Struktur**, welche die periodischen Faltungen der Polypeptidkette beschreibt (z.B. Helix, Faltblatt). Sie beruht auf den Bindungskräften zwischen den verschiedenen funktionellen Gruppen der Peptide. Am wichtigsten sind die im folgenden Schema dargestellten intramolekularen Bindungen, die schon an anderer Stelle besprochen wurden:

H-Brückenbindung	kovalente Disulfidbindung	Ionenbeziehung	hydrophobe Wechselwirkung

Die Wasserstoffbrückenbindungen zwischen NH- und CO-Gruppen wirken stabilisierend auf den Zusammenhalt der Sekundärstruktur und führen zur Ausbildung von zwei verschiedenen Polypeptidstrukturen, der α-Helix- und der Faltblatt-Struktur.

In der α-**Helix** liegen hauptsächlich **intra**molekulare H-Brückenbindungen vor. Hierbei ist die Peptidkette spiralförmig in Form einer Wendeltreppe verdreht, und die H-Brückenbindungen bilden sich zwischen den Molekülen derselben Kette aus. Alle Aminosäuren müssen dabei die gleiche Konfiguration besitzen, um in die Helix zu passen. Man kann dieses Modell als rechts- oder linkgängige Schraube konstruieren (Abb. 111), die zueinander diastereomer sind.

Bezeichnung	Erläuterung	Schema
Primärstruktur	Sequenz = Reihenfolge der Aminosäuren von links nach rechts	
Sekundärstruktur (Kettenkonformation)	periodische Faltung, begünstigt durch gewinkelte Peptidkette und Einschränkung der Rotation durch Mesomerie. Fixierung durch H-Brücken	Faltblattstruktur / Helix
Tertiärstruktur	nichtperiodische, knäuelartige Faltung durch Fixierung infolge H-Brücken, S-Brücken, hydrophobe Wechselwirkung, Ionenbez.	
Quartärstruktur	Verknüpfung von Untereinheiten (Peptidketten) durch H-Brücken und hydrophobe Wechselwirkung zu großen Proteinstrukturen	Quartärstruktur (tetramere Form)

Abb. 109. Übersichtsschema Proteinaufbau

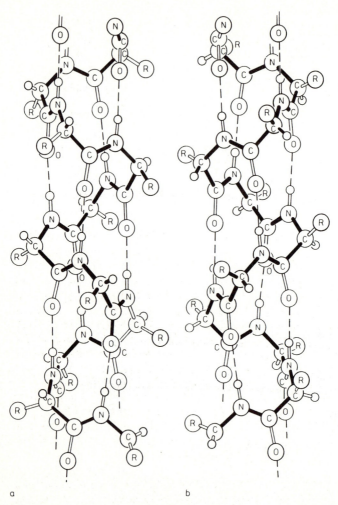

Abb. 110 a u. b. Schematische Darstellung der beiden möglichen Formen der α-Helix: Linksgängige (a) und rechtgängige (b) Schraube, dargestellt in beiden Fällen mit L-Aminosäureresten. Das Rückgrat der Polypeptidkette ist schwarz eingezeichnet, die Wasserstoffatome sind durch die kleinen Kreise wiedergegeben. Die Wasserstoffbrückenbindungen (intramolekular) sind durch gestrichelte Linien dargestellt

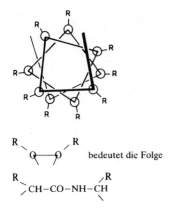

Abb. 111. Aufsicht auf die α-Helix   **Abb. 112.** Kollagen-Superhelix

Die rechtsgängige Helix ist energetisch bedeutend stabiler. Alle bisher untersuchten nativen Proteine sind rechtsgängig. Spiegelbildliche Helices erhält man dann, wenn man die eine Helix aus L-Aminosäuren (wie bei den proteinogenen Aminosäuren) und die anderen aus D-Aminosäuren aufbaut. Die ebene Anordnung der Peptidbindung führt dazu, daß der Querschnitt der Helix nicht rund ist. Die Seitenketten R der Aminosäuren stehen von der Spirale nach außen weg. Abb. 111 gibt eine Aufsicht auf die α-Helix wieder.
Eine besonders eindrucksvolle Struktur besitzen *Kollagen* und das *α-Keratin* der Haare. Abb.112 zeigt die Kollagen-Superhelix. Drei lange Polypeptidketten aus linksgängigen Helices sind zu einer dreifachen, rechtsgängigen Superhelix verdrillt, wobei sich zwei helicale Strukturen überlagert haben.

Die Verknüpfung der Polypeptidketten erfolgt durch Aldol-Kondensation. Dabei werden Lysin-Seitenketten enzymatisch in Aldehyd-Derivate umgewandelt, die miteinander reagieren:

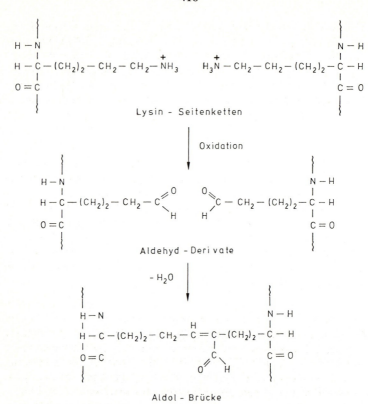

Beim Dehnen der Haare geht die α-Keratin-Struktur in die ß-Keratin-Struktur über. Dabei handelt es sich um eine sog. **Faltblatt**-Struktur, bei der zwei oder mehrere Polypeptidketten durch **intermolekulare** H-Brückenbindungen verbunden sind. So entsteht ein **"Peptidrost"**, der leicht aufgefaltet ist, weil die Reste R als Seitenketten einen gewissen Platzbedarf haben (Abb. 113). Faltblattstrukturen können mit antiparalleler und paralleler Anordnung der Peptidkette vorliegen (Abb. 114).

Die nicht-periodischen Faltungen der Polypeptidkette werden als **Tertiärstruktur** bezeichnet. Die Art der Faltung ist allerdings nicht zufällig, sondern wird - wie bei der Sekundärstruktur - durch die dort erwähnten intramolekularen Kräfte bestimmt. Tertiär- und Sekundärstruktur werden deshalb auch häufig unter dem Oberbegriff **"Kettenkonformation"** zusammengefaßt. Als Beispiel sei die Raumstruktur des Myoglobins genannt, s. hierzu Übersichtsschema Abb. 109.

Die zu einem globulären Protein zusammengefalteten Peptidketten schließen sich häufig noch zu größeren Aggregaten zusammen. Dabei können sie aus mehreren gleichen oder verschiedenen Untereinheiten (Polypeptidketten) aufgebaut sein. Diese sind nur durch nicht-kovalente, vor allem durch hydrophobe Bindungen miteinander verknüpft und bilden die **Quartärstruktur** des Proteins. Ein bekanntes Beispiel ist Hämoglobin, das aus 4 Untereinheiten besteht, von denen jeweils zwei sehr ähnlich sind und als α- bzw. β- bezeichnet werden (s. Abb. 109).

Die biologische Aktivität der Proteine ist abhängig von der Existenz der vorgenannten molekularen Strukturen. Bei <u>nativen</u> Proteinen sind diese Strukturen unverändert, bei <u>denaturierten</u> Proteinen sind insbesondere durch unphysiologische Einwirkungen die Strukturen so stark verändert worden, daß die biologischen Eigenschaften ganz oder teilweise verloren gehen. Denaturantien können sein: Säuren, Laugen, organische Lösemittel, Wärme- oder Strahlenbehandlung etc. Denaturierungen sind häufig, aber nicht immer irreversibel.

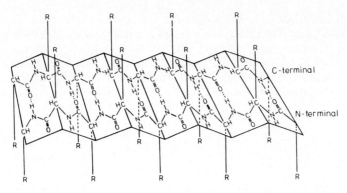

Abb. 113. Faltblattstruktur von β-Keratin mit antiparallelen Peptidketten ("Peptidrost")

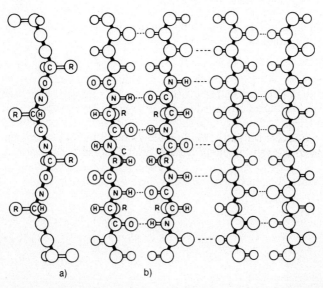

Abb. 114 a). Faltblattstruktur mit antiparallelen Ketten aufgebaut mit L-Aminosäuren. a) Seitenansicht; b) Aufsicht. Das Rückgrat der Polypeptidkette ist schwarz eingezeichnet. Die intermolekularen H-Brückenbindungen sind durch gestrichelte Linien dargestellt

```
                a)                              b)
        N-terminal  C-terminal          N-terminal  N-terminal
            \       /                        \       /
            C=O···HN                         NH     R-CH
           /        \                       /        \
          HN         C=O                  R-CH        C=O
           \       /                        \        /
           HC-R   R-CH                      C=O···HN
           /        \                      /        \
          O=C        NH                   H.N        HC-R
           \       /                        \       /
           NH···O=C                         HC-R   O=C
           /        \                       /        \
          R-CH      HC-R                   O=C        NH
           \       /                        \        /
            C=O···HN                         NH     R-CH
           /        \                       /        \
          HN         C  O                 R-CH        C=O
           \       /                        \       /
           HC-R   R-CH                      C=O···HN
           /        \                      /        \
          O=C        NH                   HN         HC-R
           \       /                        \       /
           NH···O=C                         HC-R   O=C
           /        \                       /        \
          R-CH      HC-R                   O=C        NH
           \       /                        \        /
            C=O···HN                         NH     R-CH
           /        \                       /        \
          HN         C=O                  R-CH        C=O
           \        /                       \       /
           HC-R   R-CH                       C=O···HN
           /        \                       /        \
```

Abb. 114 b). Schematische Darstellung der Faltblattstrukturen mit antiparallelen (a) und parallelen (b) Peptidketten. Beachte die Zahl der H-Brückenbindungen!

Einteilung der Eiweißstoffe

Da nur in wenigen Fällen die genauen Strukturen bekannt sind, werden zur Unterscheidung Löslichkeit, Form und evtl. die chemische Zusammensetzung herangezogen.

Proteine werden i.a. unterteilt in:

(1) globuläre Proteine (Sphäroproteine) von kompakter Form, die im Organismus verschiedene Funktionen (z.B. Transport) ausüben, und

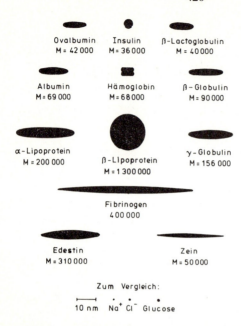

Abb. 115. Vergleich der Form und Größe einiger globulärer Eiweißkörper (in Anlehnung an J.T. Edsall)

(2) <u>faserförmig strukturierte Skleroproteine</u> (fibrilläre Proteine), die vor allem Gerüst- und Stützfunktionen haben. Vergleichende Grössenangaben zeigt Abb. 115.

Häufig werden als Proteine nur solche Polypeptide bezeichnet, die ausschließlich aus Aminosäuren bestehen. Davon zu unterscheiden sind die **Proteide**, die sich aus einem Protein und anderen Komponenten zusammensetzen. Beispiele zeigt Tabelle 37. Es sei darauf hingewiesen, daß die Unterscheidung nicht immer eindeutig ist. So können die Metalle bei den "Metalloproteiden" auch nur adsorbiert sein, so daß man derartige Aggregate heute ebenfalls als "...proteine" bezeichnet.

Tabelle 37. Proteine und Proteide

Gruppe	Eigenschaften, Vorkommen und Bedeutung
Globuläre Proteine	kugelförmige oder ellipsoide Eiweißmoleküle mit wenig differenzierter Struktur
- Histone	stark basische an Nucleinsäuren gebundene Eiweißstoffe (Zellkern)
- Albumine	wasserlösliche Eiweißstoffe, die durch konz. Ammoniumsulfat-Lösung gefällt werden (Blut, Milch, Eiweiß)
- Globuline	in Wasser unlösliche, in verd. Neutralsalzlösungen lösliche Eiweißstoffe (Blut, Antikörper)
Fibrilläre Proteine	Eiweißstoffe mit faserartiger Struktur, wesentlich als Gerüstsubstanzen des tierischen Organismus
- α-Keratin-Typ	z.B. Proteine der Haare sowie Fibrin
- Kollagen-Typ	Hauptbestandteil der Stütz- und Bindegewebe von Sehnen, Bändern usw.
- β-Keratin-Typ	z.B. Seidenfibroin (Fasersubstanz der Seidenfäden) sowie Proteine der Horngewebe (Federn, Nägel, Hufe, Hörner)
Proteide/Proteine	
- Phosphoprot.	z.B. Casein, das als Calciumsalz in der Milch vorliegt, Vitellin
- Chromoprot.	z.B. Atmungspigmente, Cytochrome u.ä. Enzyme sowie Chlorophyll, Hämoglobin
- Nucleoprot.	wesentliche Bestandteile der Kerne und des Plasmas aller Zellen, die Nucleinsäuren sind an stark basische Proteide gebunden
- Glykoprot. (Mucoproteide)	bilden die sog. Schleimstoffe, z.B. im Glaskörper des Auges, enthalten Aminozucker
- Lipoprot.	wenig untersuchte Stoffgruppe, die z.B. im Blutplasma vorkommt, hoher Lipid-Anteil (Fette, Phosphatide)
- Metalloprot.	Transport von Cu, Fe, Zn als Proteinkomplex

Eigenschaften der Proteine

Proteine sind wie die Aminosäuren, aus denen sie aufgebaut sind, **Ampholyte**, d.h. sie enthalten sowohl basische als auch saure Gruppen. Je nach pH-Wert liegen sie als Kationen, Anionen oder als elektrisch neutrale Moleküle vor. Der pH-Wert, bei dem ein Eiweißkörper nach außen elektrisch neutral ist, nennt man den isoelektrischen Punkt I.P. Proteine wandern im elektrischen Feld in gleicher Weise wie die Aminosäuren. Soweit Seitengruppen ebenfalls ionisierbar sind (z.B. OH-, SH-, COOH-Gruppen), bestimmen diese das Säure-Base-Verhalten. Als polar wirkende Gruppen sind sie auch mitverantwortlich für die hydrophilen Eigenschaften der sie enthaltenden Proteine, während hydrophobe Proteine vor allem Aninosäuren-Seitengruppen des Valin, Leucin, Isoleucin und Phenylalanin enthalten (vgl. Aminosäuren-Übersicht!).

Ebenso wie bei den Aminosäuren ist auch die Pufferwirkung der Proteine im Säuren-Basen-Haushalt des Organismus durch ihren Ampholytcharakter bedingt. Hierbei spielt die *Imidazol-Gruppe des Histidins* aufgrund ihres pK-Wertes von 6,1 eine stärkere Rolle als etwa die freien Carboxyl-Gruppen (z.B. in Glutaminsäure, Asparaginsäure) oder Aminogruppen (z.B. in Lysin, Argenin).

Die Löslichkeit eines Proteins hängt vor allem ab von seiner Aminosäuren-Zusammensetzung, seiner Molmasse und seiner Molekülstruktur. Sie läßt sich beeinflussen durch

- Temperatur: Beim Erhitzen einer wäßrigen Proteinlösung über 70 ^{o}C kommt es meist zur Ausfällung und Denaturierung (ausser bei thermophilen Proteinen).

- organische Lösemittel: Proteine lassen sich aus wäßriger Lösung durch Zugabe hydrophiler Lösemittel wie Alkohol oder Aceton fällen (in der Kälte, da sonst Denaturierung). Grund: Erniedrigung der Dielektrizitätskonstante des Mediums, Entzug des Wassers aus den Hydrathüllen der Proteine.

- pH-Wert: Im Bereich des isoelektrischen Punktes ist die Löslichkeit der Proteine am geringsten, da die gegenseitige Abstossung der dann neutralen Einzelmoleküle dort am kleinsten ist.

- Salze: Durch Zugabe hoher Konzentrationen gut wasserlöslicher Neutralsalze wie Na_2SO_4, $(NH_4)_2SO_4$ oder $MgSO_4$ werden die intramolekularen Anziehungskräfte vermindert, und den Proteinen wird das Wasser aus den Hydrathüllen entzogen ("Aussalzen").

Trennung von Proteingemischen

Proteine lassen sich aufgrund ihrer physikalisch-chemischen Eigenschaften mit mehreren Methoden voneinander trennen. Bei den klassischen Verfahren spielen als Parameter die elektrochemischen Eigenschaften und die Molekülgröße eine entscheidende Rolle. Spezifische Eigenschaften der Bindungsfähigkeit werden ausgenutzt bei den Methoden der *Affinitätschromatographie* und der *immunchemischen Fällung*. Die wichtigsten Trennmethoden sind neben der vorstehend erwähnten Trennung nach der Löslichkeit:

- Elektrophorese: Aufgrund unterschiedlicher Ladung und damit unterschiedlicher Wanderungsgeschwindigkeit wandern Proteine im elektrischen Feld verschieden schnell. Die Elektrophorese wird heute meist auf einem Trägermaterial ausgeführt (Celluloseacetat-Folie bzw. bei der Disk-Elektrophorese in Röhrchen gefüllte Polyacrylamid-Gele).

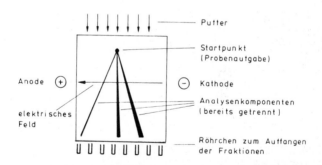

Abb. 116. Ablenkungselektrophorese

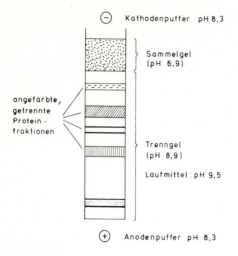

Abb. 117. Gel-Elektrophorese mit den pH-Werten für ein "Standard" Disc-System

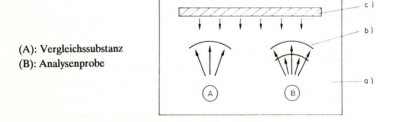

Abb. 118. Immunoelektrophorese a-c. a) Träger; b) Präzipitatsbanden in der Diffusionszone; c) Rinne mit Antiserum (wird erst nach der Elektrophorese angelegt)

- Ultrazentrifuge: Infolge unterschiedlicher Molekülgröße und damit unterschiedlicher Sedimentationsgeschwindigkeit werden Proteine im Schwerefeld der Ultrazentrifuge getrennt.

Man verwendet eine Zentrifuge sehr hoher Beschleunigung (bis etwa 10^6 g, 1 g = 9,8 m·s^{-2}). Sie ermöglicht, das Verhalten von Teilchen in einem vorgegebenen Schwerefeld und unter konstanten äußeren Bedingungen wie Druck und Temperatur zu beobachten. Die Sedimentationsgeschwindigkeit während des Zentrifugierens wird meist zur Bestimmung der Molmasse M benutzt, wofür folgende Gleichung gilt:

$$M = \frac{R \cdot T \cdot s}{D \cdot (1 - V \cdot \rho)};$$

R = Gaskonstante
D = Diffusionskoeffizient
ρ = Dichte des Lösungsmittels
T = Temperatur
s = Sedimentationskonstante,
V = partielles spezifisches Volumen der gelösten Substanz.

V, ρ, D und s werden aus den experimentellen Daten bestimmt.

Bei einer Abänderung des Verfahrens, dem Sedimentationsgleichgewicht, wird die Drehzahl (und damit g) so gewählt, daß sich Sedimentation und Diffusion gerade kompensieren. Hierfür gilt:

$$M = \frac{2 \cdot R \cdot T \cdot \ln c_2/c_1}{\omega^2 \cdot (x_2^2 - x_1^2) \cdot (1 - V \cdot \rho)}$$

mit $c_{1,2}$ = Konzentrationen in den Abständen $x_{1,2}$ vom Rotationszentrum, ω = Winkelgeschwindigkeit des Rotors.

Außer zur Molmassenbestimmung werden Ultrazentrifugen benutzt, um Molmassenverteilungen zu ermitteln, d.h. man kann Substanzgemische fraktionieren. Gleichzeitig gewinnt man eine Aussage über Reinheit, Einheitlichkeit und Mengenverteilung der zu untersuchenden Substanzprobe.

- Gelfiltration: Das auch *Molekularsiebchromatographie oder Ausschlußchromatographie* genannte Verfahren beruht darauf, daß Proteine je nach Größe eine unterschiedliche Wanderungsgeschwindigkeit durch die wassergefüllten Hohlräume eines Dextrangels haben. Durch geeignete Wahl des Gels und entsprechende Pufferlösungen zur Elution läßt sich das Verfahren über einen weiten Molmassenbereich anwenden. Es ist auch zur Bestimmung der relativen Molmasse geeignet.

- Ionenaustausch-Chromatographie: Anstelle der z.B. bei der Wasserenthärtung üblichen Kunstharze verwendet man wegen der Gefahr der Denaturierung Cellulose mit chemisch veränderten, negativ oder positiv geladenen Endgruppen. Diese treten in Wechselwirkung mit den entsprechend geladenen sauren bzw. basischen Gruppen der Proteine, die dadurch verschieden stark adsorbiert werden und nacheinander durch verschiedene Pufferlösungen eluiert werden können.

- Affinitätschromatographie: Proteine sind oft darauf spezialisiert, bestimmte Substrate selektiv zu binden. Koppelt man derartige Moleküle als Liganden an einen makromolekularen Träger, so werden bei Anwendung eines chromatographischen Verfahrens die Proteine aus der Lösung entsprechend ihrer Affinität zum gebundenen Liganden zurückgehalten und können später durch ein geeignetes Elutionsmittel wieder abgelöst werden. Das Prinzip erlaubt sehr spezifische Trennungen.

Einzelheiten zur Funktion der Proteine s. Lehrbücher der Biochemie.

Lipid-Gruppe

Überblick

Die Ester langkettiger, meist unverzweigter Carbonsäuren wie Fette, Wachse u.a. werden unter dem Begriff **Lipide** zusammengefaßt. Manchmal rechnet man auch die nachfolgend besprochenen Isoprenoide wie Terpene und Steroide hinzu.

Die Klassifizierung als "Lipide" beruht in diesen Fällen darauf, daß diese Stoffe aus biologischem Material mit wenig polaren Lösemitteln wie Kohlenwasserstoffen oder Ether herausgelöst werden können. Diese "Verbindungsklasse" ist somit nicht durch eine bestimmte Molekülstruktur, sondern durch ihre Löslichkeit charakterisiert.

Biochemisch von Bedeutung ist, daß Lipide im Stoffwechsel viele Gemeinsamkeiten aufweisen: Sie werden aus *aktivierter Essigsäure* aufgebaut, enthalten vielfach langkettige Fettsäuren als wesentliche Komponente, werden im Stoffwechsel oft durch einfache Reaktionen ineinander übergeführt und sind häufig wichtige Bestandteile biologischer Membranen, deren Eigenschaften sie bestimmen. Tabelle 38 gibt einen Überblick über wichtige **Lipide**.

Tabelle 38. Überblick über wichtige Stoffklassen der Lipide

Verbindungsklasse	schemat. Aufbau bzw. Hydrolyseprodukte	Beispiel
I Nicht hydrolysierbare Lipide		
Kohlenwasserstoffe; Carotinoide	Alkan	ß-Carotin
Alkohole; Sterine	Alkanole ab C_{10}	Cholesterol
Säuren	Fettsäuren ab C_{10}	Stearinsäure
II Ester		
Fette	Fettsäure + Glycerol	Tristearoylglycerol
Wachse	Fettsäure + Alkanol	Bienenwachs
Sterinester	Fettsäure + Cholesterol	Cholesterol-Linolat
III Phospholipide		
Phosphatidsäure	Fettsäure + Glycerol + Phosphorsäure	–
Phosphatide	Fettsäure + Glycerol + Phosphorsäure + Aminoalkohol	Lecithin
IV Glykolipide		
Cerebroside	Fettsäure + Sphingosin + Zucker	Galactoxyl-sphingosin
Ganglioside	Fettsäure + Sphingosin + Zucker + Neuraminsäure	–

Wachse sind neben den Fetten und Phospholipiden eine wichtige Gruppe von Naturstoff-Lipiden. Wir kennen tierische Wachse, pflanzliche Wachse und eine große Anzahl synthetisch zugänglicher Wachsprodukte für technische und medizinisch-pharmazeutische Zwecke.

Wachse sind Monoester langkettiger unverzweigter Carbonsäuren mit langkettigen unverzweigten Alkoholen (C_{16} bis C_{36}).

Der Unterschied zu den Fetten besteht darin, daß an die Stelle der alkoholischen Ester-Komponente Glycerol höhere primäre Alkohole treten wie Myricylalkohol (Gemisch von $C_{30}H_{61}$-OH und $C_{32}H_{65}$-OH) im Bienenwachs, Cetylalkohol ($C_{16}H_{33}$-OH) im Walrat und Cerylalkohol ($C_{26}H_{53}$-OH) im chinesischen Bienenwachs. Das Carnauba-Wachs besteht hauptsächlich aus Myricylcerotinat $C_{25}H_{51}COOC_{30}H_{61}$.

Fettsäuren und Fette

Fette sind Mischungen aus Glycerolestern ("Glyceride") verschiedener Carbonsäuren mit 12 bis 20 C-Atomen (Tabelle 39). Sie dienen im Organismus zur Energieerzeugung als Depotsubstanzen, zur Wärmeisolation und zur Umhüllung von Organen.

Tabelle 39. Wichtige Fettsäuren

Anzahl der C-Atome	Name	Formel
gesättigte Fettsäuren		
4	Buttersäure	$CH_3\text{-}(CH_2)_2\text{-}COOH$
12	Laurinsäure	$CH_3\text{-}(CH_2)_{10}\text{-}COOH$
14	Myristinsäure	$CH_3\text{-}(CH_2)_{12}\text{-}COOH$
16	Palmitinsäure	$CH_3\text{-}(CH_2)_{14}\text{-}COOH$
18	Stearinsäure	$CH_3\text{-}(CH_2)_{16}\text{-}COOH$
ungesättigte Fettsäuren (Doppelbindungen: cis-konfiguriert)		
16	Palmitoleinsäure	$CH_3\text{-}(CH_2)_5\text{-}CH=CH\text{-}(CH_2)_7\text{-}COOH$
18	Ölsäure	$CH_3\text{-}(CH_2)_7\text{-}CH=CH\text{-}(CH_2)_7\text{-}COOH$
18	Linolsäure	$CH_3\text{-}(CH_2)_3\text{-}(CH_2\text{-}CH=CH)_2\text{-}(CH_2)_7\text{-}COOH$
18	Linolensäure	$CH_3\text{-}CH_2\text{-}(CH=CH)_3\text{-}(CH_2)_7\text{-}COOH$
20	Arachidonsäure	$CH_3\text{-}(CH_2)_3\text{-}(CH_2\text{-}CH=CH)_4\text{-}(CH_2)_3\text{-}COOH$

Kurzformeln einiger ungesättigter Fettsäuren mit Darstellung der cis-konfigurierten Doppelbindungen:

Arachidonsäure (Salz: Arachidonat)

(5,8,11,14-Eikosatetraensäure)

Arachidonsäure

Linolensäure

Linolsäure

Wie alle Ester können auch Fette mit nucleophilen Reagenzien, z.B. einer NaOH-Lösung, umgesetzt werden. Diese Hydrolyse wird oft als **Verseifung** bezeichnet. Dabei entstehen Glycerol und die Natriumsalze der entsprechenden *Säuren* (Fettsäuren), die auch als Seifen bezeichnet werden. Durch Zugabe von NaCl (Kochsalz) zu den wasserlöslichen Seifen werden diese ausgefällt ("aussalzen", Überschreitung des Löslichkeitsprodukts). Sie werden auf diesem Wege großtechnisch hergestellt und als Reinigungsmittel verwendet.

Die *saure* Verseifung höherer Carbonsäure-ester (Fette) ist wegen der Nichtbenetzbarkeit von Fetten durch Wasser sehr erschwert, ein Zusatz von Emulgatoren daher erforderlich.

Die *natürlichen Fettsäuren* haben infolge ihrer biochemischen Synthese eine **gerade** Anzahl von C-Atomen, denn sie werden aus Acetyl-CoA aufgebaut:

$$2\ CH_3-\underset{O}{\overset{\parallel}{C}}-S-CoA \xrightarrow[-CoASH]{} CH_3-\underset{O}{\overset{\parallel}{C}}-CH_2-\underset{O}{\overset{\parallel}{C}}-SCoA \longrightarrow \cdots\cdots$$

Beispiel für ein Fett: Verseifung eines Fettes
Tristearin

$$CH_2OC-C_{17}H_{35} \quad CH_2O-C-C_{17}H_{35} \quad\quad CH_2OH \quad C_{17}H_{35}COO^{\ominus}Na^{\oplus}$$
$$\;\;\;\;\|\;\|\; + 3NaOH$$
$$\;\;\;\;O\;O \quad\quad\longrightarrow\quad\quad\quad\quad Na\text{-Stearat}$$

$$CHO\,C-C_{17}H_{35} \quad CHO-C-C_{15}H_{31} \quad\quad CHOH + C_{15}H_{31}COO^{\ominus}Na^{\oplus}$$
$$\;\;\|\;\|$$
$$\;\;O\;O \quad\quad\quad\quad\quad\quad\quad\quad Na\text{-Palmitat}$$

$$CH_2OC-C_{17}H_{35} \quad CH_2O-C-C_{17}H_{33} \quad\quad CH_2OH \quad C_{17}H_{33}COO^{\ominus}Na^{\oplus}$$
$$\;\;\;\;\|\;\|$$
$$\;\;\;\;O\;O \quad\quad\quad\quad\quad\quad\quad\quad Na\text{-Oleat}$$

Tristearin ein Glycerolester Glycerol
(Tri-stearoyl- (Triglycerid, (Glycerin)
glycerol) Triacylglycerol)

Öle (= flüssige Fette) haben i.a. einen höheren Gehalt an ungesättigten Carbonsäuren als Fette und daher auch einen niedrigeren Schmelzpunkt. Bei der sog. **Fetthärtung** von Pflanzenölen werden einige Doppelbindungen katalytisch hydriert, wodurch der Schmelzpunkt steigt und die Stoffe fest werden (Margarineherstellung). Wegen der C=C-Doppelbindungen sind Öle oxidationsempfindlich und können ranzig werden (Autoxidation).

Der Begriff Öl wird oft als Sammelbezeichnung für flüssige organische Verbindungen verwendet. Es sind daher zu unterscheiden: *Fette* Öle = flüssige Fette = Glycerolester; *Mineralöle* = Kohlenwasserstoffe; *Ätherische* Öle = Terpen-Derivate.

Tabelle 39 enthält wichtige **gesättigte** und **ungesättigte** Fettsäuren. In den meisten natürlich vorkommenden Fettsäuren liegen die Doppelbindungen isoliert und in der cis-Form vor. Mehrfach ungesättigte Fettsäuren können nur teilweise im Säugetierorganismus aufgebaut werden. Insbesondere Linol- und Linolensäure müssen über die pflanzliche Nahrung aufgenommen werden (**"essentielle Fettsäuren"**).

Die Fettsäuren reagieren chemisch wie andere Carbonsäuren mit ihren funktionellen Gruppen: Die Carboxy-Gruppe bildet mit Alkoholen **Ester** (z.b. mit Glycerol in den Phospholipiden) und mit Aminen **Säureamide** (z.b. mit Sphingosin in den Sphingolipiden). Sie läßt sich zunächst zum **Aldehyd** und dann weiter zum **Alkohol** reduzieren. Vorhandene Doppelbindungen können hydriert werden (Beispiel: Fetthärtung) oder auch Wasser anlagern (Hydratisierung, vgl. biochem. Fettsäureabbau).

Während die Fettsäuren selbst wegen ihres langen, hydrophoben Kohlenwasserstoff-Restes nicht sehr gut in Wasser löslich sind, sind ihre Anionen in Form der Na- und K-Salze relativ gut wasserlöslich und als Detergentien wichtige oberflächenaktive Stoffe. Beim Waschvorgang bilden sich allerdings vor allem in hartem Wasser die schwer löslichen Erdalkali-Salze, die ausfallen und auf der Textilfaser haften bleiben ("Vergrauung"). Weitere Einzelheiten s. Kap. *Carbonsäuren*.

Komplexe Lipide

Einen Überblick über die Stoffklasse der Lipide gibt Tabelle 38 der Einführung.
Die Fette als Triester des Glycerols ("Triacylglycerole") sind in vorstehendem Kapitel ausführlich besprochen worden. Sie sind, ebenso wie die Wachse, neutrale Verbindungen ("Neutralfette"); ihre langkettigen Kohlenwasserstoff-Reste sind unpolar.
Die nachfolgend zu erörternden Phospho- und Glykolipide enthalten jeweils eine lipophile und eine hydrophile Gruppe. Sie sind amphiphil und bilden in wäßrigen Medien geordnete Strukturen (Micellen und Lamellen). Bei den Phospholipiden enthält der hydrophile Teil des Moleküls gleichzeitig eine positive und eine negative Ladung.
Neben den Acylglycerolen (Fetten) sind als zweite wichtige Gruppe der Lipide die Phosphoglyceride oder Glycerolphosphatide zu nennen. Vielfach werden sie auch **Phospholipide** oder Phosphatide genannt, weil sie Phosphat (Phosphorsäure) als Baustein enthalten, wodurch sie sich von den Glykolipiden unterscheiden. Sie sind charakteristische Komponenten der zellulären Membranen.

In einer älteren Einteilung werden phosphathaltige Lipide, die statt Glycerol als Alkoholkomponente Sphingosin enthalten, als eigene Gruppe, die Sphingolipide, geführt. In diesem Fall dient die Bezeichnung Phospholipide als Oberbegriff für zwei Gruppen, nämlich die Sphingolipide und die Glycerolphosphatide.

Phospholipide sind Phosphorsäurediester. Die Phosphorsäure ist - zum einen mit dem dreiwertigen Alkohol Glycerol bzw. dem zweiwertigen Aminoalkohol Sphingosin verestert. Dabei liegt die Glycerol-Komponente als Diacylglycerol vor. Die langkettigen Kohlenwasserstoff-Reste der darin enthaltenen Fettsäuren bilden den unpolaren Teil des Moleküls und - zum anderen mit Alkoholen wie Cholin, Ethanolamin, Serin, Inosit oder auch Glycerol verestert (letzteres in Cardiolipin, s. Tabelle 40). Cholin, Ethanolamin und Serin enthalten ein basisches Stickstoff- atom, das positiv geladen ist und zusammen mit der negativ geladenen Phosphat-Gruppe den polaren Teil des Zwitterions bildet.

Wichtige Phosphatide sind Lecithin und Kephalin. Sie liegen als Zwitterionen vor und sind am Aufbau von Zellmembranen, vor allem allem der Nervenzellen, beteiligt.

α-Lecithin

β-Kephalin

Tabelle 40. Einige alkoholische Komponenten in Phosphoglyceriden

Ethanol-amin	Cholin	Serin	Inosit	Glycerol (in Cardiolipin = 1,3-Diphosphaticyl-glycerol)
$\overset{\oplus}{N}H_3$	$\overset{\oplus}{N}(CH_3)_3$	$COO^{\ominus}$		
CH_2	CH_2	$\overset{\oplus}{N}H_3-CH$	(Inosit-Ring: OH-Gruppen an C1–C6)	CH_2-C-CH mit OH an mittlerem C
CH_2	CH_2	CH_2		O, H, O
O	O	O		

Cholin ist die Vorstufe zu Acetylcholin, dem im Körper eine wichtige Funktion zukommt:

$$CH_3-\underset{\underset{O}{\|}}{C}-O-CH_2-CH_2-\overset{\overset{CH_3}{|}}{\underset{\underset{CH_3}{|}}{N^{\oplus}}}-CH_3 \quad OH^{\ominus}$$

Acetylcholin

Abb. 119 zeigt den strukturellen Aufbau von Phospholipiden mit Glycerol (a) und Sphingosin (b) als Grundkörper.

Beachte: Der Grundkörper der Sphingosinphosphatide, das <u>Ceramid</u>, wird ebenfalls zu den Sphingolipiden gezählt. Die Verbindung ist ein Säureamid, bestehend aus dem Alkohol Sphingosin und einer Fettsäure und enthält kein Phosphat, d.h. sie ist kein Phospholipid (Abb. 120).

a)

R^1, R^2 sind Fettsäurereste
R^3 ist eine Alkoholkomponente
aus Tabelle 40. Die Ester-Gruppen
des Diacylglycerols sind eingerahmt

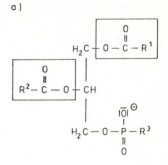

b)

R^3 ist eine Alkoholkomponente aus
Tabelle 40. R^4 ist ein Fettsäurerest
in Säureamidbindung (eingerahmt).
R^5 ist der Kohlenwasserstoff-Rest des
Sphingosin ($= C_{15}H_{29}$)

Abb. 119. Strukturschema eines Phospholipids mit a) Glycerol und b) Sphingosin als Grundkörper

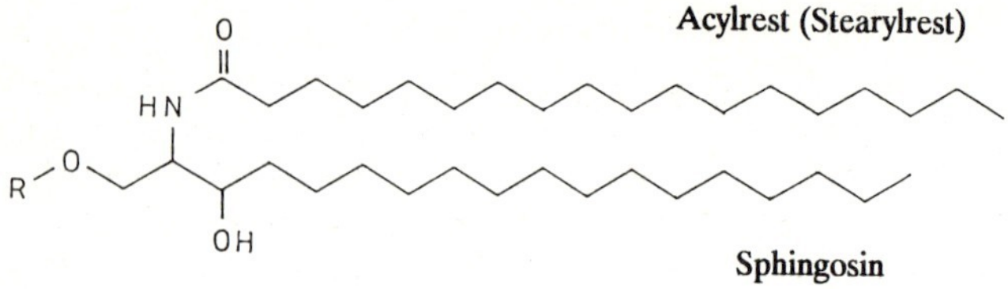

a) R = H : N-Stearyl-sphingosin, Ceramid

b) R = P_i-O-CH$_2$-CH$_2$-N$^+$(-CH$_3$)$_3$; ein Sphingomyelin

c) R = 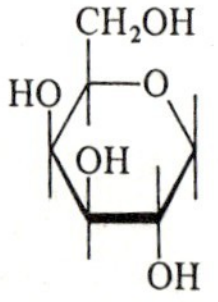 β-Galactosyl-sphingosin, ein Cerebrosid

Abb. 120. Sphingolipide (a,b) und Glykolipid (c)

Als dritte wichtige Gruppe der Lipide neben den Acylglycerolen und den Phospholipiden sind die **Glykolipide** zu nennen. Dabei handelt es sich um Verbindungen, die einen Lipid- und einen Kohlenhydratanteil enthalten, jedoch kein Phosphat. Glycerolglykolipide enthalten Glycerol als Grundkörper, der am C-1- und C-2-Atom jeweils mit Fettsäure verestert ist und am C-3-Atom in glykosidischer Bindung ein Mono- oder Oligo-Saccharid enthält (hydrophober Teil des Moleküls). Von größerer Bedeutung sind die Glykolipide mit Sphingosin als Grundkörper, die Glykosphingolipide. Die Cerebroside sind die einfachsten Vertreter dieser Gruppe. Sie enthalten ein Monosaccharid, im Gehirn meist Galaktose (s. Abb.120), in Leber oder Milz meist Glucose. Der Zucker-Rest kann seinerseits verestert sein (z.B. mit Schwefelsäure in den Sulfatiden) oder weitere glykosidische Bindungen enthalten (z.B. in den Gangliosiden).

Reaktionen und Eigenschaften

Lipide lassen sich durch alkalische Hydrolyse ebenso wie alle anderen Ester oder Säureamide in ihre Einzelbestandteile zerlegen. Im Fall der Ester entstehen Fettsäuren und Alkohole (s. Tabellen 38 und 40), im Fall der Sphingolipide mit Säureamidbindung zusätzlich Sphingosin als Aminoalkohol. Die Bildungsreaktionen verlaufen umgekehrt als Kondensationsreaktionen unter Wasseraustritt mittels der bekannten biochemischen Aktivierungsmechanismen.

Da Lipide i.a. zwei lange, hydrophobe Kohlenwasserstoff-Reste enthalten sowie eine polare Kopfgruppe, bilden sie in wäßriger Lösung leicht Micellen (Abb. 121b, vgl. Abb. 89, S. 330). Darin ist der Phosphatteil in Wasser gelöst, während die Estergruppen sich innerhalb der Micelle zusammendrängen. Phospholipide können sich ferner noch unter Ausbildung einer monomolekularen Schicht zusammenlagern, die Lipid-Doppelschicht genannt wird (Abb. 121c). Diese Doppelschicht, die in biologischen Membranen nur etwa 10 nm = 10^{-6} cm dick ist, bildet eine sehr wirksame Permeabilitätsbarriere: geladene Teilchen können praktisch nicht in das hydrophobe Innere der Membran eindringen. Die biologische Membran ist nach neueren Erkenntnissen keine reine Lipidmembran, sondern enthält in der Membran und an deren Oberfläche verschiedene Proteine. Der Proteingehalt beträgt 20 - 80 Gewichtsprozent. Lipid-Doppelschichten sind in ständiger Bewegung und lassen sich am besten als "flüssig-kristallin" charakterisieren.

Die meisten biologischen Membranen stehen unter einer elektrischen Spannung, die bei den Nervenzellen im Ruhezustand ca. 70 mV beträgt.

Weitere Einzelheiten zur biochemischen Funktion der Fettsäuren und Lipide s. Lehrbücher der Biochemie.

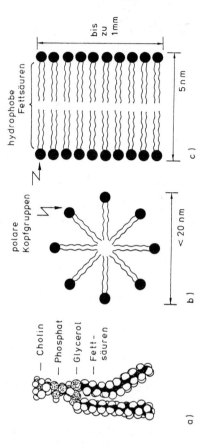

Abb. 121 a-c. Kalottenmodell eines Phospholipidmoleküls. Die ungesättigte Fettsäure ist mit einem deutlichen Knick dargestellt. b) Eine Micelle aus Phospholipid-Molekülen. c) Eine Lipid-Doppelschicht aus Phospholid-Molekülen

Terpene und Carotinoide

Terpene kommen vor allem in Harzen und ätherischen Ölen vor. Sie werden in der Riechstoffindustrie zur Herstellung von Parfümen und zur Parfümierung von Waschmitteln und Kosmetika verwendet.

Ätherische Öle sind wasserlösliche, ölige Produkte, die im Gegensatz zu den fetten Ölen (= flüssige Fette) ohne Fettfleck vollständig verdunsten. Ihre Gewinnung erfolgt durch Wasserdampfdestillation, Extraktion (mit Petrolether) oder Auspressen von Pflanzenteilen. Chemisch handelt es sich meist um Verbindungen, die aus Isopren-Einheiten aufgebaut sind.

Allgemeine Summenformel: $(C_5H_8)_n$.

Aufbauprinzip (Kopf-Schwanz-Verknüpfung):

[Strukturformeln: Isopren (C_5H_8) + Isopren → Ocimen $(C_{10}H_{16})$, mit Markierung von „Schwanz" und „Kopf"]

Einteilung der Terpene: Monoterpene (C_{10} ≙ 2 x C_5-Isopreneinheiten), Sesquiterpene (C_{15}), Diterpene (C_{20}), Triterpene (C_{30}).

Biogenese von Terpenen

Ausgangsmaterial ist das Acetyl-Coenzym A. Aus drei Acetat-Einheiten bildet sich β-Hydroxy-β-methyl-glutarsäure-CoA. Die CoA-Gruppe wird unter Reduktion der Carboxyl-Gruppe mit NADPH abgespalten, und wir erhalten die *Mevalonsäure* (3,5-Dihydroxy-3-methylpentansäure). Diese wird mit ATP zum Diphosphat phosphoryliert, danach dehydratisiert und decarboxyliert. Dadurch entsteht das sog. "*aktive Isopren*", das Isopentenyl-diphosphat (= 3-Methyl-3-butenyldiphosphat). Dieses wird zu einem geringen Teil durch eine Isomerase isomerisiert zum 3-Methyl-2-butenyldiphosphat (Dimethyl-allyldiphosphat). Dimerisierung ergibt als erstes Produkt *Geranyl-diphosphat*, Ausgangsmaterial für verschiedene Monoterpene (Kopf-Schwanz-Verknüpfung). Die Dimerisierung beginnt durch elektrophilen Angriff von Isopentenyldiphosphat an seinem Isomer.

Reaktionsablauf:

aktivierte, energiereiche Bindung

$$CoA-S\sim\overset{O}{\overset{\|}{C}}-CH_2[H \quad CoA-S]\sim\overset{O}{\overset{\|}{C}}-CH_3 \xrightarrow{-CoASH}$$

zwei Moleküle Acetyl-CoA

$$CoA-S\sim\overset{O}{\overset{\|}{C}}-CH_2-\overset{O}{\overset{\|}{C}}-CH_3 \xrightarrow{+HCH_2-\overset{O}{\overset{\|}{C}}\sim S-CoA} CoA-S\sim\overset{O}{\overset{\|}{C}}-CH_2-\overset{HO\ CH_3}{\overset{\diagdown\diagup}{C}}-CH_2-\overset{O}{\overset{\|}{C}}\sim S-CoA$$

Acetacetyl-CoA

$$\xrightarrow[-CoASH]{+H_2O} CoA-S\sim\overset{O}{\overset{\|}{C}}-CH_2-\overset{HO\ CH_3}{\overset{\diagdown\diagup}{C}}-CH_2-\overset{O}{\overset{\|}{C}}-OH \xrightarrow[-CoASH]{\text{Reduktion mit NaDPH}} HO-CH_2-CH_2-\overset{HO\ CH_3}{\overset{\diagdown\diagup}{C}}-CH_2-CO_2H$$

Mevalonsäure

$$\xrightarrow[-2\ ADP]{+2\ ATP} HOOC-CH_2-\overset{CH_3}{\underset{OH}{C}}-CH_2-CH_2-O-\overset{O}{\underset{OH}{\overset{\|}{P}}}-O-\overset{O}{\underset{OH}{\overset{\|}{P}}}-OH \xrightarrow{-CO_2,-H_2O}$$

$$H_2C=\overset{CH_3}{\underset{}{C}}-CH_2-CH_2-\text{\textcircled{P}}-\text{\textcircled{P}} \rightleftharpoons H_3C-C=CH-CH_2-\text{\textcircled{P}}-\text{\textcircled{P}}$$
$$\underset{CH_3}{|}$$

Dimethylallyl-diphosphat

Dimerisierung:

[Reaktionsschema:

$H_3C-C=CH-CH_2$ + $H_2C=C-CH-CH_2-$(P)(P) ⟶
| | |
CH_3 $\delta\ominus O$ CH_3
| |
$HO-P=O$ H
|
(P)

$-HO-\overset{O}{\underset{HO}{P}}-$(P)

Geranyldiphosphat: $H_3C-\overset{CH_3}{\underset{}{C}}=CH-CH_2-\overset{}{\underset{H_2}{C}}-\overset{CH_3}{\underset{}{C}}=CH-CH_2-$(P)(P)
]

Durch Fortführung der Reaktion erhält man Sesquiterpene, Diterpene und schließlich *Polyisopren* (Kautschuk).

Die Dimerisierung kann auch durch Kopf-Kopf-Addition zweier C_{15}-Einheiten fortgesetzt werden. Bedenkt man, daß die langkettigen Moleküle meist als gefaltete Kette vorliegen (infolge von cis/trans-Isomerien und der tetraedrischen Konfiguration an C-Atomen), wird verständlich, daß durch intramolekulare Cyclisierungen bicyclische Terpene entstehen können.

Beispiele: * = Chiralitätszentrum, -- trennt die Isopreneinheiten

(1) offenkettige Monoterpene   monocyclisches Monoterpen

Ocimen   Geraniol   Menthol   ;   (-) Menthol
(Basilikum)   (Rosenöl)   (Pfefferminzöl)

bicyclisches Monoterpen

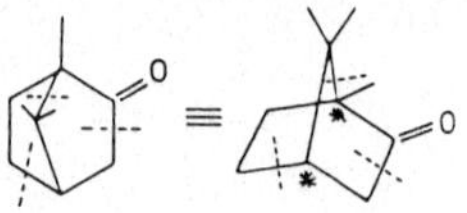

Campher (Campherbaum)
Weichmacher für Cellulosenitrat
("Celluloid")

(2) Sesquiterpene

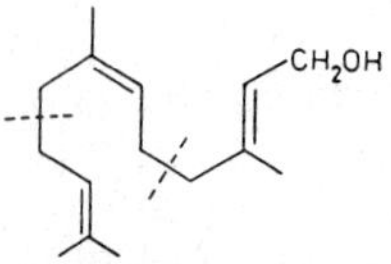

Farnesol
(Kamillenblüten)
acyclisch

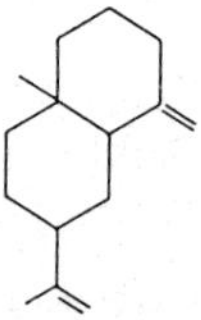

β-Selinen
(Sellerieöl)
bicyclisch

(3) Diterpene

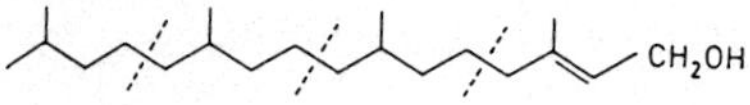

Phytol
(Baustein im Chlorophyll,
Vit. E, Vit. K_1)

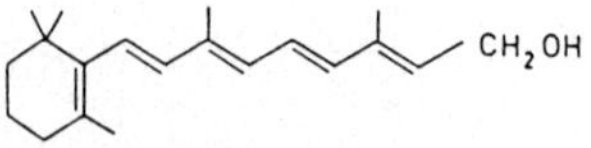

Vitamin A (Retinol)
(Lebertran, Eigelb, Milch)
monocycl. Diterpen

Grundkörper:

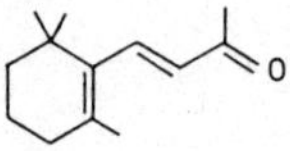

β-Jonon
(synthet. Veilchenduft)

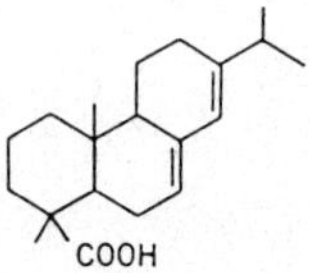

Abietinsäure
(Colophonium)
tricyclisches Diterpen

(4) Triterpene

Squalen (aus Haifischleber) ist ein Zwischenstoff bei der Biosynthese der Steroide:

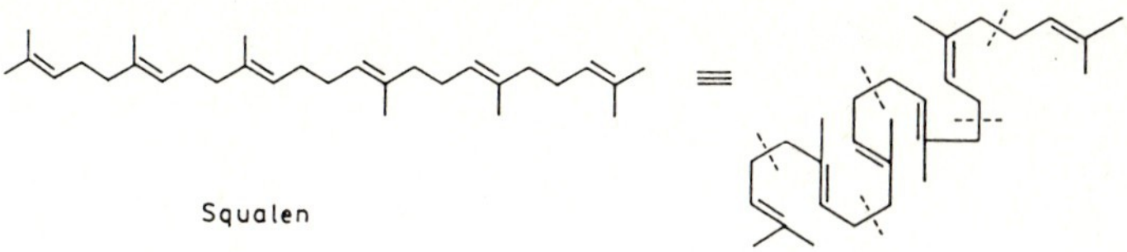

Squalen ≡ [Struktur]

Die *Sapogenine*, die oft als Glykoside (Saponine) in Pflanzen auftreten, sind pentacyclische Triterpene.

(5) Tetraterpene

Die wichtigsten Tetraterpene sind die Carotinoide, die als lipophile Farbstoffe in der Natur weit verbreitet sind und lange Alken-Ketten mit konjugierten C=C-Bindungen enthalten. Sie finden sich in Karotten und Pflanzenblättern. β-Carotin wird vom Organismus enzymatisch in zwei Moleküle *Vitamin A_1* gespalten (Provitamin A_1). Aus α- und γ-Carotin entsteht jeweils nur ein Molekül Vitamin A_1 (s. Markierung).

Xanthophylle sind die Farbstoffe des Herbstlaubes und kommen auch in Eidotter und Mais vor. Dazu gehören Lutein (3,3'-Dihydroxy-α-carotin) und Zeaxanthin (3,3'-Dihydroxy-β-carotin).

Lycopin (rot, in Tomaten, Hagebutten)

↓

γ-Carotin

β-Ionon-ring

β-Carotin (Farbstoff für Lebensmittel)

β-Ionon-ring

α-Ionon-ring

R-(+)-α-Carotin

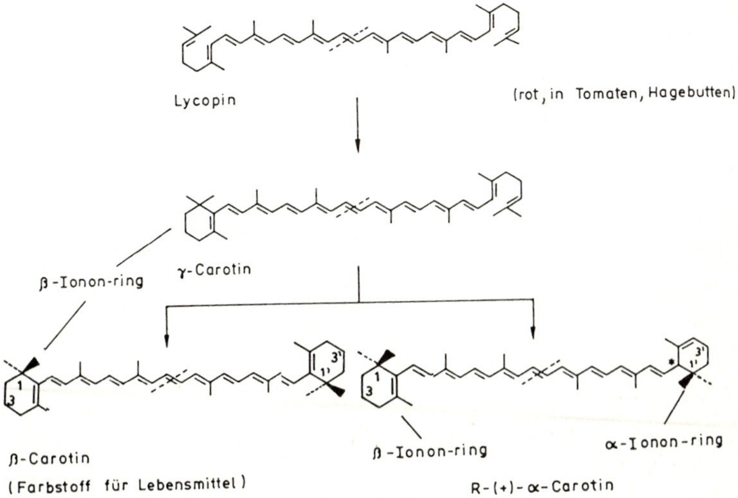

Steroide

Steroide sind Verbindungen mit dem Grundgerüst des Sterans (Gonan).

Sie sind genetisch mit den Terpenen verknüpft, wie man anhand der gewinkelten Schreibweise von Squalen erkennen kann. Über eine Reihe von enzymatischen Reaktionen wird daraus schließlich Cholesterol erhalten. Der erste Schritt beginnt mit der Bildung eines Epoxids am Squalen, woraus durch Cyclisierung Lanosterin entsteht. Vermutlicher Ablauf:

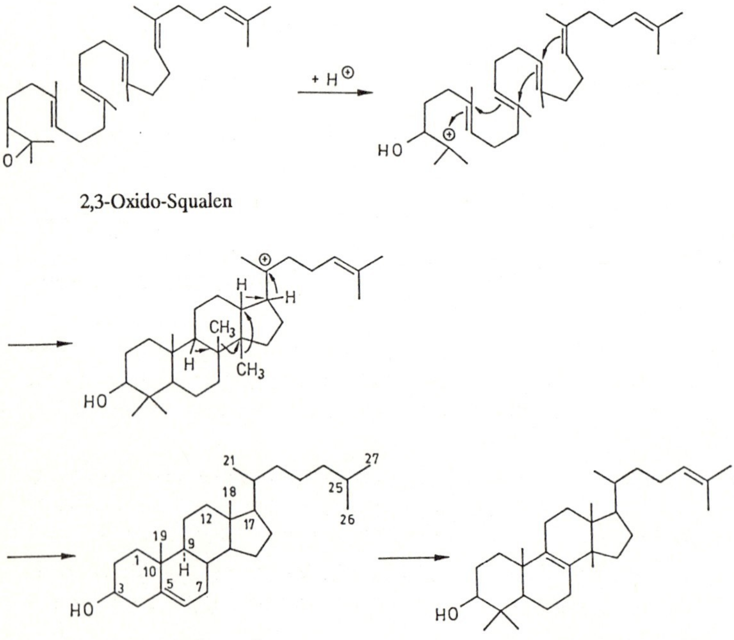

2,3-Oxido-Squalen

Cholesterol

Lanosterin

Sterine

Sterine tragen eine OH-Gruppe am C-3-Atom und leiten sich vom Cholesterol ab. Letzteres kommt im tierischen Organismus vor (Zoosterin).
Andere Sterine, wie <u>Stigmasterin</u>, stammen aus Pflanzen (Phytosterine) und dienen als Ausgangsstoff für die Synthese von Steroid-Hormonen. Zu den Mycosterinen zählt das <u>Ergosterin</u> (z.B. in Hefepilzen), das bei Bestrahlung mit UV-Licht zum Vitamin D_2 photoisomerisiert und daher auch als Provitamin D_2 bezeichnet wird. Es wird der B-Ring zwischen C-9 und C-10 gespalten und dabei zwischen C-10 und C-19 eine Doppelbindung gebildet.

Ergosterin → Vitamin D_2

Von den Sterinen leiten sich die Saponine und Steroid-Alkaloide ab.

Saponine und Steroid-Alkaloide

Sie enthalten Seitenketten am C-17-Atom, die oft zu Lacton-, Etheroder Piperidin-Ringen cyclisiert sind. Viele kommen als Glykoside vor und sind wegen ihrer pharmakologischen Wirkung von Bedeutung. Wichtige Vertreter sind:

Saponine (aus Digitalis-Arten und Dioscoreaceen): <u>Diosgenin</u> (→ zur Partialsynthese von Steroid-Hormonen), <u>Digitonin</u> (→ zur Cholesterol-Bestimmung). Die Ringe C und D sind wie üblich transverknüpft.

Herzaktive Steroide: <u>Strophantin</u> (aus Strophantus-Arten), <u>Bufotalin</u> (Krötengift aus *Bufo vulgaris*), <u>Digitoxin</u>, <u>Digoxin</u> (aus Digitalis-Arten). Man beachte die cis-Verknüpfung der Ringe C und D.

Steroid-Alkaloide: Es handelt sich um Glykoside wie <u>Solanin</u> (in Kartoffeln), <u>Samandarin</u> (im Salamandra maculosa), <u>Tomatidin</u> (Tomatenpflanze).

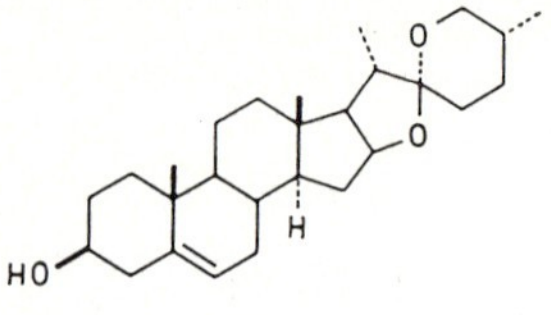

Diosgenin

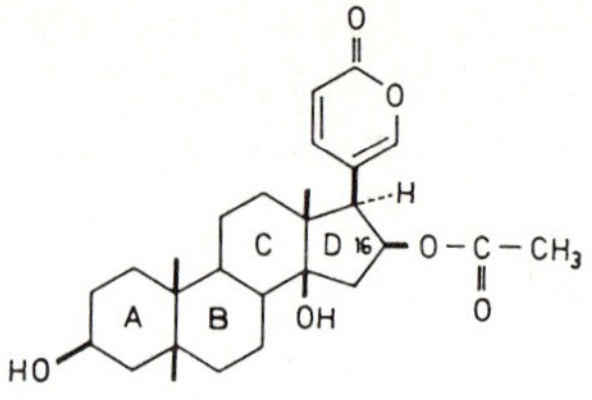

Bufotalin

Gallensäuren

Die Gallensäuren gehören zu den Endprodukten des Cholesterol-Stoffwechsels. Es sind Hydroxy-Derivate der Cholansäure, wobei die Ringe A und B cis-verknüpft sind.

Wichtige Gallensäuren:

<u>Cholsäure</u>: 3α,7α,12α-Trihydroxy-5β-cholansäure, mit R^1 = OH R^2 = OH.

<u>Desoxycholsäure</u>: R^1 = OH, R^2 = H

<u>Lithocholsäure</u>: R^1 = H, R^2 = H

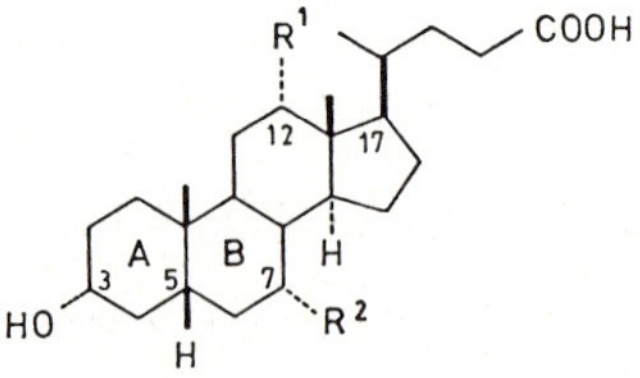

Säureamid-Derivate der Cholsäure (R-COOH):
mit Glycin ("Glykokoll"):

<u>Glykocholsäure</u>: R-C-NH-CH$_2$-COOH
                      ‖
                      O

und Taurin:

<u>Taurocholsäure</u>: R-C-NH-CH$_2$-CH$_2$-SO$_3$H
                       ‖
                       O

Die Alkalisalze der Glykocholsäure und der Taurocholsäure sind oberflächenaktiv. Sie dienen als Emulgatoren für Nahrungsfette und aktivieren die Lipasen.

Steroid-Hormone

Hierbei handelt es sich um biochemische Wirkstoffe, die im Organismus gebildet werden und wegen ihrer großen Wirksamkeit bereits in kleinsten Mengen Stoffwechselvorgänge beeinflussen sowie das Zusammenspiel der Zellen und Organe regulieren. Es werden unterschieden nach Funktion und Zahl der C-Atome:

Corticoide (Nebennierenrinden-Hormone); C_{21}; Biosynthese aus Cholesterol über Progesteron

Androgene (männl. Sexual-Hormone); C_{19}, Biosynthese aus Cholesterol über Progesteron

Östrogene (Follikel-Hormone); C_{18}; Biosynthese aus Testosteron; der A-Ring ist aromatisch!

Gestagene (Gelbkörper-Hormone); C_{21}; Progesteron: Biosynthese aus Cholesterol.

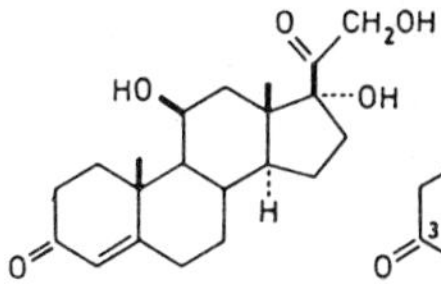

Cortisol (Nebennierenrinde)

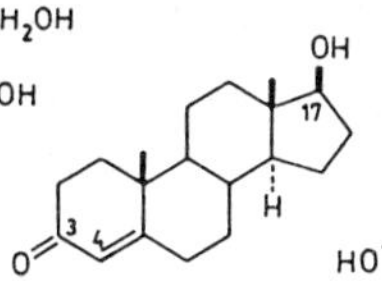

Testosteron (Δ^4-Androsten-17β-ol-3-on, Hoden)

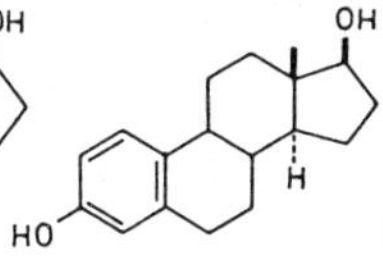

Östradiol (Ovarien)

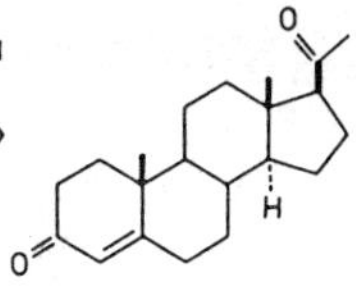

Progesteron (Corpus Luteum)

Genetischer Code: Chemische Grundlagen der Nucleotide und Nucleinsäuren

Nucleoside und Nucleotide

Nucleotide wurden erstmals als Bausteine der Nucleinsäuren gefunden. Sie sind in charakteristischer Weise aufgebaut und haben inzwischen einer ganzen Substanzklasse gleichermaßen aufgebauter Verbindungen ihren Namen gegeben.

Nucleotide enthalten drei typische Bestandteile, nämlich eine organische Base, einen Monosaccharid und Phosphorsäure. Als organische Basen fungieren meist N-haltige Heterocyclen, häufig mit einem aromatischen Ringsystem. Als Zucker findet man in der Regel D-Ribose und D-Desoxyribose. Zur Unterscheidung der Ringziffern in der Base beziffert man die C-Atome dieser Zucker mit 1' bis 5'. Die Moleküleinheit aus Base und Zucker bezeichnet man als <u>Nucleosid</u>. Durch Esterbildung einer OH-Gruppe des Zuckers mit Phosphorsäure entsteht aus dem Nucleosid ein <u>Nucleotid</u>. Nucleotide sind demzufolge <u>Nucleosidphosphate</u>. Je nach der Anzahl der Phosphatreste werden <u>Mono-, Di- oder Triphosphate</u> unterschieden, wobei die Phosphatreste miteinander durch Phosphorsäureanhydridbindungen (!) verbunden sind.

Beispiele: Die Coenzyme AMP, ADP und ATP (S. 345, 346) sowie NAD und NADP (S. 467, 468)

Die Phosphorsäure kann maximal drei Ester-Bindungen eingehen: $O=P(OR)_3$, die ggf. auch durch Anhydridbindungen ersetzt sein können. Biochemisch von besonderer Bedeutung sind Phosphorsäurediester: $HO-\underset{\underset{O}{\|}}{P}(OR)_2$.

Findet die zweite Veresterung im Nucleotid mit demselben, im Molekül bereits enthaltenen Zucker statt, bilden sich zyklische Nucleotide, wie z.B. 3',5'-cyclo-AMP (s.S. 345).
Wird stattdessen die Esterbindung mit der OH-Gruppe des Zuckers eines zweiten Nucleotids durchgeführt, erhält man ein Dinucleotid mit einer Phosphorsäurediesterbindung. Bei weiterer Wiederholung des Vorgangs entsteht durch diese Polykondensationsreaktion ein Polyester. Beispiele: DNA, RNA (s.u.)

Nucleotide in Nucleinsäuren
In den Nucleinsäuren liegen die Nucleotide als Nucleosidmonophosphate vor. An Zuckern treten auf: D-Ribose in RNA und D-Desoxyribose in DNA.
Die Zucker sind N-glykosidisch mit einer heterocyclischen Base verknüpft, die sich von Purin bzw. Pyrimidin als Heterozyklus ableiten.

a) Monosaccharid (Pentose)

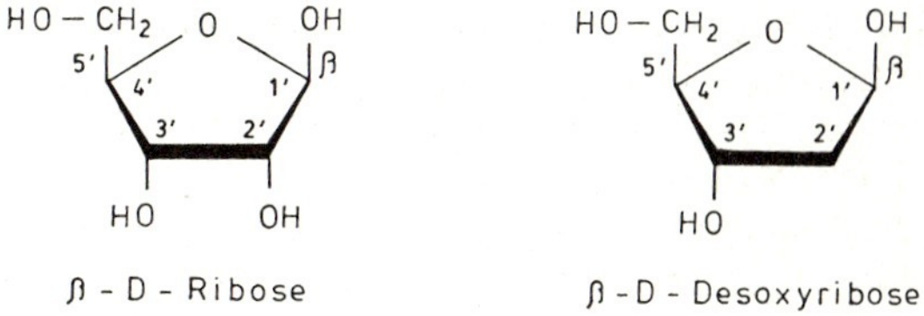

β-D-Ribose   β-D-Desoxyribose

b) Basen (Heterocyclen)

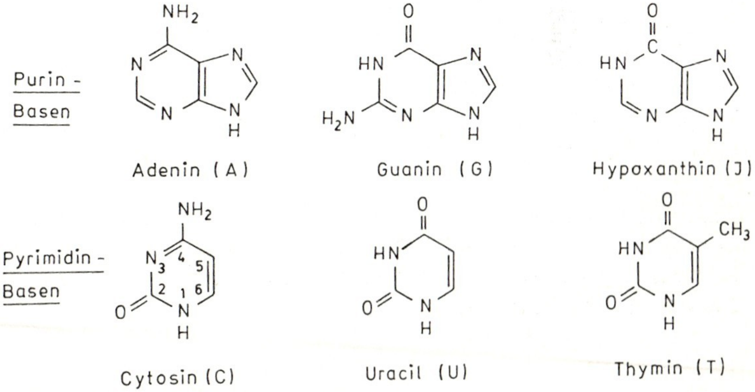

Purin-Basen: Adenin (A), Guanin (G), Hypoxanthin (J)

Pyrimidin-Basen: Cytosin (C), Uracil (U), Thymin (T)

Abb. 122. Bausteine von DNA und RNA

Hinweis: Bei den Basen sind tautomere Formen möglich, wie das Beispiel Uracil zeigt:

Lactam-Form   Lactim-Formen

Die Namen der Nucleoside bzw. Nucleotide sind von diesen Basen abgeleitet. Sie enden bei den Purinderivaten auf -osin, bei den Pyrimidin-Derivaten auf -idin (Abb.124). Die Nucleoside werden meist nur mit ihrem ersten Anfangsbuchstaben abgekürzt: G = Guanosin, C = Cytidin etc. Die Desoxyribonucleoside werden durch Vorsetzen von "d" gekennzeichnet: dT = Thymidin.

In Tabelle 41 sind die Bezeichnungen wichtiger Nucleoside zusammengefaßt.

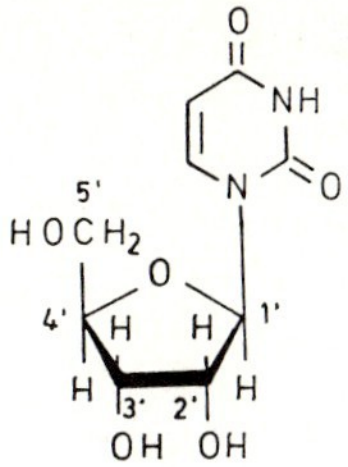

Uridin (U)

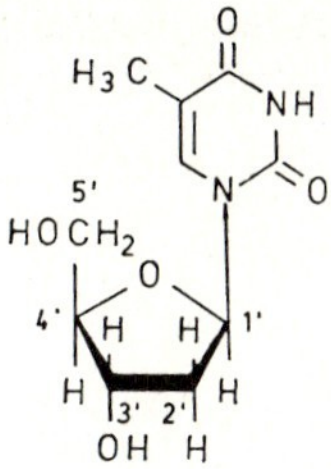

Thymidin (dT)

(a)   Nucleoside   (b)

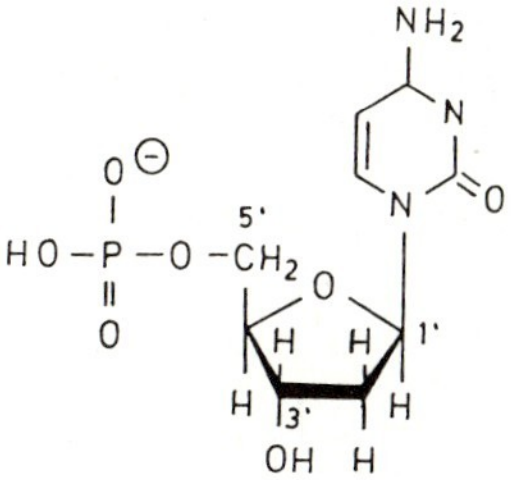

Desoxy-cytidin-5'-monophosphat
(dCMP)

Nucleotid

Abb. 123. Beispiele für Nucleoside und Nucleotide mit a) Ribose und b) Desoxyribose

Tabelle 41. Nomenklatur der Nucleoside mit Trivialname und Abkürzung

Base		Ribonucleosid		Desoxyribo-nucleosid		Ribo-nucleotide
Trivial-name		Trivial-name		Trivial-name		5'-Phosphate*
Adenin	Ade	Adenosin	A	Desoxy-adenosin	dA	AMP, ADP, ATP
Guanin	Gua	Guanosin	G	Desoxy-guanosin	dG	GMP, GDP, GTP
Thymin	Thy	Thymin-ribosid	T	Thymidin	dT	TMP, TDP, TTP
Cytosin	Cyt	Cytin	C	Desoxy-citidin	dC	CMP, CDP, CTP
Uracil	Ura	Uridin	U	Desoxy-uridin	dU	UMP, UDP, UTP
Hypoxan-thin	Hyp	Inosin	I	Desoxy-inosin	dI	IMP, IDP, ITP

* Die 3'-Phosphate werden zur besseren Unterscheidbarkeit beziffert: 3'-ADP = Adenosin-3'-diphosphat; 3'-dAMP = Desoxyadenosin-3'-monophosphat

Nucleinsäuren

Nucleinsäuren sind Makromoleküle vom Polyester-Typ. Die monomeren Bausteine sind Nucleotide, das Polymer folglich ein Polynucleotid. Die einzelnen Nucleoside sind durch Phosphorsäure in Diesterbindung am C-3'- und C-5'-Atom zweier Zucker-Einheiten miteinander verbunden. Im einzelnen unterscheidet man die DNA = Desoxyribonucleinsäuren (Desoxyribo-nucleic-acid) und die RNA = Ribonucleinsäuren (Ribo-nucleic-acid).

Die Nucleinsäuren sind Bestandteil aller lebenden Zellen, in denen sie als Nucleoproteine vorkommen (s. Tabelle 41). Die Polynucleotide selbst haben Molmassen von einigen Tausend bis zu mehreren Millionen. Sie steuern die Synthese von Proteinen. Die dazu nötigen Informationen sind in den Nucleinsäuren als Code gespeichert und werden bei Bedarf abgerufen. Sie werden aber auch bei der Vermehrung an die Nachkommen weitergegeben, denn die Nucleinsäuren sind die "Datenträger" für die Vererbung. Abb. 124 faßt wichtige Wechselbeziehungen zwischen den Nucleinsäuren und Proteinen zusammen.

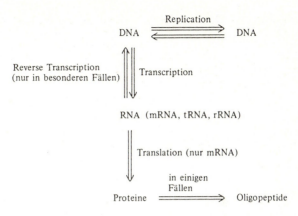

Abb. 124. Der Fluß der biologischen Information und einige wichtige Wechselbeziehungen zwischen Nucleinsäuren und Proteinen. Replication = Reduplication (der DNA). Transcription = Umschreiben der Nucleotidsequenz der DNA in eine entsprechende Sequenz der RNA. Translation = Übersetzung der Sequenz von Nucleotid-Tripletts der mRNA in die entsprechende Aminosäuresequenz eines Proteins oder Polypeptids (aus Dose)

Aufbau der DNA

Die DNA ist aufgebaut aus dem Zucker D-Desoxyribose und den Basen Adenin, Guanin, Cytosin und Thymin. Für die DNA wird aufgrund quantiativer Analysen und von Röntgenstrukturuntersuchungen der nachfolgend beschriebene Aufbau angenommen. Abb. 125 zeigt als Primärstruktur einen Ausschnitt aus einem DNA-Molekül und das entsprechende Aufbauschema.

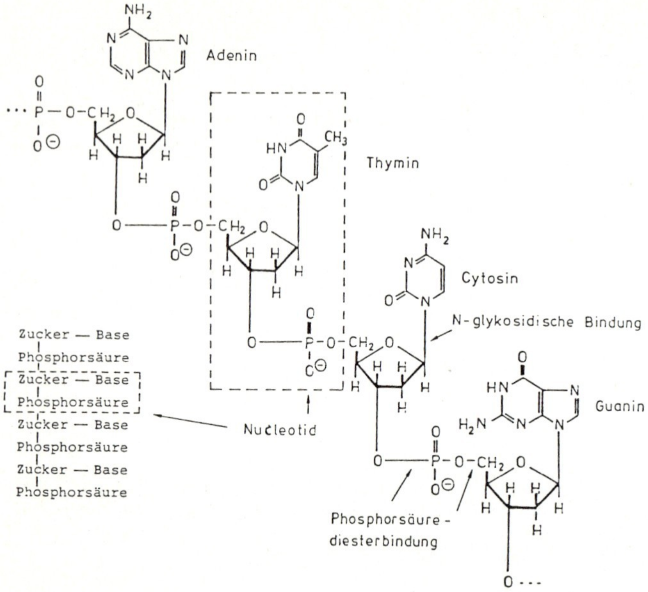

Abb. 125. Ausschnitt aus einem DNA-Molekül (Polynucleotid-Kette) mit Aufbauschema; Kurzschreibweise des Ausschnitts: d(pApTpCpGp) oder pdA-dT-dC-dG

Aufgrund von Röntgenstrukturanalysen wird für die *Sekundärstruktur* eine Doppelhelix vorgeschlagen (Abb. 126), wobei die Verbindung der beiden rechtsgängigen Polynucleotidstränge durch H-Brückenbindungen der Basenpaare A-T und C-G erfolgt (Abb. 127).

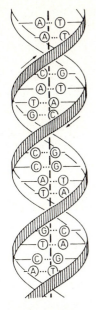

Abb. 126. Helixstruktur doppelsträngiger DNA (Doppelhelix)

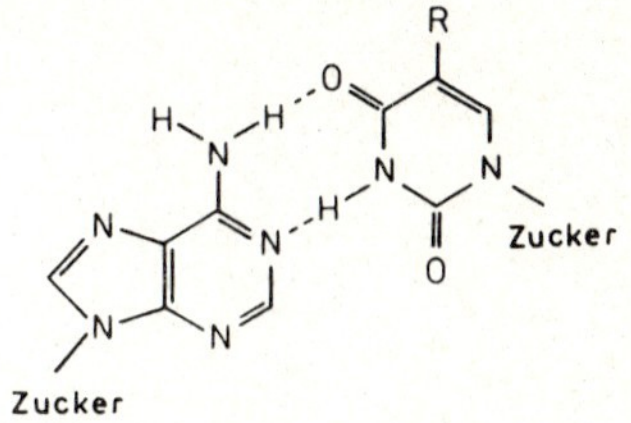

A - T (für R = H in DNA)
A - U (für R = CH_3 in RNA)

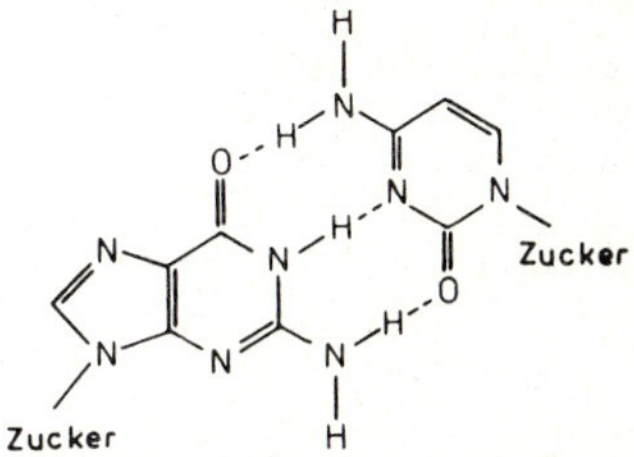

G - C

Abb. 127. Basenpaare

Die Folge davon ist, daß die an sich aperiodische Basensequenz einer Kette die Sequenz der anderen Kette festlegt. Die <u>Basenpaare</u> liegen im Innern des Doppelstranges, die Zucker-Phosphat-Ketten bilden die äußeren Spiralen. Daher verlaufen die Phosphorsäurediesterbindungen einmal in Richtung 5' ⟶ 3' und bei der zweiten Kette in Richtung 3' ⟶ 5' (Abb. 128).

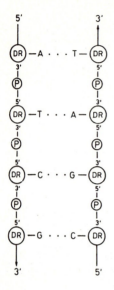

Abb. 128. Anordnung komplementärer DNA-Stränge in Gegenrichtung.
DR = Desoxyribose

Aufbau der RNA

Die RNA ist ähnlich aufgebaut wie die DNA. Sie enthält als Zucker die D-Ribose, als Base Adenin, Guanin, Cytosin und Uracil. Je nach Struktur und Funktion unterscheidet man folgende wichtige Klassen von RNA (s. Tabelle 42):

- die Transfer-RNA (tRNA), die an der Synthese der Peptidbindungen beteiligt ist,

- die ribosomale RNA (rRNA), die als Baustein der Ribosomen vorkommt,

- die messenger RNA (mRNA, Boten-RNA, Matrizen-RNA), die an der Übersetzung von Nucleotid-Sequenzen des genetischen Materials in Aminosäuresequenzen von Proteinen mitwirkt.

Tabelle 42. Klassifizierung der RNA (aus Escherichia coli)

Bezeichng.	Molmasse	Nucleotidreste	Struktur	Sedimentationskonstante
tRNA	23.000 - 30.000	75 - 90	Kleeblatt	4 S
mRNA	25.000 - 1.000.000	75 - 3.000	Einzelstrang	6 S - 25 S
rRNA	35.000	100	Einzelstrang	5 S
	550.000	1.500		16 S
	1.100.000	3.100		23 S

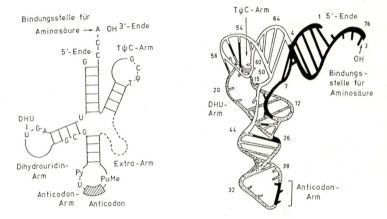

Abb. 129. Links: Schematische Darstellung einer tRNA als sog. Kleeblattstruktur (aus der Kenntnis der Primärstruktur abgeleitete Struktur). Rechts: Raumstruktur der Phenylalanin-tRNA (aufgrund röntgenographischer Daten ermittelt). Besondedere Abkürzungen: DHU = Dihydrouridin; ψ = Pseudouridin; DiMe-G = Dimethylguanosin; Py = Pyrimidinnucleosid; Pu(Me) = (Methyl)purinnucleosid

Die RNA kommen im Unterschied zur DNA in der Regel einsträngig vor. Im Vergleich zu mRNA und rRNA sind die tRNA kleine Moleküle mit etwa 79 - 80 Nucleotiden. Bei einigen tRNA ist die Nukleotid-Sequenz (= <u>Primärstruktur</u>) aufgeklärt worden.

Aufgrund der Primärstruktur hat man Strukturmodelle vorgeschlagen, die vor allem dem Vorkommen komplementärer Sequenzen in verschiedenen Teilbereichen der tRNA Rechnung tragen (= Sekundärstruktur). Die kleeblattförmige Darstellung in Abb. 129 läßt die intramolekularen Basenpaarungen gut erkennen. Die komplementären Bereiche erlauben bei geeigneter Faltung der Kette die intramolekulare Ausbildung von Wasserstoffbrücken wie bei der DNA-Doppelhelix und damit den Aufbau einer räumlichen Struktur des "Kleeblatts" (= Tertiärstruktur). Röntgenstrukturanalysen haben gezeigt, daß die Raumstruktur der tRNA hakenförmig (L-förmig) aufgebaut ist (Abb. 129).

Reaktionen der Nucleotide und Nucleinsäuren

In einem Vorgang analog der Denaturierung der Proteine bricht die Doppelhelix-Struktur der DNA beim Erwärmen auf etwa 70 - 90 $^{\circ}$C zusammen, und man beobachtet eine Aufspaltung der Struktur in Einzelstränge ("Denaturierung"). Dabei ändern sich meßbar die physikalischen Eigenschaften (z.B. Viskosität, Lichtabsorption, optische Drehung). Geht man danach langsam auf Raumtemperatur zurück, kann sich die Doppelhelix-Struktur wieder zurückbilden ("Renaturierung").

Doppelhelix-Strukturen können auch aus Nucleinsäure-Einzelketten (auch RNA) verschiedener Organismen untereinander gebildet werden. Derartig gepaarte Doppelschrauben nennt man *Hybride*. Voraussetzung hierfür ist allerdings, daß die Nucleinsäure-Einzelketten über eine längere Strecke des Moleküls eine komplementäre Basensequenz besitzen. Je größer die phylogenetische Verwandtschaft ist, desto größer ist auch die Zahl und Länge der komplementären Bereiche.

Die Analyse der Nucleinsäuren erfolgt in Umkehrung ihrer Synthese durch Polykondensation von Nucleotiden dadurch, daß man die Polynucleotidketten in größere Bruchstücke zerlegt. Im Labor kann DNA bei pH = 3 sehr selektiv hydrolysiert werden. Dabei werden nur die Purinbasen entfernt; unter anderen Bedingungen gelingt die selektive Abspaltung der Pyrimidinbasen. RNA läßt sich wegen seiner 2'-Hydroxygruppen im Unterschied zu DNA mit verdünnten Basen hydrolysieren.

Bei der selektiven enzymatischen Spaltung wird die Phosphordiester-Bindung hydrolytisch gelöst. Für die Ermittlung der Sequenz in der DNA stehen mehrere Methoden zur Verfügung, die im Prinzip auf unterschiedlichen basenspezifischen chemischen Spaltungen beruhen. Die einzelnen Nucleotide werden, soweit sie nicht durch z.B. Vergleichssubstanzen elektrophoretisch identifiziert werden können, durch Hydrolyse in ihre Bausteine zerlegt, mittels chromatographischer Methoden getrennt und identifiziert. Hat man Mischungen von Nucleotiden vorliegen, wie z.B. Nucleosidmonophosphate, -diphosphate und -triphosphate, so kann man die Phosphoranhydridbindungen durch kurzzeitiges Erhitzen mit verdünnter Salzsäure hydrolysieren. In den verbleibenden Monophosphaten läßt sich die Phosphorsäureester-Gruppe z.B. mit Alkali hydrolysieren. Die verbleibenden Nucleoside sind stabil gegenüber Alkalien. Purinnucleoside sind leicht säurehydrolysierbar, Pyrimidinnucleoside sind hingegen stabiler, weshalb man spezifische Nucleosidasen zur Spaltung einsetzt.

Der Aufbau erfolgt umgekehrt durch die bekannten Kondensationsreaktionen der einzelnen Bausteine unter Wasseraustritt.

Weitere Hinweise zur Funktion der Nucleotide, der Nucleinsäuren sowie des Chromatins s. Lehrbücher der Biochemie.

Spezielle Biokatalysatoren (Vitamine und Coenzyme)

Vitamine

Vitamine sind organische Verbindungen, die dem Organismus als solche oder in Form von Vorstufen (Provitamine) mit der Nahrung zugeführt werden müssen, da sie vom Organismus benötigt ("essentielle Wirkstoffe"), aber nicht oder nur unzureichend im eigenen Stoffwechsel erzeugt werden können. Die benötigten Vitaminmengen sind gering (unter 20 mg/Tag für alle Vitamine außer Ascorbinsäure). Das Fehlen von Vitaminen verursacht meist bestimmte Mangelkrankheiten ("Avitaminosen"). Für die meisten Vitamine ist ihre biokatalytische Funktion bekannt: Sie werden in Coenzyme oder prosthetische Gruppen von Enzymen eingebaut.

Vitamine werden traditionell in fettlösliche (lipidlösliche) und wasserlösliche eingeteilt. Diese Klassifizierung gibt einen ersten Hinweis darauf, in welchen Nahrungsmitteln ein Vitamin in hoher Konzentration anzutreffen sein wird (Überblick Tabelle 43).

Einen Überblick über wichtige wasserlösliche Vitamine gibt Tabelle 43. Namen und Buchstabenkurzform sowie weitere biochemische Angaben sind jeweils zugeordnet. Tabelle 43 enthält ergänzend hierzu Angaben zur Stabilität der Vitamine gegen äußere Einflüsse, insbesondere bei der Zubereitung der Nahrungsmittel.

Tabelle 43. Für den Menschen wichtige fettlösliche Vitamine (aus Dose)

Buch-stabe	Name (Provitamine)	Chemische Charakterisierung	Funktion[a]	Avitaminose[a]	tägl.[a] Bedarf
A	Retinol (aus β-Carotin)	Carotinoid	Cofaktor des Dämmerungssehens	Nachtblindheit, Xerophthalmie	1,5-2 mg
D	Calciferol (z.B. aus Ergosterin oder Cholesterin)	Seccoergosta-Derivat (aufgebrochenes Steroidsystem)	Cofaktor des Calciumstoffwechsels	Rachitis	0,01 mg (Eigensynthese möglich)
E	Tocopherol	Chroman-Derivat	weitgehend unbekannt	u.a. Dystrophie der Skelettmuskeln	25 mg
K	Phyllochinon	Naphthochinon-Derivat	weitgehend unbekannt	u.a. verzögerte Blutgerinnung	Bildung durch Darmbakterien?

[a] soweit bekannt

Tabelle 44. Beständigkeit der Vitamine gegen äußere Einflüsse

Vitamin	− Beständig			+ Labil		Verluste beim Kochen der Speisen in %
	Säure	Alkali	O_2	Licht	Hitze	
Vitamin A	−	−	+	+	−	10-30
Vitamin D	−	+	+	+	−	Gering
Vitamin E	−	−	+	+	−	50
Vitamin K	−	+	−	+	+	
Thiamin	−	+	+	−	+	30-50
Riboflavin	−	+	−	+	+	0-50
Niacin	−	−	−	−	−	0-30
B6-Gruppe	−	−	−	+	+	
Pantothensäure	+	+	−	−	+	0-45
Biotin	−	−	−	−	−	0-70
Cholin	−	−	+	−	−	
Myoinosit	−	−	−	−	−	
Folsäuregruppe	+	−	−	−	+	0-90
Cobalamin	−	−	+	+	−	
Ascorbinsäure	−	+	+	+	+	20-80

Lit.: aus Bäßler "Grundbegriffe der Ernährungslehre", Springer-Verlag

Tabelle 45. Für den Menschen wichtige wasserlösliche Vitamine
(aus Dose, Biochemie, Springer-Verlag)

Buchstabe	Name	Chem. Charakterisierung	Coenzym	Avitaminose	Tägl. Bedarf
B_1	Thiamin	subst. Thiazol	TPP	Beriberi (Polyneuritis)	~ 1,7 mg
B_2	Riboflavin	Isoalloxazin-Derivat	FMN, FAD	Dermatitis	1,8 mg
B-Komplex	Nicotinamid / Nicotinsäure	Pyridin-Derivat	$NAD(P)^+$	Pellagra	ca. 20 mg ohne Eigensynthese aus Trp.
	Folsäure	Pteridin-Derivat	FH_4	Megaloblastische Anämie	ca. 0,4 mg
	Pantothensäure	Pantoyl-β-alanin	CoA	„burning foot" Syndrom	ca. 10 mg
B_6	Pyridox(in)ol / Pyridoxamin	Pyridin-Derivat	PAL	uncharakteristisch	ca. 2 mg
B_{12}	Cobalamin	Corrin-Derivat (Co^{2+}-haltig)	DA-Cobalamin	perniziöse Anämie	ca. 0,005 mg
C	Ascorbinsäure	2-Keto-L-gulonsäure	selbst Cofaktor	Skorbut	75 mg
H	Biotin	Thiophan mit angegliedertem Harnstoff	selbst Coenzym	unspezif. Dermatitis	ca. 0,25 mg

Tabelle 46. Besonders reiche Vitamin-Quellen
(extrem hohe Gehalte sind unterstrichen)

Vitamin A (Retinol)
Milch, Käse, Fette (<u>Lebertran</u>), Aal, <u>Leber</u> (Huhn, Hammel, Kalb, Rind, Schwein), Niere (Rind)

Vitamin D (Calciferol)
Seefische (insb. <u>Hering</u>), Süßwasserfische (Aal, Lachs), Leber (Geflügel, Hammel, Rind), Pilze

Vitamin E (Tocopherole)
Fette und Öle (Sonnenblumen-, Weizenkeim-, Baumwollsamen-), Sojabohnen, Samen und Nüsse (Haselnuß, Mandel, Sonnenblumenkerne)

Vitamin K (Phyllochinon)
Leber (Geflügel, Schwein), Gemüse (<u>Blumenkohl, Spinat</u>, Broccoli, Rosenkohl, Tomaten, Kopfsalat)

Vitamin B_1 (Thiamin)
See- und Süßwasserfische, Fleisch und Innereien (Hammel, Kalb, Rind, Schwein), Getreide (Reis), Hülsenfrüchte (Linsen, Bohnen, Erbsen, Sojabohnen), Gemüse

Vitamin B_2 (Riboflavin)
Milch und Milchprodukte, See- und Süßwasserfische, Geflügel, Fleisch und Innereien (Hammel, Kalb, Rind, Schwein), Gemüse (Spinat, Broccoli), Pilze

Vitamin B - Komplex:
Niacin (Nicotinsäure, Nicotinsäureamid)
See- und Süßwasserfische, Geflügel, Fleisch und Innereien (Hammel, Kalb, Rind, Schwein), Wild, Pilze

Folsäure
Geflügel (Huhn), Niere und Leber (Kalb, Rind, Schwein), Gemüse

Pantothensäure
Seefisch, Geflügel, Innereien (Hammel, Kalb, Rind, Schwein), Gemüse, Pilze, Obst (Wassermelone, Avocado)

Vitamin B_6 (Pyridoxin, Pyridoxal, Pyridoxamin)
Seefisch, Süßwasserfisch (Aal, Lachs), Geflügel, Fleisch (Hammel, Kalb, Rind, Schwein), Gemüse, Obst (Banane, Avocado)

Vitamin B_{12} (Cyanocobalamin)
Milch und Milchprodukte, Käse, Seefisch, Süßwasserfisch (Aal, Lachs), Leber und Niere (Geflügel, Hammel, Kalb, Rind, Schwein)

Vitamin C (Ascorbinsäure)
Leber und Lunge (Hammel, Kalb, Rind), Gemüse, Obst

Vitamin H (Biotin)
Milch, Leber und Niere (Kalb, Hammel, Rind, Schwein)

Coenzyme

Coenzyme werden häufig aus Vitaminen gebildet. Ihre Funktion besteht vor allem in der Unterstützung des Enzyms bei der Substratbindung, der Vorbereitung des Substrats auf die Umsetzung sowie in der Bindung der Intermediärprodukte. Oft sind Coenzyme auch Gruppendonatoren (z.B. für Phosphat, Zucker, Amino-Gruppe) oder Gruppenakzeptoren oder wirken als Redoxsystem (z.B. wasserstoff-übertragende Coenzyme). Einen Überblick über wichtige Coenzyme gibt Tabelle 47.

Tabelle 47. Coenzyme und prosthetische Gruppen

Coenzym bzw. prosthetische Gruppe	Abkürzung	Übertragene Gruppe/Funktion	Zugehöriges Vitamin (Kennbuchstabe)
I. Wasserstoffüberträger			
Nicotinamid-adenin-dinucleotid	NAD^+	Wasserstoff	Nicotinsäureamid (B)
Nicotinamid-adenin-dinucleotid-phosphat	$NADP^+$	Wasserstoff	Nicotinsäureamid (B)
Flavinmononucleotid	FMN	Wasserstoff	Riboflavin (B_2)
Flavin-adenin-dinucleotid	FAD	Wasserstoff	Riboflavin (B_2)
II. Gruppenüberträger			
Adenosintriphosphat	ATP	Phosphorsäure/AMP-Rest	–
Phosphoadenylsäure-sulfat	PAPS	Schwefelsäure-Rest	–
Pyridoxalphosphat	PLP	Amino-Gruppe	Pyridoxin (B_6)
C_1-Transfer–Coenzyme			
Tetrahydrofolsäure	FH_4	Formyl-Gruppe	Folsäure (B)
Biotin		Carboxy-Gruppen (CO_2)	Biotin (H)
C_2-Transfer–Coenzyme			
Coenzym A	CoA	Acetyl (Acyl)	Pantothensäure (B)
Thiamindiphosphat	ThPP	C_2-Aldehyd-Gruppen	Thiamin (B_1)
III. Wirkgruppen der Isomerasen und Lyasen:			
Pyridoxalphosphat	PLP	Decarboxylierung	Pyridoxin (B_6)
Thiamindiphosphat	ThPP	Decarboxylierung	Thiamin (B_1)
B_{12}-Coenzym	B_{12}	Umlagerung	Cobalamin (B_{12})

Struktur und Bausteine wichtiger Vitamine und Coenzyme

Wichtige Vertreter der in Tabelle 43 und 45 genannten Vitamine sollen nachfolgend hinsichtlich ihrer chemischen Struktur genauer betrachtet werden. Wegen ihrer biochemischen Verwandtschaft ist es sinnvoll, dabei auch die Coenzyme (Tabelle 47) einzuschließen, die aus diesen Vitaminen gebildet werden und ihnen im chemischen Aufbau meist sehr ähnlich sind.

Cholecalciferol, 1, 25-Dihydroxycholecalciferol

Cholecalciferol (Calciol) kommt in der Nahrung normalerweise nicht vor, sondern wird im Organismus selbst gebildet. Einer der Biosynthese-Schritte ist eine photochemische Reaktion, weshalb ausreichend UV-Licht für die körpereigene Produktion vorhanden sein muß. Aus Cholecalciferol wird enzymatisch die eigentlich wirksame Form, das 1,25-Dihydroxycholecalciferol (Calcitriol) gebildet, das alle Anzeichen eines Steroidhormons aufweist. Das Molekül enthält einen substitutierten Cyclohexanring, der über eine C_2-Gruppe mit einem Hydrindan-Gerüst (Cyclohexan mit ankondensiertem Cyclopentan) verbunden ist, das seinerseits einen C_8-Kohlenwasserstoffrest trägt.

Cholecalciferol (D_3)   1,25-Dihydroxycholecalciferol

Thiamin, Thiaminpyrophosphat

Thiamin ist eine Vitaminvorstufe des Thiaminpyrophosphats. Im Thiamin sind zwei Heterocyclen, ein Thiazol-Ring und ein Pyrimidin-Ring über eine Methylen-Brücke (-CH_2-) miteinander verbunden. Beachte das quartäre N-Atom des Thiazol-Rings! Wird die Hydroxylgruppe mit Diphosphat (Pyrophosphat) verestert, erhält man Thiaminpyrophosphat (TPP).

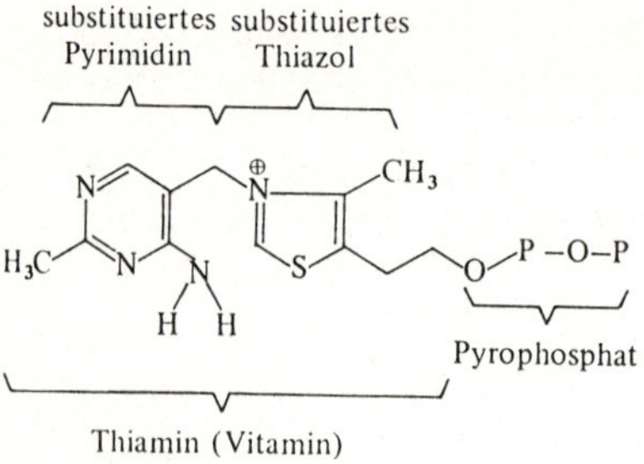

substituiertes substituiertes
Pyrimidin   Thiazol

[Strukturformel Thiamin mit substituiertem Pyrimidin, substituiertem Thiazol und Pyrophosphat-Gruppe]

Thiamin (Vitamin)

Abb. 130. Struktur des Thiaminpyrophosphats (TPP), Coenzym beim Transfer von "aktiven Aldehyden"

Riboflavin, FMN, FAD

Riboflavin enthält das aromatische Ringsystem des Isoalloxazins (Pterin-Grundkörper mit angegliedertem Benzolring), das am N-10-Atom mit einer Ribityl-Gruppe verbunden ist (chemischer Name: 7,8-Dimethyl-10-(R)-ribityl-isoalloxazin). Wird es in 5'-Stellung phosphoryliert, erhält man Riboflavinphosphat oder Flavinmononucleotid (FMN).

Beachte: Die Bezeichnung Nucleotid ist zwar üblich, aber nicht korrekt, da das Molekül nicht den Zucker Ribose, sondern den mehrwertigen Alkohol Ribit (= Ribitol) als Kohlenhydratkomponente enthält und daher kein N-Glykosid vorliegt.

Durch anhydridische Verknüpfung der Phosphat-Gruppe des FMN mit dem Phosphat-Rest des Adenosinmonophosphats (AMP, Adeninnucleotid) erhält man Flavinadenindinucleotid (FAD). FAD enthält - im Unterschied zu FMN - eine N-glykosidische Bindung, nämlich zwischen Adenin und Ribose im AMP-Teil.

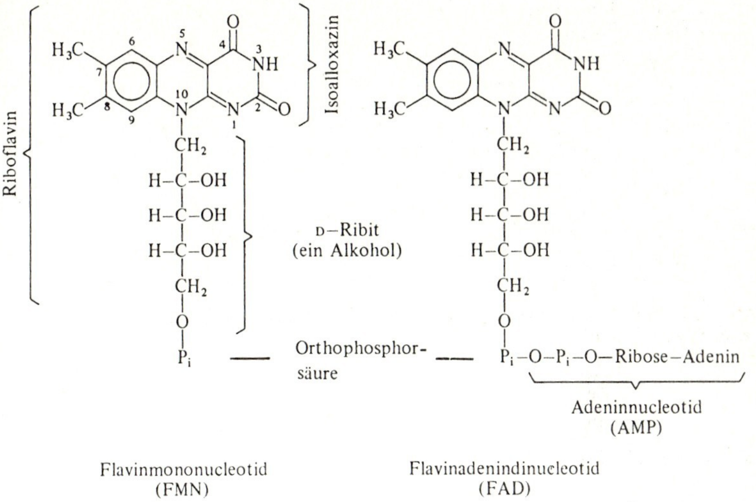

Abb. 131. Die Struktur der beiden Riboflavin-Coenzyme der Wasserstoffübertragung: P_i = anorganisches Phosphat (Orthophosphat)

Nicotinsäureamid, NAD⁺, NADH, NADP⁺, NADPH

Das wasserstoff-übertragende Coenzym NAD^+ bzw. $NADP^+$ enthält als Heterocyclen Adenin (Purin-Gerüst) und Nicotinamid (ein Carbonsäureamid), sowie als Polyhydroxy-Verbindung Ribose (einen Zucker), die als Phosphorsäureester vorliegt.

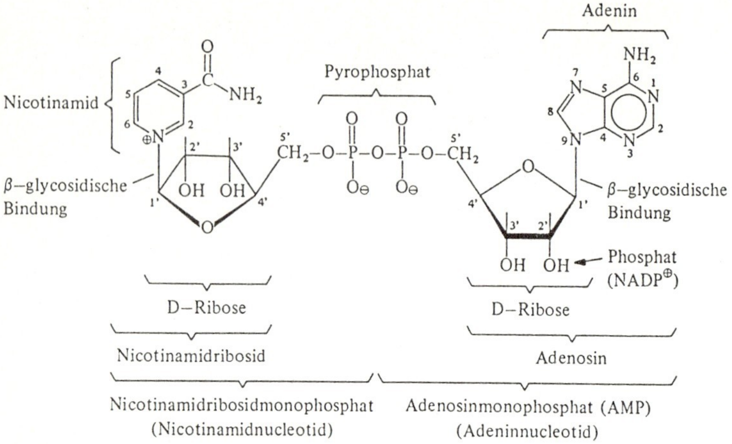

Abb. 132. Struktur des Nicotinamidadenindinucleotids (NAD$^+$). Beim NADP$^+$ befindet sich in 2'-Stellung des Adenosins ein dritter Phosphat-Rest (s.Pfeil)

Das Pyridin-System übernimmt ein Hydrid-Ion, und wir erhalten NADH bzw. NADPH.

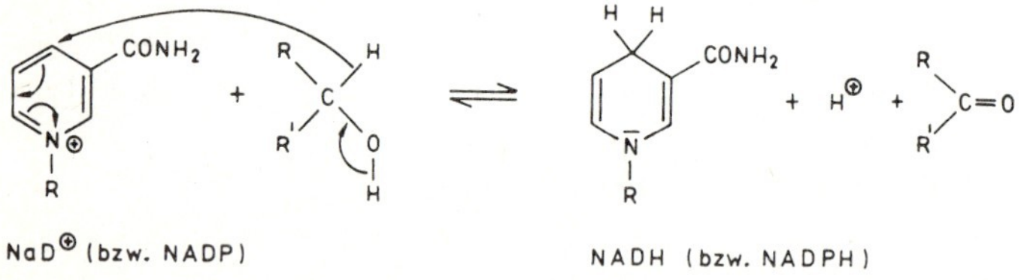

Folsäure

Folsäure ist eine biochemische Vorstufe der Tetrahydrofolsäure (THF, FH$_4$). Sie enthält den Heterocyclus Pteridin (ein Pterin-Derivat), p-Aminobenzoesäure und Glutaminsäure als Bausteine. In der Tetrahydrofolsäure sind die Doppelbindungen im Pyrazin-Ring (d.h. in 5,6- und 7,8-Stellung) reduziert.

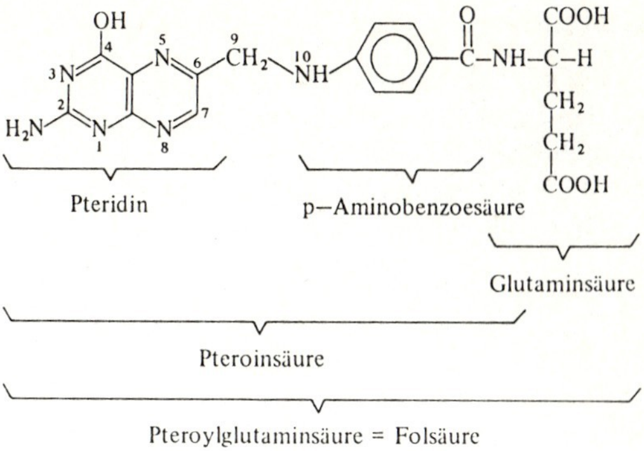

Abb. 133. Struktur der Folsäure

Pyridoxin, Pyridoxalphosphat

Pyridoxalphosphat entsteht aus den Vorstufen Pyridoxin (Pyridoxol) und anderen Derivaten, die man als Vitamin B_6 zusammenfaßt. Pyridoxalphosphat ist ein substituierter Pyridinaldehyd, der durch Reduktion in Pyridoxinphosphat (Pyridoxolphosphat) überführt werden kann.

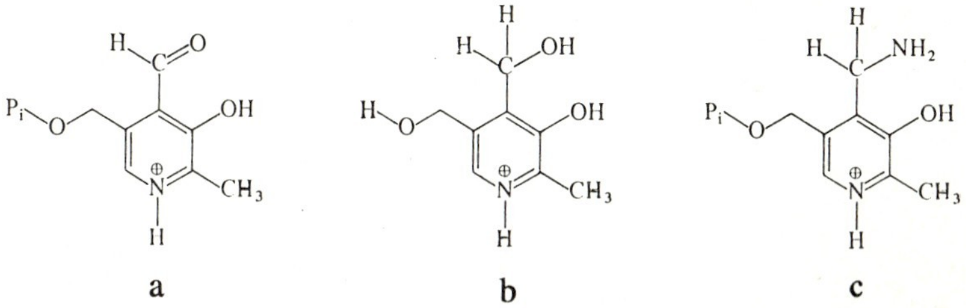

Abb. 134. Struktur von Pyridoxalphosphat (a), Pyridoxin (b) und Pyridoxaminphosphat (c) in physiologischem pH-Bereich; P_i = anorg. Phosphat (Orthophosphat)

Ascorbinsäure

Das wohl bekannteste Vitamin, dessen Bedarf beim Menschen erheblich größer ist als der anderer Vitamine, ist ein Endiol in einem fünfgliedrigen Lacton-Ring und chemisch als 2-Keto-L-gulonsäurelacton zu bezeichnen. Vitamin C gehört zum biochemischen Redoxsystem und kann reversibel in Dehydro-Ascorbinsäure übergehen.

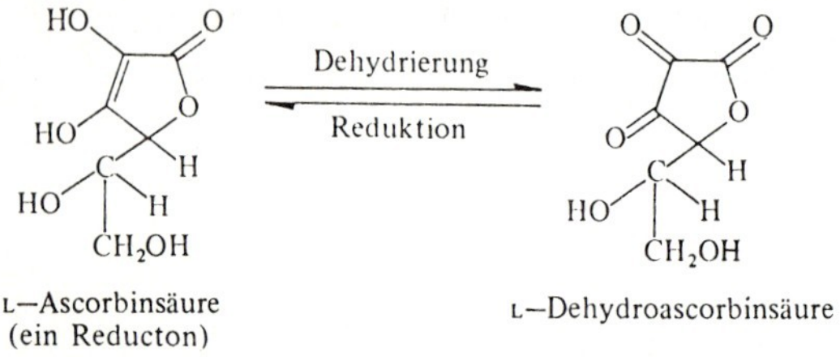

L—Ascorbinsäure
(ein Reducton)

L—Dehydroascorbinsäure

Abb. 135. Ascorbinsäure als Redoxsystem. Man beachte auch den fünfgliedrigen Lacton-Ring. Die C_6-Kette der Ascorbinsäure stammt aus der oxidativen Umwandlung einer Aldohexose

Biotin

Biotin besteht aus einem Thiophanring (Tetrahydrothiophen) mit angegliedertem Harnstoff, die zusammen ein kondensiertes Ringsystem aus zwei Fünfringen bilden. Der N-Heterocyclus ist 2-Imidazolidon (= 2-Oxo-imidazolidin), ein Tetrahydroimidazol-Derivat. Das C-2-Atom des Schwefelheterocyclus Tetrahydrothiophen ist zusätzlich mit Pentansäure (Valeriansäure) verknüpft. Biotin ist demnach als 2'-Oxo-3,4-imidazolidino-tetrahydrothiophen-2-pentansäure zu bezeichnen.

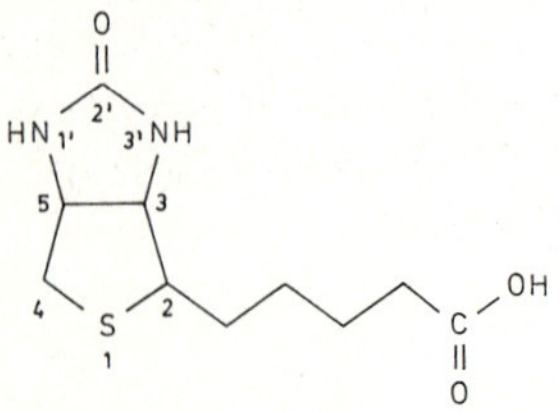

Abb. 136. Die Struktur des Biotins

Zu den biochemischen und den biologischen Wirkungen der Vitamine und Coenzyme s. Lehrbücher der Biochemie.

Funktionelle Gruppen in Naturstoffen

(Beispiele)

An den folgenden Beispielen für Naturstoffe soll das Erkennen der heterocyclischen Bausteine und anderer Strukturmerkmale wie der funktionellen Gruppen erläutert werden. Weitere Beispiele s. Kap. *"Chemie ausgewählter Naturstoffe"*.

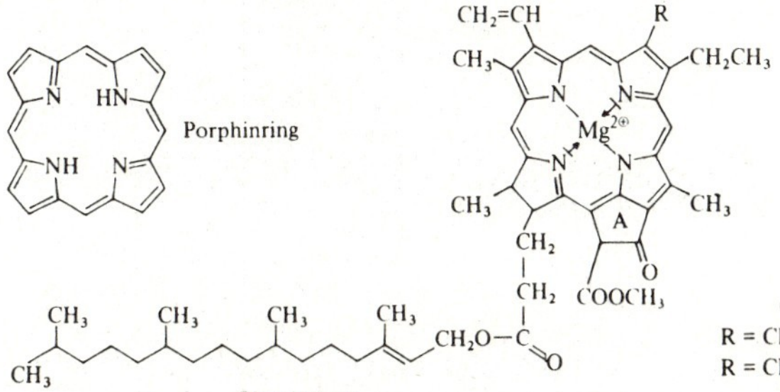

Porphinring

Phytol-Rest

Chlorophyll

R = CH_3 : Chlorophyll a

R = CHO: Chlorophyll b

Der **Blattfarbstoff Chlorophyll** enthält ebenso wie das *Häm* (Wirkgruppe des Hämoglobins) als Grundgerüst das Porphin, d.h. vier über Methinbrücken (-CH=) miteinander verbundene Pyrrolringe. Angegliedert ist ein Cyclopentenonring (A) mit einer Methylestergruppierung. Zusätzlich ist eine weitere Carboxylgruppe vorhanden, die mit Phytol, einem ungesättigten Alkohol verestert ist. Weiterhin trägt der Porphinring noch folgende Gruppen: drei Methylgruppen, eine Ethylgruppe, eine Vinylgruppe (CH_2=CH-) und eine Aldehydgruppe (-CHO) bzw. eine weitere Methylgruppe für R.

$$H_3C-\underset{\underset{CH_2}{\|}}{C}-CH_2-CH_2-O-\underset{\underset{OH}{|}}{\overset{\overset{O}{\|}}{P}}-O-\underset{\underset{OH}{|}}{\overset{\overset{O}{\|}}{P}}-OH$$

Isopentenylpyrophosphat

Vitamin A (all-trans-Konfiguration)

Vitamin A gehört ebenso wie der bereits erwähnte Alkohol Phytol zu den Terpenen. Diese Stoffe lassen sich in Isopreneinheiten (s.S.439) zerlegen (Isoprenregel, in der Formel des Vitamin A gekennzeichnet), da sie bei der Biosynthese aus einer Isopreneinheit, dem Isopentenylpyrophosphat, aufgebaut werden. Vitamin A enthält einen Cyclohexenring, eine Alkoholgruppe und eine ungesättigte Kohlenwasserstoffkette.

Benzylpenicillin enthält zwei Heterocyclen darunter einen gesättigten Thiazolring (mit einem tertiären N-Atom), zwei acylierte Aminogruppen, zwei Methylgruppen, eine Carbonsäuregruppe (Carboxylgruppe) und zwei Säureamidgruppen.

Benzylpenicillin

Coenzym A ist ein Mercaptan, dessen SH-Gruppe oft mit Essigsäure einen Thioester, das Acetyl-Coenzym ($\overline{CoA}$-S-CO-CH$_3$) bildet. Es enthält: zwei Säureamidgruppen, drei Säureestergruppen, zwei sekundäre Alkoholgruppen, eine primäre Aminogruppe, Adenin und Ribose als Heterocyclen.

Cysteamin-Teil

1 = β-Alanin-Teil
(β-Aminopropionsäure)

1 + 2 = Pantothensäure

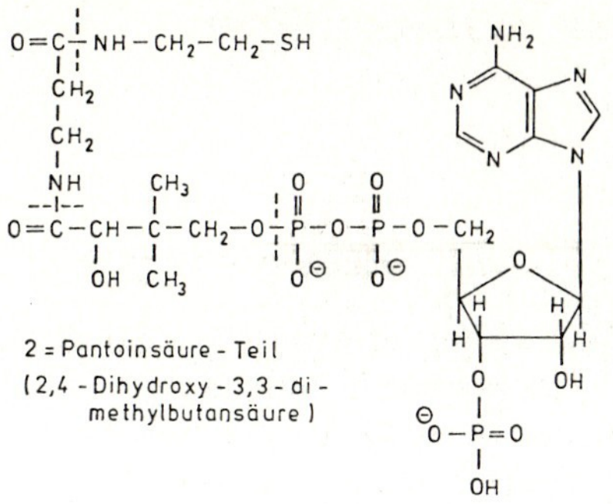

2 = Pantoinsäure-Teil
(2,4-Dihydroxy-3,3-dimethylbutansäure)

Adenin

D-Ribose

$$O=C-NH-CH_2-CH_2-SH$$
$$|$$
$$CH_2$$
$$|$$
$$CH_2$$
$$|$$
$$NH \quad CH_3 \quad O \quad O$$
$$O=C-CH-C-CH_2-O-P-O-P-O-CH_2$$
$$| \quad | \quad | \quad |$$
$$OH \quad CH_3 \quad O^\ominus \quad O^\ominus$$

Coenzym A (CoA)

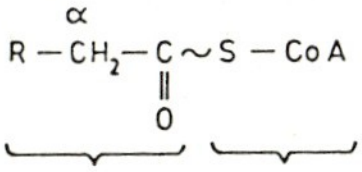

$$\overset{\alpha}{R-CH_2}-\underset{\underset{O}{\|}}{C}\sim S-CoA \quad ; \quad H_3C-\underset{\underset{O}{\|}}{C}-S-CoA$$

Acyl-Rest Coenzym A   Acetyl-Coenzym A (Acetyl-CoA)

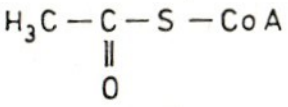

Acyl-Coenzym A

Hinweise zur Nomenklatur organischer Verbindungen

Nachstehend folgt ein kurzer Überblick über die Nomenklatur der in diesem Buch besprochenen Verbindungsklassen. Genauere Hinweise und weitere Beispiele finden sich in den einzelnen Kapiteln zu den Verbindungsklassen.

Es ist das Ziel der Nomenklatur, einer Verbindung, die durch eine Strukturformel gekennzeichnet ist, einen Namen eindeutig zuzuordnen und umgekehrt. Bei der Suche nach einem Namen für eine Substanz hat man bestimmte Regeln zu beachten.

Einteilungsprinzip der allgemein verbindlichen IUPAC- oder Genfer Nomenklatur:

Jede Verbindung ist (in Gedanken) aus einem Stamm-Molekül (Stamm-System) aufgebaut, dessen Wasserstoffatome durch ein oder mehrere Substituenten ersetzt sind. Das Stamm-Molekül liefert den Hauptbestandteil des systematischen Namens und ist vom Namen des zugrundeliegenden einfachen Kohlenwasserstoffes abgeleitet. Die Namen der Substituenten werden unter Berücksichtigung einer vorgegebenen Rangfolge (Priorität) als Vor-, Nach- oder Zwischensilben zu dem Namen des Stammsystems hinzugefügt.

Die Verwendung von Trivialnamen ist auch heute noch verbreitet (vor allem bei Naturstoffen), weil die systematischen Namen oft zu lang und daher meist zu unhandlich sind.

Stammsysteme

Stammsysteme sind u.a. die *acyclischen* Kohlenwasserstoffe, die gesättigt (Alkane) oder ungesättigt (Alkene, Alkine) sein können. Zur Nomenklatur bei Verzweigungen der Kohlenwasserstoffkette s.S.240.

Weitere Beispiele sind die cyclischen Kohlenwasserstoffe. Auch hier gibt es gesättigte (Cycloalkane) und ungesättigte (Cyclalkene, Aromaten).

Das Ringgerüst ist entweder nur aus C-Atomen aufgebaut *(isocyclische* oder *carbocyclische* Kohlenwasserstoffe) oder es enthält auch andere Atome (*Heterocyclen*).
Ringsysteme, deren Stammsystem oft mit Trivialnamen bekannt ist, sind die *polycyclischen* Kohlenwasserstoffe (s. z.B. einfache kondensierte Polycyclen und Heterocyclen).
Cyclische Kohlenwasserstoffe mit Seitenketten werden entweder als kettensubstituierte Ringsysteme oder als ringsubstitutierte Ketten betrachtet.

Substituierte Systeme

Substitutive Nomenklatur

In substituierten Systemen werden die funktionellen Grupen dazu benutzt, die Moleküle in verschiedene Verbindungsklassen einzuteilen. Sind mehrere Gruppen in einem Molekül vorhanden (s. z.B. Hydroxycarbonsäuren), dann wird *eine* funktionelle Gruppe als Hauptfunktion ausgewählt, und die restlichen werden in alphabetischer Reihenfolge in geeigneter Weise als Vorsilben hinzugefügt (s. Anwendungsbeispiel). Die Rangfolge der Substituenten ist verbindlich festgelegt.
Die Tabellen 48 und 49 enthalten hierfür Beispiele. *Beachte:* Bei den Carbonsäuren und ihren Derivaten sind zwei Bezeichnungsweisen möglich (s.S.326). Falls C-Atome in den Stammnamen einzubeziehen sind, wurden diese unterstrichen.

Tabelle 48. Funktionelle Gruppen, die nur als Vorsilben auftreten

Gruppe	Vorsilbe	Gruppe	Vorsilbe
-F	Fluor-	$-NO_2$	Nitro-
-Cl	Chlor-	-NO	Nitroso-
-Br	Brom-	-OCN	Cyanato-
-I	Iod-	-OR	Alkyloxy- bzw. Aryloxy-
$=N_2$	Diazo-	-SR	Alkylthio- bzw. Arylthio-
-CN	Cyano-		

Beachte die Verwendung der Zwischensilbe **-azo**:

Diazomethan: CH_2N_2 oder $CH_2 = \overset{+}{N} = \underline{\overset{-}{N}}| \longleftrightarrow |\overset{-}{C}H_2 - \overset{+}{N} \equiv N|$

Azomethan: $H_3C-N = N - CH_3$ (besser: Methyl-azo-methan)

Tabelle 49. Funktionelle Gruppen, die als Vor- oder Nachsilben auftreten können

Verbindungsklasse	Formel	Vorsilbe	Nachsilbe	Beispiel
Kationen	$-\overset{+}{O}R_2, -\overset{+}{N}R_3$	-onio-	-onium	Ammoniumchlorid,
	$R-\overset{+}{N}\equiv N$		-diazonium	Diazoniumhydroxid
Carbonsäure	$R-\overset{\overset{O}{\|\|}}{C}-OH$	Carboxy-	-carbonsäure	Propancarbonsäure
	$R-\overset{\overset{O}{\|\|}}{\underline{C}}-OH$	—	-säure	Butansäure
Sulfonsäure	$R-SO_3H$	Sulfo-	-sulfonsäure	Benzolsulfonsäure
Carbonsäure-Salze	$R-COO^{\ominus} M^{\oplus}$	Metall-carboxylato	Metall-...carboxylat	Natriummethancarboxylat =
	$R-\underline{C}OO^{\ominus} M^{\oplus}$	—	Metall-...oat	Natriummethanoat (= Na-Acetat = Na-Salz der Essigsäure)
Carbonsäure-Ester	$R-\overset{\overset{O}{\|\|}}{C}-OR$	-yloxycarbonyl	-yl...carboxylat	Ethylmethancarboxylat =
	$R-\overset{\overset{O}{\|\|}}{\underline{C}}-OR$	—	-yl...oat	Ethylethanoat (= Ethylacetat = Ethylester der Essigsäure)
Carbonsäure-Halogenid	$R-\overset{\overset{O}{\|\|}}{C}-X$	Halogenformyl-	-carbonsäure-halogenid	Benzoesäurechlorid

Priorität →

Tabelle 49 (Fortsetzung)

Verbindungsklasse	Formel	Vorsilbe	Nachsilbe	Beispiel
Amide	R–C(=O)–X	—	-oylhalogenid	Ethanoylchlorid (= Acetylchlorid)
	R–C(=O)–NH$_2$	Carbamoyl-	-carboxamid	Methancarboxamid =
	R–C(=O)–NH$_2$	—	-amid	Essigsäureamid
Nitrile	R–C≡N	Cyano-	-carbonitril	Cyanwasserstoff
	R–C≡N	—	-nitril	Acetonitril
Aldehyd	R–CHO	Formyl-	-carbaldehyd	Methancarbaldehyd =
	R–CHO	Oxo-	-al	Ethanal
Keton	R$_2$C=O	Oxo-	-on	Propanon
Alkohol, Phenol und Salze	R–OH	Hydroxy-	-ol	Ethanol
	R–O$^\ominus$ M$^\oplus$	—	-olat	Natriummethanolat
Thiol	R–SH	Mercapto-	-thiol	Ethanthiol
Amin	R–NH$_2$	Amino-	-amin	Methylamin
Imin	\>C=NH	Imino-	-imin	Iminoharnstoff

Priorität →

Gruppennomenklatur

Neben der vorstehend beschriebenen substitutiven Nomenklatur wird bei einigen Verbindungsklassen auch eine andere Bezeichnungsweise verwendet. Dabei hängt man an den abgewandelten Namen des Stammoleküls die Bezeichnung der Verbindungsklasse an (Tabelle 50).

Tabelle 50. Gruppennomenklatur

funktionelle Gruppe	Verbindungsname	Beispiel
$R-\underline{C}(=O)-X$	-halogenid, -cyanid	Acetylchlorid,
$R-C\equiv N$	-cyanid	Methylcyanid,
$R_2C=O$ (R, R')	-keton	Methylphenylketon,
$R-OH$	-alkohol	Isopropylalkohol,
$R-O-R'$	-ether oder -oxid	Diethylether,
$R-S-R'$	-sulfid	Diethylsulfid,
$R-Hal$	-halogenid	Methylendichlorid,
RNH_2, $RR'NH$, $RR'R''N$	-amin	Methylethylamin ($CH_3-NH-C_2H_5$)

Anwendungsbeispiel

Gesucht: Der Name des nachfolgenden Moleküls

$$O_2N \underset{6}{\overset{5}{\diagup}} \overset{4}{\underset{1}{\bigcirc}} \overset{3}{\diagdown} NO_2$$

$$^{10}CH_3 - ^{9}CH - ^{8}CH - ^{7}CH_2 - ^{6}CH_2 - ^{5}CH - ^{4}C \equiv ^{3}C - ^{2}CH_2 - ^{1}C \diagup \overset{O}{\underset{NH_2}{}}$$

mit Cl an C-9; an C-5: $H_3C - \overset{1}{C} - CH_3$, $|\ ^{2}CH$, $\|\ ^{3}CH_2$

Lösung: Bei der Betrachtung des Moleküls lassen sich für seinen Namen folgende Feststellungen treffen:

1. Die wichtigste funktionelle Gruppe ist: -$CONH_2$, -amid
2. Das Molekül enthält eine Kohlenstoffkette von 10 C-Atomen: Dekanamid
3. Es besitzt eine Dreifachbindung in 3-Stellung: 3-Dekinamid
4. Die Substituenten sind in alphabetischer Reihenfolge
   a) Chlor-Atom an C-9
   b) 1,1-Dimethyl-2-propenyl-Gruppe an C-5
   c) 3,5-Dinitrophenyl-Gruppe an C-8

Ergebnis: Aus der Zusammenfassung der Punkte 1-4 ergibt sich als nomenklaturgerechter Name:

9-Chlor-5-(1,1-dimethyl-2-propenyl)8-(3,5-dinitrophenyl)-3-dekinamid

Literaturauswahl an weiterführenden Werken und Literaturnachweis

Allgemeine und anorganische Chemie

Becker, R.S., Wentworth, W.E.: Allgemeine Chemie, Stuttgart: G.Thieme 1976

Blaschette, A.: Allgemeine Chemie, Frankfurt: Akademische Verlagsgesellschaft 1974

Brdička, R: Grundlagen der Physikalischen Chemie, Berlin: VEB Deutscher Verlag der Wissenschaften 1968

Christen, H.R.: Grundlagen der allgemeinen und anorganischen Chemie. Aarau und Frankfurt: Sauerländer-Salle, 1985

Cotton, F.A., Wilkinson, G.: Advanced Inorganic Chemistry, New York: Interscience Publishers

Dickerson, Gray, Haight: Prinzipien der Chemie, Berlin: Walter de Gruyter & Co 1978

Fachstudium Chemie, Lehrbuch 1-7, Weinheim: Verlag Chemie

Gray, H.B.: Elektronen und chemische Bindung, Berlin: Walter de Gruyter & Co 1973

Greenwood, N.N., A.Earnshaw, Chemistry of the Elements, Pergamon Press 1986

Gutmann/Hengge: Allgemeine und anorganische Chemie. Weinheim: Verlag Chemie 1985

Hamann/Vielstich: Elektrochemie. Weinheim: Verlag Chemie

Hardt, H.-D: Die periodischen Eigenschaften der chemischen Elemente, Stuttgart: G. Thieme 1974

Heslop, R.B., Jones, K.: Inorganic Chemistry. Elsevier Scientific Publ. Company Amsterdam-Oxford-New York 1976

Hollemann, A.F., Wiberg, E.: Lehrbuch der anorganischen Chemie. Berlin: Walter de Gruyter & Co 1985

Huheey, J.E., Anorganische Chemie, Berlin: Walter de Gruyter 1988

Latscha, H.P., Klein, H.A. Analytische Chemie. Berlin-Heidelberg-New York: Springer 1990

Latscha, H.P., Klein, H.A.: Anorganische Chemie. Berlin-Heidelberg-New York: Springer 1990

Moore, W.J. Hummel, D.O.: Physikalische Chemie. Berlin: Walter de Gruyter
Mortimer, Ch.E.: Chemie. Stuttgart: G.Thieme 1987
Näser, K.-H.: Physikalische Chemie. Leipzig: VEB Deutscher Verlag für Grundstoffindustrie
Riedel, E.: Anorganische Chemie Berlin: Walter de Gruyter & Co.1988
Steudel, R.: Chemie der Nichtmetalle, Berlin: Walter de Gruyter & Co 1974
Wiberg, E.: Die chemische Affinität. Berlin: Walter de Gruyter & Co 1972

Organische Chemie

Bäßler, K.-H., Fekl. W.L., Lang, K. Grundbegriffe der Ernährungslehre, Berlin-Heidelberg-New York Springer 1987
Beyer, H.: Lehrbuch der organischen Chemie, Stuttgart: S.Hirzel 1988
Breitmaier E., Jung G., Organische Chemie I und II, Stuttgart-New York, Thieme 1983
Buddecke, E.: Grundriß der Biochemie. Berlin: Walter de Gruyter & Co 1985
Christen, H.R.: Grundlagen der organischen Chemie. Aarau und Frankfurt: Sauerländer-Diesterweg-Salle 1982
Dose, Kl.:Biochemie - eine Einführung, Berlin-Heidelberg-New York Springer 1980
Eberson, L.: Organische Chemie I und II. Weinheim: Verlag Chemie 1974
Fuhrhop J.-H. Bio-organische Chemie, Stuttgart-New York, Thieme 1982
Hellwinkel D.: Nomenklatur der organischen Chemie. Berlin-Heidelberg-New York: Springer 1974
Karlson, P.: Kurzes Lehrbuch der Biochemie. Stuttgart: G.Thieme 1988
Latscha, H.P., Klein, H.A.: Organische Chemie. Berlin-Heidelberg-New York: Springer 1990
Lehninger A., Biochemie, Weinheim VCH Chemie 1987
Morrison, R.T., Boyd, R.N.: Lehrbuch der organischen Chemie. Weinheim: Verlag Chemie 1974
Schrader B., Kurzes Lehrbuch der Organischen Chemie, Berlin-New York. Walter de Gruyter & Co. 1979
Streitwieser, A., Clayton, H.H.: Introduction to Organic Chemistry, New York, Macmillan Publishing Co. 1976
Sund, H. (Hrsg.): Große Moleküle, Frankfurt am Main: Suhrkamp Verlag 1970
Vollhardt, K.P.C.: Organic Chemistry, New York Freeman und Company, 1990

Sachverzeichnis

abgeschlossenes System 217
Abietinsäure 442
absolute Atommasse 15
absoluter Nullpunkt 90
absolute Temperatur 90
Absorptionsspektrum 98
Acetaldehyd 310
Acetale 311
Acetamid 331
Acetanhydrid 331
Acetate 327
Acetessigsäure 340
Acetessigsäureethylester 331
Aceton 310,342
Acetonitril 306
Acetophenon 319
Acetylaceton 342
Acetylchlorid 331
Acetylcholin 304,434
Acetylcysteamin 331
Acetylen 262
Acetylrest 331
Acetylsalicylsäure 294,331
achirale Verbindungen 360
Acrolein 319
Acrylsäure 327
Actinoide 34
Acyl-Harnstoffe 353
Acylrest 302,331
Addition 371
Additionsreaktion 262
- Aldehyde 311
- Ketone 311
Adenin 449
Adenosintriphosphat 345

Adiuretin 408
Adrenalin 295,304
Adsorption 184
Äpfelsäure 340
Äquivalentkonzentration 142
Äquivalentstoffmenge 142
Äquivalenzpunkt 151
Aerosol 123
ätherische Öle 439
Affinitätschromatographie 190,426
Affinitätsharz 190
Aggregatzustände 87
Aglykon 381
aktivierter Komplex 203
Aktivierungsenergie 203
Aktivierungsenthalpie 203
Aktivität 107
Aktivitätskoeffizient 107
Aldehyd 288,310
Aldol-Addition 316
- Kondensation 316
Aldol-Reaktion 314
Aldosen 373
Aliphaten 236
Alizarin 323
alkalisch 130
Alkalimetalle 34,45
Alkane 236
- cyclische 245
- offenkettige 236
Alkanole 283
Alkene 259
Alkine 262
Alkoholate 285

Alkohole 282
- mehrwertige 282
- primäre 282
- sekundäre 282
- tertiäre 282
Alkoxide 285
Alkyloxonium-Ion 285
Allgemeine Gasgleichung 91
Ameisensäure 327
Amine 300
- aliphatische 302
- aromatische 303
- primäre 300
- sekundäre 300
- tertiäre 300
Aminobenzoesäure 326
Aminobuttersäure 397
Aminosäuren 357,394
- basische 397
- neutrale 395
- nicht-proteinogene 397
- proteinogene 394
- saure 396
Aminozucker 391
Ammoniak 46,67
Ammoniaksynthese 205
Ammoniumverbindungen,
- quartäre 300
amorph 95
AMP 345
amphiphil 432
Ampholyt 128,397,421
Amphotericin 268
Amygdalin 318
Amylalkohol 289
Amylopectin 388
Amylose 388
Analyse 45,51
Anellierung 322
angeregter Zustand 17,65
Angriff, nucleophiler 314
Anilin 300,303
Anion 38,126
Anionenaustauscher 193
Anisol 290

anisotrop 96
Anomere 376
Anthracen 270
anti-Addition 274
Antipoden 356
Apoenzym 209
Arachidonsäure 430
Arginin 355
Aromaten 270
Arrhenius-Gleichung 202
Arsen(III)oxid 46,48
Arylrest 270
Ascorbinsäure 470
Asymmetriezentrum 359
Atom-Orbitale 20,21
atomare Masseneinheit u 14,48
Atomarten 9
Atombindung 59
Atome, Aufbau 7
Atomgitter 96
Atomhülle 7
Atomhypothese 6
Atomkern 7
Atommasse 14
  absolute 15
  relative 15
Atommodell von N.Bohr 15
Atommodell, wellen-
  mechanisches 19
Atomradien 39
Atomradius 17
Atommodell, wellen-
  mechanisches 19
Atomradien 39
Atomradius 17
Atomspektren 18
ATP 225,345,346
Aufbau der Atome 7
Aufbauprinzip 28
Aufenthaltswahr-
  scheinlichkeit 19
Ausbeute 50 Austauschverteilungs-
  koeffizient 192
Autoxidation 277,
  290,431

Avitaminosen 460
Avogadrosche Zahl 48
azeotropes Gemisch 185
Azo-Verbindungen 305
Azomethin 312
Azoverbindungen 305

Barbitursäure 335,353
Barium 45
Base-Konstante 133
Basen 126
Basenkatalyse 332
Basenpaare 455
Basenstärke 132
basisch 130
Basizität 300,315
Becquerel (Bq) 14
Beeinflussung von
 Gleichgewichtslagen 108
Benzaldehyd 310,319
Benzo(a)pyren 270
Benzochinon 320
Benzoesäure 326
Benzol 269
Benzolsulfonamid 349
Benzolsulfonsäure 349
Benzophenon 319
Benzylpenicillin 472
Bernsteinsäure 328
ß-Alanin 344,397
ß-Bindungen 251
ß-Eliminierungen 371
ß-Form 375
ß-Phenylethylamin 304
ß-Strahlung 11
Bezugselektrode 159
Bicarbonatpuffer 157
bimolekular 200
Bindigkeit 65
Bindung
--α- 375
--π- 69
--σ- 65
- anhydridische 346
- delokalisierte 268
- glykosidische 380
Bindung in Komplexen 77
Bindungsarten 53
Biokatalyse 208
Biopolymere 371
Biotin 299,470
Biuret 352
Biuretreaktion 353
Blausäure 306
Brenztraubensäure 340,343
Broenstedbasen 127
Broenstedsäuren 127
Brom 45
Butadien 261
Butanol 283
Buten 259
Buttersäure 326
C-Atom,
- primäres 241
- quartäres 241
- sekundäres 8
- tertiäres 241
C-C-Bindungen, aktivieren 371
C-H-Acidität 314
C-terminal 404
Cahn-Ingold-Prelog-
 Regeln 261
Calcitriol 465
Calcium 45
Campher 442
Cannabidiol 293
Carbamoylphosphat 352
Carbanionen 314
Carbolsäure 293
Carbonate 54
Carbonsäuren 288,324
- Alkalisalze 329
- Derivate 330
Carbonylgruppe 308
- Eigenschaften 332
Carboxylat-Ion 324
Carotinoide 443
Cellulose 386
Ceramid 434

Cerebrosid 436
Chalkogene 34
Chelat-Ligand 78
Chelatkomplex 78
Chemische Bindung 53
Chemische Elemente 2
Chemische Grundgesetze 2,4
Chemische Verbindung 45
Chemisches Gleichgewicht 102
Chemisches Volumengesetz 5
Chinhydron 321
Chinhydronelektrode 161
Chinolin 281
Chinon 293
Chinone 320
chiral 356
chirale Verbindungen 359
Chiralitätszentrum 359
Chitin 391
Chlor 45
Chloralhydrat 257
Chloramphenicol 257
Chlorbenzol 257, 258,276
Chloroform 255
Chlorophyll 471
Chlortetracyclin 257
Cholecalciferol 465
Cholestan-Reihe 250
Cholesterin 252
Cholesterol 252
Cholin 300,304
Chondroitinsulfat 392
chromatographische Methoden 186
cis-ständig 248
cis-trans-Isomerie 260
Citronensäure 139,340
Citrullin 397
Cobalt 35
Cobalt-Isotope 12
Coenzym 209

Coenzym A 348,472
Coenzyme 464
Cofaktor 209
Colamin 300
Corrin 81
Cosubstrat 209
Coulombsches Gesetz 55
Cyanide 306
Cyanwasserstoff 306
Cyclamat 299
Cyclit 380
cyclo-AMP 346
Cycloalkane 245
Cyclohexan,
 disubstituiert 249
 monosubstituiert 248
Cyclohexanol 264,289
Cyclohexanon 319
Cyclohexen 259
Cysteamin 298,344
Cystein 298
Cystin 298
Cytosin 449

Dalton 4,6
Dampfdruck 94
Dampfdruck einer Flüssigkeit 93
Dampfdruckerniedrigung 116
Daniell-Element 171
DDT 257
Decalin 248
Decarboxilierungsreaktion 344
Dehydratisierung 264,313
dehydrieren 293
Dehydrierung 262
Dehydrierungsreaktion 370
Denaturierung 458
Derivate, Carbonsäuren 330
Dermatansulfat 392

Desoxyhexosen 373
Desoxypentosen 373
Desoxyribose 374,449
Destillation 185
Detergentien 329,432
Dextrane 189,386
Diacetyl 318
Dialyse 121
Dialysegeschwin-
  digkeit 121
Diastase 389
Diastereomere 356
Diazoniumsalze 305
Diazotierungs-
  reaktion 305
Dicarbonsäuren 326,328
Dichlormethan 255
Dielektrizitätskon-
  stante 114,231
Diethylether 289
Dihydroxyaceton 374
Dihydroxychole-
  calciferol 465
Dimethylamin 300
Dimethylsulfat 286
Dinatriumhydrogen-
  phosphat 137
Dinucleotid 449
Dioxan 288
Dipeptid 403
Diphosphorsäure 46
Dipol 112
Dipolmoment 112
Disaccharide 382
Dissoziations-
-grad 126
-konstante 126
Disulfid 298
Diterpene 439
D-L-Nomenklatur 366
D.Mendelejew 28
DNA 452
- Aufbau 453
- Bausteine 449
Docht-Zirkular-Methode 189

Donnan-Gleich-
  gewicht 119
Doppelbindung 69
Doppelbindung,
-,isolierte 261
-,konjugierte 261
-,kumulierte 261
--Nachweis 264
Doppelbindungs-
  regel 73
Doppelhelix 454
Drehwert 357
Dünnschichtchro-
  matographie 188

echte Lösungen 112
Edelgase 33,34
Edelgaskon-
  figuration 33
Edelgasregel 82
edle Metalle 177
Effector 190
Eigenwerte 20
Einfachbindung 65
einzähnig 78
Eisen 35
Eiweiß 394
E-Konfiguration 261
ekliptisch 243
elektrische Elemen-
  tarladung 8
elektrochemische
  Spannungsreihe 174
elektrolytische
  Dissoziation 126
elektromotorische
  Kraft 172
Elektronegativität 39
Elektronen-
--acceptoren 303
--donator 303,315,
elektronenziehender
  Effekt 324
Elektronenaffinität 40

Elektronendichteverteilung 19
Elektronenhülle 7,15
Elektronenkonfiguration 25,32
Elektronenpaarbindung 63
Elektronenspin 21,22
elektrophil 272
Elektrophorese 399,423
Elementarreaktion 199
Elementarteilchen 8
Elemente 2,3
elementorganische Verbindungen 344
Elementsymbol 10
Elementzusammensetzung 46
Eliminierung 275
Ellipsenbahnen 18
empirische Formel 51
Emulsion 124
Enamin 313
Enantiomere 356
endergonisch 224
endotherm 222
Energie-Profil 203
Energiebarriere 202
Enol 342
entartet 21
Entgiftung 348,378
Enthalpie 218
Entropie 227
Enzymkinetik 211
Epoxid 291
Erdalkalimetalle 34,45
Erdrinde 3
Ergosterin 445
Essigsäure 327
- aktivierte 427
Essigsäureamid 331
Essigsäureethylester 331
Esterbildung 286
Estergruppierung 286

Esterhydrolyse 335
-alkalische 336
-säurekatalysierte 336
Ethan 67,237
Ethanal 319
Ethanol 283
Ethanolamin 300
Ethanthiol 297
Ethen 68,259
Ether 289
-,cyclische 290
-,symmetrische 290
-,unsymmetrische 290
Ethin 70,262
Ethylenoxid 291
Eugenol 294
exergonisch 224
exotherm 222
Extinktion 99
Extraktion 185

FAD 466
Faltblatt-Struktur 414
Faraday-Tyndall-Effekt 123
Farbindikatoren 161
Farnesol 442
Fehling-Reaktion 317
fester Zustand 95
Fette 429
Fetthärtung 431
Fettsäuren 429
-,essentielle 431
-,gesättigte 431
-,ungesättigte 431
-,natürliche 431
Fischer-Projektion 360
Fließgleichgewicht 111
Fluor 45
flüssiger Zustand 93
FMN 466
Folsäure 468
Formaldehyd 310
Formelumsatz 221
Formiate 327

fraktionierte Kristallisation 185
Freie Aktivierungsenthalpie 208
Freie Enthalpie 223
Freie Reaktionsenthalpie 208
Fructofuranose 381
Fructose 381
Fumarate 328
Fumarsäure 260, 328
Furan 281

Galactose 375
Gallensäuren 446
Gallussäure 294
Gammexan 258
Gaschromatographie 186
gasförmiger Zustand 87
Gase 87
Gasmischungen 93
Gay-Lussac 5
Gärung 389
Gefrierpunkt 95
Gefrierpunktserniedrigung 118
gekoppelte Reaktionen 106, 224
Gel 125
Gel-Elektrophorese 424
Gelfiltration 189, 426
Geraniol 441
Geranyldiphosphat 440
gesättigte Verbindung 65
geschlossenes System 217
Geschwindigkeitskonstante 196
Gesetz der konstanten Proportionen 4
Gesetz der multiplen Proportionen 4
Gesetz von Avogadro 5
Gesetz von Boyle u. Mariotte 88
Gesetz von der Erhaltung der Masse 4
Gesetz von Gay Lussac 89
gestaffelt 243
Gewichtsprozent 149
Gibbs/Helmholtzsche Gleichung 227
•Gitterenergie 56
Glaselektrode 159
Glycerolester 429
Gleichgewichtskonstante 103
Gleichgewichtslage 315
Glucagon 409
Glucarsäure 379
Gluconsäure 378
Gluconsäurelacton 378
Glucosamin 391
Glucose 375
Glucosid 380
Glucuronide 378
Glucuronsäure 378, 392
Glutarate 328
Glutarsäure 328
Glutathion 408
Glyceride 429
Glycerin 283
Glycerinsäure 339
Glycerol 283
Glycerolester 429
Glycerolphosphatide 432
Glycosaminoglykane 392
Glykogen 389
Glykol 283
Glykolipide 393, 436
Glykoproteine 393, 402
Glykoside 380
Glykosphingolipide 436
Glyoxylsäure 344
Grenzstruktur 72

Grundgesetze 2
Grundzustand des
  C-Atoms 65
Gruppen 33
Guanidin 354
Guanin 449

Halbacetal 311,375
Halbmetalle 2,43
Halbwertszeit 199
Halbzelle 171
Halogencarbon-
  säuren 324
Halogene 34
Halogenide 54
Halogenierung 254
Halone 258
Haloenzym 209
Halothane 258
Harnsäure 354
Harnstoff 331,352
Hauptgruppenelemente 33
Hauptquantenzahl 16
1. Hauptsatz der
  Thermodynamik 218,220
2. Hauptsatz der
  Thermodynamik 223,228
3. Hauptsatz der
  Thermodynamik 228
Haworth-Formel 376
Häm 35,81,471
Hämatin 35
Hemmungs-
  erscheinungen 177
Henderson-Hasselbalch-
  Gleichung 154
Henry-Daltonsches
  Gesetz 183
Hess'scher Satz 222
Heterocyclen 278
-,aliphatische 278
-,aromatische 278
heterogene Gemische 86
heterogene Gleich-
  gewichte 183

heterogenes Gleichge-
  wicht 111
Heteroglycane 383,393
heteropolare Bindung 53
Hexachlorophen 295
Hexosen 373
Holoenzym 209
homogene Stoffe 86
homogenes Gleich-
  gewicht 111
Homoglykane 383
Homologe 236
homöopolare Bindung 59
Hundsche Regel 25
Hybride 458
hybridisieren 65
Hybridorbital 65
Hydrate 311
Hydrations-
  enthalpie 232
hydratisiert 232
Hydratisierung 264
Hydrazon 313
Hydrierung 262
Hydrierungs-
  enthalpien 262
- reaktionen 370
Hydrochinon 293,321
Hydrolyse-
  reaktionen 372
hydrophil 115,124,252,
  284,329,395,422
hydrophob 124,258,284
  329,395,422
hydrophobe Wechselwir-
  kung 77
Hydroxide 54
Hydroxybenzole 292
Hydroxybuttersäure 341
Hydroxycarbon-
  säuren 339
Hypoxanthin 449

ideales Gas 88
Iduronsäure 392

Imidazol 279
Imin 313
Immunoelektrophorese 424
Indikatorpapiere 162
Indol 279
induktiver Effekt 324
induzierte Reaktionen 106
Initiatoren 277
Innere Energie 218
Insulin 409
internationale Einheit 211
Invertseifen 329
Iod 45
Iod-Isotope 12
Ionen 38
Ionenaustausch-Chromatographie 426
Ionenaustauscher 192
Ionengitter 55,97
Ionenprodukt des Wassers 130
Ionenradien 39
Ionische Bindung 53
Ionisierungspotential 41
Ionisierungsenergie 41
IR-Spektrum 99
IR-Strahlung 99
irreversibel 226
isobar 218
iso-Butan 239
Isobutanol 283
Isocyansäure 352
isoelektrischer Punkt 398,422
isoliertes System 217
Isomaltose 385
Isopren 261
-, aktives 440
Isopropanol 283
Isotope 9

Isotopenhäufigkeit 9
Isotopieeffekte 10
isotrop 95

Jonon 442

Kalium 45
Katal 211
Katalysator 206
Katalyse 206
Kation 38,126
Kation, mesomeriestabilisiert 354
Kationenaustauscher 192
Kautschuk 268
Kephalin 433
Kernladungszahl 8,28
Ketale 311
Keten 319
Keto-Enol-Tautomerie 342
Ketocarbonsäuren 339
Ketohexose 381
Keton 288,310
Ketosäuren 343
Ketosen 373
Kettenkonformation 414
kinetisch
  gehemmt 208
  kontrolliert 205
kinetische Hemmung 205
Knotenebene 23,69
Koagulation 125
Kohlenhydrate 373
Kohlensäure 139
Kohlensäure-Verbindungen 351
Kohlenstoff-Isotope 12
Kohlenwasserstoffe 236
-,gesättigte 236
-,iso- 239
-,normale 238
-,verzweigte 239
kolloiddisperse Systeme 122

Kolloide 123
kolloide Lösungen 112
Komplexbildungskonstante 82
Komplexe 77
Komplexzerfallskonstante 82
Kondensationsreaktionen 371
Konfiguration 252, 356
- absolute 366
Konformation 243, 253, 356
-, anti 244
-, ekliptisch 243
-, gauche 244
-, gestaffelt 243
Konformationsformel 376
Konformere 242
Konjugation, cyclische 269, 320
konjugierte Base 128
konjugierte Säure 128
Konstitution 252
Konstitutionsformel 46
Konstitutionsisomerie 242
Konzentration 49
Konzentrationskette 160
Konzentrationsmaße 49, 141
Konzentrationszelle 160
Koordinationsverbindung 77
Koordinationszahl 77
Koprostan-Reihe 250
korrespondierende Base 128
korrespondierende Säure 128
kovalente Bindung 59
Kresol 296
kristalliner Stoff 96
kryptobimolekular 201
Kunststoffe 265
Kupfer 36

Lactam-Form 450
Lactam-Lactim-Tautomerie 353
Lactamgruppe 353
Lactim-Form 450
Lactonbildung 343
Lactose 385
Lambert-Beersches Absorptionsgesetz 99
Lanosterin 444
Lanthanoide 34
Lavoisier 4
Lecithin 433
Leitungsband 75
Lewis-Formel 63
Liberine 411
Ligand 77
Lignin 391
Linienspektrum 15
Linolensäure 430
Linolsäure 430
Lipid-Doppelschicht 437
Lipide 427
Liponsäure 299
lipophil 253, 284
lipophob 373
Lösemittel
- hydrophob 116
- lipophil 116
- unpolare 116, 234
Lösemittel 86, 112
Lösen unpolarer Substanzen 234
Löslichkeit 231, 233
Löslichkeitskoeffizient 184
Löslichkeitsprodukt 109
Lösung 86
Lösungen 112
Lösungsmittel 86, 112
Lutein 443
lyophil 124
lyophob 124
Lysol 296

magnetische Quantenzahl 19
Maleate 328
Maleinsäure 260, 328
Malonate 328
Malonsäure 328
Maltase 389
Maltose 384, 389
Malzzucker 384
Mangan 36
Mannitol 380
Mannose 375
Markownikow 264
Massenanteil 149
Massenbruch 149
Massenwirkungsgesetz (MWG) 103
Massenzahl 9
Maßeinheiten für radioaktive Strahlung 14
Materie, Einteilung 2, 86
Mechanismus 200
mehrbasige Säuren 137
Mehrelektronenatome 24
Mehrfachbindung 69
mehrkernige Komplexe 78
mehrstufig dissoziierende Elektrolyte 137
mehrzähnig 78
Mehrzentrenbindung 268
Membran, biologische 427
Mendelejew 28
Menthol 288, 441
Mercaptane 297
meso-Form 369
meso-Inosit 288
Mesomerie 72, 269
Mesomerieenergie 270
mesomeriestabilisiert 314
Meßelektrode 159
Metabolite 350
Metall-Metalloxidelektroden 161
Metalle 2, 43, 74
Metallgitter 74, 97

Metallische Bindung 74
metallischer Charakter der Elemente 42
metastabile Systeme 208
Methan 46, 67, 237
Methanal 319
Methanol 283
Methylamin 300
Methylbutan 239
Methylenchlorid 255
Methyliodid 254
Methylpropanol 283
Mevalonsäure 439
Meyer L. 28
Micellen 329, 437
Michaelis-Konstante 213
Milchsäure 339
Milchzucker 385
Mischelemente 9
MO-Theorie 59
Mol 48
Molalität 142
Molarität 141
Molekularität 199
Molekül 45
Molekülgitter 97
Molekülmasse 48
Molekülorbital 59
Molvolumen 49
Monocarbonsäuren 326, 327
monochromatisches Licht 99
Monoiodessigsäure 325
monomolekular 199
Monosaccharid 378
Monoterpene 439
Moseley 28
Mutarotation 381
Mycomycin 268
myo-Inosit 380

NAD 467
NADP 467
Naphthalin 270

Naphthochinon 320
Napthylrest 270
Natrium 45
Natriumcarbonat 137
Natriumchlorid 46,58
Natriumdihydrogen-
 phosphat 137
Natriumhydrogen-
 carbonat 137
N-Butan 244
Nebengruppen-
 elemente 34
Nebenquantenzahl 18,19
Nernstsche Gleichung 177,321
Nernstscher Verteilungssatz 183
Nernstscher Wärmesatz 228
Neurin 304
neutral 130
Neutralfette 432
Neutralisationsreaktion 140
Neutralisationswärme 140
Neutronen 7
Newman-Projektion 243
N-Glykoside 402
N-Hexan 238
nicht-proteinogen 355
Nichtleiter (Isolator) 75
Nichtmetalle 2,43
nichtmetallischer
 Charakter der
 Elemente 42
Nicotinsäureamid 279,467
Ninhydrin 401
Nitrile 306
Nitro-Verbindungen 305
Nitrobenzol 276
Nitrogruppe 306
Niveau, Elektronen 21
Nomenklatur, Hinweise 474
Noradrenalin 295
Normalbedingungen 173
Normalität 142
Normalpotentiale 173,176
Normalreaktions-
 enthalpie 222

Normalwasserstoffelektrode 173
Normvolumen 49
N-Pentan 239
N-terminal 404
Nucleinsäuren 449,452
Nucleonen 7
Nucleonenzahl 9
Nucleophil 272
Nucleoproteine 452
Nucleosid 448
- Nomenklatur 452
Nucleosidphosphat 448
Nucleotid 448
Nuclide 9

oberflächenaktive Stoffe 329
Ocimen 441
Ocytocin 408
O-Glykoside 402
Öle 431
Ölsäure 326
offenes System 217
Oktettaufweitung 73
Oktettregel 73
Oligosaccharide 382
optisch aktiv 357
Ordnungszahl 8
Ordnungzustand 202
Ornithin 355,397
Orthophosphorsäure 138
Osmose 118
osmotischer Druck 118
Oxalate 328
Oxalessigsäure 340
Oxalsäure 328
Oxazol 281
Oxidation 164,298,
 343, 370
Oxidationszahl
 38,164,166,361
Oxidationsmittel 170
Oxidationsstufe 38,166
Oxide 54
Oxim 313
Oxiran 291

Oxocarbonsäuren 339
Oxoniumsalze 291
Oxytetracyclin 257
Ozon 170

Palmitinsäure 326
Papier 387
Papierchromato-
  graphie 188
PAPS 348
Paraffine 253
Parallelreaktionen 204
  thermodynamisch, kontrolliert
  205
Pauli-Prinzip 25
Pentosen 373
Peptidbindung 403
-, Mesomerie 403
-, Strukturformel 403
Peptidoglycane 393
Peptidrost 414
Peptisation 125
Perioden 33
Periodensystem der Elemente 28
Periodizität 38
Permeabilitätsbarriere 437
pH-Messung 159
pH-Wert 130,131
pH-Wert-Berechnung
 – bei starken Säuren und Basen
  133
 – bei schwachen Säuren
  und Basen 134
Phenol 292
Phenole 292
-, einwertige 292
-, mehrwertige 292
Phenylhydrazon 313
Phenylrest 270
Pheromon 267
Phosgen 331
Phosphatpuffer 158
Phospholipide 432
Phosphor(III)-oxid 46,48
Phosphor-Isotope 12

phosphororganische
  Verbindungen 344
Phthalsäure 328
Phyllochinon 322
Phytol 442,471
Polardiagramme 22
polare Atombindung 113
polare Lösemittel 112,115
polare Substanzen 231
Polyaddition 266
Polycarbonsäuren 326
Polyester 449,452
Polyisopren 441
Polykondensation 265,383
Polykondensations-
 - produkte 372
 - reaktion 449
Polymerisation 265
Polypeptid 394,403,411
Polysaccharide 382,386
P-Orbital 21,23
Primärstruktur 406
Prinzip des kleinsten
  Zwanges 110
Priorität, abnehmende 363
Projektion, Newman 243
-, perspektivische 243
Promotionsenergie 65
Propan 68,237
Propanol 283
Propen 259
Propionate 327
Propionsäure 327
prosthetische Gruppe
  209,464
Proteide 420
 - fibrilläre 420
 - globuläre 419
 - Löslichkeit 422
 - Pufferwirkung 422
Proteine 394,411
Proteingemische,
  Trennung 423
Proteoglycane 392,393
Protonen 7

- acceptoren 127
- donatoren 127
Protonenübertragungsreaktionen 127
Protonenzahl 8
Proust
- Gesetz der konstanten Proportionen
Provitamine 460
pseudomonomolekular 201
Pteridin 281,468
Puffer 157
Pufferbereich 156,157
Puffereigenschaften 400
Pufferkapazität 157
Pufferlösungen 157
Pufferungskurven 155
Purin 279
Pyrazol 281
Pyridin 279
Pyridoxalphosphat 469
Pyridoxin 469
Pyrimidin 279
Pyrogallol 294
Pyrrol 279

Quartärstruktur 417

Radikal 253,272
Radikalkette 277
radioaktiv 11
radioaktive Strahlung 11
Radioaktivität 11
Radium-Isotope 13
Raoultsches Gesetz 116
Raumgitter 46
Reaktion
- erster Ordnung 197
- nullter Ordnung 197
- zweiter Ordnung 198
Reaktionsenthalpie 221
Reaktionsgeschwindigkeit 195
Reaktionsgleichungen 47
Reaktionskette 199

Reaktionskoordinate 203
Reaktionsordnung 196
Reaktionsschritt 199
Reaktionswärme 221
Reaktivitäts-Reihe 309,330
reales Gas 88
Redoxelektroden 161
Redoxgleichungen 168
Redoxpaar 167,174, 176,177
Redoxreaktionen 168
Redoxsystem 167,179
Redoxvorgänge 164
Reduktion 164,166
Reduktionsmittel 170
Reihe, homologe 236,245 283,300,326
Reinelemente 9
reiner Stoff 86
Reinheitskriterien 87
Reinsubstanz 86
relative Atommasse 15
Releasing Hormone 411
Renaturierung 458
Reserve-Kohlenhydrate 388
Resonanz 72,269
Resonanzenergie 270
Resonanzstabilisierung 303
Resonanzstrukturen 350
Retinol 442
reversibel 226
R_f-Wert 188
RGT-Regel 203
Riboflavin 466
Ribose 374,449
RNA 452
RNA-Aufbau 456
RNA-Bausteine 449
R-S-Nomenklatur 362
Rohrzucker 381,383

Saccharin 299
Saccharose 383
Salicylsäure 327

Salze 127
Sapogenine 443
Saponine 445
sauer 130
Säulenchromatographie 186
Säureamide 302
Säureamidbindung,
 Hydrolyse 405
Säurekatalyse 311,332
Säure-Konstante 133
Säuren 126
Säurenstärke 132
Schale 21
Schiffsche Base 312
Schrödingergleichung 20
Schutzkolloid 125
schwache Elektrolyte 127
schwache Säuren 134
Schwefelkohlenstoff 296
schwefelorganische Verbindungen 348
Schwefelsäureanhydride 348
Schwefelsäureester 348
Seifen 329,431
Sekundär-Struktur 411
Selinen 442
Sequenz 404
Sequenzisomere 405
Sesquiterpene 439
sichtbares Licht 99
Siedepunkt 95
Siedepunktserhöhung 117
Sievert (Sv) 14
σ-Bindung 65
Siliciumdioxid 46,47
Skleroproteine 420
Sol 125
Solubilisation 329
Solvationsenthalpie 232
solvatisiert 232
Sorbinsäure 327
S-Orbital 21,23
Sorbit 283
Sorbitol 379
Spaltung,

-,heterolytische 272
-,homolytische 272
Spektralphotometer 100
spezifische Aktivität 212
Sphäroproteine 419
Sphingolipide 433
Sphingosin 434
Spiegelbild 357
Spurenelemente 35
Squalen 442,444
Stabilitätskonstante 82
Standardbedingungen 221
Standardreaktionsenthalpie 221
starke Base 133
starke Elektrolyte 127
starke Säure 133
Starter 277
stationärer Zustand 16,111
Stärke 388
Stearinsäure 326
Stellungsisomere 270
Steran 444
Steran-Gerüst 250
Stereoisomere,
 Maximalzahl 368
stereoselektiv 210
Sterine 445
Steroid-
--Alkaloide 445
--Hormone 447
Steroide 250,444
Stigmasterin 445
Stoffmenge 141
Stoffmengenanteil 150
Stoffmengenkonzentration 141
Stöchiometrie 50
Stöchiometrische Rechnungen 50
Strahlung 11
 -α-, 11
 -β-, 11
 -γ, 11
Strontium 45

Strukturformel 46
Strukturisomere 242
Styrol 270
Sublimation 185
Substituenten, axial 247
--äquatorial 247
- Beeinflussung 302
Substitution
- elektrophile 276,293
- nucleophile 275
--radikalische 277
Substitutions-
reaktion 270,275
Substratspezifität 210
Succinate 328
Sulfate 54
Sulfide 54,297
Sulfochlorierung 254
Sulfonamide 302
Sulfonsäure Gruppe 349
Sulfonsäuren 298
Sulfonylrest 302
Summenformel 46
Suspension 124
Synthese 45
System 217

Tautomerie 341
Technetium-Isotope 13
Tenside 329
Terpene 439
-,bicyclische 441
Tertiärstruktur 414
Tetrachlorkohlenstoff 255
Tetracyclin 257
Tetrafluorethen 258
Tetrahydrofuran 279,290
Tetrahydropyran 279,290
Tetrosen 373
Thermodynamik 217
Thiamin 465
Thiaminpyrophosphat 465
Thiazol 279
Thioether 297
Thiole 297

Thiophanring 470
Thiophen 281
Thymin 449
Thymol 294
Thyroxin 257
Titrationskurven 151
Tocopherol 323
Tollens-Reaktion 317
Toluol 270
trans-ständig 248
Transaminierung 334
Trehalose 384
Triacylglycerole 432
Tricarbonsäuren 326
Trimethylamin 300
trimolekular 200
Trinatriumphosphat 137
Triosen 373
Tripeptid 403
Triterpene 439
Trivialnamen 238
Twistformen 249

Ubichinon 323
Übergangselemente 34
Übergangszustand 203
Ultrazentrifuge 425
Umesterung 335
unedle Metalle 177
ungesättigte Kohlen-
wasserstoffe 68
Universalindikatoren 162
Uracil 342,449
Ureide 353
UV-Strahlung 99

Valenzband 75
Valenzelektronen 33,38
Valenzelektronenzahl 38
Valenzstrich 63
Valenzstruktur 63
van der Waalssche Bindung 76,254
Van't Hoffsche Gleichung 110
Vasopressin 408
VB-Theorie 63

Verbindungen, C-H-acide 314
verbotene Zone 75
Verbrennung 254
Verdampfungs-
 enthalpie 94
Veresterung 335
Verseifung 287,430
Verteilungschromato-
 graphie 192
Verteilungskoeffizient
 183,185,192
Vinylchlorid 258
Vitamin A, 442,443,472
Vitamin B_{12} 35
Vitamin E, 323
Vitamin K 322
Vitamin-Quellen 463
Vitamine 460
-,lipidlösliche 460
-,wasserlösliche 460
Volumenanteil 149
Volumenarbeit 218

Wachse 288,428
Wärmetönung 221
Wasser 113,129,231
Wassermolekül 67
Wasserstoffbrückenbindung
 114,412
-,hydrophil 115,124
-,intermolekulare 114
-,intramolekulare 115
Wasserstoffelektrode 161,173
Wasserstoffionenkonzen-
 tration 130
Wasserstoff-Isotope 12
Wechselwirkungen zwischen
 Licht und Materie 97
Weinsäure 340,368
Wellenfunktion 19
Wertigkeit 166
Wirkung, aktivierende 315
Wirkungsspezifität 211

Xanthophylle 443

Zeaxanthin 443
Zelle 171
Zellstoff 387
Zentralteilchen 77
Zentrum,
-,elektrophiles 308
-,nucleophiles 308
Zerlegung homogener
 Stoffe 184
Zink 36
Z-Konfiguration 261
Zucker 373
- nicht-reduzierende 383
- reduzierende 384
Zuckeralkohole 380
Zustandsformen der Materie 87
Zustandsgleichung 217
--größe 217
--variable 217
Zwischenstufe 204
Zwitterion 397

H. Breuer, Fischbach/Taunus

Taschenatlas Physik für Mediziner

1989. XVI, 341 S. 78 Farbtafeln.
Brosch. DM 29,80 ISBN 3-540-51033-8

78 Farbtafeln und 341 zugeordnete Textseiten mit zahlreichen griffigen Beispielen und nahtloser Anlehnung an den Gegenstandskatalog machen den „Taschenatlas" zur idealen Vorbereitung auf die ärztliche Vorprüfung. Im Dialog von klar gegliederter, konzentrierter Darstellung und dazugehörigen Schemazeichnungen werden auch komplexe Fakten schnell verstanden und gemerkt. Dadurch wird das Zusammenspiel von Physik und Physiologie immer wieder transparent.

Über die Prüfung hinaus bleibt der Taschenatlas ein unentbehrlicher Studienbegleiter und ein zuverlässiges Nachschlagewerk.

Preisänderungen vorbehalten

Springer-Lehrbuch

H. Lippert, Medizinische Hochschule Hannover

Anatomie am Lebenden
Ein Übungsprogramm für Medizinstudenten

1989. IX, 384 S. 219 Abb. 19 Tab. 180 Protokollschemata.
Brosch. DM 28,- ISBN 3-540-50713-2

Der Medizinstudent erwirbt seine praktischen anatomischen Kenntnisse durch Präparierübungen an den Leichen meist alter Menschen. Dies wirft zweierlei Probleme auf: Erstens fehlt dem Studenten die Erfahrung, wie er sein anatomisches Wissen auf den lebenden Patienten übertragen soll; zweitens besteht die Gefahr, daß sein Verständnis der Arzt-Patient-Beziehung gleich zu Anfang seiner medizinischen Laufbahn durch einen „gefühllosen Patienten" geprägt wird, der keine Ansprüche an das Einfühlungsvermögen des Untersuchers stellt.
Aus seiner Erfahrung mit den in Hannover angebotenen Kursen zur Anatomie am Lebenden legt der Autor ein umfassendes Übungsprogramm vor, das die obligatorischen Präparierkurse in hervorragender Weise ergänzt. Anhand von präzisen Anleitungen und zahlreichen Abbildungen lernt der Student die Anatomie des gesunden Menschen und die wichtigsten Untersuchungsmethoden kennen. Dabei erlebt er die Arzt-Patient-Beziehung auch aus der Rolle des Untersuchten und wird somit später eher Verständnis für die Situation seiner Patienten haben.

Springer-Lehrbuch

Wie können wir unsere Lehrbücher noch besser machen?

Diese Frage können wir nur mit Ihrer Hilfe beantworten. Zu den unten angesprochenen Themen interessiert uns Ihre Meinung ganz besonders. Natürlich sind wir auch für weitergehende Kommentare und Anregungen dankbar.

Unter allen Einsendern der ausgefüllten Karten aus **Springer-Lehrbüchern** verlosen wir pro Semester 20 **Überraschungspreise** im Wert von insgesamt **DM 2.000,–**!

Springer-Verlag
Koordination Lehrbuch

(Der Rechtsweg ist ausgeschlossen.)

Finden Sie, daß das Buch inhaltlich gut gegliedert ist?
☐ Ja
☐ Nein
☐ Teilweise

Stellt der Text die Inhalte verständlich dar?
☐ Ja
☐ Mit Einschränkungen
☐ Nein

Finden Sie, daß die Abbildungen den Sachverhalt gut veranschaulichen?
☐ Ja
☐ Teilweise
☐ Nein

Was halten Sie von den Hervorhebungen im Text?
☐ Sie erleichtern das Lernen.
☐ Es könnten mehr sein.
☐ Sie sind eher verwirrend.

Halten Sie den Umfang hinsichtlich der Prüfungsanforderungen für angemessen?
☐ Ja
☐ Nein
☐ Mit Einschränkungen

Haben Sie Verbesserungsvorschläge?

**Latscha/Klein:
Chemie für Mediziner, 7. Auflage**

Absender:

_____
_____
_____

Ich bin:
☐ Medizinstudent/in im …… Semester
☐ Universität: _____

☐ _____

Antwortkarte

An
Springer-Verlag
z.Hd. Frau Anne C. Repnow
Koordination Lehrbuch
Tiergartenstraße 17
D-6900 Heidelberg 1

Bitte
freimachen